H. Lippert • D. Herbold • W. Lippert-Burmester

Anatomie – kurz gefasst

Herbert Lippert
Désirée Herbold
Wunna Lippert-Burmester

Anatomie
kurz gefasst

750 Fragen und Antworten
zur Vorbereitung auf Kurstestate und
auf den mündlichen Teil der Ärztlichen Vorprüfung

Mit 141 Abbildungen und 182 Tabellen

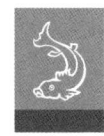

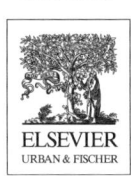

URBAN & FISCHER
München • Jena

Zuschriften und Kritik an:
Elsevier GmbH, Urban & Fischer Verlag, Lektorat Medizinstudium,
Alexander Gattnarzik, Karlstraße 45, 80333 München
e-mail: medizinstudium@elsevier.de

Anschrift der Verfasser(innen):

Prof. Dr. med. Dr. phil. Herbert Lippert,
Facharzt für Anatomie, Dipl.-Psych.,
ehemals Leiter der Abteilung für Funktionelle
und Angewandte Anatomie der
Medizinischen Hochschule Hannover,
Schneeren, Am Großen Horn 1,
D-31535 Neustadt

Dr. med. Wunna Lippert-Burmester,
Fachärztin für Anästhesiologie,
Im Klingenkampe 28F, D-30659 Hannover

Dr. med. Désirée Herbold,
Fachärztin für Orthopädie, Fachärztin für Physikalische
und Rehabilitative Medizin,
spezielle Schmerztherapie, Chirotherapie, Naturheil-
verfahren, physikalische Therapie, Sozialmedizin,
Chefärztin der Paracelsus-Klinik an der Gande,
Dr.-Heinrich-Jasper-Straße 2a,
D-37581 Bad Gandersheim

Bibliografische Information der Deutschen Bibliothek:
Die Deutsche Bibliothek verzeichnet diese Publikation in der Deutschen Nationalbibliografie; detaillierte bibliografische Daten sind im Internet unter http://dnb.ddb.de abrufbar.

Alle Rechte vorbehalten
© Elsevier GmbH, München 2007
Der Urban & Fischer Verlag ist ein Imprint der Elsevier GmbH
07 08 09 10 11   5 4 3 2 1

1. Auflage 1982 unter dem Titel: „Repetitorium der Anatomie nach dem Gegenstandskatalog"
2. Auflage 1996 unter dem Titel: „Repetitorium Anatomie"
3. Auflage 1999 und
4. Auflage 2003 unter dem Titel: „Anatomie in Frage und Antwort"

Das Werk einschließlich aller seiner Teile ist urheberrechtlich geschützt. Jede Verwertung außerhalb der engen Grenzen des Urheberrechtsgesetzes ist ohne Zustimmung des Verlags unzulässig und strafbar. Dies gilt insbe- sondere für Vervielfältigungen, Übersetzungen, Mikroverfilmungen und die Einspeicherung, Nutzung und Ver- wertung in elektronischen Systemen, dem Intranet und dem Internet.

Programmleitung: Dr. med. Dorothea Hennessen
Lektorat: Dr. Andrea Beilmann, Alexander Gattnarzik
Herstellung: Christine Jehl
Satz: Verfasser und Bosch-Druck GmbH, Landshut
Druck: Bosch-Druck GmbH, Landshut
Umschlaggestaltung: Spiesz-Design, Neu-Ulm

Printed in Germany
ISBN: 978-3-437-42093-1

Aktuelle Informationen finden Sie im Internet unter
www.elsevier.de und www.elsevier.com

Vorwort

Die Ausbildung zum Arzt und die Vorbereitung auf eine anatomische Prüfung erfordern (leider) unterschiedliche Akzente im Studium. Der gute Arzt hat die großen Zusammenhänge des Lebendigen erfasst. Er interpretiert die Beschwerden des Patienten aus seinem Verständnis der Ganzheit des Menschen. In der vorklinischen Prüfung ist zwar auch der Überblick über das Ganze hilfreich, doch geht es nur zu oft um die richtige und vollständige Darstellung der wesentlichen Einzelheiten.

Während Vorlesung und Lehrbuch ein breites Verständnis der ärztlichen Aspekte des Körperbaus vermitteln sollten, darf sich ein Wiederholungsbuch auf den prüfungsrelevanten Lehrstoff beschränken. Diese Sammlung von Fragen und Antworten möchte jedoch mehr sein als ein Rettungsring für „die letzten 10 Tage" vor dem Physikum. Man sollte sie eigentlich von Anfang an parallel zu Vorlesung und Lehrbuch benutzen: Einige Tage nach der Lektüre eines Abschnitts im Lehrbuch sollte man den Inhalt anhand der Fragen wiederholen und sich vergewissern, dass man alle wesentlichen Aspekte erfasst hat. Dann kann man den Testaten im Kursus der makroskopischen Anatomie gelassen entgegensehen und wird auch vor dem Physikum nicht in Panik geraten.

Einen Lehrstoff erarbeitet man wenig effektiv, indem man Texte immer wieder liest. Man kennt sie dann zwar vielleicht nach einiger Zeit auswendig, muss den Inhalt aber durchaus nicht verstanden haben. Besser ist die aktive Auseinandersetzung, indem man sich Fragen zum Stoff stellt, diese sich selbst beantwortet und die Antworten anhand des Textes überprüft. Dieses Buch sucht diese Arbeitsweise zu fördern: Es stellt Fragen und gibt Antworten. Für die Selbstprüfung sollte man die Antwort im Buch zunächst abdecken.

Besonderer Wert wurde auf die Strukturierung der Antworten gelegt. Sie soll das Einprägen erleichtern und vor allem die Vollständigkeit sichern helfen. Sie gibt die Stichworte für einen freien Vortrag. In mündlichen Prüfungen erzielen bei gleichem Wissen die Studierenden die besseren Noten, die spontan und geordnet berichten können, ohne dass der Prüfer die Einzelheiten ständig aus ihnen herausfragen muss.

Dieses kurz gefasste Anatomiebuch ist nicht als alleiniges Lehrbuch, sondern zur Verwendung neben einem ausführlichen Lehrbuch gedacht. Es ist an unserem „Lehrbuch Anatomie" orientiert, kann jedoch auch neben anderen Lehrbüchern benutzt werden. Die Gliederung des Lehrbuchs wurde im Prinzip beibehalten. Dies bedeutet Integration von makroskopischer und mikroskopischer Anatomie sowie Embryologie. Die Zusammenschau der Teilgebiete erscheint uns sehr wesentlich. Um den raschen Rückgriff auf den Haupttext und vor allem die Abbildungen des Lehrbuchs zu erleichtern, wurden die einzelnen Fragen in diesem Buch nach den Abschnitten des Lehrbuchs nummeriert. Bei mehreren Fragen zu einem Abschnitt wurden die Nummern durch Kleinbuchstaben ergänzt (z. B. 8.1.6a, 8.1.6b).

Entsprechend unserer Grundeinstellung ist das Lehrbuch an der späteren ärztlichen Tätigkeit orientiert. Die Terminologie in ihm ist daher auf das Gespräch mit dem Patienten abgestimmt und verwendet viele deutsche Begriffe. Das Wiederholungsbuch hingegen ist auf das Gespräch mit dem Prüfer ausgerichtet. In den Antworten wird daher die exaktere lateinische Nomenklatur bevorzugt. Die lateinischen Begriffe werden in der Fassung der Terminologia Anatomica von 1998 verwendet.

Die überwiegende Zahl der Abbildungen „zeichneten" wir am Bildschirm mit dem Programm CorelDraw!®. Dabei sollte äußerste Beschränkung der Einzelheiten das Einprägen von Wichtigem erleichtern. Zusätzlich wurden einige detailreiche Abbildungen aus den Sobotta-„Lernkarten" und älteren Werken des Verlags Urban & Schwarzenberg überarbeitet, vor allem um topographische Beziehungen etwas konkreter zu veranschaulichen. Dabei wurden weniger wichtige Einzelheiten nicht beschriftet, um den Blick auf das Wesentliche zu erhalten. Man wundere sich also nicht über Hinweislinien, bei denen die Beschriftung scheinbar „vergessen" wurde.

Die 3. Auflage des in der 2. Auflage noch „Repetitorium Anatomie" genannten Taschenbuchs verdankte der Fusion der Verlage Urban & Schwarzenberg und Gustav Fischer zum Verlag Urban & Fischer die Aufnahme in die vom Gustav Fischer Verlag stammende Buchreihe „In Frage und Antwort" im Format des „kleinen Lehrbuchs". Damit verbunden war eine tiefgreifende Umarbeitung, z. B. wurde der bisher stichwortartige Text zu normalem Satztext umgeschrieben und wurden zahlreiche neue Tabellen und Schemata aufgenommen.

Urban & Fischer ist inzwischen ein Glied des internationalen wissenschaftlichen Verlagsimperiums Elsevier geworden. Dies bedingte Straffungen in vielen Bereichen. So wurde die Reihe „in Frage und Antwort" mehr auf von Studierenden gesammelte „Fragen aus Originalprüfungen" orientiert. Deshalb wurde das völlig unabhängig von uns entstandene, wesentlich kürzere Buch von Herrn Dr. Falk von Samson-Himmelstjerna (etwa 230 Fragen und Antworten gegenüber 750 bei uns) als 5. Auflage von „Anatomie in Frage und Antwort" veröffentlicht. Unser Buch bewegt sich zurück in Richtung auf das Repetitorium und liegt nunmehr als „Anatomie – kurz gefasst" vor.

Den menschlichen Körper gibt es in den „Versionen" von Frau und Mann. Ein Buch über den menschlichen Körper sollte daher gemeinsam von Frauen und Männern geschrieben werden, damit weder männliche noch weibliche Vorurteile überwiegen. Auch sollten anatomische Lehrbücher für Studierende der Medizin nicht von Nuranatomen, sondern möglichst in der Zusammenarbeit von Anatomen und Klinikern entstehen. Ab der 3. Auflage gestalten dieses Buch daher zwei in der klinischen Medizin tätige Ärztinnen und ein Facharzt für Anatomie, der sich als Arzt versteht, auch wenn er sich nicht unmittelbar der Betreuung von Kranken widmet. Beide Ärztinnen waren während ihrer Aus- und Weiterbildungsjahre in der Anatomie der Medizinischen Hochschule Hannover als Doktorandinnen, Tutorinnen und wissenschaftliche Mitarbeiterinnen lehrend und forschend tätig, bevor sie sich der praktischen Medizin zuwandten. Das Übergewicht der jetzt klinisch arbeitenden Autorinnen im Verfasser(innen)team betont, dass es in der Anatomie um den lebenden Menschen und nicht um die Leiche geht.

Unser besonderer Dank gilt den Mitarbeiter(inne)n des Verlags Elsevier Urban & Fischer, die an Programmleitung, Lektorat und Herstellung des Buches mitgewirkt haben, vor allem Frau Dr. Dorothea Hennessen, Herrn Alexander Gattnarzik, Frau Dr. Andrea Beilmann und Frau Christine Jehl.

Eine didaktische Idee kann nur im Zwiegespräch von Schülern und Lehrern weiterentwickelt werden. Deshalb richten wir die herzliche Bitte an alle Leser: Schreiben Sie bitte, was Ihnen nicht gefällt oder was man besser machen könnte. Wir werden für jede Zuschrift dankbar sein und die Anregung bei einer evtl. Neuauflage berücksichtigen!

Hannover, im Frühjahr 2007

Désirée Herbold
Wunna Lippert-Burmester
Herbert Lippert

Vorbereitung auf mündliche Prüfungen in Anatomie

Das Ergebnis einer Prüfung hängt nicht nur vom Wissen, sondern zu einem wesentlichen Teil von der Bewältigung der Prüfungssituation ab. Es ist wie im späteren Beruf: Der Erfolg der ärztlichen Behandlung wird nicht allein vom Fachwissen des Arztes, sondern sehr von der Qualität der Arzt-Patient-Beziehung bestimmt.

1. *Stellen Sie sich positiv zur Prüfung ein!* Dies erleichtert die Vorbereitung und mindert die Prüfungsangst. Betrachten Sie die Prüfung nicht als Schikane, sondern als Motivationshilfe zum Studium. Testate in den Kursen dienen der Portionierung der Wissensaufnahme. Regelmäßige Mitarbeit in den Kursen ist die beste Vorbereitung auf das Physikum. Nur wenn der Stoff in überschaubaren Mengen aufgenommen wird, bleibt genügend Zeit für die geistige Verarbeitung, die zum Dauerwissen führt. Was man unmittelbar vor der Prüfung „einpaukt", wird meist schnell wieder vergessen. Wenn man Fachwissen zur Berufsausübung für nötig hält, muss man auch Prüfungen bejahen. Nur so ist gewährleistet, dass ein gewisser Mindestwissensspiegel erreicht wird. Es ist ähnlich wie mit den Steuern: Zwar wird kein vernünftiger Mensch die Notwendigkeit von Steuern zur Ermöglichung von Gemeinschaftsaufgaben bestreiten, aber auf freiwilliger Basis würden nur völlig unzureichende Beträge eingehen.

2. *Üben Sie die Prüfungssituation!* Seit alters bewährt sind Lerngruppen, in denen man den Stoff gemeinsam wiederholt und sich gegenseitig Fragen stellt. Nach Möglichkeit sollte man eine solche „Sitzung" aufzeichnen, sich nach einigen Tagen wieder anhören und das eigene Verhalten kritisch analysieren.

- *Üben Sie den kontinuierlichen wissenschaftlichen Vortrag!* Solange Sie reden, bestimmen Sie die Richtung der Prüfung und können diese in Gefilde lenken, die Ihnen vertraut sind. Wenn Sie die Frage des Prüfers nur mit einem Stichwort beantworten, zwingen Sie den Prüfer, eine neue Frage zu stellen. Der wissenschaftliche Kurzvortrag ist auch im späteren Berufsleben unverzichtbar. Als Assistenzarzt werden Sie bei Chefvisiten beim einzelnen Patienten über dessen Anamnese, Ihre differentialdiagnostischen Überlegungen und die Möglichkeiten der Therapie berichten müssen. Sie werden wahrscheinlich Unterricht an Krankenpflegeschulen erteilen und Patientenschulungen übernehmen müssen. Der Erfolg in der eigenen Praxis wird sehr davon abhängen, wie überzeugend Sie dem Patienten Ihre Vorschläge vortragen.

- *Überlegen Sie sich schon vor der Prüfung typische Gliederungen für Antworten!* Ihr Vortrag wird sehr gewinnen, wenn eine klare Gliederung erkennbar ist. Bei der Prüfung am makroskopischen Präparat bespricht man am besten zuerst die sichtbaren Knochenteile, dann die Muskeln, dann die Eingeweide und zuletzt erst die Leitungsbahnen. Die Wahrscheinlichkeit falscher Benennung von Gefäßen und Nerven ist wesentlich geringer, wenn bereits alle übrigen Strukturen benannt sind. Beim mikroskopischen Präparat sollte man immer zuerst die schwächste Vergrößerung wählen und dann stufenweise zu stärkeren Vergrößerungen übergehen. Bei Fragen nach Organen sollte man den makro- und mikroskopischen Bau, die Lage einschließlich Leitungsbahnen und die Entwicklung behandeln.

- *Lernen Sie mit Unterbrechungen zurecht zu kommen!* Auch beim schönsten Vortrag wird der Prüfer gelegentlich einen Punkt kommentieren wollen. Dann sollten Sie keinesfalls „aus dem Konzept kommen". Sie sollten den Vortrag fortsetzen, als ob keine Unterbrechung erfolgt wäre. Auch im Beruf werden Ihre Vorträge oft von Kollegen oder Patienten unterbrochen werden.

3. *Beginnes Sie frühzeitig mit dem Studium des Prüfungsstoffs!* Wohl die häufigste Ursache von Prüfungsangst ist zu wissen, dass man mit dem Erarbeiten des Prüfungsstoffs nicht fertig wurde. Dann gerät man in den letzten Tagen vor der Prüfung in Panik, versucht die Nächte durchzuarbeiten und kommt erschöpft zur Prüfung. Nur Gedächtnisakrobaten können die Anatomie in zwei Wochen erlernen. Auch wenn man noch nicht weiß, ob man im mündlichen Physikum in Anatomie geprüft wird, sollte man das Basiswissen bereit haben. Jede mündliche Prüfung ist letztlich eine Art Glücksspiel: Wegen der begrenzten Zeit können nur wenige Themen angesprochen werden, und man kann dabei Glück oder Pech haben. Die Wahrscheinlichkeit des abgrundtiefen Pechs wird jedoch sehr verringert, wenn man kein Kapitel des Prüfungsstoffs völlig ausgelassen und man sich über alle Bereiche zumindest ein Basiswissen angeeignet hat. Konkret bedeutet dies: Man sollte sich die Arbeit anhand des Inhaltsverzeichnisses eines Lehrbuchs so einteilen, dass man drei Wochen vor der Prüfung damit fertig ist. Erfahrungsgemäß kann man an einigen Tagen das Pensum doch nicht erfüllen, so dass man eine Reservewoche braucht. Dann sollte zwei Wochen vor der Prüfung das Basiswissen „sitzen". Wird man in Anatomie geprüft, so kann man in den letzten

beiden Wochen den Stoff noch einmal in Ruhe durchgehen.

4. *Bauen Sie Prüfungsangst rechtzeitig ab!* Dazu gehört neben der fachlichen Vorbereitung und dem Einüben der Prüfungssituation auch die realistische Einschätzung der Wichtigkeit des Prüfungsergebnisses für das weitere Leben.

- *Überbewerten Sie nicht die Prüfungsnote!* Studierende sind oft noch in der Mentalität des Gymnasiasten verwurzelt, der im Hinblick auf einen Studienplatz um jeden Punkt kämpft. Die Noten im Physikum haben wenig mit der späteren Laufbahn zu tun. Bei der Auswahl von Stellenbewerbern wird kaum je die Physikumsnote entscheiden. Es kommt also mehr auf das Bestehen als auf die Note an. Die Wahrscheinlichkeit für das Bestehen einer mündlichen Prüfung ist aber sehr groß, wenn man regelmäßig mitgearbeitet hat.

- *Nehmen Sie keine Anregungs- oder Beruhigungsmittel ein!* Geht man mit der richtigen Voreinstellung in die Prüfung, so hält sich die Prüfungsangst bei den meisten Studierenden in Grenzen die keiner Medikation bedürfen. Meint man nicht ohne ein Beruhigungsmittel auszukommen, so sollte man unbedingt schon vorher in Gemeinschaft mehrfach testen, wie sich das eigene Verhalten durch dieses Mittel ändert. Ist man zu sehr beruhigt, fehlt die wache Aufmerksamkeit, die sich sehr positiv auf das Prüfungsergebnis auswirkt. Leidet man kontinuierlich unter nicht beherrschbarer Prüfungsangst, so ist eine fachpsychologische Beratung angezeigt, aber nicht erst einige Tage vor der Prüfung, sondern einige Monate vorher, damit neue Verhaltensweisen eingeübt werden können.

- *Betrachten Sie den Prüfer nicht als Feind, sondern als Partner* bei einem zwar unangenehmen, aber zum Schutz der Gemeinschaft unvermeidlichen Ritual! Die wenigsten Prüfer kosten die Machtfülle der Ermessensentscheidung bei der mündlichen Prüfung aus. Der Mehrzahl ist das Prüfen lästig, und sie würden sich lieber ihrer Wissenschaft oder anderen vergnüglichen Tätigkeiten widmen. Trotzdem sind die meisten Prüfer um Objektivität bemüht. Für mich war bei Kollegialprüfungen immer wieder die große Übereinstimmung der Prüfer bei unabhängig getroffenen Bewertungen erstaunlich. Einer der Gründe dafür dürfte sein, dass Professoren nach einem im deutschsprachigen Raum ziemlich einheitlichen Selektionsprozess in ihr Amt kommen.

5. *Überlegen Sie sich ein Thema, über das Sie besonders gut Bescheid wissen!* Es kommt in Prüfungen immer wieder vor, dass der Prüfer die Wahl eines Themas freistellt. Man verschenkt dann eine Möglichkeit, wenn man kein Thema anzubieten hat. Freilich sollte man über dieses Thema überdurchschnittlich informiert sein, weil der Prüfer für das selbstgewählte Thema die Messlatte höher ansetzen wird. Der Prüfer erhofft sich mit der Freistellung des Themas eine interessantere Prüfung, als wenn er sich durch Basiswissen durchkämpfen muss.

6. *Versuchen Sie nicht, sich noch wenige Minuten vor der Prüfung Stoff einzupauken!* Besser ist es, den „Kopf frei zu behalten". Andernfalls beherrscht das zuletzt Gepaukte so sehr Ihr Denken, dass Ihnen die Umstellung auf andere Fragen schwer fällt. Vor einer großen Prüfung, wie dem Physikum, sollte man möglichst schon am Vortag nichts mehr studieren, lieber spazieren gehen, viel schlafen und sehr ausgeruht die Prüfung antreten.

7. *Erscheinen Sie zu einer größeren Prüfung pünktlich und in angemessener Bekleidung!* Kommt man gar zu salopp, so riskiert man den Eindruck, dass einem an Prüfung und Prüfer wenig gelegen sei. Auch in der ärztlichen Praxis werden Pünktlichkeit und Sauberkeit des Arztes vom Patienten geschätzt.

8. *Halten Sie Blickkontakt mit dem Prüfer!* An seinem (unbewussten) Mienenspiel können Sie ablesen, ob Ihre Antworten in die vom Prüfer angestrebte Richtung gehen. Auch im späteren Beruf werden Sie aus dem Mienenspiel des Patienten oft mehr erfahren als aus seinen Worten. Bei Prüfungen am Präparat sollte man das Hauptaugenmerk auf das Präparat richten, zwischendurch aber immer wieder den Blickkontakt mit dem Prüfer suchen, so wie Orchestermusiker zwischen Notenpult und Dirigent wechseln. Manche stark visuell begabte Studierende prägen sich ganze Seiten im Lehrbuch ein und „blättern" dann darin ungestört, wenn sie den Blick zur Decke richten. Das fällt natürlich auch dem Prüfer auf und er mutmaßt, dass alles nur auswendig gelernt, aber nicht verstanden sei.

9. *Vermeiden Sie Streit mit dem Prüfer!* Im Physikum besteht meist ein erhebliches Wissensgefälle zwischen Prüfer und Prüfling. Die Wahrscheinlichkeit, dass bei fachlichen Meinungsverschiedenheiten der Prüfling Recht hat, ist eher gering. Denken Sie an die Möglichkeiten, eine Information aus Lehrbuch oder Vorlesung falsch verstanden zu haben oder einem Versprecher des Dozenten oder einem Fehler im Lehrbuch aufgesessen zu sein. Sollte der Prüfer wirklich im Unrecht sein, so können Sie die Prüfung nachträglich anfechten, da Prüfungen im Medizinstudium in der Regel keine Einzelprüfungen sind und immer Mitprüflinge Ihre Angaben als Zeugen bestätigen können.

NB: Diese Ratschläge erteilt der Verfasser aufgrund seiner eigenen Erfahrungen als Student in zwei abgeschlossenen Studiengängen, als Prüfer in Tausenden von Kurstestaten und Physikumsprüfungen und als Betreuer von Hilfe suchenden Studierenden.

Inhaltsverzeichnis

1	**Allgemeine Anatomie**	**1**
1.1	Grundbegriffe	1
1.2	Zelle und Gewebe	1
1.3	Bewegungsapparat	9
1.4	Kreislauforgane	13
1.5	Blut	15
1.6	Lymphatisches System	18
1.7	Drüsen, Schleimhäute, seröse Höhlen	20
1.8	Nervensystem	22
1.9	Haut	25
2	**Leibeswand**	**29**
2.1	Wirbelsäule	29
2.2	Rückenmark	33
2.3	Brustwand	35
2.4	Zwerchfell und Atmung	38
2.5	Brustdrüse	40
2.6	Bauchwand	42
2.7	Becken	45
2.8	Beckenboden	47
3	**Brusteingeweide**	**49**
3.1	Mediastinum	49
3.2	Luftröhre	49
3.3	Lunge	50
3.4	Brustfell	52
3.5/6	Herz	53
3.7	Speiseröhre	61
3.8	Thymus	62
3.9	Leitungsbahnen	63
4	**Baucheingeweide**	**69**
4.1	Bauchfell	69
4.2	Magen	72
4.3	Dünndarm	74
4.4	Dickdarm	77
4.5	Leber und Gallenwege	79
4.6	Milz	83
4.7	Bauchspeicheldrüse und Nebennieren	84
4.8	Niere	88
4.9	Leitungsbahnen	94
5	**Beckeneingeweide**	**101**
5.1	Harnblase	101
5.2	Mastdarm und After	102
5.3	Entwicklung der Geschlechtsorgane, Eierstock, Eileiter	105
5.4	Gebärmutter	109
5.5	Scheide und Scham	113
5.6	Schwangerschaft und Entwicklung	116
5.7/8	Männliche Geschlechtsorgane	122
5.9	Leitungsbahnen	129
6	**Kopf I**	**133**
6.1	Gliederung und Entwicklung	113
6.2	Schädel	135
6.3	Hirnhäute, Liquorräume	138
6.4	Hirnstamm und Kleinhirn	142
6.5	Zwischenhirn	148
6.6	Großhirn	150
6.7	Hör- und Gleichgewichtsorgan	156
6.8	Augapfel	161
6.9	Augenhöhle	165
7	**Kopf II und Hals**	**171**
7.1	Gebiss und Kiefergelenk	171
7.2	Mundhöhle	174
7.3	Nasenhöhle	179
7.4	Rachen	181
7.5	Kehlkopf	184
7.6	Muskeln	188
7.7	Blutgefäße und Lymphbahnen	193
7.8	Nerven	199
7.9	Regionen	205
8	**Arm**	**211**
8.1	Schultergürtel	211
8.2	Schultergelenk und Achselgegend	212
8.3	Oberarm, Ellenbogenbereich	217
8.4/6	Unterarm und Hand	221
9	**Bein**	**231**
9.1	Hüfte	231
9.2	Gesäß und Oberschenkel	234
9.3	Knie	237
9.4/5	Unterschenkel und Fuß	241
9.6	Bein als Ganzes	248
	Sachverzeichnis	**250**

Bildnachweis

1. Die Abbildungen **1**-7, **2**-7, 8, 11, **3**-13, 16, **4**-10, 12, **5**-3, 7, 8, 11, **6**-4, 5, 8, 18, **7**-11, 13, 25, 26, 27, **8**-1, 4, 7, **9**-1, 5, 7, 8, 9 sind überarbeitet nach: Sobotta, J.: Spielend durch die Anatomie. Zsgst. von P. Posel. Teile 2-4. Urban & Schwarzenberg, München - Wien - Baltimore 1991-1994.

2. Die Abbildungen **1**-2, **2**-14, **3**-3, 6, 8, 9, **4**-1, 7, **6**-7, 12, 14, **7**-5 sind überarbeitet nach Originalabbildungen aus dem Verlagsarchiv von Urban & Schwarzenberg, z.T. abgedruckt in älteren Verlagswerken.

3. Alle übrigen Abbildungen sind Computergraphiken des Verfassers. Sie wurden z.T. in ähnlicher Form bereits abgedruckt in:
   - Lippert-Burmester, W., H. Lippert: Operationen. Nutzen und Risiken ärztlicher Eingriffe. Kiepenheuer & Witsch, Köln 1993.
   - Lippert, H.: Lehrbuch Anatomie. Urban & Fischer, München – Jena, 5. Aufl. 2000.
   - Lippert, H.: Tafeln Leitungsbahnen des Menschen. Urban & Fischer, München – Jena, 3. Aufl. 2002.

1 Allgemeine Anatomie
1.1 Grundbegriffe

1.1.3 Was unterscheidet die ähnlichen Begriffe medianus, medialis, medius?

1. Medianus: in der Mittelebene gelegen.
2. Medialis: zur Mitte zu (als Gegensatz zu lateralis).
3. Medius: das mittlere von 3 Elementen.

1.1.4a Was unterscheidet den Körper der Frau von dem des Mannes?

Abgesehen von den Geschlechtsorganen gibt es statistisch gesicherte Unterschiede:
1. Die geringere Körperlänge bedingt geringere Organgewichte.
2. Das dickere Unterhautfettgewebe führt zu rundlicheren Körperformen.
3. Das Becken ist relativ breiter, die Schultern sind schmäler.
4. Die Brustdrüsen sind größer.
5. Der Kehlkopf ist kleiner, daher ist die Stimme höher.
6. Die Terminalbehaarung ist allgemein schwächer. Die kraniale Schamhaargrenze verläuft horizontal.

1.1.4b Was versteht man in der Anatomie unter Norm und Varietät?

Norm ist der durchschnittliche oder häufigste Fall in einer meist großen Breite individueller Ausgestaltungen. Stärkere Abweichungen nennt man:
1. Varietäten, wenn sie funktionell belanglos sind.
2. Missbildungen, wenn sie die Funktion des Organismus stören.

1.1.4c Wie ändern sich die Körperproportionen während des Lebens?

1. *Gesamtproportion*: Der Kopf wird relativ kleiner, die Extremitäten werden relativ größer: Beim Neugeborenen nimmt der Kopf etwa ¼ der Körperlänge ein, beim Erwachsenen etwa ⅛, das Bein beim Neugeborenen etwa ⅜, beim Erwachsenen ½, der Rumpf in jedem Alter etwa ⅜.
2. *Kopf*: Beim Neugeborenen steht der Hirnschädel im Vordergrund, dann wachsen die Kiefer rascher. Beim Erwachsenen liegen die Augen etwa in der Mitte der Gesamthöhe des Kopfes, beim Neugeborenen deutlich darunter.
3. Der *Rumpf* ist beim Kind relativ breiter und tiefer, weil die inneren Organe relativ größer sind.

1. **Hauptachsen**:   • *Longitudinalachsen* (Längsachsen)   • *Transversalachsen* (Querachsen)   • *Sagittalachsen* (Pfeilachsen)
2. **Hauptebenen** (mit jeweils 2 Hauptachsen):   • *Frontalebenen* (longitudinale + transversale Achsen)   • *Sagittalebenen* (longitudinale + sagittale Achsen), dazu gehört *Medianebene* = Symmetrieebene = Körpermittelebene   • *Transversalebenen* = Horizontalebenen (transversale + sagittale Achsen)

Tab. 1-1. Hauptachsen und Hauptebenen.

1.2 Zelle (Cellula) und Gewebe (Textus)

1.2.2a Wie ist die Zellmembran (Plasmalemma) gebaut, wozu dient sie?

Nahezu alle Membranen im Inneren und an der Oberfläche der Zelle haben den gleichen Dreischichtenbau („Elementarmembran" = „Einheitsmembran", etwa 8 nm dick): Zwischen 2 hydrophilen, elektronenmikroskopisch dunklen Lamellen liegt eine hydrophobe helle Zwischenschicht. Die Phospholipide und Proteine sind nicht starr eingebaut, sie können sich nach funktionellen Bedürfnissen neu anordnen („Flüssigmosaikmodell"). Die Zellmembran dient folgenden Aufgaben:
1. Als *Diffusionsbarriere* grenzt sie Stoffwechselkompartimente ab.
2. Sie ermöglicht den *Bläschentransport* innerhalb der Zelle.
3. In der äußere Zellmembran befinden sich Kennzeichen, an denen die Abwehrzellen eine Zelle als körpereigen oder fremd erkennen.
4. Sie verbindet die Zelle mit Nachbarzellen, z. T. über Verbindungskomplexe, s.u.

A. **Nucleus** (Zellkern):
1. *Kernmembran* (Nucleolemma)
2. *Kernplasma* (Nucleoplasma)
3. *Kernkörperchen* (Nucleolus)
B. **Cytoplasma** (Zell-Leib):
1. *Zellmembran* (Plasmalemma)
2. *Grundplasma*
3. *Zellorganellen*:
• Mitochondrien
• Ribosomen
• endoplasmatisches Retikulum
• Golgi-Apparat
• Lysosomen
• Peroxisomen
• Zellzentrum (Cytocentrum)
4. *Zelleinschlüsse*:
• Zellskelett
• Bläschen (Sekrete, Farbstoffen, Fett, Abbauprodukte)
• spezielle Fäserchen (Myofibrillen, Neurofibrillen)
5. *Verbindungskomplexe* (zu Nachbarzellen)
• Macula adherens = *Desmosom* (Haftverbindung)
• Zonula occludens = *tight junction* (undurchlässige Verbindung)
• Macula communicans = Nexus = *gap junction* (kommunizierende Verbindung)

Tab. 1-2. Hauptbestandteile einer Zelle.

1.2.2b Was sind Mitochondrien?

Sie sind die größten Zellorganellen (Länge 1–10 µm). Sie enthalten Enzyme für den aeroben Energiegewinn. In einer Zelle findet man, je nach Stoffwechselintensität, wenige bis über tausend. Sie sind weitgehend autonom (Symbiose?) und werden nur von der Eizelle weitergegeben. Sie vermehren sich durch Querteilung. Sie sind aus einem Membransystem aufgebaut. Man unterscheidet 3 Typen: Cristatyp (häufigster Typ), Tubulustyp (in steroidsezernierenden Zellen) und Vesiculatyp.

1.2.2c Was sind Ribosomen?

Sie sind als feine Körnchen (15–20 nm) im Zellleib verteilt und an die Membranen des rauen endoplasmatischen Retikulums angelagert. Sie synthetisieren Proteine.

1.2.2d Was ist das endoplasmatische Retikulum?

Ein System membranumhüllter Lamellen, Säckchen und Schläuche. Der intermembranöse Raum ist stellenweise zu Zisternen erweitert. Es gibt 2 Formen:
1. Das *raue (granuläre) endoplasmatische Retikulum* ist mit Ribosomen besetzt, diese synthetisieren Proteine. Es bildet auch Lysosomen und Peroxisomen.
2. Das *glatte (agranuläre) endoplasmatische Retikulum* hat keine Ribosomen. Es synthetisiert Steroidhormone, speichert Fett im Darmepithel, dient Entgiftungsprozessen und der Gluconeogenese in der Leber und steuert als „sarkoplasmatisches Retikulum" den Calciumstoffwechsel in Muskelzellen.

1.2.2e Was ist der Golgi-Apparat?

Felder von 3–10 schüsselförmigen flachen Säckchen liefern den Kohlenhydratanteil der Glycoproteine und Proteoglycane und bauen Membranen auf.

1.2.2f Was sind Lysosomen?

Sie werden oft „Verdauungsorgane der Zelle" genannt. Sie sind rund bis oval, meist 200–500 nm dick und enthalten etwa 60 Enzyme. Ein Lysosom verschmilzt mit einem Endozytosebläschen, dann werden die Enzyme aktiviert: Das Lysosom wandelt sich in ein Phagosom um. Aus diesem entsteht ein Residualkörperchen, das mit nicht weiter abbaubarem Material angefüllt ist.

1.2.2g Wozu dienen Peroxisomen?

Sie bilden Wasserstoffperoxid (H_2O_2) für Entgiftungsreaktionen in Leber und Niere.

1.2.2h Was ist das Cytocentrum?

Es besteht aus 2 Zentriolen und dient als Ankerpunkt für das Zellskelett. Bei der indirekten Zellteilung sind die Zentriolen die Ausgangspunkte der Teilungsspindel. Das Zentriol ist ein Hohlzylinder aus 9mal 3 Mikrotubuli.

1.2.2i Was ist das Zellskelett?

Ein System feiner Röhrchen (*Mikrotubuli*) und Fäden (*Mikrofilamente*) verleiht der Zelle ihre charakteristische Gestalt. Durch Umbau des Zellskeletts kann die Zelle ihre Gestalt verändern.

1.2.2j Welche Hauptarten von Zellfortsätzen unterscheidet man?

1. Unbewegliche Fortsätze sind die *Mikrovilli* (Bürstensaum). Sie sind etwa 2 µm lange Ausstülpungen der äußeren Zellmembran zur Oberflächenvergrößerung. Es wurden bis zu 3000 an einer Zelle gezählt. (Nervenzellfortsätze ⇒ 1.8.4)

2. Aktiv bewegliche Zellfortsätze sind die *Flimmerhaare* (Wimpern, Zilien). Sie sind 2–20 µm lang, bestehen aus einem Achsenfaden und einem Basalkörperchen, die beide aus Mikrotubulussystemen aufgebaut sind. Sie befördern z. B. Staubteilchen in den Atemwegen. Die *Geißel* der Samenzelle ist eine sehr lange Zilie.

1.2.2k Wie tauscht die Zelle Stoffe mit ihrer Umgebung aus?

1. Passiv durch *Diffusion*: Niedermolekulare Stoffe passieren die Zellmembran entsprechend den Konzentrationsgefällen.
2. Aktiver Transport erfolgt auf 2 Wegen:
- *Pumpmechanismen wirken* Konzentrationsgefällen entgegen, z. B. Natrium-Kalium-Pumpe.
- Als *Endozytose* bzw. *Exozytose* bezeichnet man den Transport als membranumhülltes Bläschen, z. B. Phagozytose (Fremdkörperaufnahme), Mikropinozytose (für Flüssigkeiten), Transzytose (Stoffe werden durch die Zelle geschleust, z. B. Proteine durch die Kapillarwände oder das Darmepithel).

1.2.2m Wie sind Zellen miteinander verbunden?

1. Bei der *einfachen Zellverbindung* liegen die Zellmembranen ohne besondere Strukturen aneinander. Der Zusammenhalt kann durch Vergrößerung der Kontaktfläche verbessert werden, z. B. gezähnte oder fingerförmige Verbindung.
2. Spezielle *Verbindungskomplexe* kommen in 3 Formen vor:
- Bei der Haftverbindung (Macula adherens = *Desmosom*) werden die Zellmembranen an einer scheibchenförmigen Kontaktstelle (0,3–0,5 µm) von einer dichten Haftplatte unterlagert, in der die Tonofibrillen des Zellskeletts verankert sind. Der Zwischenzellspalt ist erweitert und wird von feinen Filamenten durchzogen.
- Bei der undurchlässigen Verbindung (Zonula occludens = *tight junction*) sind die Zellmembranen benachbarter Zellen miteinander verschmolzen. Der Zwischenzellspalt ist unterbrochen. Dadurch wird z. B. das Eindringen von Verdauungssäften zwischen die Zellen der Darmwand verhindert.
- Bei der kommunizierenden Verbindung (Macula communicans = Nexus = *gap junction*) ist das Cytoplasma der Nachbarzellen durch Kanälchen (1–2 nm weit) verbunden. Diese gestatten den Übertritt von Ionen und kleinen Molekülen. Damit ist auch die Übergabe von Informationen möglich (elektrische Synapse ⇒ 1.8.8).

1.2.3a Wozu dient der Zellkern (Nucleus), woraus besteht er?

Jeder Zellkern enthält die gesamte genetische Information eines Individuums in Form von DNA. Er steuert damit die Funktion der Zelle, z. B. durch Synthese von Messenger-RNA, Transfer-RNA und ribosomaler RNA. Er gibt die Erbanlagen bei der Zellteilung weiter. Er besteht aus Kernmembran, Kernplasma und Kernkörperchen:
1. Bei der Kernmembran (*Nucleolemma*) werden 2 dreilagige Membranen durch den Kernmembranspalt getrennt. Die äußere Kernmembran und der Kernmembranspalt gehören zum endoplasmatischen Retikulum. Porenkomplexe in der Kernmembran gestatten den Stoffaustausch zwischen Zellkern und Zellleib.
2. Das Kernplasma (*Nucleoplasma*) enthält körniges Chromatin (die entspiralisierten Chromosomen).
3. Das Kernkörperchen (*Nucleolus*) ist rundlich und stark basophil, von 1–3 µm Durchmesser. Es wird nicht von einer Membran umgeben. Es baut Ribosomen-Untereinheiten auf. Die meisten Zellkerne haben nur 1 Kernkörperchen.

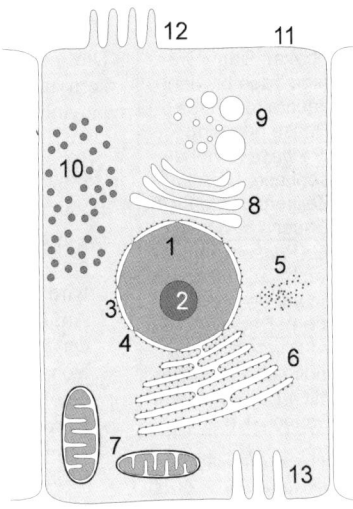

Abb. 1-1. Zelle: schematisiertes elektronenmikroskopisches Bild.

1 Zellkern (Nucleus)
2 Nucleolus
3 Kernmembran
4 Kernpore
5 Ribosomen
6 Raues endoplasmatisches Retikulum
7 Mitochondrien
8 Golgi-Apparat
9 Vesikel
10 Lysosomen, Granula, Peroxisomen
11 Zellmembran (Plasmalemm)
12 Mikrovilli
13 Invaginationen

1. G_1-Phase (Wachstums- und Arbeitsphase): Dauer wenige Tage bis Jahrzehnte (dann G_0-Phase genannt)
2. S-Phase (Synthesephase, DNA im Zellkern verdoppelt): Dauer ≈ 5–8 h
3. G_2-Phase (Prämitosephase, Ruhepause vor der Zellteilung): Dauer ≈ 1–5 h
4. M-Phase (Mitose, indirekte Zellteilung mit 4 Unterphasen): Dauer ≈ 1 h

Tab. 1-3. Phasen im Lebenslauf einer Zelle (Zellzyklus).

1.2.3b Gibt es Zellen ohne Zellkern?

Die roten Blutkörperchen (Erythrozyten) stoßen während der Entwicklung den Zellkern aus. Sie sind dann nur noch Transportbehälter für den roten Blutfarbstoff (Hämoglobin).

1.2.3c Wie viel Chromosomen hat der Mensch, wie sind sie gebaut?

46: 44 *Autosomen* + 2 Geschlechtschromosomen (*Gonosomen*: Frau XX, Mann XY).
1. Ein *Chromatinfaden* aus einer DNA-Doppelhelix ist gestreckt etwa 2 m lang. Bei der Zellteilung wird er spiralisiert und misst dann nur noch wenige Mikrometer. Er wird dabei aber dicker und damit im Mikroskop sichtbar.
2. Am *Primäreinschnitt* (Zentromer) setzt die Teilungsspindel bei der Zellteilung an. 5 der 23 Chromosomenpaare haben auch einen *Sekundäreinschnitt*.
3. Von den 2 X-Chromosomen der Frau wird nur eines aktiv (entspiralisiert), das andere bleibt spiralisiert und wird als *Geschlechtschromatin* (Sexchromatin, Barr-Körper) sichtbar, z. B. als „trommelschlegelähnliche" Kernanhängsel der segmentkernigen neutrophilen Granulozyten. Danach ist das genetische Geschlecht zu bestimmen.

1.2.3e Wie läuft die indirekte Zellteilung (Mitose) ab?

1. *Prophase* (Knäuelstadium): Im Zellkern werden die Chromosomen sichtbar. Die Zentriolen wandern zu gegenüberliegenden Polen der Zelle und werden deswegen „Polkörperchen" genannt. Die Kernmembran verschwindet.
2. *Metaphase*: Die Chromosomen liegen in der Ebene des Zelläquators mit den Primäreinschnitten zur Mitte und bilden so den *Mutterstern*. Von den Zentriolen geht die Spindel aus Mikrotubuli zu den Primäreinschnitten der schon gespaltenen Chromosomen.
3. *Anaphase*: Die Tochterchromosomen werden von Spindeln auseinandergezogen. Es entstehen 2 Tochtersterne. Der Zellleib schnürt sich ein.
4. *Telophase* (Endphase = Rekonstruktionsphase): Die Tochterzellen trennen sich. Die Zellkerne werden wieder von einer Kernmembran umschlossen. Die Chromosomen entspiralisieren sich.

1.2.3f Wie läuft die Reduktionsteilung (Meiose) ab?

Die Keimzellen haben nur den halben Chromosomensatz (22 Autosomen + 1 Geschlechtschromosom), damit bei der Befruchtung nicht ein doppelter Chromosomensatz entsteht:
1. Bei der *ersten Reifeteilung* (Meiose I) bleiben die Tochterchromosomen verbunden, aber die Chromosomenpaarlinge trennen sich. Dadurch entsteht zwar der halbe Chromosomensatz, aber die Chromosomen enthalten die doppelte DNA-Menge. Durch Austausch von Chromosomenteilen zwischen den von Mutter und Vater stammenden Chromosomenpaarlingen (Chiasmabildung, Crossing over) wird das Erbgut neu kombiniert.
2. Vor der *zweiten Reifeteilung* (Meiose II) fällt die Synthesephase mit der DNA-Verdoppelung aus. Nach der Trennung der Tochterchromosomen ist der einfache DNA-Gehalt wiederhergestellt.

1.2.3g Wodurch wird das Geschlecht bei der Befruchtung festgelegt?

Die Eizellen enthalten 22 Autosomen + 1 X-Chromosom. Bei den Samenzellen gibt es 2 Sorten: solche mit X- und solche mit Y-Chromosom. Bei der Befruchtung der Eizelle mit einer X-Samenzelle entsteht ein Mädchen (XX), mit einer Y-Samenzelle ein Knabe (XY). Die Y-Samenzellen scheinen im Wettstreit um die Eizelle im Vorteil zu sein: Es werden wesentlich mehr Knaben als Mädchen gezeugt. Die Sterblichkeit männlicher Embryonen ist jedoch höher, so dass nur noch etwa 5 % mehr Knaben als Mädchen geboren werden. Im höheren Lebensalter kehrt sich das Zahlenverhältnis um: Die mittlere Lebenserwartung der Frau ist höher (in Deutschland um etwa 7 Jahre, in Entwicklungsländern z. T. nur 3–4 Jahre).

1.2.4a Welche Hauptgruppen von Geweben unterscheidet man?

1. *Epithelgewebe* (Deckgewebe) bedecken äußere und innere Oberflächen des Körpers. Kennzeichnend ist die lückenlose Lage der Epithelzellen.
2. *Binde- und Stützgewebe* sichern den Zusammenhalt der Teile des Körpers und gewährleisten seine Form. Kennzeichnend ist die Zwischenzellsubstanz (aus Grundsubstanz und Fasern). Sie ist verformbar beim Bindegewebe und beim Knorpel und formstabil beim Knochen und beim Zahnbein.
3. *Muskelgewebe* können ihre Form aktiv verändern. Sie ermöglichen Bewegungen des Körpers. Die kontraktilen Fasern liegen innerhalb der Zellen.
4. *Nervengewebe* dienen der Verarbeitung und Fortleitung von Informationen („Erregungen").

1.2.4b Wodurch unterscheiden sich die einzelnen Epithelarten?

1. Durch die Form der Zellen: Die Zellen sind platt (niedrig), wenn kaum spezifische Leistungen zu erbringen sind. Hohe säulenförmige (hochprismatische) Zellen weisen auf viele Aufgaben hin, z. B. Stoffabgabe und Stoffaufnahme.
2. Durch die Zahl der Schichten: Das Epithel ist einschichtig bei geringer mechanischer Beanspruchung und mehrschichtig bei starkem Abrieb. Mehrschichtige Epithelien werden nach der Form der obersten Zelllage benannt. Eine Sonderform ist das „mehrreihige" Epithel: Es hat nur eine Zellschicht, aber die Zellen sind verschieden lang. Deswegen liegen die Zellkerne in mehreren Reihen übereinander.

1.2.5a Wodurch unterscheiden sich die einzelnen Bindegewebearten?

1. Durch die *Grundsubstanz* aus hochmolekularen Glycosaminoglycanen und Proteoglycanen: In Bindegeweben (i.e.S.) ist sie halbflüssig, in Stützgeweben fest. Im Knorpelgewebe ist sie rein organisch. Im Knochengewebe und im Zahnbein sind anorganische Kristalle (vor allem Calcium- und Magnesiumphosphate) eingelagert.
2. Durch die *Faserart*: Kollagenes Bindegewebe ist zugfest, elastisches Bindegewebe ist zugelastisch. Retikuläres Bindegewebe ist eine Sonderform des kollagenen Bindegewebes mit besonders feinen Fasern.
3. Durch *Fasermenge* und *Faseranordnung*: Lockeres Bindegewebe ist faserarm, straffes Bindegewebe ist faserreich. Geflechtartiges straffes Bindegewebe findet man in der Lederhaut, parallelfaseriges straffes Bindegewebe in Sehnen und Bändern.
4. *Sonderformen*:
   - Das *Mesenchym* (embryonales Bindegewebe) ist zellreich und hat keine Fasern.
   - Beim *Fettgewebe* erfolgt die Fetteinlagerung innerhalb der Zellen.
   - Beim *Blut* ist die Zwischenzellsubstanz flüssig, die Fasern sind gelöst (sie werden erst bei der „Blutgerinnung" sichtbar).

1.2.5b Was ist Mesenchym?

Mesenchym ist die Urform des Bindegewebes (embryonales Bindegewebe), aus der alle anderen Binde- und Stützgewebe sowie das Blut hervorgehen. Auch nach der Ge-

Tab. 1-4. Vorkommen der einzelnen Epithelarten (wichtig für die Diagnose mikroskopischer Präparate!).

---

1. *Einschichtiges Plattenepithel* glättet Oberflächen:
   - seröse Häute (Pleura, Peritoneum, Epikard)
   - Endokard
   - Endothel
   - Lungenalveolen

2. *Einschichtiges kubisches Epithel*:
   - dicke Teile der Nierenkanälchen
   - viele Drüsenausführungsgänge

3. *Einschichtiges Säulenepithel* („hochprismatisches" Epithel, Zylinderepithel) in hochaktiven Schleimhäuten:
   - Magen-Darm-Kanal
   - Gallenblase
   - Eileiter
   - Gebärmutter

4. *Mehrreihiges Epithel* als respiratorisches Epithel in den Atemwegen:
   - Nasenhöhle
   - Kehlkopf
   - Luftröhre
   - Bronchen

5. *Unverhorntes mehrschichtiges Plattenepithel* an mechanisch beanspruchten Schleimhäuten mit geringen spezifischen Zellaufgaben:
   - Mundhöhle
   - Speiseröhre
   - After
   - Stimmlippen
   - Bindehaut
   - Scheide / Eichel

6. *Verhorntes mehrschichtiges Plattenepithel*:
   - äußere Haut

7. *Mehrschichtiges Säulenepithel*:
   - manche Drüsenausführungsgänge

8. *Übergangsepithel* nur in Harnwegen:
   - Nierenbecken
   - Harnleiter
   - Harnblase
   - Teile der Harnröhre

burt bleiben Zellen mit den Eigenschaften des Mesenchyms erhalten und können sich bei Bedarf zu den verschiedenen Binde- und Stützgeweben differenzieren, z. B. bei der Wundheilung.

1.2.5c Wie ist eine kollagene Faser gebaut?

Die im Lichtmikroskop sichtbare kollagene Faser (Durchmesser 1-20 µm) besteht aus Kollagenfibrillen (0,3-0,5 µm), diese aus Mikrofibrillen (20-200 nm), diese wiederum aus Tropokollagenmolekülen (etwa 1,4 nm, Kollagen Typ I). Die Moleküle sind zu Längsketten verknüpft, dabei liegen gleiche Abschnitte der Moleküle nebeneinander. Dies bedingt die im Mikroskop sichtbare Querstreifung (feiner als jene der „quergestreiften" Muskeln). Kollagen ist das im Körper am häufigsten vorkommende Protein (etwa ⅓ des Körpereiweißes). Die Zugfestigkeit von Bändern, Sehnen, Knorpel und Knochen beruht auf den in ihnen enthaltenen kollagenen Fasern. Fast alle mechanischen Belastungen im Körper werden mit kollagenen Fasern aufgefangen.

1.2.5d Welche Arten des kollagenen Bindegewebes unterscheidet man, wo kommen sie vor?

1. *Lockeres kollagenes Bindegewebe* ist faserarm. Es füllt als interstitielles Bindegewebe die Lücken zwischen Organen und Organteilen und erleichtert Formänderungen und Verschiebungen der Organe. Es enthält 2 Gruppen von Zellen:
- Ortsständige (fixe) Bindegewebezellen: *Fibroblasten* produzieren Fasern. *Fibrozyten* sind ruhende Fibroblasten. Die kontraktilen *Perizyten* liegen der Kapillarwand an. *Gewebemakrophagen* (Histiozyten) sind ortsständige Makrophagen.
- Freie (mobile) Bindegewebezellen: Leukozyten (aus Blut ausgewandert), Mastzellen (heparinbildend), Plasmazellen (antikörperbildend), „Wanderzellen" (freie Makrophagen).

2. *Straffes kollagenes Bindegewebe* ist faserreich. Nach der Anordnung der Fasern unterscheidet man 2 Typen:
- Beim s*traffen geflechtartigen Bindegewebe* sind die Faserzüge durchflochten. Man findet es in der Lederhaut, der Bindegewebeschicht mechanisch beanspruchter Schleimhäute, der Knorpelhaut, der Knochenhaut, der harten Hirnhaut, dem Herzbeutel, dem Stützgerüst und den Organkapseln vieler innerer Organe.
- Beim s*traffen parallelfaserigen Bindegewebe* liegen die Fasern parallel. Aus ihm sind Sehnen und Bänder aufgebaut.

1.2.5e Was ist retikuläres Bindegewebe, wo kommt es vor?

Es steht dem embryonalen Bindegewebe nahe. Es besteht aus großen, reich verzweigten Zellen und Netzen von feinen retikulären Fasern („Gitterfasern") aus Kollagen Typ III. Bei Alternsvorgängen gehen die feinen retikulären in die gröberen kollagenen Fasern (aus Kollagen Typ I) über, wodurch sich das Gewebe verhärtet. Retikuläres Bindegewebe bildet:
1. das Maschenwerk der lymphatischen Organe (Lymphknoten, Mandeln, Milz) sowie des blutbildenden (roten) Knochenmarks.
2. das feinere Stützgerüst vieler Organe, z. B. um Blut- und Lymphgefäße.
3. die Bindegewebeschicht der Schleimhaut von Magen und Darm.

1.2.5f Wozu dient elastisches Bindegewebe?

1. Um große Dehnbarkeit zu ermöglichen, z. B. beim Stimmband.
2. Um Muskelarbeit einzusparen, z. B. zur Sicherung der aufrechten Körperhaltung beim Nackenband und bei den Wirbelbogenbändern.
3. Um die Amplituden von Druckwellen zu verkleinern, z. B. bei der „Windkesselfunktion" für einen gleichmäßigeren Blutstrom in den herznahen Arterien.

4. Um kollagene Fasern nach der Dehnung durch äußere Kräfte zurückzustellen.

1.2.6 Was ist Fettgewebe, wozu dient es?

Das Fettgewebe ist eine Sonderform des Bindegewebes, bei der Fett innerhalb der Zellen gespeichert wird. Die Zellen schwellen zu großen Kugeln an (bis 0,2 mm Durchmesser). Durch das Fett werden Zytoplasma und Zellkern an den Rand gedrängt („Siegelringform" der Fettzelle). Fettgewebe hat 3 Hauptaufgaben:
1. *Baufett* dient als Füllmasse:
   - Es füllt Hohlräume und sichert dadurch die Lage von Organen, z. B. der retrobulbäre Fettkörper in der Augenhöhle oder die Fettkapsel der Niere.
   - Der Wangenfettpfropf beim Säugling versteift die Wange, damit diese sich beim Saugen nicht eindellt.
   - Als Platzhalter für ruhende Gewebe dient es z. B. in der weiblichen Brustdrüse außerhalb von Schwangerschaft und Stillzeit.
   - In Druckpolstern werden Fettzellen von retikulären und kollagenen Fasern umsponnen. Durch Druck werden die Fettzellen verformt, dabei die Fasern gespannt und so der Druck abgefangen (z. B. an Fußsohle, Handteller und Gesäß). Schutzpolster können z. B. Stöße abfangen.
2. *Speicherfett* schafft Energievorräte: Fett hat den höchsten Brennwert von allen Nährstoffen (39 kJ/g = 9,3 kcal/g). Fettdepots findet man vor allem in der Unterhaut (dort dient es zusätzlich zur Wärmeisolierung) und im Bauchraum (als Fettanhängsel am Dickdarm, im Mesenterium und im großen Netz).
3. Im *braunen Fettgewebe* wird Fett nicht in einem großen Tropfen, sondern in vielen kleinen Tröpfchen in der Zelle gespeichert. Es enthält besonders viele Mitochondrien, was auf intensive Oxidationsprozesse hinweist. So dient es z. B. zur Wärmeregulation bei winterschlafenden Tieren. Beim Menschen kommen nennenswerte Mengen (2–5 %) nur beim Fetus vor.

1.2.7a Welche Arten des Knorpelgewebes unterscheidet man?

1. *Hyaliner Knorpel* ist die häufigste Knorpelart. Die kollagenen Fasern haben die gleiche Lichtbrechung wie die Grundsubstanz des Knorpels, dadurch bleiben sie unsichtbar. Aus hyalinem Knorpel bestehen z. B. die Rippenknorpel, die Nasenknorpel, die meisten Kehlkopfknorpel, die Knorpelspangen von Luftröhre und Bronchien, die Epiphysenfugen und der Gelenkknorpel.
2. *Elastischer Knorpel* enthält elastische Fasern. Diese sind stark lichtbrechend und heben sich daher von der Grundsubstanz ab. Elastischer Knorpel wird im Körper verwendet, wenn besondere Elastizität erforderlich ist, z. B. Ohrknorpel, Kehldeckel, kleinste Bronchien.
3. *Faserknorpel* enthält viele kollagene Fasern und wenig Grundsubstanz. Er kommt in Faserknorpelfugen (Symphysen, z. B. Zwischenwirbelscheibe, Schambeinfuge), Gelenkscheiben, Gelenkringen (Menisken) und Gelenkklippen vor.

1.2.7b Wie ist Knochengewebe gebaut?

In die Grundsubstanz ist zwischen die kollagenen Fasern Calcium- und Magnesiumphosphat in der Kristallform des Apatits eingelagert. Die Knochenzellen (Osteozyten) sind in die Grundsubstanz eingemauert, aber durch feine Fortsätze mit den Blutgefäßen verbunden. Nach der Faseranordnung gibt es 2 Typen des Knochengewebes:

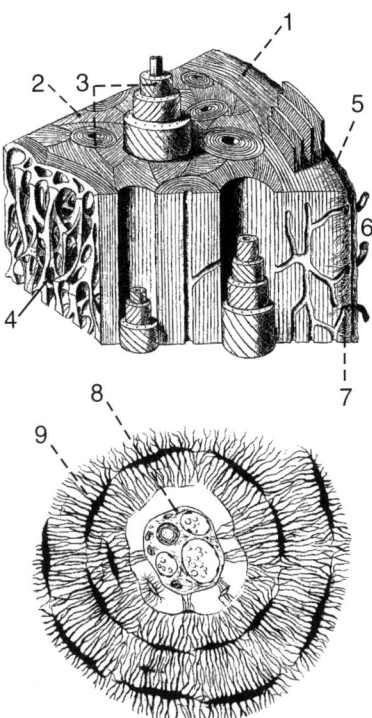

Abb. 1-2. Oben lamelläres Knochengewebe in der Wand der Diaphyse eines Röhrenknochens.
Unten: Querschnitt durch ein Osteon bei stärkerer Vergrößerung.

1–3 Substantia compacta
1 Äußere Generallamelle
2 Interstitielle Lamelle
3 Osteon
4 Substantia spongiosa [trabecularis]
5 Periosteum
6 A. nutricia
7 Canalis perforans
8 Canalis centralis (mit Blutgefäßen)
9 Osteozyt

1. Beim *Geflechtknochen* sind die Fasern ungeordnet durchflochten. Er ist das typische Knochengewebe beim Fetus und beim Kleinkind. Der größte Teil wird in der Jugend in Lamellenknochen umgebaut. Beim Erwachsenen kommt *Geflechtknochen* nur noch an wenigen Stellen vor, z. B. an den Befestigungsstellen von Sehnen und Bändern, im Felsenbein und im knöchernen Gehörgang.
2. Beim *Lamellenknochen* sind kokardenförmige Lamellen kollagener Fasern (mit den zugehörigen Zellen, dazwischen die Grundsubstanz mit Apatitkristallen) um ein Blutgefäß geschlungen. Die Wicklungsrichtungen der Fasern wechseln in aufeinander folgenden Lagen. Diese Lamellensysteme (*Osteone*) verlaufen vorwiegend in der Längsrichtung des Knochens.

1.2.8 Wie ist Muskelgewebe gebaut?

Die Fähigkeit, sich zu kontrahieren, beruht auf innerhalb des Zellleibs der Muskelzelle liegenden Myofibrillen. In ihnen wechseln dunklere (A-Streifen, anisotrop, dicke Myosinfilamente) und hellere (I-Streifen, isotrop, dünne Actinfilamente) Abschnitte ab. Nach der Theorie der gleitenden Filamente werden bei der Muskelkontraktion die Actinfilamente zwischen die Myosinfilamente gezogen.

1. Beim *Skelettmuskelgewebe* liegen die Myofibrillen dicht aneinander. Die Zellkerne sind an den Rand gedrängt. Zellgrenzen sind innerhalb der Muskelfaser nicht zu erkennen. Eine Muskelfaser kann bis zu 0,1 mm dick und 20 cm lang sein. Jeweils gleiche Abschnitte der Myofibrillen liegen nebeneinander: Dies bedingt die Querstreifung der Muskelfaser (*quergestreiftes Muskelgewebe*).
2. *Glattes Muskelgewebe* besteht aus einzelnen Muskelzellen mit den Kernen in ihrer Mitte. Die Myofibrillen liegen nicht parallel, daher ist keine Querstreifung sichtbar. Es kommt in lockerer Lage in manchen Organkapseln vor. In dichter Lage bildet es die Muskelwände aller Eingeweide (ausgenommen Mund, Rachen und obere Speiseröhre) und die Mittelschicht der meisten Blutgefäßwände.
3. *Herzmuskelgewebe* ist ein spezialisiertes quergestreiftes Muskelgewebe mit verzweigten Einzelzellen mit zentralem Kern.

1.2.9a Welche Hauptzelltypen kommen im Nervengewebe vor?

1. *Nervenzellen* (Neurone) leiten, verarbeiten, speichern und erzeugen Informationen („Erregungen"). Sie bestehen aus dem Nervenzellkörper (*Perikaryon*) und 2 Typen von Nervenzellfortsätzen: *Dendriten* leiten zum Nervenzellkörper hin. Das *Axon* (Neurit) leitet vom Nervenzellkörper weg. Jede Nervenzelle hat nur ein Axon, aber eine unterschiedliche Zahl von Dendriten.
2. *Gliazellen* stützen, schützen, isolieren und ernähren die Nervenzellen.

1.2.9b Wie teilt man die Nervenzellen nach der Zahl der Dendriten ein?

1. Die *unipolare Nervenzelle* hat nur 1 Axon, aber keinen Dendrit. Bei der „primären Sinneszelle" sitzen die Sinnesrezeptoren unmittelbar am Nervenzellkörper, z. B. bei den Stäbchen- und Zapfenzellen der Netzhaut.
2. Die *bipolare Nervenzelle* hat 1 Axon und 1 Dendrit. Sie kommt vorwiegend in höheren Sinnesorganen vor, z. B. die Riechzellen der Nase.
3. Bei der *pseudounipolaren Nervenzelle* sind Dendrit und Axon in der Nähe des Zellkörpers miteinander verschmolzen, so dass die Nervenzelle scheinbar nur einen Fortsatz hat, z. B. die Spinalganglienzelle.
4. Die *multipolare Nervenzelle* hat mehrere Dendriten, aber nur 1 Axon. Es ist der überwiegender Zelltyp im Zentralnervensystem und in den autonomen Ganglien.

1. *Astrozyten* haben viele Fortsätze: vermitteln Stoffaustausch zwischen Blut und Nervenzellen, bilden Grenzmembranen gegen Blutgefäße (Blut-Hirn-Schranke) und an Hirnoberfläche
2. *Oligodendrozyten* bilden die Markscheiden im Zentralnervensystem
3. *Mikroglia* gehört zum Makrophagensystem
4. *Ependymzellen* bedecken epithelartig die Oberfläche der Hirnkammern
5. *Mantelzellen* umgeben epithelartig die Nervenzellen in peripheren Ganglien
6. *Schwann-Zellen* (Neurolemmozyten) bilden die Markscheiden der peripheren Nerven

Tab. 1-5. Typen von Gliazellen

1.3 Bewegungsapparat (Ossa + Juncturae + Musculi)

1.3.1a Worin unterscheiden sich Knochengewebe und Knochen?

1. *Knochengewebe* ist ein Verband von Knochenzellen mit Zwischenzellsubstanz.
2. *Knochen* ist ein aus vielen Gewebearten zusammengesetztes Organ (Knochengewebe, Fettgewebe, blutbildendes Gewebe, Knorpel, straffes und elastisches Bindegewebe, Endothel, glatte Muskelzellen, Nerven).

1.3.1b Welche Abschnitte hat ein Röhrenknochen?

1. *Diaphyse* (Schaft): Der Hauptteil des Röhrenknochens enthält die Markhöhle mit Fettgewebe (gelbes Knochenmark) oder blutbildendem Gewebe (rotes Knochenmark).
2. *Epiphyse* (Gelenkende): Die Gelenkfläche ist mit hyalinem Knorpel überzogen. Für die Dauer des Längenwachstums trennt eine Knorpelzone das Gelenkende vom Schaft („Epiphysenfuge"). Beim Erwachsenen erinnert die „Epiphysenlinie" im Röntgenbild an diese Wachstumszone.
3. *Apophysen* (Muskelansatzhöcker) sind meist durch eigene Wachstumszonen vom Schaft getrennt.

1.3.1c Wie sind Knochen mit Blutgefäßen versorgt?

Knochen enthalten, ihrem lebhafter Stoffwechsel entsprechend, reichlich Blutgefäße. Daher sind Knochenbrüche mit erheblichen Blutungen verbunden. Röhrenknochen haben meist getrennte Gefäße für Diaphyse, Metaphysen (die wachstumsfugennahen Bereiche) und Epiphysen. Stärkere Arterien (*Aa. nutriciae*) durchbohren die Kompakta in *Canales nutriciae*. Im Knochen entsteht ein Blutgefäßnetz aus den längs verlaufenden Gefäßen in den Zentralkanälen (*Canales centrales*) der Osteone, die mit dem Gefäßnetz der Knochenhaut durch Querkanäle (*Canales perforantes*, Volkmann-Kanäle) verbunden sind.

1. Rotes Knochenmark (*Medulla ossium rubra*) = blutbildendes Knochenmark: • fetal und beim Kleinkind in allen Knochen   • beim Erwachsenen nur in spongiösen Knochen
2. Gelbes Knochenmark (*Medulla ossium flava*) = Fettmark: • beim Erwachsenen in Markhöhlen der Röhrenknochen   • kann in rotes Knochenmark zurückverwandelt werden

Tab. 1-6. Typen von Knochenmark.

1.3.1d Wie ist die Knochenhaut (Periosteum) gebaut?

Das Periost umhüllt alle Knochen vollständig, ausgenommen die überknorpelten Gelenkflächen. Es ist reich mit Blutgefäßen und Nerven versorgt und daher sehr schmerzempfindlich. Es besteht aus 2 Schichten:
1. Die knochenbildende Schicht (*Stratum osteogenicum*) liegt dem Knochen unmittelbar an. Sie enthält im Wachstumsalter reichlich Osteoblasten. Beim Erwachsenen können sich jederzeit Vorläuferzellen zu Osteoblasten entwickeln, z. B. bei der Bruchheilung.
2. Die Faserschicht (*Stratum fibrosum*) bildet die Außenschicht. Ein Geflecht zugfester Fasern wird durch Bündel zugfester perforierender Fasern (*Fibrae perforantes*, Sharpey-Fasern) im Knochen verankert. Die Faserschicht ist wichtig für die Biegungssteifigkeit und die Befestigung von Muskeln, Sehnen und Bändern.

1.3.2 Was versteht man beim Knochen unter Leichtbauprinzip?

Der Körper geht mit dem schweren Knochengewebe so sparsam wie möglich um. Er sucht den optimalen Kompromiss zwischen maximaler Festigkeit und minimalem Gewicht. Knochen bestehen daher aus dichter und lockerer gebauten Teilen:
1. *Substantia corticalis* (Rindenschicht): Unter der Knochenhaut findet man eine Schicht dichten Knochens, die am Schaft oft einige Millimeter dick ist (*Substantia compacta*).
2. *Substantia spongiosa* (Bälkchensubstanz): Knochenbälkchen füllen die Gelenkenden, angrenzende Teile des Schafts und die Muskelansatzhöcker der Röhrenknochen, ferner kurze, platte und unregelmäßige Knochen.

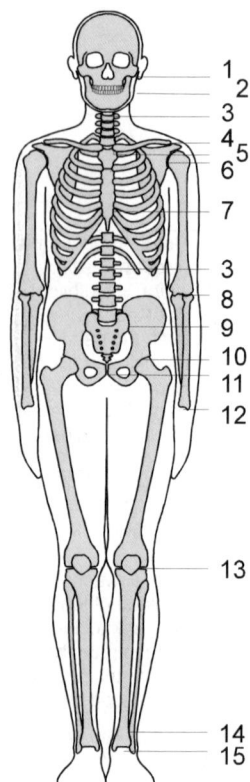

Abb. 1-3. Hauptgelenke (Hand- und Fußgelenke ⇒ Abb. 8-6 und 9-6).

1 Articulatio temporomandibularis
2 Articulatio atlantooccipitalis + atlantoaxialis
3 Bewegungssegmente der Wirbelsäule: Discus intervertebralis + Articulationes zygapophysiales + Ligamenta
4 Articulatio acromioclavicularis
5 Articulatio sternoclavicularis
6 Articulatio humeri
7 Articulationes costovertebrales + sternocostales
8 Articulatio cubiti
9 Articulatio sacroiliaca
10 Articulatio coxae
11 Symphysis pubica
12 Articulatio radiocarpalis
13 Articulatio genus
14 Syndesmosis tibiofibularis
15 Articulatio talocruralis

Große Gewichtsersparnis bringen die Markhöhlen der Röhrenknochen und lufthaltige Räume, z. B. die Nasennebenhöhlen.

1.3.3a Wie kann man die Knochen nach der Entwicklung gliedern?

Knochengewebe kann nicht von innen heraus wachsen, sondern nur am Rand angelagert werden. Skeletteile werden daher bindegewebig oder knorpelig angelegt und dann in Knochen umgebaut:
1. Über Bindegewebe entstehen die *Deckknochen* (membranöse = desmale Ossifikation): das Schädeldach, die Mehrzahl der Gesichtsknochen und das Schlüsselbein.
2. Über Knorpel entstehen die *Ersatzknochen* (chondrale Ossifikation): die meisten Knochen.

1.3.3b Was sind Knochenkerne, welche diagnostische Bedeutung haben sie?

Knochenkerne nennt man die Knochenbildungszentren in den knorpelig vorgebildeten kurzen Knochen sowie in den Epiphysen und Apophysen der Röhrenknochen (enchondrale Ossifikation). Das reife Neugeborene besitzt Knochenkerne im Calcaneus, im Talus und in den Kniegelenkkondylen von Femur und Tibia. Die übrigen Knochenkerne folgen in charakteristischer Reihenfolge. Nach dem Bestand an Knochenkernen lässt sich der körperliche Entwicklungsstand eines Kindes beurteilen („Skelettalter").

1.3.3c Wie ist die Epiphysenfuge der Röhrenknochen gebaut?

1. Die *Reserveknorpelzone* besteht aus hyalinem Knorpel.
2. In der *Zellteilungszone* teilen sich die Knorpelzellen und ordnen sich in Säulen an („Säulenknorpel").
3. In der *Knorpelabbauzone* treten Vakuolen in den Knorpelzellen auf („Blasenknorpel"). Die Zellen gehen zugrunde und werden von Chondroklasten abgebaut. Die Grundsubstanz verkalkt. In die Knorpelhöhlen dringen Blutgefäße und Knochenvorläuferzellen ein.
4. In der *Verknöcherungszone* wandeln sich Knochenvorläuferzellen in Osteoblasten um. Diese bilden an der Grenze des schon vorhandenen Knochens neue Fasern und Grundsubstanz und mauern sich dabei selbst ein. Man nennt sie dann Osteozyten. Längenwachstum ist nur solange möglich, als an den Wachstumsfugen Knorpel in Knochen umgebaut werden kann.

1.3.3d Wie erfolgt das Dickenwachstum von Röhrenknochen?

Vom Periost wird Knochen durch membranöse Ossifikation angebaut. Damit die Kortikalis etwa gleich dick bleibt, wird vom Endost Knochen abgebaut, so dass die Markhöhle mit dem Gesamtknochen wächst. Im Gegensatz zum Längenwachstum ist das Dickenwachstum lebenslang möglich. Im Alter überwiegt jedoch der Abbau, und die Bruchfestigkeit nimmt ab.

1.3.4a Wann erfolgt Knochenumbau?

1. Bei der Ossifikation entsteht zunächst *Geflechtknochen*. Er wird im Kindesalter größtenteils zu *Lamellenknochen* umgebaut: Osteoklasten dringen in Längsrichtung des Knochens vor. Die dabei entstehenden Lakunen werden mit konzentrischen Lamellen gefüllt, in deren *Canalis centralis* ein Blutgefäß liegt (Osteon = „Havers-System").
2. *Funktionelle Anpassungen* erfolgen quantitativ (Änderung der Menge der Knochensubstanz) und qualitativ (Änderung der Knochenarchitektur), z. B. bei Änderung des Körpergewichts, bei veränderter körperliche Aktivität („Aktivitätshypertrophie" und „Inaktivitätsatrophie") und bei asymmetrischer

und „Inaktivitätsatrophie") und bei asymmetrischer Belastung (unphysiologische Arbeitshaltung, Erkrankungen).
3. Beim *Calciumstoffwechsel* dient das Skelett als Calciumspeicher (die Knochen enthalten 1–2 kg Calcium). Der gleichbleibende Calciumspiegel des Blutes (etwa 2,5 mmol/l) wird durch das Parathormon der Nebenschilddrüsen, das D-Hormon (1, 25-Dihydroxycholecalciferol, aus Vitamin D) und das Calcitonin der Schilddrüse geregelt.

1.3.4b Wie heilen Knochenbrüche (Frakturen)?

Aus dem Periost, dem Endost und aus zerrissenen Blutgefäßwänden sprosst gefäßreiches Bindegewebe aus. Es füllt den Bruchspalt und legt sich verbandartig außen um den Knochen („bindegewebiger Kallus"). Der äußere Bindegewebeverband wird durch Osteoblasten zur „Knochenmanschette" umgebaut („knöcherner Kallus"), dadurch werden die Bruchstücke unverschieblich festgestellt. Erst bei absoluter Ruhe der Bruchenden verknöchert das Bindegewebe im Bruchspalt. In der Schlussphase wird die Knochenmanschette abgebaut, und der Knochen erlangt wieder seine ursprüngliche Form.

1.3.5 Wie sind synoviale Gelenke gebaut?

1. Der Gelenkknorpel (*Cartilago articularis*) besteht meist aus hyalinem Knorpel (beim Kiefergelenk und den Schlüsselbeingelenken Faserknorpel). Er ist 1–6 mm dick, an der Grenze zum Knochen verkalkt, frei von Blutgefäßen und ohne Perichondrium.
2. Die Gelenkkapsel (*Capsula articularis*) ist zweischichtig:
- Die äußere *Membrana fibrosa* aus zugfesten Fasern sichert den mechanischen Zusammenhalt (meist verstärkt durch Bänder).
- Die innere *Membrana synovialis* aus lockerem Binde- und Fettgewebe mit zahlreichen Blut- und Lymphgefäßen sowie Nerven erzeugt die Gelenkschmiere. Die freie Oberfläche ist nicht mit einem Epithel, sondern mit Fibrozyten und Makrophagen überzogen. Durch Falten und Zotten wird die Oberfläche vergrößert. Die Gelenkschmiere (*Synovia*) ist ein Transsudat ähnlich dem Blutserum, enthält aber zusätzlich 1–2 % Glycosaminoglycane, abgeschilferte Zellen und Makrophagen.
3. Nur bei einigen Gelenken findet man eine Gelenkscheibe (*Discus articularis*), einen Gelenkring (*Meniscus articularis*) oder eine Gelenklippe (*Labrum articulare*) aus faserknorpelähnlichem Gewebe.

1.3.6b Wie protokolliert man Bewegungsumfänge?

Bei der *Neutralnullmethode* ist die (theoretische) Ausgangsstellung (Nullstellung) der aufrechte Stand mit geschlossenen Füßen und angelegten Handflächen. Zuerst wird der Umfang (in Grad) der vom Körper wegführenden Bewegung, dann die 0 (sofern die Nullstellung durchlaufen wird), dann der Umfang der zum Körper hinführenden Bewegung geschrieben. Wird die Nullstellung nicht mehr erreicht, steht die Null nicht in der Mitte.

1.3.7a Aus welchen Geweben besteht ein Skelettmuskel?

1. Quergestreiftes Muskelgewebe hat den größten Anteil.
2. Aus zugfestem Bindegewebe bestehen die Sehnen an Ursprung und Ansatz sowie die Muskelfaszie = der Köcher, in dem sich der Muskel bewegt.
3. Lockeres Bindegewebe findet man in den Hüllen: im *Endomysium* um einzelne Muskelfasern, im *Perimysium* um Bündel von Muskelfasern und im *Epimysium* um den Muskel (es liegt der strafferen Muskelfaszie innen an).

---

1. *Junctura fibrosa* (durch Bindegewebe verbunden):
- *Syndesmosis* (Bandfuge): z. B. Syndesmosis tibiofibularis, Sonderfall *Gomphosis* (Einzapfung): Zahn im Zahnfach
- *Sutura* (Naht): Schädelnähte
2. *Junctura cartilaginea* (durch Knorpel verbunden):
- *Synchondrosis* (Knorpelfuge): z. B. Synchondrosis xiphosternalis
- *Symphysis* (Faserknorpelfuge): z. B. Schambeinfuge
3. *Junctura synovialis* [*Articulatio*] [*Diarthrosis*] (synoviales Gelenk): durch Gelenkspalt getrennt, Gelenkflächen mit Gelenkknorpel überzogen, Gelenkkapsel

Tab. 1-7. Arten von Knochenverbindungen.

1. *Einachsige Gelenke:*
- Scharniergelenk: z. B. Interphalangealgelenke, Humeroulnargelenk
- Radgelenk: z. B. Radioulnargelenke, Kostovertebralgelenke, medianes Atlantoaxialgelenk
2. *Zweiachsige Gelenke:*
- Eigelenk: z. B. proximales Handgelenk
- Sattelgelenk: z. B. Karpometakarpalgelenk I
- Ebenes Gelenk: z. B. Wirbelbogengelenke der Halswirbelsäule
- Drehscharniergelenk: z. B. Kniegelenk
3. *Dreiachsige Gelenke:* nur Kugelgelenk, z. B. Schultergelenk, Hüftgelenk, Metakarpophalangealgelenke II–V

Tab. 1-8. Typen synovialer Gelenke.

4. Epithel und glattes Muskelgewebe führen die Blutgefäßwände (Kapillarnetz im Endomysium, größere Gefäße im Perimysium).
5. Nervengewebe: Motorische und sensorische (propriozeptive) Nerven enden an den motorischen Endplatten bzw. an den Muskel- und Sehnenspindeln.

1.3.7b Was ist eine motorische Endplatte?

Eine neuromuskuläre Synapse zwischen einem motorischen Axon und einer quergestreiften Skelettmuskelfaser. Transmitter ist Acetylcholin. Ein Axon kann sich zu über 100 Muskelfasern aufzweigen („motorische Einheit").

1.3.7c Was ist eine Muskelspindel?

Ein Propriozeptor, der die Spannung des Muskels registriert. Eine Muskelspindel ist etwa 3 mm lang, besteht aus 2–10 modifizierten („intrafusalen") Skelettmuskelfasern und wird von einer bindegewebigen Kapsel umgeben. Die Zellkerne liegen in Ketten („Kernkettenfasern") oder dicht zusammengedrängt („Kernhaufenfasern"). Man findet 3 Formen von Nervenendungen:
1. Bei der Anulospiralendung sind sensorische Nervenfasern (Typ Aα) um intrafusale Fasern gewickelt.
2. Bei der Doldenendung enden die sensorischen Nervenfasern blütendoldenartig.
3. In der motorischen Endplatte steuern γ-Fasern die Vorspannung der intrafusalen Muskelfasern und damit die Reflexerregbarkeit.

1. *Anatomischer Querschnitt*: Querschnitt durch Muskel an dickster Stelle
2. *Physiologischer Querschnitt*: Summe der Querschnitte der einzelnen Muskelfasern
3. *Richtung des Muskelzugs*: Verbindungslinie von Ursprung und Ansatz (bei Hypomochlion gesonderte Betrachtung vor und nach Ablenkungspunkt)
4. *Genetische Muskelgruppe*: vom gleichen Nerv innerviert
5. *Funktionelle Muskelgruppe*: gleiche Aufgabe
6. *Synergisten*: arbeiten zusammen
7. *Antagonisten*: sind Gegenspieler (wirken aber bei gezielten Bewegungen mit Synergisten zusammen!)
8. *Haltemuskeln*: für lang dauernde Aufgaben, meist eingelenkig, engmaschiges Kapillarnetz, reichlich Myoglobin (aerobe = „rote" Muskeln)
9. *Bewegungsmuskeln*: für rasche Bewegungen, oft zweigelenkig, reich an Glycogen, schlechter durchblutet (anaerobe = „weiße" Muskeln)
10. *Aktive Muskelinsuffizienz*: maximale Verkürzungsgröße reicht bei mehrgelenkigen Muskeln nicht aus, um alle übersprungenen Gelenke in Endstellung zu führen
11. *Passive Muskelinsuffizienz*: Muskel kann nur bis Schmerzgrenze gedehnt werden, dann drohen Zerreißungen

Tab. 1-9. Allgemeine Begriffe zur Beschreibung der Muskelfunktion.

1.3.8a Welche Aufgaben haben Sehnen, wie sind sie gebaut?

Sehnen übertragen den Muskelzug auf den Knochen. Ihre Länge ist abgestimmt auf die Verkürzungsmöglichkeit des Muskels. Der Querschnitt ist meist rundlich, aber auch dünne Platten (*Aponeurosen*) kommen vor. Eine Sehne besteht aus Bündeln paralleler kollagener Fasern, zwischen denen sternförmige Fibrozyten („Flügelzellen") liegen. Außen wird die Sehne vom *Peritendineum = Peritenon* aus lockerem Bindegewebe umhüllt.
1. In der *Muskel-Sehnen-Verbindung* sind die Sehnenfasern fingerhandschuhartig zwischen die Muskelfasern eingestülpt. Es erfolgt kein direkter Übergang.
2. In der *Sehnen-Knochen-Verbindung* strahlen die Sehnenfasern meist in ein Netzwerk kollagener Fasern des Periosts ein. Dieses ist durch perforierende Fasern im Knochen verankert.
3. *Hypomochlion* nennt man eine Umlenkstelle für die Sehne an Knochen oder Bandschlaufen.

1.3.8b Wodurch wird die Reibung von Sehnen an Knochen und Bändern vermindert?

1. Durch Schleimbeutel (*Bursa synovialis*): ein Lamellensystem mit etwas Flüssigkeit zwischen den Lamellen. Bei Überbeanspruchung kommt es zur schmerzhaften Schleimbeutelentzündung (Bursitis).
2. Durch Sehnenscheiden (*Vagina tendinis*): Gleithüllen um Sehnen. Ähnlich wie die Gelenkkapsel bestehen sie aus 2 Schichten: einer straffen Außenschicht (*Stratum fibrosum*) und einer weichen, glatten Innenschicht (*Stratum synoviale*). Die Entzündung (Tendovaginitis) bei Überbeanspruchung ist sehr schmerzhaft.

3. Durch Sesambeine (*Os sesamoideum*): An einem Hypomochlion ist in den Verlauf der Sehne ein Knochen eingefügt, der mit dem darunter liegenden Knochen ein synoviales Gelenk bildet, z. B. Kniescheibe und Erbsenbein.
4. Durch Sesamknorpel: Die Sehne ist mit Knorpel überzogen, z. B. die Sehne des M. fibularis [peroneus] longus, wo diese um das Os cuboideum biegt.

1.4 Kreislauforgane (Systema cardiovasculare)

1.4.3b Warum sind die Begriffe „arteriell" und „venös" doppeldeutig?

1. Arterielles = sauerstoffreiches Blut fließt auch in bestimmten Venen: postnatal in den Lungenvenen, pränatal in der Nabelvene.
2. Venöses = sauerstoffarmes Blut fließt auch in bestimmten Arterien: postnatal in den Lungenarterien, pränatal in den Nabelarterien.

1.4.3c Welches Bauprinzip haben alle Blutgefäße und das Herz gemeinsam?

Ihre Wand ist in 3 Schichten gegliedert:
1. Innenschicht (*Tunica intima*, beim Herzen *Endocardium*): einschichtiges, extrem flaches Epithel (Endothel) + Basalmembran + Bindegewebe.
2. Mittelschicht (*Tunica media*, beim Herzen *Myocardium*): Muskulatur.
3. Außenschicht (*Tunica externa*, oft Adventitia genannt, beim Herzen *Epicardium*): Bindegewebe.

1.4.4 Wie differiert der Wandbau bei den Arterien und Arteriolen?

1. *Arterien vom elastischen Typ*: Die Tunica media aus elastischem Bindegewebe (gefensterte Lamellen) dient der Windkesselfunktion bei großen herznahen Arterien.
2. *Arterien vom muskulären Typ*: Die Tunica media aus glatten Muskelzellen (sympathisch innerviert) liegt zwischen 2 elastischen Membranen: die *Membrana elastica interna* an der Grenze von Tunica intima und Tunica media, die *Membrana elastica externa* an der Grenze von Tunica media und Tunica externa.
3. *Arteriolen*: Die innere elastische Schicht ist zu einem dünnen Netz (*Rete elasticum*) reduziert, die Mittelschicht zu 1–6 Lagen glatten Muskelgewebes.
4. *Präkapillare Arteriolen*: Elastisches Gewebe fehlt, es ist nur 1 Lage von Muskelzellen vorhanden. Diese kann das Gefäß völlig verschließen (*Sphincter precapillaris*).

NB: Die großen Blutgefäße enthalten kleinere Blutgefäße *(Vasa vasorum)* in ihrer Wand zu deren Ernährung!

1.4.5a Wie ist die Kapillarwand gebaut?

Von den 3 Schichten der Gefäße ist nur die Innenschicht ausgebildet. Sie hat 3 Anteile:
1. **Endothel:** Die extrem flachen Endothelzellen sind (außer im Bereich des Zellkerns) nur etwa 100–200 nm dick. Es gibt 3 Arten:
- Das ungefensterte Endothel ist die häufigste Form.
- Beim gefensterten Endothel sind intrazelluläre Poren durch dünne Scheidewände (nur etwa 4 nm dick) verschlossen. Es kommt in Organen mit starkem Stoffaustausch vor, z. B. Magen-Darm-Kanal, Bauchspeicheldrüse, Niere, Hormondrüsen, Plexus choroideus.

1.	*Kleiner Kreislauf* (Lungenkreislauf): vom rechten Ventrikel zum linken Vorhof
2.	*Großer Kreislauf* (Körperkreislauf): vom linken Ventrikel zum rechten Vorhof
3.	*Hochdrucksystem*: linker Ventrikel und Arterien des großen Kreislaufs
4.	*Niederdrucksystem*: alle übrigen Teile des Kreislaufs

Tab. 1-10. Gliederung des Blutkreislaufs.

Gefäßtyp	Definition	mmHg
Arterie (Schlagader)	größeres Blutgefäß mit Strömungsrichtung vom Herzen weg	75–100
Arteriole	kleine Arterie, lichte Weite etwa 20–100 μm	40–75
Kapillare („Haargefäß")	feinstes Blutgefäß, lichte Weite 5–20 μm	15–40
Venule	kleine Vene	10–20
Vene	größeres Blutgefäß mit Strömungsrichtung zum Herzen hin	< 15

Tab. 1-11. Hauptarten der Blutgefäße und mittlerer Blutdruck (mmHg) in ihnen bei jungen Erwachsenen.

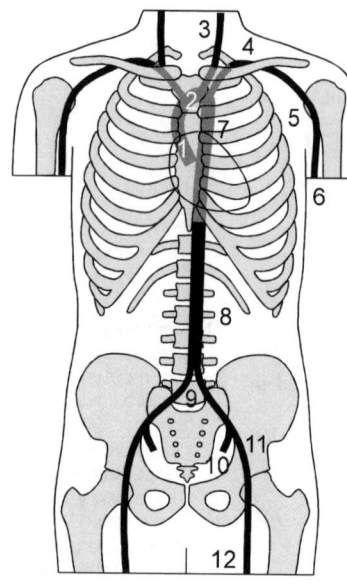

Abb. 1-4. *Große Arterien des Körperkreislaufs.*

1 Pars ascendens aortae [Aorta ascendens]
2 Arcus aortae
3 A. carotis communis
4 A. subclavia
5 A. axillaris
6 A. brachialis
7 Pars thoracica aortae [Aorta thoracica]
8 Pars abdominalis aortae [Aorta abdominalis]
9 A. iliaca communis
10 A. iliaca interna
11 A. iliaca externa
12 A. femoralis

- Beim diskontinuierlichen Endothel in den Sinusoiden (weiten Kapillaren) der Leber treten Lücken zwischen den Endothelzellen auf, und die Basalmembran fehlt.
2. *Basalmembran* (etwa 30–50 nm dick).
3. *Perikapillare Zellen*, z. B. die Perizyten sind außerhalb der Basalmembran des Endothels liegende verzweigte Zellen mit eigener Basalmembran.

1.4.6a Wie differiert der Wandbau bei den Venen?

Die Venen ähneln den Arterien vom muskulären Typ, jedoch sind die einzelnen Schichten dünner, lockerer (niedrigerer Blutdruck!) und enthalten mehr Bindegewebe. Oft ist die Adventitia die dickste Schicht. Bindegewebezüge zu Nachbargeweben halten die Venen offen. In vielen Venen wird die Strömungsrichtung durch Venenklappen (durch kollagene Fasergeflechte versteifte Endothelfalten) gesichert. Diese fehlen in Gehirn, Leber, Niere und meist am Rumpf kranial der Herzventilebene.
1. Bei den *Beinvenen* ist die Muskelschicht wegen des höheren hydrostatischen Drucks dicker als bei den Armvenen.
2. Bei den großen *Rumpfvenen* überwiegen Längsmuskelzüge.
3. Bei den *Venulen* ist die Wand dünner, elastische Netze fehlen.

1.4.6b Welche Typen von Venulen unterscheidet man?

1. Bei der *postkapillaren Venule* ähnelt der Wandbau dem der Kapillare (keine Muskelschicht), jedoch ist die lichte Weite größer (20–40 μm). Meist fehlen Verbindungskomplexe zwischen den Endothelzellen, dies erleichtert den Durchtritt („Diapedese") weißer Blutzellen.
2. Die *Sammelvenule* ist reichlich von Perizyten umgeben.
3. Bei der *muskulären Venule* steigt der Durchmesser auf 50–100 μm. Die Mittelschicht bilden 1–2 Lagen glatter Muskelzellen.

1.4.7 Welche Einrichtungen fördern den venösen Rückstrom?

1. *Venenklappen*: Sie verhindern die Stromumkehr. Bei Klappeninsuffizienz treten Krampfadern (Varizen) auf.
2. Druck von außen:
- *Muskelpumpe:* Bei seiner Kontraktion wird der Muskel kürzer und dicker, dadurch wird die Faszie gespannt, und die Venen werden komprimiert.
- *Fußsohlenpumpe:* Bei jedem Aufsetzen des Fußes werden die Venen der Fußsohle ausgepresst.
- *Arterienpuls:* Die von der gemeinsamen Gefäßscheide umgebenen „Begleitvenen" werden rhythmisch zusammengedrückt.
- *Bewegungen des Magen-Darm-Kanals:* Sie sind für den Pfortaderkreislauf besonders wichtig, da noch ein zweites Kapillarnetz in der Leber zu durchströmen ist.
- *Gelenkbewegungen:* Die Venen werden teils komprimiert, teils gedehnt.
3. Sog: Der Unterdruck beim *Einatmen* saugt Blut in den Brustraum (aber auch Luft in verletzte Venen: Gefahr der „Luftembolie"!). *Bewegung der Ventilebene des Herzens*: In der Systole wird die Ventilebene herzspitzenwärts verlagert, dabei wird Blut aus den herznahen Venen in die Vorhöfe gesaugt.

1.4.8a Was sind Pfortadersysteme?

1. *V. portae hepatis* (Pfortader): Von den Magen-, Darm- und Milzkapillaren kommendes Blut muss in der Leber noch einmal ein Kapillarsystem („Wundernetz")

durchqueren, bevor es zum Herzen zurückgelangt. Im Darm aufgenommene Kohlenhydrate und Aminosäuren werden in der Leber gespeichert oder umgebaut, bevor sie in den allgemeinen Kreislauf gelangen (Fette werden nicht über die Pfortader, sondern auf dem Lymphweg abtransportiert).
2. *Vv. portales hypophysiales:* Vom Zwischenhirn kommende Venen verzweigen sich in der Hypophyse zu einem zweiten Kapillarnetz auf. Die Liberine und Statine des Zwischenhirns gelangen damit auf kürzestem Weg zum Erfolgsorgan.
3. *Arteriolae glomerulares efferentes:* Aus den Glomeruluskapillaren der Nieren gehen Arteriolen hervor, die sich zu einem zweiten Kapillarnetz um die Nierenkanälchen verzweigen (dort erfolgt die Rückresorption eines großen Teils des Primärharns).

1.4.8b Was sind Vasa publica und Vasa privata?

Lunge und Leber erhalten Blut aus 2 Quellen zu verschiedenen Zwecken:
1. Sauerstoffarmes Blut zur Arterialisierung (Lungenarterien) bzw. Verarbeitung der resorbierten Nährstoffe (Pfortader) = Aufgaben im Dienst des Gesamtorganismus (Vasa publica).
2. Sauerstoffreiches Blut (Bronchialarterien, Leberarterien) zur eigenen Versorgung (Vasa privata).

1.4.8c Was ist ein Kollateralkreislauf?

Ein Umgehungskreislauf. Bei allmählichem Verschluss eines Blutgefäßes können sich Nebenwege erweitern und die Versorgung übernehmen. Bei plötzlichen Verschluss geht dies oft nicht genügend rasch: Gewebe stirbt ab (Infarkt). Als Endarterie bezeichnet man eine Arterie ohne ausreichende Anastomosen mit Nachbararterien: Bei Verschluss ist kein Kollateralkreislauf möglich.

1.5 Blut (Sanguis [Haema])

1.5.2 Wie sind die roten Blutkörperchen (Erythrozyten) gebaut?

Die bikonkaven runden Scheibchen von etwa 7,5 µm Durchmesser und 2 µm Dicke haben keinen Zellkern und keine Zellorganellen, jedoch eine Zellmembran. Die Energie für die „Natriumpumpe" wird durch den anaeroben Abbau von Glucose gewonnen. Der Blutfarbstoff Hämoglobin nimmt etwa ⅓ ihres Inhalts ein. Sie sind gut verformbar. Sie können selbst kleinste Kapillaren (3–4 µm lichte Weite) passieren. Ihre Form ist abhängig vom osmotischen Druck (Kugelform ↔ Stechapfelform). Ihre Lebensdauer beträgt etwa 4 Monate, dann werden sie in Milz und Leber abgebaut.

1.5.3a Wie teilt man die weißen Blutkörperchen (Leukozyten) ein?

1. Je nach Vorhandensein spezifischer Granula in *Granulozyten* (neutrophile + eosinophile + basophile) und *Nichtgranulozyten* (Monozyten + Lymphozyten).
2. Nach ihrer Kernform in *Polymorphkernige* (Granulozyten) und *Mononukleäre* (Monozyten + Lymphozyten).
3. Nach ihrer Herkunft in *Myeloische* (im Knochenmark entstanden, Peroxidasereaktion positiv: Granulozyten + Monozyten) und *Lymphatische* (überwiegend in lymphatischen Organen entstanden, Peroxydasereaktion negativ: Lymphozyten).

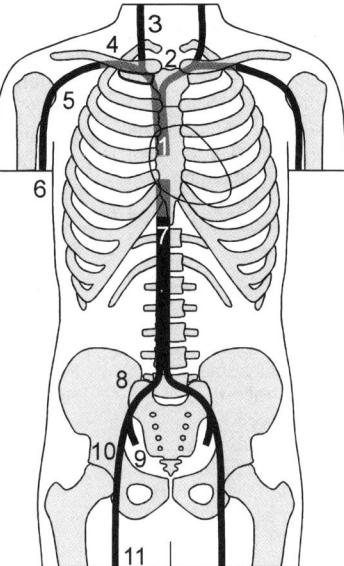

Abb. 1-5. Große Venen des Körperkreislaufs.

1 V. cava superior
2 V. brachiocephalica
3 V. jugularis interna
4 V. subclavia
5 V. axillaris
6 V. brachialis
7 V. cava inferior
8 V. iliaca communis
9 V. iliaca interna
10 V. iliaca externa
11 V. femoralis

1. *Blutzellen* (~ 45 % = Hämatokrit)
• *Erythrozyten* (≈ 4,5–5 Millionen/µl)
• *Leukozyten* (≈ 4000–8000/µl)
• *Thrombozyten* (≈ 200 000–300 000/µl)
2. *Blutplasma* (≈ 55 %): die zellfreie Blutflüssigkeit
• *Fibrinogen* (≈ 0,3 %): fällt bei Blutgerinnung als faseriges Fibrin aus
• *Blutserum*: der ungerinnbare Hauptanteil

Tab. 1-12. Zusammensetzung des Blutes.

Erythrozytenzahl pro Volumeneinheit Blut (MCC = mean cell count) normal ≈ 4,5–5·10⁶/µl
Mittleres Erythrozytenvolumen (MCV = mean cell volume) normal ≈ 90 fl
Hämoglobingehalt im Blut (Hb) normal ≈ 150–160 g/l
Mittlere Hämoglobinkonzentration der Erythrozyten (MCHC = mean cell hemoglobin concentration) normal ≈ 333 g/l
Mittlerer Hämoglobingehalt des Einzelerythrozyten (HbE, MCH = mean cell hemoglobin) normal ≈ 30 pg

Tab. 1-13. Klinisch wichtige Laborwerte der Erythrozyten (fl = Femtoliter = 10^{-15} l, pg = Pikogramm = 10^{-12} g).

1.5.3b Was kennzeichnet die Monozyten?

Der Durchmesser beträgt 12–20 µm (größte Leukozyten). Ihr Zellkern ist oval oder eingedellt. Im Zellleib liegen zahlreiche kleine Azurgranula = Lysosomen (Phagozytose!). Zahlreiche Mitochondrien dienen dem aeroben Stoffwechsel und ermöglichen damit eine Lebensdauer von einigen Monaten. Sie wandern aus dem Blut in die Gewebe aus und werden dort Gewebemakrophagen oder Histiozyten genannt. Im Blut machen sie etwa 4–10 % der Leukozyten aus.

1.5.4a Welche Arten von Granula gibt es bei den Granulozyten?

1. *Unspezifische Granula* = Azurgranula = Lysosomen.
2. *Spezifische Granula*: nach ihrer Affinität zu Farbstoffen unterscheidet man 3 Typen: *Neutrophile* Granula haben weder zu sauren noch zu basischen Farbstoffen besondere Affinität. *Eosinophile* = acidophile Granula färben sich mit sauren Farbstoffen an, z. B. Eosin. *Basophile* Granula: färben sich mit basischen Farbstoffen an, z. B. Methylenblau, Hämatoxylin.

1.5.4b Was kennzeichnet die neutrophilen Granulozyten?

Der Durchmesser beträgt 9–12 µm. Der Zellkern ist in bis zu 5 Lappen gegliedert, die durch feine Brücken verbunden sind. Zahlreiche Azurgranula (Lysosomen) dienen der Phagozytose („Mikrophagen" im Gegensatz zu Monozyten = Makrophagen). die spezifischen Granula enthalten antibakterielle Proteine und alkalische Phosphatase. Die übrigen Zellorganellen sind spärlich: Anaerobe Stoffwechselvorgänge überwiegen, daher sind sie auch in sauerstoffarmem Milieu (geschädigte Gewebe) voll funktionsfähig. Sie verweilen im Blut nur Stunden und gehen nach einmaligem Einsatz zugrunde. Sie bilden den Hauptbestandteil von Eiter. Mit 50–70 % stellen sie die stärkste Gruppe der Leukozyten im Blut dar. Bei Frauen ist bei etwa 3 % der Neutrophilen ein kondensiertes X-Chromosom als „trommelschlegelartiges" Anhängsel („drumstick", „Barr-Körper") an einem Kernlappen zu sehen (wichtig für die Bestimmung des „genetischen" Geschlechts eines Menschen).

1.5.4c Was kennzeichnet die eosinophilen Granulozyten?

Der Durchmesser beträgt 11–14 µm, ihre Lebensdauer 1–2 Wochen. Der Zellkern ist meist zweilappig. Sie haben weniger Azurgranula als die Neutrophilen. Zahlreiche große spezifische Granula enthalten hydrolytische Enzyme und saure Phosphatase. Die übrigen Zellorganellen sind spärlich. Sie phagozytieren Antigen-Antikörper-Komplexe. Im Blut machen sie etwa 2–4 % der Leukozyten aus. Sie sind vermehrt bei Parasitenbefall und bei allergischen Krankheiten.

1.5.4d Was kennzeichnet die basophilen Granulozyten?

Im Blut stellen sie etwa 0,5–1 % der Leukozyten. Die zahlreichen großen spezifischen Granula sind wasserlöslich (sie können aus dem Präparat ausgespült werden!) und enthalten Histamin und Heparin (gefäßerweiternd und gerinnungshemmend).

1.5.5a Wie sehen Lymphozyten aus, wo halten sie sich auf?

Der Zellkern ist rund und dicht und wird von einem schmalen Zytoplasmasaum umgeben. Man findet vereinzelte Azurgranula = Lysosomen und zahlreiche freie Ribosomen. Meist sind sie kaum größer als Erythrozyten, es gibt aber auch „große Lymphozyten". Nur etwa 2 % der Lymphozyten findet man im Blut (etwa 4000–8000/µl), die Hauptmenge in den lymphatischen Organen und im Knochenmark, von dort „rezirkulieren" sie (für jeweils etwa eine halbe Stunde) durch den Körper.

Frau	etwa 6,5
Mann	etwa 7
Säugling	etwa 8

Tab. 1-14. Mittleres Blutvolumen in % des Körpergewichts.

1.5.7 Was kennzeichnet die Thrombozyten (Blutplättchen)?

Der Durchmesser beträgt etwa 2–4 µm. Sie sind keine vollständigen Zellen, sondern nur Zellteile der Megakaryozyten. Zahlreiche Granula enthalten Serotonin (5-Hydroxytryptamin), Plättchenfaktor III, Thrombosthenin und Fibrinogen. Im Blut findet man etwa 200 000–300 000/µl. Durch Thrombozytenadhäsion und Thrombozytenaggregation entsteht ein Pfropf, mit dem kleinere Löcher der Gefäßwand verschlossen werden (zur „ersten Hilfe"), dann wird zusammen mit den Gerinnungsfaktoren im Blutplasma die Blutgerinnung ausgelöst. Dabei wird das gelöste Fibrinogen in das faserige Fibrin umgewandelt.

1.5.8a Wie ist das blutbildende Knochenmark gebaut?

1. Das Stroma aus retikulärem Gewebe enthält ein dichtes Netz venöser Sinusoide.
2. Das blutbildende Gewebe enthält undifferenzierte („pluripotente") Stammzellen (Hämozytoblasten) sowie differenzierte („unipotente") Stammzellen und Entwicklungsstufen der *Erythrozytopoese, Granulozytopoese, Monozytopoese, Lymphozytopoese* und *Thrombozytopoese* (bzw. *Megakaryozytopoese*).

1.5.8b Warum überwiegt im Knochenmark die Leukozytopoese, obwohl im Blut tausendmal mehr Erythrozyten als Leukozyten sind?

1. Alle Erythrozyten halten sich in den Blutgefäßen auf, die Leukozyten jedoch weitaus überwiegend in den Geweben.
2. Die Erythrozyten leben wesentlich länger als die meisten Leukozyten.
3. Die Mitoserate der Vorstufen der weißen Zellen ist geringer als die der roten.

1.5.9a In welchen Entwicklungsstufen läuft die Erythrozytopoese ab?

1. *Proerythroblast*: Die große kernhaltige Zelle hat zahlreiche Organellen. Der Zellleib ist basophil und noch frei von Hämoglobin.
2. *Basophiler Erythroblast*: Er hat zahlreiche Ribosomen, es beginnt die Einlagerung von Hämoglobin.
3. *Polychromatophiler Erythroblast*: Das pH schlägt von sauer zu basisch um, die Zellteilungen enden.
4. *Acidophiler Erythroblast* („Normoblast"): Das Cytoplasma ist basisch, der Zellkern wird aktiv ausgestoßen.
5. *Retikulozyt*: Er ist kernlos, aber Reste von RNA lassen sich mit Brillantcresylblau anfärben. Er reift in einem Tag zum Erythrozyten aus. Im normalen Blutausstrich findet man etwa 1 % Retikulozyten.

Gesamtdauer etwa 1 Woche, vom Nierenhormon Erythropoetin gesteuert.

1.5.9b In welchen Entwicklungsstufen läuft die Granulozytopoese ab?

1. Der *Myeloblast* ist ungranuliert. Das Cytoplasma ist basophil.
2. Der *Promyelozyt* enthält zunächst Azurgranula (große Lysosomen).
3. Der *Myelozyt* ist dicht mit spezifischen Granula besetzt. Der Zellkern ist rund, der Zellleib wird acidophil.
4. *Metamyelozyt* („jugendlicher Granulozyt"): Der Zellkern ist eingebuchtet.
5. *Stabkerniger*: Der Zellkern ist hufeisenförmig oder stabförmig. Es beginnt die amöboide Beweglichkeit.

1.5.9c In welchen Entwicklungsstufen läuft die Thrombozytopoese ab?

Aus dem *Megakaryoblasten* entsteht der *Megakaryozyt* (Knochenmarkriesenzelle) mit einem Durchmesser bis 0,1 mm und polyploidem Zellkern. Eine feine Felderung des

Basophile	0–1
Eosinophile	2–4
Myelozyten	0
Metamyelozyten (Jugendliche)	0–1
Stabkernige Neutrophile	3–5
Segmentkernige Neutrophile	50–70
Lymphozyten	20–30
Monozyten	4–10

Tab. 1-15. *Normales Differenzialblutbild (Verteilungsmuster der Leukozytenarten im Blut in %).*

1. *Mikrophagen:* • Neutrophile + • eosinophile Granulozyten
2. *Makrophagen:* • Monozyten • Gewebemakrophagen (Histiozyten) • Alveolarmakrophagen („Staubzellen") (Lunge) • Sternzellen = Kupffer-Zellen (Leber) • Mikrogliazellen (Gehirn) • Langerhans-Zellen (Haut) • Osteoklasten (Knochen) • Synovia-A-Zellen (Gelenkkapsel)

Tab. 1-16. Phagozyten.

1. *Thymus* („primäres" lymphatisches Organ)
2. *Milz* („Blutlymphknoten")
3. *Lymphknoten*
4. *Mandeln* („lymphatischer Rachenring"): • Tonsilla palatina • Tonsilla pharyngea • Tonsilla tubaria • Tonsilla lingualis
5. *Ansammlungen von Lymphozyten in Schleimhäuten* (MALT): • darmassoziiertes lymphatisches Gewebe (GALT) • bronchusassoziiertes lymphatisches Gewebe (BALT)

Tab. 1-17. Lymphatische Organe. Sie bilden und beherbergen Lymphozyten und dienen der spezifischen Abwehr.

Zellleibs entspricht den späteren Thrombozyten. Umstritten ist, ob der ganze Megakaryozyt in (einige Tausend) Thrombozyten zerfällt oder sich nach Abgabe von Thrombozyten laufend regeneriert.

1.6 Lymphatisches System (Systema lymphoideum)

1.6.1a Wie ist die Abwehr gegen Krankheitserreger gegliedert?

1. Die *allgemeine (angeborene) Abwehr* gegen Kleinlebewesen, Fremdzellen und Fremdstoffe ganz allgemein umfasst Haut, Magensäure, Schleim und Flimmerhaare in den Luftwegen (Husten und Niesen!), Abwehrstoffe (Lysozym, Komplement, Akutphasenproteine u. a.) und Abwehrzellen (Phagozyten und natürliche Killerzellen = NK-Zellen).
2. Die *spezifische (erlernte) Abwehr* richtet sich gegen jeweils nur einen Krankheitserreger. Sie wird getragen von den Lymphozyten.

+ 1.6.1b + 1.5.5 Welche Hauptgruppen von Lymphozyten unterscheidet man?

1. *T-Lymphozyten* wirken mit den Makrophagen am Ort des Antigenreizes. Sie bekämpfen in den Körper eingedrungene Bakterien direkt („zelluläre Immunreaktion"). *Zytotoxische T-Effektorzellen* tragen das CD8-Zellmembranmolekül. Sie perforieren die Zellmembranen von Fremdzellen. *Helfer-T-Effektorzellen* tragen das CD4-Zellmembranmolekül. Sie aktivieren andere Lymphozyten und sind bei AIDS stark vermindert. *Regulatorische T-Zellen* verhindern, dass körpereigenes Gewebe von Lymphozyten angegriffen wird.
2. B-Lymphozyten wandeln sich nach Antigenkontakt in Plasmazellen um. Diese erzeugen Antikörper („humorale Immunreaktion").
3. Natürliche Killerzellen (NK-Zellen) töten unspezifisch virusbefallene Zellen und Geschwulstzellen.

1.6.1c Was sind „Gedächtniszellen"?

Bestimmte B- und T-Lymphozyten bewahren Information über ihr Antigen über Monate bis zeitlebens. Sie lösen bei erneutem Kontakt mit dem Antigen die rasche Produktion von Antikörpern bzw. T-Killerzellen aus. Sie bilden die Grundlage der Immunität.

1.6.1d Was sind antigenpräsentierende Zellen?

Zellen, die Antigene für die Lymphozyten aufbereiten, z. B. interdigitierende und follikuläre dendritische Zellen.

1.6.2a Was wird im Lymphgefäßsystem transportiert?

Stoffe, die nicht sofort dem Blut beigemischt werden sollen oder können: Teilchen, die die Kapillarwand nicht durchdringen können (Ruß, Bakterien, Geschwulstzellen usw.), sowie im Darm resorbierte Fette. Pro Tag werden etwa 2 l transportiert.

1.6.2b Wie ist das Lymphgefäßsystem gegliedert?

1. *Lymphkapillaren* ähneln Blutkapillaren. Das Endothel ist meist geschlossen, jedoch können sich zwischen Endothelzellen größere Öffnungen bilden. Sie beginnen als Blindsäcke und enthalten keine Klappen.
2. Lymphgefäße (*Vasa lymphatica*) ähneln dünnwandigen Venen mit zahlreichen Taschenklappen. 2 Typen: *Leitgefäßen* fehlt die Muskelwand. *Transportgefäße* (mit

Muskelwand) pumpen die Lymphe von Klappensegment zu Klappensegment. Lymphgefäße fehlen in Epithel, Knorpel, Knochen, Knochenmark, Nervengewebe und Plazenta.
3. Lymphstämme (*Trunci lymphatici*) und Lymphgänge (*Ductus lymphatici*):
- 2 *Trunci lumbales* vereinigen sich mit den *Trunci intestinales* vor dem 2. Lendenwirbel zur *Cisterna chyli*, die sich als *Ductus thoracicus* (Milchbrustgang) fortsetzt. Dieser tritt mit der Aorta durch das Zwerchfell, liegt im Brustraum zwischen Aorta und Wirbelsäule und mündet im linken „Venenwinkel" (Vereinigung von V. jugularis interna + V. subclavia zur V. brachiocephalica) in die Blutbahn.
- *Truncus subclavius + jugularis + bronchomediastinalis* vereinigen sich auf der rechten Halsseite zum etwa 1 cm langen *Ductus lymphaticus dexter*. Links münden die genannten Trunci in den Ductus thoracicus.

1.6.3 Was sind regionäre Lymphknoten, was sind Sammellymphknoten?

1. *Regionäre Lymphknoten* bilden die erste Filterstationen der Lymphe für eine bestimmte Körperregion oder ein Organ. Sie erkranken häufig gemeinsam mit ihrem Einzugsgebiet (z. B. als erste Metastasenstation beim Krebs). Für die Untersuchung sind gut zugänglich: die *Achsellymphknoten* für Arm, Brustwand (mit Brustdrüse!) und Rücken, die *Leistenlymphknoten* für Bauchwand, Bein und Gesäß und die *Halslymphknoten* für den Kopf.
2. *Sammellymphknoten* nehmen die Lymphe aus mehreren regionären Lymphknoten auf (die Lymphe durchfließt mehrere Lymphknoten nacheinander). Gruppen von Sammellymphknoten findet man vor allem am Hals, im Mediastinum und entlang der Bauchaorta.

1.6.4a Was sind Lymphknötchen („Lymphfollikel")?

Lymphknötchen sind rundliche Ansammlungen von B-Lymphozyten im Gewebe, vor allem in lymphatischen Organen. *Primärfollikel* befinden sich im Ruhezustand, sie sind im Präparat gleichmäßig angefärbt. *Sekundärfollikel* sind die Reaktionsform auf Antigenreiz: Ein dunkel gefärbter, ringförmiger oder u-förmiger Rand umgibt eine hellere Mitte (Keimzentrum = Reaktionszentrum mit lebhafter Zellteilung).

1.6.4b Wie sind Lymphknoten (Nodi lymphoidei) gebaut?

Sie sind 1–25 mm lang, weich wie Fettgewebe (bei Erkrankung oft hart und tastbar) und meist bohnenförmig: Am *Hilum* (der Eintrittsstelle der Blutgefäße, an der das efferente Lymphgefäß austritt) sind sie eingezogen, gegenüber treten die afferenten Lymphgefäße ein. An der Kapsel und von ihr ausgehenden Trabekeln (Balken) aus zugfestem Bindegewebe ist ein feines Gerüst aus retikulären Fasern befestigt. Ein Netzwerk lymphatischer Sinus verbindet die zu- und abführenden Lymphgefäße. Makrophagen in der diskontinuierlichen Wand der Sinus phagozytieren Zelltrümmer, Bakterien und ungelöste Stoffe, z. B. Ruß und Gesteinsstaub. 3 Zonen:
1. Die Rinde (*Cortex*) enthält zahlreiche Lymphknötchen mit Keimzentren (Lymphozytenbildung) und wird von B-Lymphozyten bevölkert.
2. Im *Paracortex* fehlen Lymphknötchen. T-Lymphozyten wandern durch postkapillare Venulen aus dem Blut ein.
3. Im Mark (*Medulla*) liegen Stränge lymphatischen Gewebes vor allem mit B-Lymphozyten und den aus diesen entstandenen antikörperbildenden Plasmazellen zwischen den Marksinus.

1.6.5 Wie entstehen B- und T-Lymphozyten?

„Basislymphozyten" gehen aus undifferenzierten Stammzellen im Knochenmark hervor. Sie erfahren dann ihre immunkompetente Prägung: die *T-Lymphozyten* durch den

Thymus und die Langerhans-Zellen der Haut, die *B-Lymphozyten* bei den Vögeln durch die Bursa Fabricii. Den Säugetieren fehlt die Bursa. Beim erwachsenen Menschen ist das Knochenmark mit größter Wahrscheinlichkeit das „Bursaäquivalent".

1.7 Drüsen, Schleimhäute und seröse Höhlen

1.7.1 Wie arbeiten Drüsenzellen?

1. *Stoffaufnahme* aus dem Blut. Drüsen haben ein dichtes Kapillarnetz!
2. *Synthese des Sekrets* in den Zellorganellen: Proteine im rauen, Steroide im glatten endoplasmatischen Retikulum, Kohlenhydrate vermutlich im Golgi-Apparat.
3. *Sekretabgabe*: Die Sekrettröpfchen werden meist im Golgi-Apparat mit Membranen umgeben und durch Exozytose aus der Drüsenzelle geschleust.
4. Die Arbeit wird durch Hormone und/oder autonome Nerven gesteuert.

1.7.3 Wie sind Drüsenausführungsgänge gebaut?

1. Innerhalb der Drüsenläppchen: Englumige *Schaltstücke* mit platten bis kubischen Wandzellen kommen nur in serösen Drüsenabschnitten vor. *Streifenstücke* = Sekretrohre zeigen eine basale Streifung der großen kubischen oder säulenförmigen Zellen. Dies sind tiefe Einfaltungen der basalen Zellmembran zur Oberflächenvergrößerung. Man findet zahlreiche Mitochondrien. Natrium- und Chloridionen werden resorbiert, Kalium- und Bicarbonationen sezerniert.
2. Zwischen den Drüsenläppchen: *Ductus interlobularis, Ductus interlobaris, Ductus excretorius* (Ausführungsgang i.e.S.): Die Höhe des Epithels wächst, z. T. wird es zweireihig. Kollagene Fasern und elastische Netze um das Epithel versteifen das Rohr. In größeren Ausführungsgängen (z. B. den Gallengängen) findet man auch glatte Muskelzellen, die an der Mündung zu einem Schließmuskel (Sphinkter) verstärkt sein können.

1.7.4 Welche Kräfte fördern den Sekretfluss in den Ausführungsgängen?

1. *Sekretionsdruck*: der Nachschub von Sekret aus den Drüsenzellen.
2. *Ausspülen des Sekrets*: dickflüssiges (muköses) Sekret wird durch dünnflüssiges (seröses) Sekret ausgespült.
3. *Kompression von außen*: z. B. Ohrspeicheldrüse (Parotis) beim Kauen.
4. *Eigenkompression der Drüse*: durch glatte Muskelzellen in der Drüse, z. B. Prostata (Ejakulation!).
5. *Eigenkompression der Drüsenendstücke*: wenn sie von kontraktilen Myoepithelzellen (Korbzellen) umgeben sind.
6. *Peristaltik des Ausführungsgangs*: z. B. Samenleiter.

1.7.5a Welche Aufgaben haben die Schichten der Schleimhaut?

1. *Epithel: Protektion* (Schutz): mehrschichtiges Epithel bei hoher mechanischer Beanspruchung. *Resorption* (Stoffaufnahme): die Oberfläche ist z. B. durch Mikrovilli (Bürstensaum) vergrößert. *Sekretion* (Stoffabgabe): z. B. Schleim von Becherzellen.
2. *Lamina propria mucosae* (Bindegewebeschicht): *Mechanisch:* Sie befestigt das Epithel auf der Unterlage. *Transport:* Sie wird reichlich von Blut- und Lymphgefäßen sowie Nerven durchzogen. *Abwehr:* Sie enthält Lymphozyten, Mikro- und Makrophagen, z. T. als Lymphknötchen.

---

1. Nach der Ableitung des Sekrets:
   - *exokrine* Drüsen (an innere oder äußere Oberfläche)
   - *endokrine* Drüsen (in das Blut = Hormone)
2. Nach dem Bau:
   - *tubulöse* Drüsen (schlauchförmig)
   - *azinöse* Drüsen (beerenförmig)
   - *alveoläre* Drüsen (beerenförmig mit weiter Lichtung)
3. Nach der Art der Sekretabgabe:
   - *ekkrine* (= *merokrine*) Drüsen (wasserlösliches Sekret durch Exozytose abgegeben)
   - *apokrine* Drüsen (Sekret mit Teil der Drüsenzelle abgestoßen)
   - *holokrine* Drüsen (gesamte Drüsenzelle in Sekret umgewandelt)
4. Nach der Beschaffenheit des Sekrets:
   - *seröse* Drüsen (dünnflüssiges Sekret)
   - *muköse* Drüsen (zähflüssiges Sekret = Schleim)
   - *gemischte* Drüsen (seröse + muköse Anteile)
5. Nach der Zellzahl:
   - *einzellige* Drüsen
   - *mehrzellige* Drüsen
6. Nach der Lage:
   - *intraepitheliale* Drüsen
   - *extraepitheliale* Drüsen
7. Nach dem Ausführungsgang:
   - *einfache* Drüsen (unverzweigt)
   - *zusammengesetzte* Drüsen (verzweigt)

Tab. 1-18. Gliederung der Drüsen.

3. *Lamina muscularis mucosae* (Muskelschicht der Schleimhaut): Sie kommt nur im Verdauungskanal vor und dient der Feineinstellung der Schleimhaut (z. B. Ausweichen vor Knochensplittern).
4. *Tela submucosa:* eine bindegewebige Verschiebeschicht zwischen Lamina muscularis mucosae und Tunica muscularis.

1.7.5b Welche Epithelarten kommen bei Schleimhäuten vor?

1. *Mehrschichtiges unverhorntes Plattenepithel*: bei hoher mechanischer Beanspruchung: Mundhöhle, mittlerer + unterer Rachen, Speiseröhre, Afterkanal, Stimmlippen, Teilungssporne von Luftröhre und Bronchen, Scheide, Scheidenvorhof, Harnröhrenmündung.
2. *Mehrschichtiges verhorntes Plattenepithel*: bei höchster mechanischer Beanspruchung: Zungenpapillen, evtl. Stimmlippen und Scheide.
3. *Mehrreihiges Flimmerepithel*: Abtransport von Staubteilchen und Schleim in den Atemwegen.
4. *Übergangsepithel*: Schutz vor dem Harn in den Harnwegen.
5. *Einschichtiges Säulenepithel* (hochprismatisches = Zylinderepithel): wo Stoffaustausch im Vordergrund steht, z. B. im Magen-Darm-Kanal.

1.7.6a Was sind seröse Höhlen?

Von *Tunica serosa* ausgekleidete Spalträume des Körpers, die der funktionsbedingten Verschieblichkeit der Eingeweide dienen: die Brustfellhöhle (*Cavitas pleuralis*), die Herzbeutelhöhle (*Cavitas pericardiaca*) und die Bauchfellhöhle (*Cavitas peritonealis*). Eine Abspaltung der letztgenannten ist die *Tunica vaginalis testis*.

1.7.6b Was versteht man unter parietaler und viszeraler Serosa?

1. Die *parietale Serosa* liegt der Wand der Körperhöhle an, z. B. die Pleura parietalis mit Pars costalis + Pars diaphragmatica + Pars mediastinalis.
2. Die *viszerale Serosa* hüllt das Organ und dessen frei die Körperhöhle durchziehenden Versorgungsstraßen ein, z. B. die Pleura visceralis = pulmonalis.

1.7.7 Wie ist die Tunica serosa gebaut?

1. Das *Mesothel* ist ein einschichtiges Plattenepithel von spiegelnder Glätte. Die Reibung wird durch einen Flüssigkeitsfilm (Transsudat, kein Drüsensekret!) weiter herabgesetzt. Bei gestörtem Gleichgewicht von Transsudation und Resorption kann sich ein Erguss bilden, z. B. Bauchfellerguss = Ascites.
2. Die *Lamina propria* (das Serosabindegewebe) mit Blut- und Lymphgefäßen sowie Nerven enthält zahlreiche Abwehrzellen (Gewebemakrophagen, Lymphozyten).
3. Die *Tela subserosa* ist eine lockere Verschiebeschicht bei Organen mit raschen Größenänderungen (z. B. Harnblase, Magen, Darm, Gallenblase). Es können z. T. große Mengen von Fett eingelagert werden.

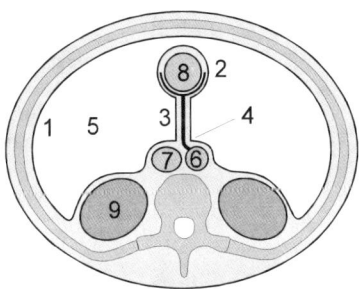

Abb. 1-6. Schema der Tunica serosa an einem Transversalschnitt durch den Bauchraum.

1 Peritoneum parietale
2 Peritoneum viscerale
3 Mesenterium mit Versorgungsstraße
4 Radix mesenterii
5 Cavitas peritonealis
6 Pars abdominalis aortae [Aorta abdominalis]
7 V. cava inferior
8 Intraperitoneales Organ
9 Retroperitoneales Organ

1.7.8 Was sind Gekröse („Mesos")?

Von 2 Bauchfellblättern bedeckte Haltebänder mit Versorgungsstraßen der intraperitonealen Bauchorgane: *Mesogastrium, Mesenterium, Mesocolon, Mesohepaticum, Mesovarium, Mesosalpinx* und *Mesometrium*.

1.8 Nervensystem (Systema nervosum)

1.8.1 Wie kann man das Nervensystem gliedern?

1. Nach der Funktion: Beim *animalischen („zerebrospinalen") Nervensystem* steht die Beziehung zur Umwelt („Außenaspekt") im Vordergrund, beim *autonomen („vegetativen") Nervensystem* die Steuerung und Koordination innerer Organe („Innenaspekt").
2. Nach der Lage: Das *zentrale Nervensystem* umfasst Gehirn (*Encephalon*) und Rückenmark (*Medulla spinalis*), das *periphere Nervensystem* 12 Paare von Hirnnerven und 31–33 Paare von Spinalnerven = Rückenmarknerven (8 Hals-, 12 Brust-, 5 Lenden-, 5 Kreuzbein-, 1–3 Steißbeinnerven).
3. Nach dem Bau: Die graue Substanz (*Substantia grisea*) mit den Zellkörpern (Perikaryen) der Nervenzellen bildet im Rückenmark eine „Schmetterlingsfigur" im Innern, bei Groß- und Kleinhirn die Rinde, im Hirnstamm „Kerne". Die weiße Substanz (*Substantia alba*) besteht überwiegend aus Leitungsbahnen, sie ist weißlich wegen der lipidhaltigen Markscheiden der Nervenfasern.

1.8.2a Welche Leitungsrichtungen unterscheidet man bei Nerven?

Jedes Neuron kann eine Erregung nur in einer Richtung weiterleiten: Ein *afferentes Neuron* leitet Erregungen aus der Peripherie (von Rezeptoren) zum Zentralnervensystem oder von niederen zu höheren Zentren (zentripetal, sensorisch). Ein *efferentes Neuron* leitet Erregungen vom Zentralnervensystem zur Peripherie (zum Wirkorgan = Effektor) oder von höheren zu niederen Zentren (zentrifugal, motorisch).

1.8.2b Wo liegen die Zellkörper der peripheren animalischen Nerven?

Im Zentralnervensystem oder in seiner unmittelbaren Nähe:
1. *Sensorische Ganglien*: Die Zellkörper aller sensorischen (afferenten) Neurone liegen in den Spinalganglien oder diesen entsprechenden Ganglien der Hirnnerven.
2. *Motorisches Kerngebiet*: Die Zellkörper aller motorischen (efferenten) Neurone liegen im Vorderhorn des Rückenmarks und in motorischen Hirnnervenkernen im Hirnstamm. Jede Muskelzelle ist nur mit einer einzigen Vorderhornzelle bzw. Hirnnervenkernzelle verbunden. An ihr beginnt die gemeinsame motorische Endstrecke für Impulse aus verschiedenen höheren Zentren.

1.8.3a Was sind Rezeptoren?

Rezeptoren wandeln Reize aus der Umwelt oder aus dem Innern des Organismus in afferente Nervenimpulse um.
1. Funktionelle Gliederung: *Exterozeptoren* empfangen Reize aus der Außenwelt: Sehen, Hören, Riechen, Schmecken, Wärme- und Kälteempfindung, Druck, Berührung, Vibration und Schmerz. *Propriozeptoren* registrieren Körperhaltung, Gelenkstellungen und Muskelspannung. *Enterozeptoren* reagieren auf Reize aus den Eingeweiden, wie z. B. den Dehnungszustand von Hohlorganen, Blutdruck (Barorezeptoren) und Blut-pH (Chemorezeptoren).
2. Gliederung nach dem Bau: Die *freie Nervenendung* dient der Schmerz- und Temperaturempfindung. Die *primäre Sinneszelle* ist eine modifizierte Nervenzelle, mit afferenter Nervenfaser zum Zentralnervensystem, z. B. Stäbchen- und Zapfenzellen des Auges sowie Riechzellen. Die *sekundäre Sinneszelle* ist eine Zelle mit Rezeptoren (keine Nervenzelle). Sie gibt die Erregung an sie umspinnende Nervenfasern weiter, z. B. Geschmackszellen, Hörzellen und Zellen des Gleichgewichtssinns. In *Sinnesorganen* sind Rezeptorzellen mit anderen Zellen zu funktionellen Einheiten zusammengefasst.

1.8.4b Was versteht man unter axoplasmatischem Transport?

Der Transport von Stoffen durch das *Axoplasma* ist nötig, weil die meisten Zellorganellen im Zellkörper der Nervenzelle liegen: *Anterograd* transportiert werden im Zellkörper synthetisierte Proteine, Neurosekrete, Transmitter oder ihre Vorstufen, *retrograd* abzubauende Stoffe (zu den Lysosomen im Zellkörper) und manche Viren (z. B. Tollwutvirus).

1.8.5 Wie unterscheiden sich markhaltige und marklose Nervenfasern?

1. Bei der *marklosen Nervenfaser* ist das Axon (bzw. der Dendrit) in den Zellleib einer Gliazelle eingeschlossen. Die Zellmembran der Gliazelle liegt dem Axolemm an wie das Bauchfell dem Darm (das Mesaxon entspricht dem Mesenterium).
2. Bei der *markhaltigen Nervenfaser* wickelt sich der Zellleib der Gliazelle spiralig um das Axon (bzw. den Dendriten) als Markscheide. Die Markscheidenbildung (*Myelinisation*) beginnt im 4. Entwicklungsmonat und dauert mehrere Jahre. Die Markscheide erhöht die Leitungsgeschwindigkeit, die „Markscheidenreifung" fördert daher die körperliche und geistige Entwicklung des Säuglings. Als *Nervenfaserknoten* (Ranvier-Schnürring) bezeichnet man die Einschnürung der Markscheide von 2 Gliazellen, als *Internodium* den Abschnitt zwischen 2 Nervenfaserknoten (0,1–1,5 mm). Die Erregung springt von Nervenfaserknoten zu Nervenfaserknoten (saltatorische Erregungsleitung).

NB: *Periphere Nervenfasern* werden von Schwann-Zellen (Neurolemmozyten), *zentrale* Nervenfasern von Oligodendrozyten umhüllt. Eine Schwann-Zelle umschließt nur einen Nervenzellfortsatz, ein Oligodendrozyt kann mehrere umschließen.

	⌀	v	Beispiele
Aα	16	100	*efferent* zu Skelettmuskeln, *afferent* von Muskel- und Sehnenspindeln
Aβ	8	60	*afferent*: Tastsinn
Aγ	5	30	*efferent* zu Muskelspindeln
Aδ	3	20	*afferent*: Schmerz- und Temperatursinn
B	3	10	*efferent*: präganglionär autonom
C	1	1	*efferent*: postganglionär autonom, *afferent*: Eingeweideschmerz

Tab. 1-19. *Nervenfasergruppen und Nervenleitungsgeschwindigkeit: ungefähre Werte für ⌀ = Durchmesser (μm) und v = Leitungsgeschwindigkeit (m/s). Faustregel: Je dicker der Nervenzellfortsatz, desto dicker die Markscheide, desto länger die Internodien, desto höher die Leitungsgeschwindigkeit.*

1.8.6 Wie regenerieren periphere Nerven?

Wird ein peripherer Nerv zerrissen oder durchgetrennt, geht von jeder Nervenfaser das distale Stück zugrunde, das keine Verbindung mehr zum Zellkörper hat. Aus dem proximalen Stumpf sprosst Axoplasma aus. Findet es Anschluss an einen (beliebigen) distalen Stumpf, so wächst es in diesem weiter (pro Tag 1–2 mm) bis zu den Endorganen. Bei einer Nervennaht sind daher proximale und distale Nervenfaserbündel möglichst genau miteinander zu verbinden.

1.8.7a Wo liegen die Zellkörper der peripheren autonomen Nerven?

1. Alle *afferenten Neuronen* findet man in den Spinalganglien bzw. den diesen entsprechenden Ganglien der Hirnnerven.
2. Die efferente Strecke ist zweigeteilt: Das *erste efferente Neuron* liegt beim kranialen Parasympathikus im Hirnstamm, beim Sympathikus in den Seitenhörnern des Brust- und oberen Lendenmarks, beim pelvinen Parasympathikus im Sakralmark. Das *zweite efferente Neuron* liegt in autonomen Ganglien:
- beim Sympathikus im „Grenzstrang" (*Truncus sympathicus*) für Auge, Kopfdrüsen, Herz und Lunge, in den großen Gekröseganglien (*Ganglia coeliaca, mesenterica* usw.) für Bauch- und Beckenorgane.
- beim Parasympathikus teils in den Organen selbst (intramurales Nervensystem), teils in eigenen Ganglien (z. B. für Auge und Kopfdrüsen).

NB: Die Axone des 1. efferenten Neurons nennt man auch *präganglionäre,* die des 2. *postganglionäre Fasern.*

Abb. 1-7. Autonome Nervengeflechte im Brust- und Halsbereich.

1 Muskeln + Eingeweide
11 M. constrictor pharyngis inferior
12 M. cricothyroideus
13 Cartilago thyroidea
14 Oesophagus
15 Bronchi
16 Pulmo dexter

2 Blutgefäße
21 A. carotis communis
22 Truncus brachiocephalicus
23 V. cava superior
24 Vv. pulmonales

3 Nn. spinales
31 Nn. cervicales, Rr. anteriores
32 N. phrenicus
33 Plexus brachialis
34 Nn. thoracici, Rr. anteriores [Nn. intercostales]

4 N. vagus (X)
41 N. vagus
42 N. laryngeus recurrens
43 Rr. tracheales
44 Rr. bronchiales
45 R. cardiacus cervicalis inferior
46 Ganglion cardiacum

5 Sympathikus
51 Ganglion cervicale medium
52 Ganglion cervicothoracicum [stellatum]
53 Ganglion thoracicum
54 N. cardiacus cervicalis medius
55 Ansa subclavia
56 Rr. oesophagei
57 N. splanchnicus major

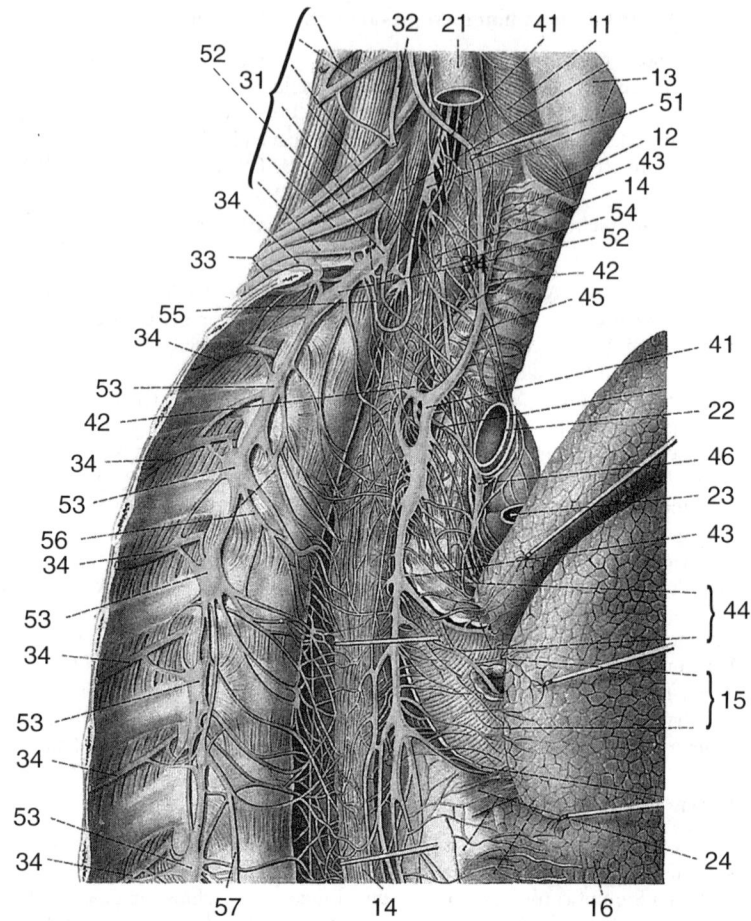

1.8.7b Was ist das intramurale Nervensystem?

Es umfasst Nervengeflechte in inneren Organen, besonders in der Wand von Hohlorganen, mit den Zellkörpern von Neuronen. Normalerweise wird es von Sympathikus und Parasympathikus beeinflusst, kann aber bei deren Ausfall die Organarbeit unabhängig steuern. Beispiel Darm: *Plexus submucosus* in der Submukosa für die Lamina muscularis mucosae und die Darmdrüsen. *Plexus myentericus* in der Tunica muscularis für diese.

1.8.8a Was sind Synapsen, wie kann man sie gliedern?

Synapsen sind besonders ausgestaltete Kontaktstellen zwischen Neuronen und weiteren Zellen, an denen Aktionspotentiale übertragen werden. Ein Neuron kann wenige, aber auch Tausende von Synapsen mit anderen Zellen bilden. Gliederung:
1. Nach der Erregungsübertragung: Die meisten Synapsen sind *chemische Synapsen* mit einem Transmitter (Überträgerstoff). Sie haben Ventilfunktion (Einbahnstraße). *Elektrische Synapsen* ermöglichen über gap junctions die wechselseitige Übertragung. Ihre Bedeutung ist beim Menschen gering.
2. Nach der Funktion: erregende und hemmende Synapsen.

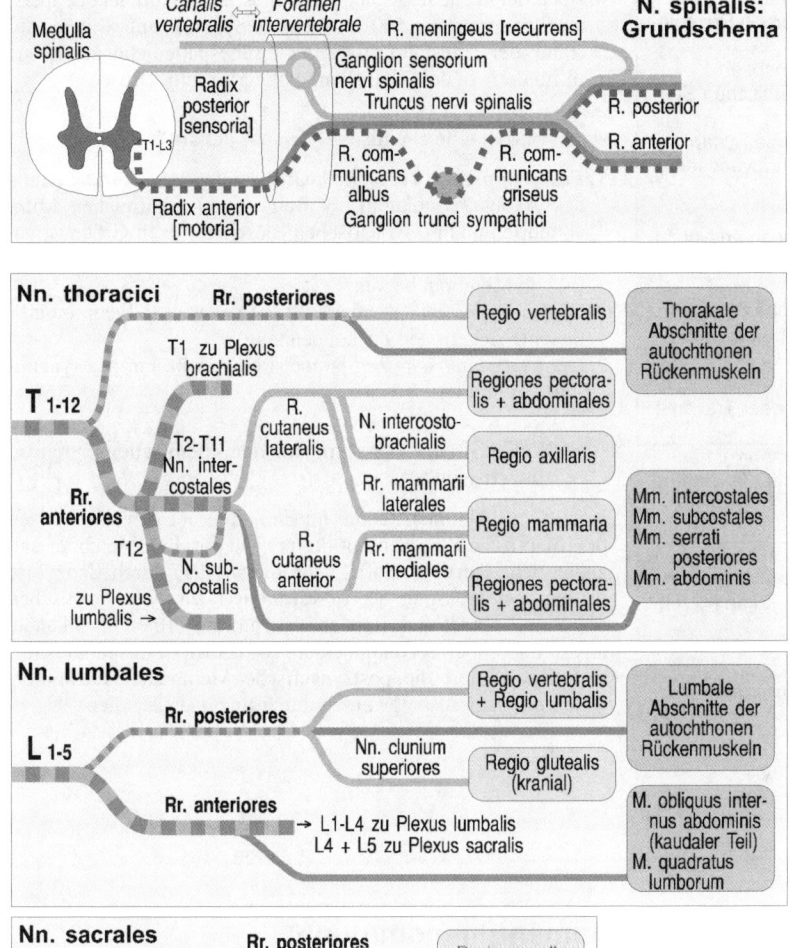

Abb. 1-8. Schema der Verzweigung eines Rückenmarknervs im Allgemeinen und der Brust-, Lenden- und Kreuzbeinnerven im Besonderen. Die Verzweigungen der großen Plexus sind in eigenen Abbildungen dargestellt: Abb. 7-20 Plexus cervicalis, Abb. 8-8/9 Plexus brachialis, Abb. 9-4 Plexus lumbalis, Abb. 9-2 und 9-10 Plexus sacralis.

3. Nach der Zielzelle: *Interneuronale Synapsen* verbinden 2 Nervenzellen, meist axodendritisch (von Axon zu Dendrit), axosomatisch (von Axon zu Zellkörper) oder axoaxonal (von Axon zu zweitem Axon, das gehemmt wird). *Neuromuskuläre Synapsen* sind die motorische Endplatte (zu Skelettmuskel) und die Synapse mit größerem Abstand zu glattem Muskel. *Neuroepitheliale Synapsen* kommen besonders als neuroglanduläre Synapsen an Drüsenzellen vor.

1. Acetylcholin: cholinerge Synapsen (mit muscarinergen und nicotinergen Rezeptoren): • Alle parasympathischen Synapsen • Alle präganglionären sympathischen Synapsen • Postganglionäre sympathische Synapsen der Schweißdrüsen und arteriovenösen Anastomosen • Motorische Endplatten • Einige Synapsen im Zentralnervensystem
2. Noradrenalin: adrenerge Synapsen (mit α_1-, α_2-, β_1-, β_2-Rezeptoren) • Postganglionäre sympathische Synapsen, ausgenommen an Schweißdrüsen und arteriovenösen Anastomosen • Einige Synapsen im Zentralnervensystem
3. Glutamat: häufigster erregender Transmitter im Zentralnervensystem
4. GABA (Gammaaminobuttersäure): häufigster hemmender Transmitter im Gehirn
5. Glycin: häufigster hemmender Transmitter im Rückenmark
6. Dopamin: im basalen motorischen System (Substantia nigra), Teilen des limbischen Systems, Verdauungstrakt und an Nierengefäßen
7. Serotonin: im Hirnstamm

Tab. 1-20. Wichtige Neurotransmitter.

4. Nach der Weite des Synapsenspaltes: 20–30 nm bei den meisten Synapsen, bis 500 nm bei der Synapse mit weitem Abstand (der Transmitter wird in Gewebespalten abgegeben und diffundiert zu den Zielzellen: glatte Muskeln, Drüsen).

1.8.8c Wie ist eine chemische Synapse gebaut?

1. *Präsynaptischer Teil*: Die markscheidenfreie Anschwellung des Axons („Endknopf" = Bouton) mit zahlreichen Mitochondrien und präsynaptischen Bläschen (deren Größe ist abhängig von der Art des Transmitters) wird von der präsynaptischen Membran begrenzt.
2. Der *Synapsenspalt* ist meist 20–30 nm weit, Glycoproteinfilamente sichern den Zusammenhang.
3. Der *postsynaptische Teil* ist meist eingedellt, mit postsynaptischer Membran.

1.8.9 Wie wird die Erregung an der chemischen Synapse übertragen?

Kommt ein Aktionspotential im Endknopf an, so verschmelzen präsynaptische Bläschen mit der präsynaptischen Membran und geben den Überträgerstoff (Neurotransmitter) durch Exozytose in den Synapsenspalt ab. Er diffundiert zur postsynaptischen Membran, bindet sich dort an Rezeptoren, öffnet Ionenkanäle direkt oder über second messenger (cAMP, Phosphoinositol) und depolarisiert die postsynaptische Membran. Transmitterreste im Synapsenspalt werden durch Enzyme gespalten.

1.9 Haut (Integumentum commune)

1.9.2a Wie ist die Oberhaut (Epidermis) gebaut?

Sie besteht aus einem mehrschichtigen verhornten Plattenepithel. An dessen Oberfläche werden verhornte Zellen abgerieben. Aus der Tiefe wachsen neue Zellen nach. Die Epidermis enthält keine Blutgefäße. 4–5 Schichten:
1. In der Basalschicht (*Stratum basale*) findet man 3 Zelltypen: Die Hauptmenge bilden die kubischen *Basalzellen* mit zahlreichen Zellteilungen. Die *Melanozyten* geben braunschwarzes Melanin an die Basalzellen ab (stimuliert durch ultraviolettes Licht und ionisierende Strahlen). Die *Langerhans-Zellen* sind Makrophagen.
2. Stachelzellschicht (*Stratum spinosum*): Die „Stacheln" sind Zellausläufer, in denen Nachbarzellen mit Desmosomen aneinander gekoppelt sind. Die Schichten 1 + 2 werden auch als Keimschicht zusammengefaßt.
3. In der Körnerschicht (*Stratum granulosum*) treten Keratohyalin- und Lamellenkörner auf. Es beginnt die Verhornung.
4. Die schmale homogene helle Schicht (*Stratum lucidum*) findet man nur bei dicker Haut. Die Schichten 3 + 4 werden auch als verhornende Schicht zusammengefaßt.
5. Die Hornschicht (*Stratum corneum*) besteht aus verschmolzenen flachen keratingefüllten Zellen ohne Zellkern und Zellorganellen.

1.9.2b Wie ist die Lederhaut (Dermis [Corium]) gebaut?

Die Papillarschicht (*Stratum papillare*) ist mit der Oberhaut durch Papillen verzahnt, mit einer Basalmembran an der Grenze. In der Netzschicht (*Stratum reticulare*) sind zugfeste Fasern scherengitterartig verflochten (sie begrenzen die Dehnung). Elastische Fasern stellen die ursprüngliche Form nach Verformung wieder her. Die Lederhaut ist reich an Gefäßen und Nerven: *Rete arteriosum subpapillare* (aus ihm entspringt eine Kapillarschlinge für jede Papille), *Rete arteriosum dermale* (an der Grenze zur Unterhaut), entsprechende Plexus venosi und zahlreiche arteriovenöse Anastomosen (sie regeln die Hautdurchblutung).

1.9.2c Wie ist die Unterhaut (Tela subcutanea [Hypodermis]) gebaut?

Sie besteht vorwiegend aus Fett- und Bindegewebe: Bündel straffen Bindegewebes (*Retinacula cutis*) befestigen die Cutis an der allgemeiner Körperfaszie. Das Unterhautfettgewebe (*Panniculus adiposus*) polstert gegen Druck und Stoß, isoliert gegen Wärmeverluste und speichert Energie und Wasser.

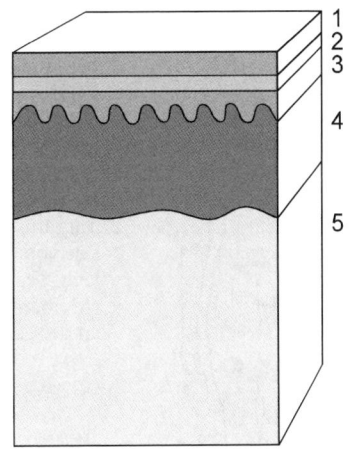

Abb. 1-9. Schichten der Haut, schematisch.

1–3 Epidermis
1 Hornschicht
2 Verhornende Schicht
3 Keimschicht
4 Dermis [Corium]
5 Tela subcutanea [Hypodermis]
1–4 Cutis
1–5 Integumentum commune

1.9.2d Welche Nervenendorgane kommen in der Haut vor?

1. *Druckrezeptoren*: Merkel-Tastscheiben in der Keimschicht.
2. *Berührungsrezeptoren*: Meissner-Tastkörperchen in den Lederhautpapillen.
3. *Vibrationsrezeptoren*: Vater-Pacini-Lamellenkörperchen, 1–5 mm lang, in der Unterhaut.
4. *Kalt-, Warm- und Schmerzrezeptoren*: freie Nervenendungen.

1.9.3 Worin unterscheiden sich einzelne Hautbereiche?

1. Durch die *Anordnung der Lederhautpapillen*: Bei der *Leistenhaut* stehen die Papillen in Reihen. Sie kommt nur an Palma und Planta vor, ist unbehaart, besonders straff auf der Unterlage befestigt („Matratzenkonstruktion") und reich an sensorischen Nervenendorganen. Das Leistenmuster ist individuell (Daktyloskopie!). Bei der *Felderhaut* (übrige Haut) stehen die Papillen in den Feldern, Haare und Talgdrüsen in den Furchen.
2. Durch die *Dicke der Cutis*: Sie ist dick an Rücken, Gesäß und Leistenhaut, dünn an Augenlid, Brustwarze und Warzenhof sowie Penis.
3. Durch die *Fetteinlagerung in die Unterhaut*: Fettreich sind Brust + Gesäß + Hüften (Frau), Bauch (Mann), Fußsohle. Fettarm sind Augenlid, Ohrmuschel, Nasenrücken, Lippen, kleine Schamlippen, Penis, Hodensack.
4. Durch die *Eigenbeweglichkeit*: Quergestreifte Hautmuskeln kommen nur an Kopf + Hals (mimische Muskeln) und am Kleinfingerballen (M. palmaris brevis) vor, glatte Muskelzellen an Warzenhöfen, großen Schamlippen, Hodensack und Haarbalgmuskeln.
5. Durch die *Pigmentierung*: Pigmentreich sind Warzenhöfe, äußeres Genitale, After, Achselgrube. Pigmentarm sind die Leistenhaut und der Sonne kaum ausgesetzte Hautbereiche.

1.9.4 Welche Arten von Hautdrüsen (Glandulae cutis) gibt es beim Menschen?

1. Schweißdrüsen (*Glandulae sudoriferae merocrinae [eccrinae]*): geknäuelte, unverzweigte schlauchförmige Drüsen. Die sezernierenden Teile haben eine Schicht kubischer oder säulenförmiger Zellen, der Ausführungsgang ein zweischichtiges kubi-

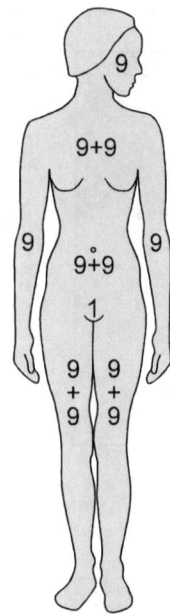

Abb. 1-10. *Neunerregel zum Abschätzen von Teilen der Körperoberfläche (wichtig für die Beurteilung von Verbrennungen): Je etwa 9 % entfallen auf den Kopf und einen Arm, je 2 × 9 = 18 % auf die Rumpfvorderseite, die Rumpfrückseite und ein Bein, das restliche 1 % wird dem äußeren Genitale zugewiesen. Bei Kindern ist der Anteil der Gliedmaßen geringer, der des Kopfes größer.*

sches Epithel. Myoepithelzellen pressen den Schweiß in den Ausführungsgang. Sie kommen an der gesamten Haut vor, außer an Lippenrot, Kitzler, kleinen Schamlippen, Eichel und der Innenseite der Vorhaut.

2. Duftdrüsen sind apokrine Schweißdrüsen (*Glandulae sudoriferae apocrinae*). Ihr milchiges alkalisches Sekret wird leicht von Hautbakterien zersetzt (Geruch, Infektionsgefahr). Sie kommen an Achselhaut, Genitale, After und Warzenhof vor. Zu ihnen gehören auch die Ohrschmalzdrüsen und die Moll-Liddrüsen. Eine Sonderform sind die Milchdrüsen (*Glandulae mammariae*).

3. Talgdrüsen (*Glandulae sebaceae holocrinae*) sind verzweigte beerenförmige Drüsen vom holokrinen Sekretionstyp. Als Haarbalgdrüsen sind sie jedem Haar zugesellt. Freie (haarunabhängige) Talgdrüsen findet man an Lippenrot, Nase, Augenlid (Meibom-Lidplattendrüse), Warzenhof, Schamlippen, Eichel und After. Sie fehlen an der Leistenhaut.

1.9.5a Wozu dienen Haare (Pili)?

1. *Wärmeisolierung*: das Luftpolster zwischen den Haaren.
2. *Wärmeabgabe*: Haare vergrößern die Verdunstungsoberfläche für den Schweiß.
3. *Reibungsminderung*: z. B. in der Achselgrube und in der Dammgegend.
4. *Signalwirkung*: die geschlechtsspezifische Behaarung von Gesicht und Unterbauch.
5. *Berührungsempfindung*: Sie wird durch den langer Hebelarm gefördert, z. B. Schnurrhaare der Katze.

1.9.5b Welche Hauptarten von Haaren gibt es?

1. *Wollhaar* (Flaum, Lanugo) bedeckt beim Neugeborenen fast den ganzen Körper, beim Erwachsenen große Teile.
2. *Terminalhaar* ist stärker, länger, dunkler. Die Lebensdauer beträgt 3–5 Jahre, das Kopfhaar wächst um etwa 1 cm pro Monat. Kopfhaare, Augenbrauen und Augenwimpern entstehen schon kurz vor oder nach der Geburt, Barthaare, Nasenhaare, Ohrhaare, Achselhaare und Schamhaare erst in der Pubertät.

NB: Unbehaart sind die Leistenhaut (Palma + Planta), das Lippenrot, die Glans clitoridis, die Labia minora pudendi, die Glans penis und das Preputium.

1.9.5b Wie ist ein Haar gebaut?

Haarschaft nennt man den aus der Haut herausragenden Hornfaden. Die *Haarwurzel* ist der schräg in der Haut steckende Teil des Haars, ihre Schichtenfolge entspricht etwa den Schichten der Oberhaut (innere und äußere Wurzelscheide) sie endet in der Unterhaut mit der Haarzwiebel. Als *Haarpapille* bezeichnet man den Raum in der Haarzwiebel mit den Blutgefäßen für die Wachstumszone (*Matrix*). Der *Haarbalg* (Haarfollikel) ist die bindegewebige Hülle um die Haarwurzel. Aus einem geraden Haarfollikel wächst ein glattes Haar, aus einem gekrümmten ein gekräuseltes. Der Haarbalgmuskel (*M. arrector pili*) zieht als Bündel glatter Muskelzellen von der Papillarschicht der Lederhaut zum Haarfollikel (bei Kontraktion „Gänsehaut"). Die *Haarbalgdrüsen* sind Talgdrüsen.

1.9.6 Wie ist ein Nagel (Unguis) gebaut?

Die Nagelplatte ist eine Hornplatte, das „Möndchen" (*Lunula*) deren proximaler, weißlicher, halbmondförmiger Teil über der Matrix. Die Hautwülste um den Nagel nennt man Nagelwall. Das *Eponychium* ist die auf dem Nagel liegende Hornschicht. Das Nagelbett ist die unter dem Nagel liegende Oberhaut: Deren proximaler Teil (*Matrix unguis*) bildet den Nagel (er wächst 0,8–1,5 mm pro Woche), der vor der Matrix liegende Teil heißt *Hyponychium*.

2 Leibeswand
2.1 Wirbelsäule (Columna vertebralis)

2.1.1 Wie benennt man die Krümmungen der Wirbelsäule?

1. *Lordose* = vorn konvexe Krümmung: normal an Hals- und Lendenwirbelsäule.
2. *Kyphose* = hinten konvexe Krümmung: an Brustwirbelsäule und Kreuzbein.
3. *Promontorium*: Knick zwischen Lendenwirbelsäule und Kreuzbein.
4. *Skoliotische* = seitliche Krümmung: Häufigste Ursache ist ein Beckenschiefstand bei Beinlängenunterschied. Eine ausgeprägte Skoliose ist immer abnorm.

2.1.2a Aus welchen Teilen besteht ein typischer Wirbel (Vertebra), welche Hauptaufgaben haben sie?

1. Das *Corpus vertebrae* (Wirbelkörper) ist das Stützelement des Rumpfes.
2. Der *Arcus vertebrae* (Wirbelbogen) umschließt das *Foramen vertebrale* (Wirbelloch). Die Foramina vertebralia aller Wirbel bilden den *Canalis vertebralis* (Wirbelkanal), in ihm liegt das Rückenmark mit den Rückenmarkhäuten.
3. 2 *Processus transversi* (Querfortsätze) + 1 *Processus spinosus* (Dornfortsatz) dienen als Ansätze und Hebelarme für Bänder und Muskeln.
4. Je 2 *Processus articulares superiores* + *inferiores* (obere/untere Gelenkfortsätze) bilden die Articulationes zygapophysiales (Wirbelbogengelenke).

2.1.2b Wie unterscheiden sich Hals-, Brust- und Lendenwirbel?

1. *Halswirbelsäule* (HWS): Die Wirbelkörper C_3–C_7 sind klein und sattelförmig. Sonderformen sind *Axis* (C_2) mit Dens axis (Zapfen) und *Atlas* (C_1) ohne Wirbelkörper und Dornfortsatz (dafür vorderer + hinterer Bogen). In den Foramina transversaria der Querfortsätze C_6–C_1 läuft die A. vertebralis (Wirbelarterie).
2. *Brustwirbelsäule* (BWS): Die Seitenflächen der Wirbelkörper und die Enden der Querfortsätze tragen Gelenkflächen für die Rippen.
3. *Lendenwirbelsäule* (LWS): Die Wirbelkörper sind besonders groß. Die seitlichen Fortsätze entsprechen Rippen und werden daher Processus costiformes (Rippenfortsätze) genannt.

2.1.2c Woran erkennt man beim Kreuzbein das Grundschema des Wirbels?

1. Beim Kind sind die 5 Vertebrae sacrales noch durch Knorpelfugen (Wachstum!) getrennt, beim Erwachsenen erinnern daran *Lineae transversae* (Querlinien) auf der Facies pelvica (Vorderfläche).
2. Die *Crista sacralis mediana* + *medialis* + *lateralis* auf der Facies dorsalis sind Relikte der Dorn-, Gelenk- und Querfortsätze.
3. Der *Canalis sacralis* (Kreuzbeinkanal) entspricht dem Wirbelkanal.
4. Die *Foramina sacralia anteriora* + *posteriora* sind Fortsetzungen der Foramina intervertebralia für den Austritt der Nn. sacrales.

2.1.3 An welchen Dornfortsätzen orientiert man sich bei der Untersuchung des Patienten?

1. C_2 ist der oberste Dornfortsatz in der medianen Rinne zwischen den Wülsten der Nackenmuskeln (C_1 hat keinen Dornfortsatz!).
2. C_7 tritt besonders stark hervor und wird daher *Vertebra prominens* genannt.
3. T_3 liegt etwa in der Verbindungslinie der beiden Spinae scapulae.
4. T_7: liegt etwa in der Verbindungslinie der Anguli inferiores der beiden Scapulae bei angelegten Armen.

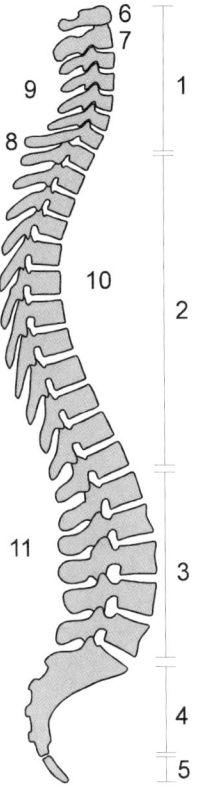

Abb. 2-1. Hauptabschnitte und Krümmungen der Wirbelsäule.

1 Halswirbelsäule (HWS) mit 7 Vertebrae cervicales
2 Brustwirbelsäule (BWS) mit 12 Vertebrae thoracicae
3 Lendenwirbelsäule (LWS) mit 5 Vertebrae lumbales
4 Os sacrum aus 5 verschmolzenen Vertebrae sacrales
5 Os coccygis aus 3–5 zurückgebildeten Vertebrae coccygeae
6 Atlas
7 Axis
8 Vertebra prominens
9 Halslordose
10 Brustkyphose
11 Lendenlordose

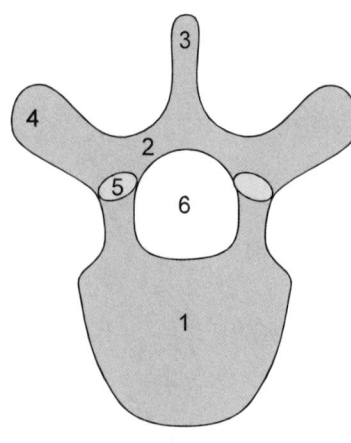

5. T12 findet man auf Höhe des Ansatzes der letzten Rippe.
6. L4 liegt in der Verbindungslinie der höchsten Punkte der Cristae iliacae.
7. S2 (als Teil der Crista sacralis mediana) liegt in der Verbindungslinie der Spinae iliacae posteriores superiores (den seitlichen Eckpunkten der Lendenraute).

2.1.4 Welche Abschnitte umfasst das Bewegungssegment und welche Hauptaufgaben haben sie?

1. Die *Disci intervertebrales* (Zwischenwirbelscheiben = Bandscheiben) zwischen den Wirbelkörpern von C2 bis S1 bestehen aus einem Anulus fibrosus (Faserring) und einem Nucleus pulposus (Gallertkern). Sie dienen der Beweglichkeit und Federung.
2. Die *Foramina intervertebralia* (Zwischenwirbellöcher) sind Durchlässe für die Nn. spinales und Blutgefäße. Beim Nucleus-pulposus-Prolaps kann es zum Nervenkompressionssyndrom kommen.
3. Die *Articulationes zygapophysiales* (Wirbelbogengelenke) sind synoviale Gelenke mit unterschiedlichen Stellungen der Gelenkfortsätze: bei der HWS flach (dies ermöglicht ausgiebiges Vor- und Rückneigen = Inklination – Reklination), bei der BWS liegt der Krümmungsmittelpunkt in der Zwischenwirbelscheibe (Rotation ist vor allem in der unteren BWS möglich), bei der LWS liegt der Krümmungsmittelpunkt im Dornfortsatz (die Rotation ist gering).
4. Bänder: *Lig. longitudinale anterius + posterius* (vorderes und hinteres Längsband, an Ventral- bzw. Dorsalseite der Corpora vertebrarum), *Lig. flavum* (Zwischenbogenband), *Lig. intertransversarium* (Zwischenquerfortsatzband), *Lig. interspinale* (Zwischendornfortsatzband) und *Lig. supraspinale* (Überdornfortsatzband), am Hals verselbstständigt als *Lig. nuchae* (Nackenband). Die hinteren Bänder enthalten reichlich elastische Fasern (zum Erhalten des Gleichgewichts ohne Energieaufwand).

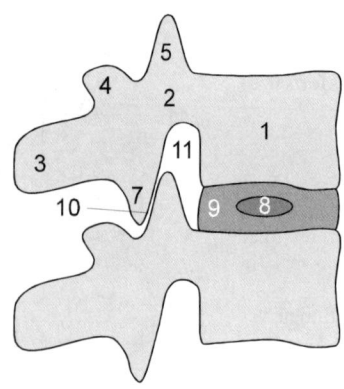

Abb. 2-2. Wirbel und Bewegungssegment schematisch.

1 Corpus vertebrae
2 Arcus vertebrae
3 Processus spinosus
4 Processus transversus
5 Processus articularis superior
6 Foramen vertebrale
7 Processus articularis inferior
8 + 9 Discus intervertebralis
8 Nucleus pulposus
9 Anulus fibrosus
10 Articulatio zygapophysialis
11 Foramen intervertebrale

2.1.5 Wie beurteilt man rasch die Beweglichkeit der Wirbelsäule?

1. Der *kleinste Finger-Boden-Abstand* beim Vorneigen mit gestreckten Knien ist bei gesunden jungen Erwachsenen = 0 (d.h. sie erreichen mit den Fingerspitzen den Boden).
2. *Schober-Maß*: Am stehenden Patienten markiert man eine Strecke von 10 cm vom kranialen Ende der Crista sacralis mediana (S1) nach kranial auf der Haut. Bei maximalem Vorneigen wird sie beim Wirbelsäulengesunden um etwa 5 cm gedehnt.
3. *Ott-Maß*: Am stehenden Patienten markiert man eine Strecke von 30 cm von der Vertebra prominens nach kaudal. Die Längenzunahme bei maximalem Vorneigen beträgt normalerweise etwa 3–4 cm.

2.1.6a In welche großen Gruppen teilt man die Rückenmuskeln (Mm. dorsi) ein?

1. *Autochthone Rückenmuskeln* = zur Wirbelsäule gehörende Muskeln: *M. erector spinae*, *Mm. transversospinales*, *Mm. spinotransversales*, *Mm. interspinales* und *Mm. intertransversarii*. Der Mensch benötigt kräftige Rückenstreckmuskeln als Gegengewicht gegen die Schwerkraft. Bei aufrechtem Stand liegt der größte Teil der Wirbelsäule hinter der Schwerlinie, die Schwerkraft beugt den Rumpf nach vorn.
2. *Oberflächliche Rückenmuskeln* = hintere Gürtelmuskeln (Armmuskeln, die ihr Ursprungsgebiet auf den Rumpf ausgedehnt haben, z. B. M. latissimus dorsi).

Muskel	Ursprung	Ansatz	Nerv	Funktion
M. iliocostalis: • M. iliocostalis lumborum, Pars lumbalis + Pars thoracica • M. iliocostalis cervicis [colli]	• Crista iliaca • Crista sacralis lateralis • Fascia thoracolumbalis • Anguli costarum 3–12	• Processus costales L_1–L_3 • Fascia thoracolumbalis (tiefes Blatt) • Anguli costarum 1–12 • Processus transversi C_4–C_6	Rr. posteriores	• Reklination und Seitneigung der Wirbelsäule • bei beidseitiger Kontraktion nur Reklination
M. longissimus: • M. longissimus thoracis, Pars lumbalis + Pars thoracica • M. longissimus cervicis [colli] • M. longissimus capitis	• Os sacrum • Ligg. sacroiliaca posteriora • Crista iliaca • Processus spinosi T_7–L_5 • Processus transversi C_3–L_2	• Processus costales + accessorii der Lendenwirbel • Fascia thoracolumbalis (tiefes Blatt) • Anguli costarum 2–12 • Processus transversi C_2–C_5 + T_1–T_{12} • Processus mastoideus		• Reklination und Seitneigung der Wirbelsäule • bei beidseitiger Kontraktion nur Reklination • neigt und dreht den Kopf zur gleichen Seite
M. spinalis: • M. spinalis thoracis • M. spinalis cervicis [colli] • M. spinalis capitis	Processus spinosi C_6–T_2 + T_{10}–L_3	• Processus spinosi C_2–C_4 + T_2–T_8 • Os occipitale zwischen Linea nuchalis superior und Linea nuchalis inferior		• Reklination und geringe Seitneigung der Wirbelsäule • Rückneigen des Kopfes

Tab. 2-1. M. erector spinae.

Muskel	Ursprung	Ansatz	Nerv	Funktion
M. semispinalis: • M. semispinalis thoracis • M. semispinalis cervicis [colli] • M. semispinalis capitis	Processus transversi C_4–T_{12}	• Processus spinosi C_2–T_5 • Os occipitale zwischen Linea nuchalis superior und Linea nuchalis inferior	Rr. posteriores C_1–L_5	• Reklination, Seitneigung und (geringe) Rotation der Wirbelsäule • Rückneigen, Seitneigen und (geringes) Drehen des Kopfes
Mm. multifidi: • M. multifidus lumborum • M. multifidus thoracis • M. multifidus cervicis [colli]	• Os sacrum • Ligg. sacroiliaca posteriora • Crista iliaca • Fascia thoracolumbalis • Processus mammillares L_1–L_5 • Processus transversi T_1–T_{12} • Processus articulares C_4–C_7	• Processus spinosi C_2–L_5 • Laminae arcuum vertebrarum		Reklination, Seitneigung und Rotation der Wirbelsäule
Mm. rotatores: • Mm. rotatores lumborum • Mm. rotatores thoracis • Mm. rotatores cervicis [colli]	• Processus mammillares L_1–L_5 • Processus costiformes L_1–L_5 • Processus transversi C_2–T_{12}	Üblicherweise gegliedert in: • Mm. rotatores breves: zu Processus spinosus bzw. Lamina arcus vertebrae des nächsthöheren Wirbelsegments • Mm. rotatores longi (zum übernächsten Wirbelsegment)		Rotation sowie geringe Seitneigung und Reklination der Wirbelsäule

Tab. 2-2. Mm. transversospinales.

Muskel	Ursprung	Ansatz	Nerv	Funktion
M. splenius cervicis [colli]	Processus spinosi T_3–T_5	Tubercula posteriora der Processus transversi C_1–C_3	Rr. posteriores C_2–C_4	Reklination, Seitneigung und (geringe) Rotation der Wirbelsäule
M. splenius capitis	• Processus spinosi C_7–T_3 • Lig. nuchae	• Linea nuchalis superior • Processus mastoideus		Rückneigen, Seitneigen und Drehen des Kopfes

Tab. 2-3. Spinotransversale Muskeln.

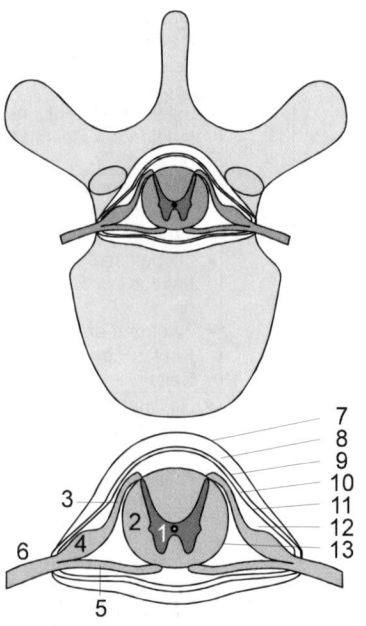

Abb. 2-3. Wirbelkanal mit Rückenmark und Rückenmarkhäuten.

1 + 2 Medulla spinalis
1 Substantia grisea
2 Substantia alba
3 Radix posterior [sensoria]
4 Ganglion sensorium nervi spinalis
5 Radix anterior [motoria]
6 N. spinalis
7 Periost des Canalis vertebralis
8 Spatium epidurale
9 Dura mater spinalis
10 Spatium subdurale
11 Arachnoidea mater spinalis
12 Spatium subarachnoideum [leptomeningeum]
13 Pia mater spinalis

2.1.6c Was ist die Fascia thoracolumbalis?

Sie umhüllt die autochthonen Rückenmuskeln. Ihr *oberflächliches Blatt* ist an den Processus spinosi und an der Crista iliaca befestigt, ihr *tiefes Blatt* an den Processus transversi. An sehnigen Verstärkungszügen entspringen der M. latissimus dorsi, der M. serratus posterior inferior und der M. transversus abdominis.

2.1.6d Welche Muskeln dienen den einzelnen Rumpfbewegungen?

1. *Rückneigen* (Reklination): M. erector spinae.
2. *Vorneigen* (Inklination): vordere Bauchmuskeln.
3. *Seitneigen*: seitliche Abschnitte der Mm. obliqui abdominis und der autochthonen Rückenmuskeln.
4. *Drehen* (Rotation, hauptsächlich im unteren Brustbereich): Mm. obliqui abdominis, Mm. transversospinales.

2.1.7a Welche Gelenke fasst man als „Kopfgelenke" zusammen?

1. *Articulatio atlantooccipitalis*: beidseits zwischen Facies articularis superior der Massa lateralis atlantis und Condylus occipitalis.
2. *Articulatio atlantoaxialis mediana*: zwischen Arcus anterior atlantis, Dens axis und dem überknorpelten Lig. transversum atlantis.
3. *Articulatio atlantoaxialis lateralis*: beidseits zwischen Facies articularis inferior der Massa lateralis atlantis und Axis.

2.1.7b Wie beurteilt man rasch die Beweglichkeit der Kopfgelenke?

1. *Vorneigen des Kopfes*: Gesunde erreichen auch bei geschlossenem Mund mit dem Kinn die Brustwand (minimaler Kinn-Brustbein-Abstand = 0 cm).
2. *Rückneigen des Kopfes*: Der maximale Kinn-Brustbein-Abstand beträgt bei gesunden Erwachsenen etwa 20 cm.
3. *Seitneigen des Kopfes*: Normal sind etwa 45°.
4. *Drehen des Kopfes*: Normal sind nach beiden Seiten etwa 50–70°. Man benutzt die Nase als Zeiger.

2.1.8a Wie werden die Rückenmarkhäute gegliedert?

1. *Dura mater spinalis* (harte Rückenmarkhaut): Ein Geflecht zugfester Fasern („Durasack") erstreckt sich vom Foramen magnum bis in den Canalis sacralis. Das kaudale Ende des Durasacks liegt auf Höhe von S_2.
2. *Arachnoidea mater spinalis* (Spinnwebenhaut des Rückenmarks): Sie liegt als dünne, zähe äußere Grenzschicht des Liquorraums der Dura mater spinalis innen an.
3. *Pia mater spinalis* (weiche Rückenmarkhaut): Die innere Grenzschicht des Liquorraums bedeckt das Rückenmark unmittelbar.

2.1.8b In welche Kompartimente wird der Wirbelkanal gegliedert?

1. *Spatium subarachnoideum [leptomeningeum]:* Der Subarachnoidealraum zwischen Arachnoidea mater und Pia mater ist mit Liquor cerebrospinalis gefüllt.
2. *Spatium subdurale:* Der Subduralraum ist normalerweise nur ein kapillarer Spalt zwischen Dura mater und Arachnoidea mater.
3. *Spatium epidurale [peridurale]:* Der Epiduralraum = Periduralraum zwischen Dura mater spinalis und Periost ist etwa 3 mm breit. Er enthält Fettgewebe und ein dichtes Venengeflecht (Plexus venosus vertebralis internus). Kaudal des Endes des Durasacks (S_2) gehört der gesamte Canalis sacralis zum Epiduralraum.

2.1.9 Welche Bedeutung haben die Wirbelvenen?

Sie bilden eine Längsbahn für das venöse Blut parallel zu den Hohlvenen (V. cava superior + inferior) und damit eine wichtige kavokavale Anastomose:
1. Der *Plexus venosus vertebralis externus* umgibt die Wirbelsäule außen.
2. Der *Plexus venosus vertebralis internus* liegt im Epiduralraum.

2.2 Rückenmark (Medulla spinalis)

2.2.1 Wie liegen die Rückenmarksegmente zu den Wirbelsegmenten?

Beim jungen Fetus füllt das Rückenmark noch den gesamten Wirbelkanal. Dann wächst die Wirbelsäule rascher als das Rückenmark, so dass das Rückenmark scheinbar aufsteigt. Die Lagebeziehung zwischen Rückenmark- und Wirbelsegmenten ist für das Verständnis von Querschnittverletzungen wichtig:
1. Pars cervicalis des Rückenmarks (C_1–C_8): in der HWS (C_1–C_7).
2. Pars thoracica des Rückenmarks (T_1–T_{12}): in der BWS (T_1–T_9).
3. Pars lumbalis des Rückenmarks (L_1–L_5): in der unteren BWS (T_{10}–T_{11}).
4. Pars sacralis + Pars coccygea (S_1–S_5 + Co_1–Co_3): in BWS/LWS (T_{12}–L_1).
5. Das Rückenmarks endet beim Erwachsenen normalerweise am Oberrand von L_2, darunter setzt sich nur das Filum terminale in der Cauda equina fort.

2.2.2 Wie ist die graue Rückenmarksubstanz gegliedert?

1. Das Vorderhorn (*Cornu anterius* bzw. *Columna anterior*) enthält die Zellkörper der Motoneurone.
2. Das Seitenhorn (*Cornu laterale* bzw. *Columna intermedia*) ist ein autonomes Kerngebiet: im Bereich C_8–L_2 sympathisch, S_2–S_4 parasympathisch.
3. Das Hinterhorn (*Cornu posterius* bzw. *Columna posterior*) enthält einen Teil der Zellkörper des 2. Neurons sensorischer Bahnen (die Zellkörper des 1. Neuron liegen im Spinalganglion!).

2.2.3a Woraus entsteht ein Spinalnerv, wie viel Nn. spinales gibt es?

1. Jeder Spinalnerv entsteht aus 2 Wurzeln: Die vordere Wurzel (*Radix anterior [motoria]*) führt die efferenten (motorischen) Nervenfasern (Zellkörper im Vorderhorn oder Seitenhorn), die hintere Wurzel (*Radix posterior [sensoria]*) die afferenten (sensorischen) Nervenfasern (Zellkörper im Spinalganglion).
2. Das Spinalganglion (*Ganglion sensorium nervi spinalis*) ist eine etwa weizenkorngroße Anschwellung der hinteren Wurzel im Zwischenwirbelloch. Es enthält die Zellkörper pseudounipolarer großer somatoafferenter A-Zellen und kleiner viszeroafferenter B-Zellen, umgeben von Gliazellen (Mantelzellen).
3. Es gibt 8 Halsnerven (*Nn. cervicales*), 12 Brustnerven (*Nn. thoracici*), 5 Lendennerven (*Nn. lumbales*), 5 Kreuzbeinnerven (*Nn. sacrales*) und 1 Steißbeinnerv (*N. coccygeus*). Die Wurzeln sind bei den Halsnerven kurz (1–2 cm), bei den Sakralnerven lang (20–25 cm, sie bilden die *Cauda equina*).

2.2.3b Wie sind Spinalnerv und autonome Ganglien verbunden?

1. Der *R. communicans albus* führt präganglionäre Fasern (weiß = markreich) vom Seitenhorn zum autonomen Ganglion, z. B. im Grenzstrang.
2. Der *R. communicans griseus* führt postganglionäre Fasern (grau = markarm) vom Grenzstrangganglion zum Spinalnerv. In diesem ziehen sie zu Blutgefäßen, Haarbalgmuskeln und Schweißdrüsen.

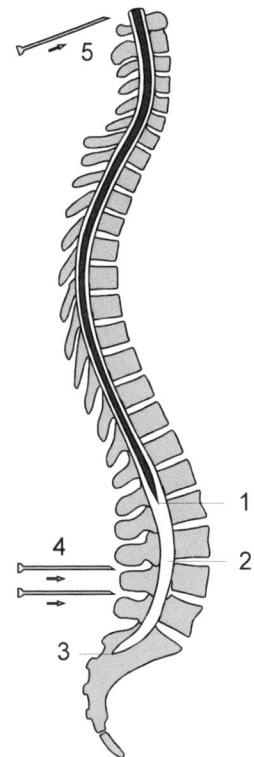

Abb. 2-4. Punktion des Liquorraums.

1 Unteres Ende des Rückenmarks ($L_{1/2}$)
2 Rückenmarkfreier Liquorraum
3 Unteres Ende des Liquorraums (S_2)
4 Lumbalpunktion (kranial oder kaudal des Processus spinosus von L_4)
5 Subokzipitalpunktion

Bizepsreflex	C_5/C_6
Trizepsreflex	C_7/C_8
Bauchhautreflexe	T_6–T_{12}
Kremasterreflex	L_1/L_2
Kniesehnenreflex	L_2–L_4
Achillessehnenreflex	S_1/S_2
Fußsohlenreflex	S_1/S_2
Afterreflex	S_3–S_5

Tab. 2-4. Segmentbezüge häufig geprüfter Reflexe.

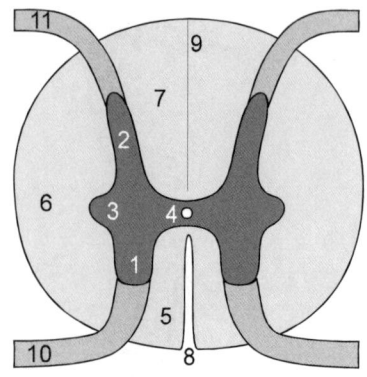

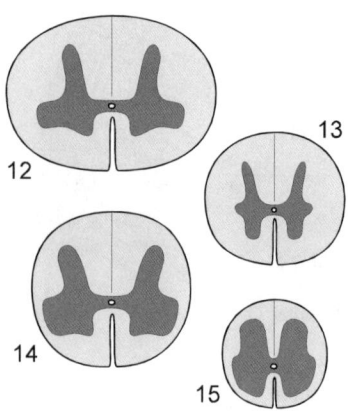

Abb. 2-5. Querschnitte durch das Rückenmark.

1 Columna anterior (Cornu anterius)
2 Columna posterior (Cornu posterius)
3 Columna intermedia (Cornu laterale)
4 Canalis centralis
5 Funiculus anterior
6 Funiculus lateralis
7 Funiculus posterior
8 Fissura mediana anterior
9 Septum medianum posterius
10 Radix anterior [motoria]
11 Radix posterior [sensoria]
12 Pars cervicalis
13 Pars thoracica
14 Pars lumbalis
15 Pars sacralis

2.2.4 Was ist ein Dermatom?

Der Hautbereich, der aus einem Rückenmarksegment versorgt wird. Die Dermatome folgen einander lückenlos (mit weiter Überlappung), ausgenommen an der oberen Brustwand („Segmentsprung", weil die Dermatome C_5–T_1 in den Arm verlagert sind).

2.2.5 Welche Haupttypen von Reflexen gibt es?

1. *Eigenreflexe* gehen vom Muskel aus und kehren zu ihm zurück. Sie laufen rasch ab (10–20 ms) und ermüden kaum. Reflexbahn: Muskelspindel → Spinalganglienzelle → (Interneurone?) → Vorderhornzelle → Muskel.
2. *Fremdreflexe* gehen von Rezeptoren außerhalb des Muskels aus. Sie dauern länger (30–80 ms) und ermüden bald. Reflexbahn: Haut → Spinalganglienzelle → Interneurone → Vorderhornzelle → Muskel.

2.2.6a Wie charakterisiert man die Pyramidenbahnen?

1. Leitungsrichtung: absteigend.
2. Funktion: Willkürmotorik.
3. Zellkörper: im Gyrus precentralis.
4. Kreuzung: 4/5 der Axone kreuzen im Myelencephalon [Medulla oblongata] („Pyramidenkreuzung") und bilden den *Tractus corticospinalis lateralis* (Pyramiden-Seitenstrang-Bahn). 1/5 steigt als *Tractus corticospinalis anterior* (Pyramiden-Vorderstrang-Bahn) ungekreuzt ab und kreuzt erst im Zielsegment.
5. Nächste Schaltstelle: Interneurone und große α-Motoneurone der Vordersäulen.

2.2.6b Was sind „extrapyramidalmotorische" Bahnen?

Der Begriff wird häufig gebraucht, um die efferenten Bahnen zusammenzufassen, die nicht zu den Pyramidenbahnen gehören:

1. *Tractus tectospinalis*: vom Tectum mesencephali, für unbewusste Reaktionen auf optische Reize.
2. *Tractus vestibulospinalis*: vom Nucleus vestibularis lateralis (Deiters-Kern) im Myelencephalon [Medulla oblongata], für Gleichgewichtsbewegungen.
3. *Tractus pontoreticulospinalis* und *bulboreticulospinalis*: von Formatio reticularis der Brücke und des verlängerten Marks, für Aktivierung der Strecker und Beuger.
4. *Tractus rubrospinalis* (vom Nucleus ruber des Mittelhirns) und *Fibrae olivospinales* (vom unteren Olivenkern) für Gleichgewichtsbewegungen.

2.2.7a Wie charakterisiert man die Hinterstrangbahnen?

1. Leitungsrichtung: aufsteigend.
2. Funktion: epikritische Sensibilität (Druck-, Berührungs- und Vibrationsempfindung sowie Tiefensensibilität).
3. Zellkörper: im Spinalganglion.
4. Nächste Schaltstelle: Nucleus gracilis und Nucleus cuneatus (2. Neuron) im Myelencephalon [Medulla oblongata], weiter über die innere Schleife (*Lemniscus medialis*) zum Thalamus (3. Neuron), Ende im Gyrus postcentralis.
5. Kreuzung: Decussatio lemnisci medialis im Myelencephalon [Medulla oblongata].
6. Innere Gliederung: dünne Scheidewand zwischen medialem *Fasciculus gracilis* (Goll-Strang, von unteren Körperhälfte) und lateralem *Fasciculus cuneatus* (Burdach-Strang, von der oberen Körperhälfte ohne Kopf) ab T_5 nach kranial.

2.2.7b Wie charakterisiert man die Tractus spinothalamici?

1. Leitungsrichtung: aufsteigend.
2. Funktion: protopathische Sensibilität (Schmerz-, Wärme-, Kälte-, Druck- und Berührungsempfindung).
3. Zellkörper: Columna posterior (2. Neuron).
4. Kreuzung: in Commissura alba.
5. Nächste Schaltstelle: Thalamus (3. Neuron).

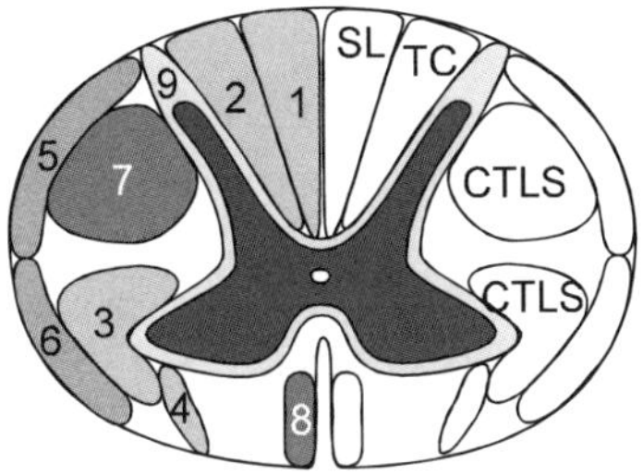

2.2.7c Was charakterisiert die Kleinhirn-Seitenstrang-Bahnen?

1. Leitungsrichtung: aufsteigend.
2. Funktion: Informationen über den Bewegungsapparat für das Kleinhirn.
3. Zellkörper: in der Columna posterior (2. Neuron).
4. Kreuzung: *Tractus spinocerebellaris anterior* (Gowers-Bündel) in der Commissura alba, Rückkreuzung im Kleinhirn. Der *Tractus spinocerebellaris posterior* (Flechsig-Bündel) bleibt ungekreuzt.
5. Nächste Schaltstelle: Kleinhirn.

2.2.7d Wie liegen wichtige Bahnen im Rückenmarkquerschnitt?

1. Im Vorderstrang: Pyramiden-Vorderstrang-Bahn, Tractus spinothalamicus anterior und extrapyramidalmotorische Bahnen.
2. Im Seitenstrang: Pyramiden-Seitenstrang-Bahn, Tractus spinothalamicus lateralis, Kleinhirn-Seitenstrang-Bahnen und extrapyramidalmotorische Bahnen.
3. Im Hinterstrang: Hinterstrangbahnen (medial Goll-, lateral Burdach-Strang).

2.2.8 Welche Ausfälle verursacht eine halbseitige Querschnittläsion?

Kaudal der Querschnittstelle:
- auf der Seite der Läsion: spastische Parese, Ausfall der Tiefensensibilität, die Berührungsempfindung ist stark herabgesetzt.
- auf der Gegenseite: Ausfall der Temperatur- und Schmerzempfindung und nur leichte Muskelschwäche.

Abb. 2-6. Wichtige Bahnen im Rückenmarkquerschnitt. CTLS = Anordnung der Bahnen nach ihrer Herkunft aus dem zervikalen (C), thorakalen (T), lumbalen (L) und sakralen (S) Bereich.

1 Fasciculus gracilis
2 Fasciculus cuneatus
3 Tractus spinothalamicus lateralis
4 Tractus spinothalamicus anterior
5 Tractus spinocerebellaris posterior
6 Tractus spinocerebellaris anterior
7 Tractus corticospinalis lateralis
8 Tractus corticospinalis anterior
9 Fasciculi proprii

2.3 Brustwand

2.3.2 Welche Abschnitte unterscheidet man an Brustbein und Rippen?

1. Brustbein (*Sternum*): *Manubrium sterni* (Handgriff), *Symphysis manubriosternalis* (mit gut tastbarem *Angulus sterni* = Ansatz der 2. Rippen!), *Corpus sterni* (Brustbeinkörper), *Symphysis xiphosternalis* und *Processus xiphoideus* (Schwertfortsatz).
2. Rippe (*Costa*): knöcherner Teil (mit *Caput costae, Collum costae, Tuberculum costae, Corpus costae, Angulus costae*) und Rippenknorpel (*Cartilago costalis*). Die Knorpel der 7.–10. Rippe sind zum *Arcus costalis* (Rippenbogen) verschmolzen.

NB: Die Rippen zählt man am sichersten oben beginnend mit der 2. Rippe am Brustbeinwinkel, unten mit den Spitzen der freien Rippen (12., 11., häufig auch 10.).

2.3.3 Welche Bedeutung haben Halsrippen (Costae cervicales [colli])?

Halsrippen sind verlängerte Querfortsätze der unteren Halswirbel. Sie klemmen manchmal die Stämme des Plexus brachialis oder die A. subclavia ein und verursachen damit Schmerzen und Muskelschwächen im Arm.

Tab. 2-5. Inhalt der oberen Brustkorböffnung (Apertura thoracis superior).
1. *Eingeweide:* Luftröhre, Speiseröhre, Lungenspitzen, evtl. Schilddrüse
2. *Arterien:* Truncus brachiocephalicus, A. carotis communis, A. subclavia, rückläufig Aa. thoracicae internae
3. *Venen:* Vv. brachiocephalicae, Vv. thoracicae internae
4. *Lymphwege:* Ductus thoracicus, Trunci bronchomediastinales
5. *Nerven:* Nn. phrenici, Nn. vagi, Nn. laryngei recurrentes, Trunci sympathici, Nn. + Rr. cardiaci cervicales

Tab. 2-5. Inhalt der oberen Brustkorböffnung (Apertura thoracis superior).

2.3.4 An welchen Gelenken sind die Rippen beteiligt, wie bewegen sie sich?

1. *Articulationes costovertebrales* (Rippen-Wirbel-Gelenke) mit 2 Teilgelenken: *Articulatio capitis costae* zwischen Rippenkopf und Wirbelkörper, *Articulatio costotransversaria* zwischen Tuberculum costae und Querfortsatz. Die Rippen rotieren um eine Achse, die vom Wirbelkörper durch den Rippenhals schräg nach hinten geht, dabei werden die nach vorn gebogenen Rippenteile gehoben bzw. gesenkt.
2. *Articulationes sternocostales* (Brustbein-Rippen-Gelenke): Sie sind z. T. Synchondrosen, z. T. synoviale Gelenke.

2.3.5b Welche Orientierungslinien verwendet man am Brustkorb (Thorax)?

1. *Linea mediana anterior*: über die Mitte des Brustbeins.
2. *Linea sternalis*: über den lateralen Rand des Brustbeins.
3. *Linea parasternalis*: in der Mitte zwischen Sternal- und Medioklavikularlinie.
4. *Linea medioclavicularis*: durch die Mitte des Schlüsselbeins (der *Linea mammillaris* vorzuziehen, weil eindeutiger definiert).
5. *Linea axillaris anterior*: durch die vordere Achselfalte (M. pectoralis major).
6. *Linea axillaris media*: durch die Spitze der Achselgrube.
7. *Linea axillaris posterior*: durch die hintere Achselfalte (M. latissimus dorsi).
8. *Linea scapularis*: über den Angulus inferior scapulae bei herabhängendem Arm.
9. *Linea paravertebralis*: über die Querfortsätze der Wirbel.
10. *Linea mediana posterior*: über die Dornfortsätze.

2.3.6 Welche Faszien unterscheidet man an der Brustwand?

1. *Fascia pectoralis*: auf dem M. pectoralis major.
2. *Fascia clavipectoralis*: auf dem M. pectoralis minor.

Muskel	Ursprung	Ansatz	Nerv	Funktion
Mm. intercostales externi	Rippen vom Tuberculum costae bis zur Articulatio costochondralis (ventral bis Sternum als *Membrana intercostalis externa*)	Weiter ventral an nächsttieferer Rippe	Nn. intercostales [Rr. anteriores der Nn. thoracici]	• Abdichten der Zwischenrippenräume • Heben der Rippen (Inspiration)
Mm. intercostales interni	Rippen vom Angulus costae bis zum Sternum (dorsale Fortsetzung als *Membrana intercostalis interna*)	Weiter ventral an nächsthöherer Rippe (durch A. + V. + N. intercostalis in 2 Schichten geteilt, innerste = Mm. intercostales intimi)		• Abdichten der Zwischenrippenräume • Senken der Rippen (Exspiration) • vordere Anteile zwischen den Rippenknorpeln („Mm. intercartilaginei") Heben der Rippen (Inspiration)
Mm. subcostales	Dorsale Rippenabschnitte	Überspringen 1–2 Rippen		Senken der Rippen (Exspiration)
M. transversus thoracis	Dorsale Flächen von: • Corpus sterni • Processus xiphoideus • Cartilago costalis 6 + 7	Cartilagines costales 2–6 (nahe den Articulationes costochondralis)		Zusammenschnüren des Brustkorbs (Exspiration)
Mm. levatores costarum	Processus transversi C_7–T_{11}	Anguli costarum der nächsttieferen und der übernächsten Rippen		• (Geringes) Seitneigen und Rotation der Brustwirbelsäule • „Heben" der Rippen umstritten
M. serratus posterior superior	Lange flache Ursprungssehne von Processus spinosi C_6–T_2 und Lig. nuchae	Rippen 2–4 (5)		Hebt die Rippen 2–4 (Hilfseinatemmuskel)
M. serratus posterior inferior	Fascia thoracolumbalis	Rippen 9–12		• Senkt Rippen 9–12 • hält Rippen 9–12 gegen Zwerchfell fest (Hilfseinatemmuskel)

Tab. 2-6. Muskeln am Brustkorb.

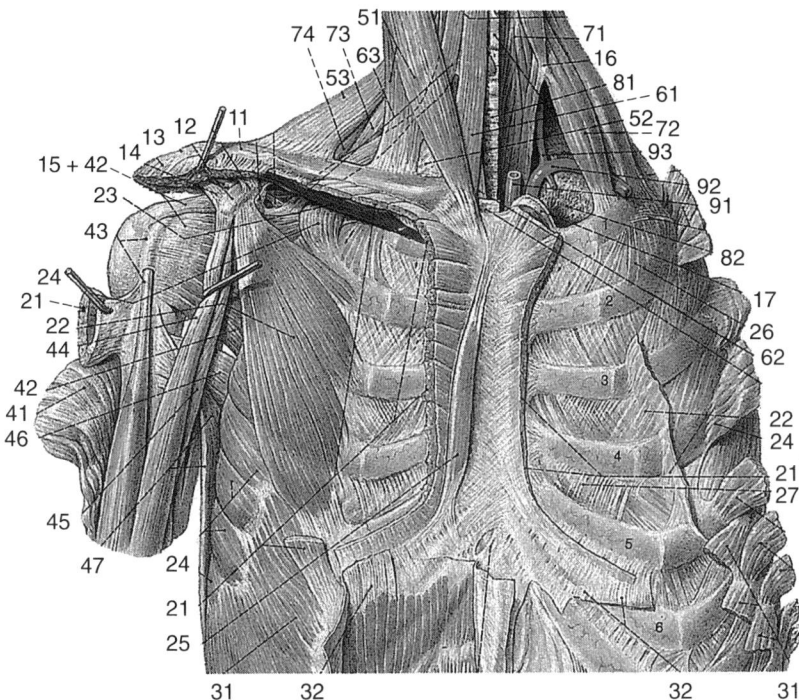

Abb. 2-7. Vordere Brustwand. Rechts (im Bild links) ist der M. pectoralis major, links sind zusätzlich die Clavicula, die Schultergürtelmuskeln und ein Teil der Bauchmuskeln abgetragen. Die kleinen Ziffern im Bild nummerieren die Rippen.

3. *Fascia thoracica*: auf der Außenseite des Thorax (oberflächlich zu Rippenperiost und Mm. intercostales externi).
4. *Fascia endothoracica [parietalis thoracis]*: auf der Innenseite des Thorax (tief zu Rippenperiost und Mm. intercostales intimi), bedeckt von Pleura costalis.

2.3.7 Welche Arterien liegen in oder an der Brustwand?

1. *Aa. intercostales posteriores*: Die ersten beiden entspringen aus dem Truncus costocervicalis der A. subclavia, die 3.–11. aus Brustaorta (die 12. wird *A. subcostalis* genannt). Sie liegen im Zwischenrippenraum am Unterrand einer Rippe.
2. *A. thoracica interna*: aus der A. subclavia, verläuft etwa fingerbreit lateral des Brustbeinrandes dorsal der Rippenknorpel. Hauptäste: *Rr. intercostales anteriores* (sie anastomosieren mit den Aa. intercostales posteriores), *A. pericardiacophrenica* (sie begleitet den N. phrenicus am Herzbeutel), *A. musculophrenica* (sie verläuft zwischen Brustkorb und Zwerchfell) und *A. epigastrica superior* (durch das Trigonum sternocostale = Larrey-Spalte zur Bauchwand zwischen M. rectus abdominis und dorsalem Blatt der Rektusscheide, dort Kollateralkreislauf zur A. epigastrica inferior aus der A. iliaca externa).

2.3.8 Wohin fließt das Blut der vorderen Rumpfwand ab?

1. Von der tiefen Brustwand über die *Vv. intercostales posteriores + anteriores* über die V. azygos/hemiazygos bzw. Vv. thoracicae internae und Vv. brachiocephalicae zur V. cava superior.

1 Knochen und Bänder
11 Clavicula
12 Processus coracoideus
13 Acromion
14 Lig. coracoacromiale
15 Lig. coracohumerale
16 Vertebra cervicalis VI, Processus transversus
17 Articulatio sternoclavicularis

2 Brustmuskeln
21 M. pectoralis major
22 M. pectoralis minor
23 M. subclavius
24 M. serratus anterior
25 M. sternalis (variabel)
26 Mm. intercostales externi
27 Membrana intercostalis externa

3 Bauchmuskeln
31 M. obliquus externus abdominis
32 M. rectus abdominis

4 Schulter- und Armmuskeln
41 M. deltoideus
42 M. subscapularis
43 M. biceps brachii, Caput longum + Vagina tendinis intertubercularis
44 M. biceps brachii, Caput breve
45 M. coracobrachialis
46 M. teres major
47 M. latissimus dorsi

5 Halsmuskeln, oberflächliche Schicht
51 M. sternocleidomastoideus
52 Fossa supraclavicularis minor
53 M. trapezius

6 Halsmuskeln, mittlere Schicht (= Unterzungenbeinmuskeln)
61 M. sternohyoideus
62 M. sternothyroideus
63 M. omohyoideus

7 Halsmuskeln, tiefe Schicht
71 M. longus colli
72 M. scalenus anterior
73 M. scalenus medius
74 M. levator scapulae

8 Eingeweide
81 Larynx + Trachea
82 Apex pulmonis

9 Arterien
91 A. carotis communis
92 A. subclavia
93 A. vertebralis

C4	Schlüsselbein (dann „Segmentsprung" zu T2!)
T5	Brustwarze
T10	Nabel
L1	Leistenfurche

Tab. 2-7. Leitsegmente zur Orientierung über die Dermatomfolge an der vorderen Rumpfwand.

2. Von den obersten Abschnitten der Brustwand zur *V. jugularis externa*.
3. Von der seitlicher Brustwand zur *V. axillaris*.
4. Von der Nabelgegend über die *Vv. paraumbilicales* zur V. portae hepatis.
5. Von der Bauchwand zur Leistengegend und dann über die *V. femoralis* zur V. cava inferior.

2.3.9a Welche Nerven versorgen die Rumpfwand?

1. Brustwand, obere und mittlere Bauchwand: Rr. ventrales der Nn. thoracici (= *Nn. intercostales*).
2. Untere Bauchwand: *N. iliohypogastricus* und *N. ilioinguinalis* (aus dem Plexus lumbalis).
3. Schlüsselbeinnaher Brustbereich: *Nn. supraclaviculares* (aus Plexus cervicalis).
4. Rücken: *Rr. dorsales* der Hals- und Brustnerven.
5. Gesäßgegend: *Nn. clunium* aus den Rr. dorsales der Nn. lumbales und sacrales.

2.4 Zwerchfell (Diaphragma) und Atmung

2.4.1 Warum ist das Zwerchfell lebensnotwendig?

Es sichert den Druckunterschied zwischen Brust- und Bauchraum, sonst würden die Bauchorgane in den Brustraum hochgedrückt. Ohne Zwerchfell geborene Kinder sterben gleich nach der Geburt.

2.4.2 Wovon hängt die Stellung der Zwerchfellkuppeln ab?

1. *Atemphase*: Sie stehen bei der Einatmung tiefer als bei der Ausatmung.
2. *Atemtiefe*: Bei tiefer Atmung beträgt der Höhenunterschied bis zu 10 cm.
3. *Körperlage*: Sie stehen bei aufrechter Körperhaltung tiefer als im Liegen.
4. *Konstitutionstyp*: beim Schlankwüchsigen tiefer als beim Breitwüchsigen.
5. *Störungen von Brust- und Bauchorganen*: Sie stehen bei Lungenblähung (Emphysem) tiefer, bei großer Leber oder Darmblähung (Flatulenz) höher.
6. *Schwangerschaft*: Die Atemleistung der Hochschwangeren ist vermindert!
7. *Innervation*: „Zwerchfellhochstand" bei Lähmung des N. phrenicus.

2.4.3 Welche normalen Lücken hat das Zwerchfell?

1. *Hiatus aorticus* (Aortenschlitz): in der Pars lumbalis vor der Wirbelsäule, für Aorta und Ductus thoracicus.
2. *Hiatus oesophageus* (Speiseröhrenschlitz): ventral kranial vom Hiatus aorticus, für die Speiseröhre (loser Einbau, daher häufig „Hiatushernien") und Nn. vagi.

Muskel	Ursprung	Ansatz	Nerv	Funktion
Pars sternalis diaphragmatis	Dorsalfläche des Processus xiphoideus	Centrum tendineum	N. phrenicus	Schiebt Baucheingeweide kaudal, dadurch wird der • Druck in der Brusthöhle vermindert (Inspiration) • Druck in der Bauchhöhle erhöht (Mitwirkung bei der „Bauchpresse")
Pars costalis diaphragmatis	Innenflächen der Rippen 7–12			
Pars lumbalis diaphragmatis	• *Lig. arcuatum medianum* (Sehnenbogen über Hiatus aorticus) • *Crus dextrum*: Wirbelkörper T12–L4 • *Crus sinistrum*: Wirbelkörper T12–L3 • *Lig. arcuatum mediale* (Sehnenbogen über M. psoas = „Psoasarkade") • *Lig. arcuatum laterale* (Sehnenbogen über M. quadratus lumborum = „Quadratusarkade")			

Tab. 2-8. Diaphragma (Zwerchfell).

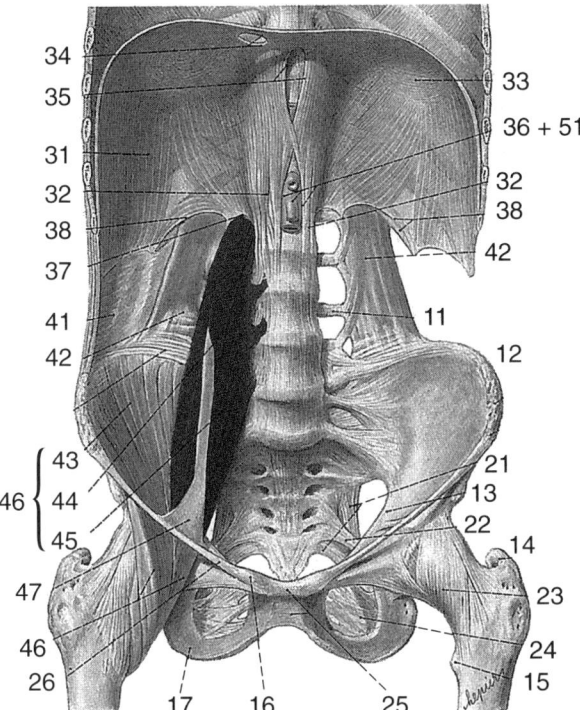

Abb. 2-8. Zwerchfell und hintere Bauchwand. Links (im Bild rechts) sind der M. iliopsoas und die seitlichen Bauchmuskeln entfernt.

1 Knochen
11 Vertebra lumbalis III, Processus costiformis
12 Crista iliaca
13 Linea terminalis
14 Trochanter major
15 Trochanter minor
16 Tuberculum pubicum
17 Tuber ischiadicum

2 Bänder
21 Lig. sacrotuberale
22 Lig. sacrospinale
23 Lig. iliofemorale
24 Membrana obturatoria
25 Symphysis pubica
26 Lig. inguinale

3 Diaphragma]
31 Pars costalis
32 Pars lumbalis
33 Centrum tendineum
34 Foramen venae cavae
35 Hiatus oesophageus
36 Hiatus aorticus
37 Lig. arcuatum mediale (Psoasarkade)
38 Lig. arcuatum laterale (Quadratusarkade)

4 Weitere Muskeln
41 M. transversus abdominis
42 M. quadratus lumborum
43 M. iliacus
44 M. psoas minor
45 M. psoas major
46 (43 + 44 + 45) M. iliopsoas
47 Psoasfaszie + Arcus iliopectineus

5 Blutgefäße
51 Pars abdominalis aortae [Aorta abdominalis]

3. *Foramen venae cavae* (Hohlvenenloch): im Centrum tendineum für die V. cava inferior. Deren Wand ist straff im Sehnenzentrum verankert, die Hohlvene wird daher bei den Atembewegungen verlängert und verkürzt. Dies fördert den Blutrückstrom.
4. *Trigonum sternocostale* (Larrey-Spalte): zwischen Pars sternalis und Pars costalis, für A. + V. epigastrica superior (selten sternokostale Zwerchfellhernien).
5. *Trigonum lumbocostale* (Bochdalek-Dreieck): zwischen Pars costalis und Pars lumbalis (selten lumbokostale Zwerchfellhernien).
6. *Kleinere Zwerchfell-Lücken* für Blutgefäße und Nerven, z. B. in der Pars lumbalis für Truncus sympathicus, N. splanchnicus major + minor, V. azygos und V. hemiazygos.

2.4.5 Welches Prinzip liegt den Atembewegungen zugrunde?

Bei der Einatmung (*Inspiration*) wird das Lungenvolumen vermehrt, der Druck sinkt, und Luft strömt ein. Bei der Ausatmung (*Exspiration*) wird das Lungenvolumen vermindert, der Druck steigt, und Luft strömt aus. Das Lungenvolumen wird gesteuert
1. durch Verändern von Breite und Tiefe des Brustraums bei der Drehbewegung der Rippen („Rippenatmung" = „Brustatmung").
2. durch Verändern der Höhe des Brustraums bei der Kolbenbewegung des Zwerchfells („Zwerchfellatmung" = „Bauchatmung").

2.4.6 Welches sind die Hauptatemmuskeln?

1. Zwerchfell: Bei ruhiger Atmung steigt das Centrum tendineum 1–2 cm auf und ab, bei tiefer bis 10 cm, dabei wird der Recessus costodiaphragmaticus entfaltet.
2. *Mm. scaleni:* Die Treppenmuskeln heben die 1. und 2. Rippe bei der Einatmung.

M. sternocleidomastoideus	hebt das Sternum
M. serratus posterior superior	hebt die Rippen 2–5
M. serratus posterior inferior	hält die untersten 4 Rippen fest, damit sie bei Zwerchfellkontraktion nicht nach oben gezogen werden
M. quadratus lumborum	hält die 12. Rippe gegen das Zwerchfell fest
M. pectoralis minor	hebt bei fixiertem Schultergürtel die Rippen 3–5
M. pectoralis major	hebt den Brustkorb bei festgestelltem Arm (untere Pars sternocostalis)
M. erector spinae	zieht bei der Reklination die Rippen ziehharmonikaartig auseinander

Tab. 2-9. Hilfseinatemmuskeln.

Mm. abdominis	Gegenspieler des Zwerchfells, senken die Rippen
M. transversus thoracis	senkt die Rippenknorpel gegen das Brustbein
M. latissimus dorsi	hilft mit seinen Rippenursprüngen beim Zusammenpressen des Brustkorbs, der Vorderrand des Muskels ist beim Husten leicht zu tasten („Hustenmuskel")

Tab. 2-10. Hilfsausatemmuskeln.

3. Zwischenrippenmuskeln: Sie dichten die Zwischenrippenräume ab und verstellen zusätzlich den „Rippenkäfig": Bei der Einatmung kontrahieren sich die *Mm. intercostales externi* und die vordersten Anteile der *Mm. intercostales interni* (zwischen den Rippenknorpeln). Bei der Ausatmung die *Mm. intercostales interni + intimi*.

2.4.7c Welche Kräfte unterstützen die Ausatmung?

1. *Schwerkraft*: Bei aufgerichteter Haltung neigt der Körper dazu, nach vorn zusammenzusinken, dabei wird der Brustkorb zusammengepresst. Im Liegen schiebt das Gewicht der Bauchorgane das Zwerchfell kranial.
2. *Elastische Kräfte der Lunge*: Das elastisches Gewebe wird bei der Einatmung gedehnt, bei der Ausatmung entspannt.
3. *Verformungsenergie des Brustkorbs*: Bei der Einatmung werden die Rippenknorpel verdrillt, sie drehen sich bei der Ausatmung zurück.

2.5 Brustdrüse (Mamma)

2.5.1 Wie ist die Brustdrüse (Glandula mammaria) gebaut?

1. Die Brustdrüse besteht aus 12–25 Drüsenlappen. Dies sind tubuloalveoläre Einzeldrüsen (modifizierte apokrine Schweißdrüsen) mit einem baumartig verzweigten Ausführungsgang. Milch ist eine Emulsion von Lipiden in Wasser. Die Lipide werden in großen membranumhüllten Tropfen abgegeben, die Fetttröpfchen vom Milcheiweiß in Schwebe gehalten.
2. Die Milchgänge (*Ductus lactiferi*) laufen strahlig auf die Brustwarze (*Papilla mammaria*) zu, erweitern sich zu Milchsäckchen (*Sinus lactiferi*) und münden unabhängig voneinander.
3. Die äußere Form wird vor allem durch Fettgewebe und Bindegewebe (*Ligg. suspensoria mammaria*) bestimmt.
4. Gegen die Fascia pectoralis ist sie gut verschieblich.
5. Der Warzenhof (*Areola mammae*) ist stark pigmentiert, Durch die apokrinen Warzenhofdrüsen (*Glandulae areolares*) werden Höckerchen aufgeworfen. Auch freie Talgdrüsen kommen vor. Berühren der Brustwarze löst die Kontraktion eines schraubenförmig angeordneten Muskelfasernetzes (*M. sphincter papillae*) aus. Der Warzenhof wird kleiner und die Brustwarze länger (Erektionsreflex der Brustwarze).

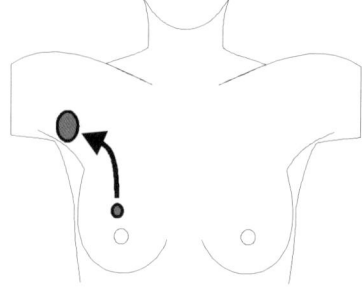

Abb. 2-9. Der Hauptlymphabfluss der Brustdrüse geht zu den Achsellymphknoten. Sie sind meist die erste Metastasenstation des Brustkrebses.

2.5.3a Wie entwickelt sich die Brustdrüse?

1. Beim Neugeborenen ist die Brustdrüse durch mütterliche Hormone entfaltet. Sie bildet sich nach der Geburt rasch zurück und verharrt dann in einem Ruhezustand.

2. In der Pubertät wird zuerst das Gewebe unter dem Warzenhof vermehrt, dann der gesamte Drüsenkörper, aber die Drüsenschläuche sind noch wenig verzweigt.
3. Während des Menstruationszyklus nimmt jeweils prämenstruell das Volumen zu.
4. Während der Schwangerschaft sezerniert die Plazenta große Mengen von Östrogenen und Gestagenen sowie ein prolactinähnliches HPL (human placental lactogen). Die Drüsenschläuche sprossen aus und treiben Seitenzweige, Stränge bilden Lichtungen, an den Enden der Schläuche entstehen Alveolen.
5. Nach dem Abstillen bilden sich die Drüsen zu einem Ruhezustand wie vor der Schwangerschaft zurück.
6. Beim Mann bleibt die Brustdrüse normalerweise in der kindlichen Form bestehen, sie kann jedoch durch weibliche Geschlechtshormone weiterentwickelt werden.

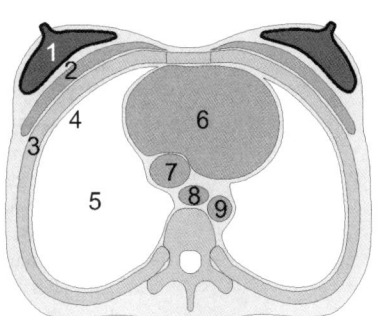

2.5.3b Wie wird die Milchsekretion ausgelöst und unterhalten?

1. Die Laktation wird durch das Prolactin der Adenohypophyse ausgelöst. Oxytocin aus der Neurohypophyse veranlasst die Kontraktion der Myoepithelzellen der Drüsenalveolen, diese pressen die Drüsenendstücke aus.
2. Der Prolactinspiegel steigt gegen Ende der Schwangerschaft an, die Milchsekretion wird jedoch durch hohe Spiegel von Östrogenen und Gestagenen unterdrückt. Mit dem Ausstoßen der Plazenta als Nachgeburt versiegt schlagartig die Östrogen- und Gestagenproduktion. Das Prolactin wird nun voll wirksam, die Milch schießt ein.
3. Unmittelbar nach der Geburt wird nicht gleich die typische Muttermilch, sondern eine fettarme, eiweißreiche Vormilch (Kolostrum) sezerniert.
4. Milch wird solange erzeugt, wie sie abgesaugt wird. Neurohormonale Reflexe unterhalten die Sekretion: Reizung der Brustwarze führt zum Ausschütten von Prolactin und Oxytocin.

2.5.4a Welche Arterien versorgen die Brustdrüse?

1. *Rr. mammarii mediales* aus der A. thoracica interna (Ast der A. subclavia).
2. *Rr. mammarii laterales* aus der A. thoracica lateralis + A. thoracoacromialis (Äste der A. axillaris) und aus den Aa. intercostales posteriores.

2.5.4b Wo liegen die regionären Lymphknoten der Brustdrüse?

1. *Nodi lymphoidei paramammarii*: um die Brustdrüse gelegen.
2. *Nodi lymphoidei interpectorales* (zwischen M. pectoralis major und minor) und weiter zu den *Nodi lymphoidei axillares*.
3. *Nodi lymphoidei parasternales*: im Brustkorbinnern entlang A. thoracica interna.
4. *Nodi lymphoidei supraclaviculares* aus der Gruppe der *Nodi lymphoidei cervicales laterales profundi*: kranial des Schlüsselbeins.

2.5.5 Wie sollte jede Frau regelmäßig ihre Brustdrüsen untersuchen?

1. *Inspektion* vor einem großem Spiegel: Bei entspannt herabhängenden Armen stehen die Brustwarzen auf gleicher Höhe und gleich weit von der Mittellinie entfernt. Die Symmetrie ändert sich nicht, wenn beide Arme gleichmäßig zur Vertikalen gehoben werden.
2. Zur *Palpation* wird die tastende Hand flach aufgelegt. Die Tastballen der Fingerendglieder führen kreisende Bewegungen aus. Die 4 Quadranten, der Warzenhof und die Achselhöhle sind sorgfältig abzutasten. Verdächtig sind neu auftretende oder größer werdende härtere Bezirke.

Abb. 2-10. Die Brustdrüsen auf einem Transversalschnitt durch den Oberkörper (Ansicht von unten). Die gesunde Brustdrüse ist als Hautdrüse frei auf der oberflächlichen Brustfaszie verschieblich. Wächst ein Brustkrebs in die Faszie und den M. pectoralis major ein, geht die Verschieblichkeit verloren. Lungenmetastasen entstehen nahezu immer auf dem Blutweg und nicht durch kontinuierliches Einwachsen.

1 Mamma
2 M. pectoralis major
3 Thorax
4 Pleura parietalis
5 Cavitas pleuralis (Lunge entfernt)
6 Herz in Cavitas pericardiaca
7 V. cava inferior
8 Oesophagus
9 Pars thoracica aortae [Aorta thoracica]

2.6 Bauchwand

2.6.2b Welche Faszien bedecken die Bauchwand?

1. Äußere Bauchwandfaszie: Das oberflächliche Blatt (*Stratum membranosum* der *Tela subcutanea abdominis*, meist Camper-Faszie genannt) liegt innerhalb der Fettschicht, das tiefe Blatt (*Fascia investiens abdominis*, Scarpa-Faszie) den Bauchmuskeln außen an.
2. Innere Bauchwandfaszie: Die *Fascia transversalis* bedeckt die Innenseite des M. transversus abdominis und das hintere Blatt der Rektusscheide. Ihr liegt das Bauchfell (Peritoneum) an. Die *Fascia iliopsoas* bedeckt den M. iliopsoas.

2.6.3 Wie kommt die Rektusscheide zustande?

Die *Vagina musculi recti abdominis* umhüllt mit 2 Blättern die Mm. recti abdominis. Sie wird von den Sehnenplatten der queren und schrägen Bauchmuskeln gebildet:
1. *Lamina anterior* (vorderes Blatt): aus den durchflochtenen Sehnen von M. obliquus externus + internus abdominis. Das vordere Blatt ist mit den Zwischensehnen (Intersectiones tendineae) des M. rectus abdominis verwachsen. Dies ermöglicht dessen abschnittweises Wirken.
2. *Lamina posterior* (hinteres Blatt): aus den durchflochtenen Sehnen von M. transversus + obliquus internus abdominis. Das hintere Blatt endet mit der *Linea arcuata*

Muskel	Ursprung	Ansatz	Nerv	Funktion
M. rectus abdominis	• Cartilagines costales 5–7 • Processus xiphoideus	• Os pubis • Symphysis pubica	Rr. anteriores T_7–L_3	• Längsverspannung der vorderen Bauchwand • Aufrichten des Oberkörpers aus Rückenlage • Senken des Brustkorbs (Exspiration) • wegen der Intersectiones tendineae Kontraktion einzelner Abschnitte möglich
M. pyramidalis	• Os pubis • Symphysis pubica	Linea alba		Spannt Rektusscheide
M. obliquus externus abdominis	Rippen 5–12 (Außenflächen)	• Crista iliaca • Lig. inguinale • Tuberculum pubicum • Linea alba		1. Bei beidseitiger Kontraktion: • Längsverspannung der vorderen Bauchwand • Aufrichten des Oberkörpers aus Rückenlage • Senken des Brustkorbs (Exspiration) 2. Bei einseitiger Kontraktion: Seitneigen des Rumpfes 3. Bei Kontraktion des M. obliquus externus abdominis der einen Seite zusammen mit dem M. obliquus internus abdominis der anderen Seite: Torsion des Rumpfes
M. obliquus internus abdominis	• Fascia thoracolumbalis, Lamina superficialis • Crista iliaca • Lig. inguinale	• Rippen 10–12 (Unterrand) • Linea alba		
M. transversus abdominis	• Rippen 7–12 (Innenflächen) • Fascia thoracolumbalis, Lamina profunda • Crista iliaca • Lig. inguinale	Linea alba		Schnürt den Bauch ein, Hauptmuskel der „Bauchpresse", wichtig für: • Stuhlgang • Erbrechen • Presswehen bei der Entbindung • forcierte Exspiration (Husten) • verstärkt den Druck bei der Harnentleerung
M. quadratus lumborum	• Crista iliaca • Lig. iliolumbale	• 12. Rippe • 12. Brustwirbel • Processus costiformes L_1–L_4		• Längsverspannung der hinteren Bauchwand • senkt 12. Rippe • Seitneigen der Wirbelsäule
M. cremaster	Aus kaudalen Randfasern des M. obliquus internus abdominis	Samenstrang bis zum Hoden	N. genitofemoralis, R. genitalis	Zieht den Hoden an den Rumpf, wirkt dadurch mit bei der Temperaturregulation im Hoden

Tab. 2-11. Mm. abdominis (Bauchmuskeln).

etwa 3 Fingerbreit kaudal des Nabels, darunter gehen alle Sehnenzüge in das vordere Blatt. Kranial der Linea arcuata durchflechten sich die Sehnenplatten median in der *Linea alba*.

2.6.4 Welche Hauptaufgaben haben die Bauchmuskeln?

1. Rumpfbewegungen: Vorneigen, Seitneigen, Rumpfdrehen (s. Tab. 2-9). Zusammenwirken mit den tiefen Rückenmuskeln bei Gleichgewichtsbewegungen.
2. Verspannen der Bauchwand: Anpassen an die wechselnde Größe der Bauchorgane (Magen-Darm-Kanal, Harnblase, schwangere Gebärmutter, subperitoneales Fettgewebe).
3. Bauchpresse: bei Stuhlgang, Erbrechen, Presswehen, Heben schwerer Lasten.
4. Atembewegungen: Antagonisten des Zwerchfells + Anpassen der Bauchwand bei der Brustatmung.

Funktionsprüfung: Man lässt den Patienten sich aus Rückenlage aufrichten, ohne sich mit den Armen abzustützen.

Hypochondrium [Regio hypochondriaca]	Epigastrium [Regio epigastrica]	Hypochondrium [Regio hypochondriaca]
Latus [Regio lateralis]	Umbilicus [Regio umbilicalis]	Latus [Regio lateralis]
Inguen [Regio inguinalis]	Hypogastrium [Regio pubica]	Inguen [Regio inguinalis]

Tab. 2-12. Regionen der Bauchwand.

2.6.5a Welche Aufgaben hat der Leistenkanal (Canalis inguinalis)?

Er ermöglicht den *Descensus testis* in den Hodensack in der späten Fetalzeit (zur Temperaturregulation). Anschließend muss er zeitlebens für den Samenleiter und die Versorgungswege des Hodens offen bleiben. Bei der Frau ist er an sich überflüssig und nur wegen des gleichen Bauplans vorhanden. Deshalb darf man bei der Frau bei

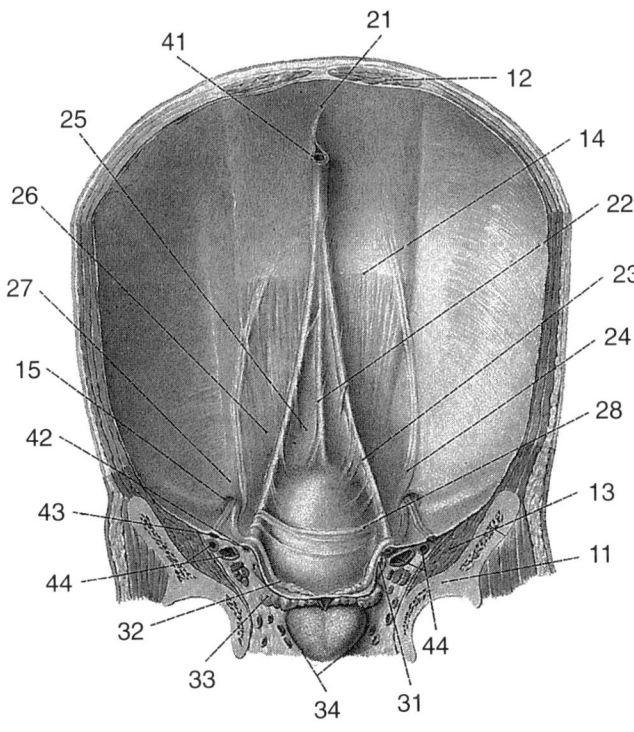

Abb. 2-11. Untere Bauchwand des Mannes von innen. Die Plica umbilicalis lateralis mit der A. epigastrica inferior trennt die Bruchpforten der direkten und indirekten Leistenhernien.

1 Bewegungsapparat
11 Os coxae
12 M. rectus abdominis
13 M. iliacus
14 Linea arcuata
15 Anulus inguinalis profundus

2 Bauchfell (Peritoneum)
21 Lig. falciforme
22 Plica umbilicalis mediana
23 Plica umbilicalis medialis
24 Plica umbilicalis lateralis
25 Fossa supravesicalis
26 Fossa inguinalis medialis
27 Fossa inguinalis lateralis
28 Plica vesicalis transversa

3 Eingeweide
31 Ureter
32 Ductus deferens
33 Glandula vesiculosa [Glandula seminalis] [Vesicula seminalis]
34 Prostata

4 Blutgefäße
41 V. umbilicalis
42 A. umbilicalis
43 A. + V. testicularis
44 A. + V. iliaca externa

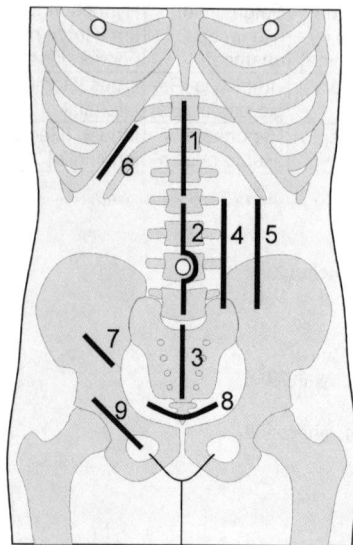

Abb. 2-12. Wichtige Operationsschnitte in der Bauchwand.

1 Obere mediane Laparotomie
2 Mittlere mediane Laparotomie
3 Untere mediane Laparotomie
4 Transrektalschnitt
5 Pararektalschnitt
6 Rippenbogenrandschnitt
7 Wechselschnitt für Appendektomie
8 Pfannenstiel-Schnitt
9 Leistenschnitt

der Leistenbruchoperation den Leistenkanal verschließen, beim Mann hingegen nicht, weil die Gefäße nicht abgeklemmt werden dürfen.

2.6.5b Wie ist der Leistenkanal gebaut?

1. Vorderwand: Sehnenplatte des M. obliquus externus abdominis.
2. Hinterwand: Fascia transversalis, verstärkt durch das Lig. interfoveolare.
3. Dach: Kaudalränder des M. obliquus internus + transversus abdominis.
4. Boden: Lig. inguinale.
5. Äußerer Leistenring (*Anulus inguinalis superficialis*): umgrenzt von Crus mediale und Crus laterale der Externusaponeurose, Fibrae intercrurales und Lig. reflexum.
6. Innerer Leistenring (*Anulus inguinalis profundus*): ein Trichter in der Fascia transversalis lateral vom Lig. interfoveolare.
7. Länge: etwa 4 cm.
8. Inhalt bei der Frau: *Lig. teres uteri*.
9. Inhalt beim Mann: Der Samenstrang (*Funiculus spermaticus*) bildet sich aus Ductus deferens + Gefäßen und Nerven des Hodens + Hodenhüllen (#577).
10. Inhalt bei Frau und Mann: N. ilioinguinalis + R. genitalis des N. genitofemoralis.

2.6.5d Was sind Nabelfalten und Leistengruben?

Bauchfellfalten und -buchten an der vorderen Bauchwand (von median nach lateral):
1. *Plica umbilicalis mediana*: unpaar von der Harnblase zum Nabel, enthält den zum Lig. umbilicale medianum zurückgebildeten Urachus (Rest der Allantois).
2. *Fossa supravesicalis*: Sie ist selten Bruchpforte für supravesikale Hernien.
3. *Plica umbilicalis medialis*: über der A. umbilicalis. Deren Bauchwandabschnitt verödet nach der Geburt zur Chorda arteriae umbilicalis.
4. *Fossa inguinalis medialis*: Sie liegt auf Höhe des äußeren Leistenrings und ist Bruchpforte der direkten Leistenbrüche.
5. *Plica umbilicalis lateralis [Plica epigastrica]*: über A. + V. epigastrica inferior.
6. *Fossa inguinalis lateralis*: Sie entspricht dem innerem Leistenring und ist Bruchpforte der indirekten Leistenbrüche.

2.6.6a Was sind Weichteilbrüche (Hernien)?

Ausstülpungen von Baucheingeweiden durch Lücken der Bauchwand: *Bruchpforte* nennt man die Lücke in der Bauchwand, *Bruchsack* das ausgestülpte Bauchfell und die Faszien, *Bruchinhalt* die eingepressten Eingeweide, meist Omentum majus oder Dünndarm, seltener Dickdarm, Magen, Harnblase, Eileiter usw.

2.6.6b Welche 4 Stellen der Bauchwand werden am häufigsten zu Bruchpforten?

1. Äußerer Leistenring (*Anulus inguinales superficialis*) für die Leistenbrüche (Herniae inguinales): Die indirekten Leistenbrüche (angeboren oder erworben) gehen durch den Leistenkanal, die direkten (immer erworben) unmittelbar durch die Bauchwand. Männer sind etwa zehnmal häufiger von Leistenbrüchen befallen als Frauen: Die Bauchwand ist durch die hindurchtretende Versorgungsstraße für den Hoden geschwächt, und die körperliche Belastung im Beruf ist meist stärker.
2. Nabelring (*Anulus umbilicalis*) für die Nabelbrüche (Herniae umbilicales): Sie sind bei Neugeborenen häufig.

3. Schenkelkanal (*Canalis femoralis*) für die Schenkelbrüche (Herniae femorales). Sie sind bei der Frau häufiger (breiteres Becken!).
4. Speiseröhrenschlitz (*Hiatus oesophageus*) für die Zwerchfellbrüche (Hiatushernien): Sie sind bei älteren Menschen sehr häufig.

2.6.6c Welche Stellen der Bauchwand sind seltener Bruchpforten?

1. *Fossa supravesicalis*: supravesikale Hernien.
2. *Canalis obturatorius*: obturatorische Hernien.
3. *Foramen ischiadicum majus* und *minus*: ischiadische Hernien.
4. *Lücken im Beckenboden*: perineale Hernien.
5. *Lücken in der Linea alba*: epigastrische Hernien.
6. *Am Lateralrand der Rektusscheide*: laterale Bauchwandhernie.
7. *Narben in der Bauchwand*: Narbenhernien.
8. *Trigonum lumbale inferius* (zwischen Vorderrand des M. latissimus dorsi, Hinterrand des M. obliquus externus abdominis und Darmbeinkamm): lumbale Hernien.
9. *Trigonum sternocostale* (Larrey-Spalte im Zwerchfell): parasternale Zwerchfellhernien (sie kommen neben dem Processus xiphoideus an die Oberfläche).
10. *Trigonum lumbocostale* (Bochdalek-Dreieck im Zwerchfell): lumbokostale Zwerchfellhernien.

2.6.8a Welche Arterien versorgen die Bauchwand?

1. Segmentale Arterien: *Aa. intercostales posteriores*, *A. subcostalis*, *Aa. lumbales* (direkte Äste der Aorta).
2. Längsverbindung in der Rektusscheide: *A. epigastrica superior* (Endast der A. thoracica interna aus A. subclavia) ↔ *A. epigastrica inferior* (aus A. iliaca externa) (Kollateralbahn bei Beckenarterienverschluss!). A. + V. epigastrica inferior verlaufen dorsal des *Lig. interfoveolare*, daher lateral vom direkten, medial vom indirekten Leistenbruch (bei der Leistenbruchoperation zu beachten!).
3. Rückläufige Hautarterien aus A. femoralis: *A. epigastrica superficialis* + *A. circumflexa ilium superficialis* (wichtig für freie Hautverpflanzung!).

2.6.9 Welche anatomische Grundlage hat der Wechselschnitt bei der Wurmfortsatzentfernung (Appendektomie)?

Auf dem Weg durch die Bauchwand sind der M. obliquus externus + internus + transversus abdominis zu durchqueren. In jeder Schicht wird in Verlaufsrichtung der Muskelfasern geschnitten, und diese werden stumpf auseinander gespreizt. Die Schnittrichtung wechselt also in den 3 Schichten, um möglichst wenig Muskelfasern zu durchtrennen.

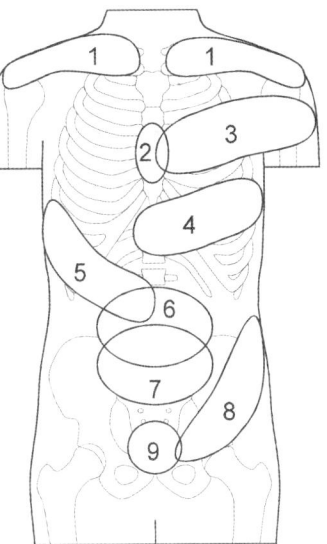

Abb. 2-13. Head-Zonen = Hautgebiete mit nervaler Beziehung zu bestimmten inneren Organen: Die Erkrankung des inneren Organs führt zu Schmerzen im Hautgebiet. Umgekehrt mildert z. B. Wärmeanwendung an der Haut die Krämpfe am inneren Organ.

1 Zwerchfell
2 Speiseröhre
3 Herz
4 Magen
5 Leber
6 Dünndarm
7 Dickdarm
8 Niere + Harnleiter
9 Harnblase

2.7 Becken (Pelvis)

2.7.1/2 Wie wird das Beckenskelett gegliedert?

1. Nach Knochen in das Kreuzbein (*Os sacrum*) und die beiden Hüftbeine (*Ossa coxae*). Zum Hüftbein verschmelzen das Darmbein (*Os ilium*), das Sitzbein (*Os ischii*) und das Schambein (*Os pubis*).
2. Nach Räumen in das große Becken (*Pelvis major*) und das kleine Becken (*Pelvis minor*). Die „Grenzlinie" (*Linea terminalis*) verläuft vom *Promontorium* zum Oberrand der *Symphysis pubica*. Die Beckeneingangsebene ist bei aufrechtem Stand um etwa 60° aus der Horizontalen gedreht.

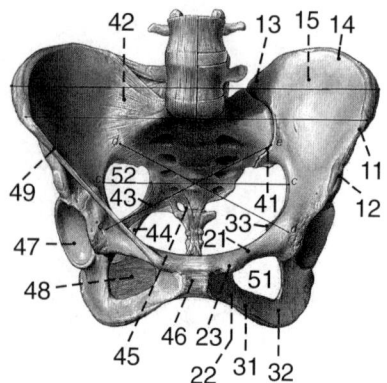

Abb. 2-14. Weibliches Becken mit queren und schrägen Durchmessern.

| 1 Os ilium [Ilium] |
| 11 Spina iliaca anterior superior |
| 12 Spina iliaca anterior inferior |
| 13 Spina iliaca posterior superior |
| 14 Crista iliaca |
| 15 Ala ossis ilii |
| 2 Os pubis [Pubis] |
| 21 Ramus superior ossis pubis |
| 22 Ramus inferior ossis pubis |
| 23 Tuberculum pubicum |
| 3 Os ischii [Ischium] |
| 31 Ramus ossis ischii |
| 32 Tuber ischiadicum |
| 33 Spina ischiadica |
| 4 Gelenke und Bänder |
| 41 Articulatio sacroiliaca |
| 42 Ligg. sacroiliaca anteriora |
| 43 Lig. sacrospinale |
| 44 Lig. sacrotuberale |
| 45 Articulatio sacrococcygea |
| 46 Symphysis pubica |
| 47 Acetabulum (Articulatio coxae) |
| 48 Membrana obturatoria |
| 49 Lig. inguinale |
| 5 Foramina |
| 51 Foramen obturatum |
| 52 Foramen ischiadicum majus |

2.7.2b **Welche Teile des Hüftbeins sind beim Lebenden zu tasten?**

1. *Crista iliaca:* Der Darmbeinkamm ist geeignet für eine Knochenmarkbiopsie und zur einfachen autologen Knochenentnahme!
2. *Spina iliaca anterior superior:* Der vordere obere Darmbeinstachel ist ein wichtiger Orientierungspunkt an der Bauchwand, z. B. zur Beschreibung von Befunden).
3. *Spina iliaca posterior superior:* Der hintere obere Darmbeinstachel ist der seitliche Eckpunkt der Lendenraute.
4. *Tuber ischiadicum:* Vom Sitzbeinhöcker ausgehend kann man den Sitzbeinast (*Ramus ossis ischii*), den unteren Schambeinast (*Ramus inferior ossis pubis*) und den *Arcus pubis* bzw. *Angulus subpubicus* tasten und das *Lig. sacrotuberale* bis zum Steißbein verfolgen.
5. *Spina ischiadica:* Der Sitzbeinstachel ist nur bei vaginaler oder rektaler Untersuchung zu tasten.
6. *Ramus superior ossis pubis:* Der oberer Schambeinast ist mit *Tuberculum pubicum* und Oberrand der Schambeinfuge (*Symphysis pubica*) zugänglich.

2.7.3a **Wie ist das Kreuzbein mit dem Hüftbein verbunden?**

1. Das Kreuzbein-Darmbein-Gelenk (*Articulatio sacroiliaca*) besitzt wegen mächtiger Bänder (*Lig. sacroiliacum anterius + interosseum + posterius*) nur geringe Beweglichkeit, die trotzdem für die Elastizität des Beckenrings und die Federung der Wirbelsäule wichtig ist.
2. Die vom Gelenk räumlich getrennten Bänder *Lig. sacrotuberale + Lig. sacrospinale* umschließen das *Foramen ischiadicum minus* (das *Foramen ischiadicum majus* liegt zwischen Kreuzbein-Darmbein-Gelenk und Lig. sacrospinale).

2.7.3b **Wie ist das Hüftloch (Foramen obturatum) verschlossen?**

Durch straffes Bindegewebe (*Membrana obturatoria*). Am Oberrand der Hüftlochmembran ist eine Lücke für den Hüftlochkanal (*Canalis obturatorius*) gelassen. Diese benutzen die A. + V. obturatoria und der N. obturatorius auf dem Weg zum Oberschenkel.

2.7.4a **Wie ist der Beckenkanal geformt?**

1. Die Beckenhöhle (*Cavitas pelvis*) ist entsprechend der Kreuzbeinkyphose gekrümmt: die Vorderwand (Schambeinfuge) ist kurz, die Hinterwand (Kreuzbein + Steißbein) lang.
2. Beckeneingang (*Apertura pelvis superior*) ist etwa kartenherzförmig: Dorsal springt das *Promontorium* vor. Der Längsdurchmesser (*Conjugata vera* etwa 11 cm) ist kleiner als der Querdurchmesser (*Diameter transversa* etwa 13 cm).
3. Der Beckenausgang (*Apertura pelvis inferior*) ist etwa rautenförmig: Die vorderen Schenkel der Raute sind knöchern (Schambein + Sitzbein), die hinteren bestehen aus straffem Bindegewebe (*Lig. sacrotuberale*). Das Steißbein kann bei jüngeren Erwachsenen nach dorsal geklappt werden, dadurch wird der Längsdurchmesser des Beckenausgangs um etwa 2 cm verlängert.

2.7.4b **Warum dreht sich der Fetus auf dem Weg durch den Beckenkanal?**

Der Längsdurchmesser des Kopfes des reifen Fetus (9,5–12 cm) ist größer als der Querdurchmesser (8–9,5 cm). Er dreht sich in den jeweils weiteren Durchmesser des Beckenkanals, daher steht im Beckeneingang die Pfeilnaht (Sutura sagittalis) in der Querrichtung, im Beckenausgang in der Längsrichtung.

2.8 Beckenboden

2.8.2 Was ist die Membrana perinei?

Die Membrana perinei (Damm-Membran) ist eine im Schambeinbogen quer ausgespannte Platte aus Bindegewebe und glatten Muskeln. Sie deckt das vom Diaphragma pelvis freigelassene Levatortor (Hiatus urogenitalis) ab. Der früher übliche Begriff Diaphragma urogenitale für die Membrana perinei und die ihr angelagerten Muskeln ist in der neuesten anatomischen Terminologie verlassen worden.

2.8.4 Welche Sehnen und Bindegewebeplatten strahlen in das fibromuskuläre Corpus perineale [Centrum perineale] ein?

1. Von hinten: M. sphincter ani externus.
2. Von lateral: M. transversus perinei superficialis + profundus.
3. Von vorn: Membrana perinei + M. bulbospongiosus.
4. Von oben: Fascia rectovaginalis [Septum rectovaginale] bei der Frau bzw. Fascia rectoprostatica [Septum rectovesicale] beim Mann.

2.8.5 Wie ist die Dammgegend (Regio perinealis) gegliedert?

Durch die Verbindungslinie der Tubera ischiadica in die *Regio urogenitalis* (Schamgegend) vorn und die *Regio analis* (Aftergegend) hinten.

Muskel	Ursprung	Ansatz	Nerv	Funktion
M. levator ani mit mehreren Teilmuskeln	1. **M. pubococcygeus** vom Os pubis: • M. puboperinealis • M. pubovaginalis bzw. M. puboprostaticus [M. levator prostatae] • M. puboanalis • M. puborectalis 2. **M. iliococcygeus** vom Os ilium [Ilium] nahe der Linea terminalis mit einer Sehnenplatte, die dem M. obturatorius internus anliegt (Arcus tendineus musculi levatoris ani)	• Os coccygis • Os sacrum • Corpus [Lig.] anococcygeum • M. sphincter ani externus • Corpus perineale [Centrum perinei]	Muskeläste des Plexus sacralis aus S₃–S₄	• Schließt den Bauchraum trichterförmig nach unten ab • trägt die Beckenorgane • zieht den After nach vorn und bedingt dadurch die Flexura perinealis des Rectum (wichtig für Kontinenz) • hebt After an (bei Defäkation) Beachte: • Levatortor: vom Schambein entspringende Muskelteile umgeben torbogenartig den Harn- und Geschlechtsweg • die beiden Mm. iliococcygei verbinden über das Corpus [Lig.] anococcygeum hinweg hängemattenartig die Darmbeine • teilt den Beckenraum in 2 Stockwerke
M. ischiococcygeus [coccygeus]	Spina ischiadica	• Os sacrum • Os coccygis		Entlastet Lig. sacrospinale und Lig. sacrotuberale, damit diese nicht überdehnt werden
M. sphincter ani externus mit 3 Teilmuskeln	1. **Pars subcutanea**: Haut hinter dem After	Haut vor dem After	N. pudendus	Kreuzweiser Verschluss des Afters: • Pars subcutanea und Teil der Pars superficialis bilden einen Längsspalt • Pars profunda und Teil der Pars superficialis bilden einen Querspalt (zusammen mit M. levator ani) • im „Ruhezustand" steht der Muskel unter mäßiger Dauerspannung, die willkürlich verstärkt („Kneifen" bei Stuhldrang) und gelöst (Defäkation) werden kann • eigentlich kein „Sphincter", da keine ringförmigen Muskelfasern, sondern nur gegenläufige Schlingen
	2. **Pars superficialis**: Corpus [Lig.] anococcygeum	Corpus perineale [Centrum perinei], z. T. Schlinge vor dem Rectum bildend		
	3. **Pars profunda**: Corpus perineale [Centrum perinei]	Corpus perineale [Centrum perinei] (Schlinge hinter dem Rectum bildend)		

Tab. 2-13. Diaphragma pelvis.

1. Peritoneum.
2. Subperitonealer Bindegeweberaum
3. Fascia diaphragmatis pelvis superior
4. Diaphragma pelvis (M. levator ani)
5. Fascia diaphragmatis pelvis inferior
6. Saccus profundus perinei [Spatium profundum perinei]
7. Membrana perinei
8. Compartimentum [Spatium] superficiale perinei
9. Fascia perinei [investiens perinei superficialis]
10. Saccus subcutaneus perinei
11. Colles-Faszie (Stratum membranosum der Tela subcutanea perinei)
12. Tela subcutanea perinei
13. Cutis

Tab. 2-14. Schichtenfolge im Bereich der Regio urogenitalis vom Bauchfell zur Haut.

2.8.6 **Welche Abschnitte umfasst die Beckenfaszie (Fascia pelvis [pelvica])?**

1. *Fascia pelvis visceralis* (Beckeneingeweidefaszie): *Fascia rectovaginalis [Septum rectovaginale]* bzw. *Fascia rectoprostatica [Septum rectovesicale]* und Organfaszien.
2. *Fascia pelvis parietalis* (Beckenwandfaszie), z. B. *Fascia obturatoria, Fascia presacralis, Fascia superior diaphragmatis pelvis* (auf der Oberseite des Diaphragma pelvis), *Fascia inferior diaphragmatis pelvis* (auf der Unterseite des Diaphragma pelvis).

2.8.7a **Wie ist die Fossa ischioanalis begrenzt?**

1. Medial: M. levator ani mit der Fascia diaphragmatis pelvis inferior.
2. Lateral: Beckenwand mit der Fascia pelvis parietalis (vor allem Fascia obturatoria).
3. Haut der Regio analis.
Inhalt: Leitungsbahnen + Corpus adiposum fossae ischioanalis.

2.8.7b **Wie ist der vordere Dammraum gegliedert?**

In 3 Stockwerke. Von der Oberfläche zur Tiefe sind dies:
1. *Saccus subcutaneus perinei* (subkutaner Dammraum): zwischen Colles-Faszie (*Stratum membranosum* der *Tela subcutanea perinei*) und der oberflächlichen Faszie der Damm-Muskeln (*Fascia perinei [investiens perinei superficialis]*).
2. *Compartimentum [Spatium] superficiale perinei* (oberflächlicher Dammraum). ein bindegewebig umschlossener Raum zwischen *Fascia perinei* und *Membrana perinei*. Er enthält die oberflächlichen Damm-Muskeln.
3. *Saccus profundus perinei [Spatium profundum perinei]* (tiefer Dammraum): ein nach oben offener Raum kranial der *Membrana perinei*.

Muskel	Ursprung	Ansatz	Nerv	Funktion
M. ischiocavernosus	• Ramus ossis ischii • Tuber ischiadicum • Lig. sacrotuberale	Tunica albuginea corporis cavernosi	N. pudendus	Komprimiert hinteren Teil des Corpus cavernosum clitoridis/penis und verstärkt dadurch Erektion
M. bulbospongiosus	• Corpus perineale [Centrum perinei] • umschließt bei der Frau Bulbus vestibuli (paarig), beim Mann Bulbus penis (unpaar)	• Frau: Clitoris und Umgebung • Mann: Fascia penis		• *Frau:* verengt den Scheideneingang („Sphincter vaginae") und presst die Glandula vestibularis major (Bartholin-Drüse) aus • *Mann:* komprimiert hinteren Teil des Corpus spongiosum penis und damit die Harnröhre, entleert die Harnröhre am Ende der Miktion und bei der Ejakulation, verstärkt die Erektion
M. transversus perinei superficialis	Ramus ossis ischii	Corpus perineale [Centrum perinei]		Unterstützt M. transversus perinei profundus (⇨ oben)
M. transversus perinei profundus	• Ausgespannt im Arcus pubicus • Endet dorsal im Corpus perineale [Centrum perinei]			• Deckt beim Mann das Levatortor nach unten ab und sichert so die Lage der Beckenorgane • Fehlt bei der Frau: bei dieser nur glatte Muskeln in Membrana perinei
M. sphincter urethrae externus	Umgibt ringförmig die Pars membranacea der Urethra			Willkürlicher Verschluss des Harnwegs
M. sphincter urethrovaginalis	Umschließt brillenförmig Harnröhre und Scheide			Verengt Harnröhre und Scheide

Tab. 2-15. Mm. perinei (Damm-Muskeln).

3 Brusteingeweide

3.1 Mediastinum

3.1.1 Was ist das Mediastinum, wie wird es gegliedert?

Der „Mittelfellraum" ist der zwischen den beiden Brustfellhöhlen (*Cavitates pleurales*) liegende Teil der Brusthöhle (*Cavitas thoracis*). Er wird begrenzt: vorn und hinten durch die Fascia endothoracica, seitlich durch die Pars mediastinalis der Pleura parietalis und die Lungenwurzeln, unten durch das Zwerchfell und oben durch die Apertura thoracis superior (obere Brustkorböffnung). Gliederung:
1. *Mediastinum superius*: kranial des Herzens.
2. *Mediastinum inferius*: der das Herz beherbergende Teil, unterteilt in:
- *Mediastinum anterius*: zwischen vorderer Brustwand und Herzbeutel.
- *Mediastinum medium*: der vom Herzbeutel umschlossene Raum.
- *Mediastinum posterius*: zwischen Herzbeutel und Wirbelsäule.

3.2 Luftröhre (Trachea)

3.2.1a Wie ist die Luftröhre gegliedert, wie lang ist sie?

1. Die Luftröhre verbindet den Rachen mit dem Bronchialbaum. Man unterscheidet den Halsteil (*Pars cervicalis*) und den Brustteil (*Pars thoracica*).
2. Die Luftröhre gabelt sich (*Bifurcatio tracheae*) in den rechten und linken Hauptbronchus mit einem Teilungskiel im Innern (*Carina tracheae*). Die Bifurkation liegt auf Höhe des Brustbeinwinkels (2. Rippen!) oder etwas tiefer. Die beiden Hauptbronchen gehen nicht symmetrisch ab: Der kürzere rechte Hauptbronchus verläuft steiler, er setzt damit eher die Richtung der Luftröhre fort. Deshalb geraten aspirierte Fremdkörper häufiger in den rechten als in den linken Hauptbronchus.
3. Die Länge beträgt vom Unterrand des Ringknorpels bis zum Unterrand der Bifurkation etwa 10–12 cm, die lichte Weite 16–18 mm. Die Länge nimmt bei tiefer Einatmung um etwa 1,5 cm, die lichte Weite um etwa 2 mm zu.

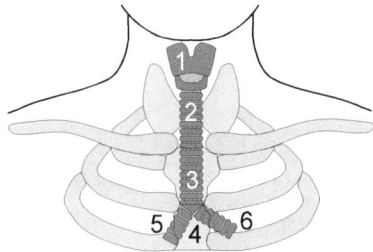

Abb. 3-1. Projektion der Luftröhre auf die vordere Rumpfwand. Die Teilung der Luftröhre liegt auf Höhe des Brustbeinwinkels (Ansatz der 2. Rippen).

1 Cartilago thyroidea
2 Trachea, Pars cervicalis
3 Trachea, Pars thoracica
4 Bifurcatio tracheae
5 Bronchus principalis dexter
6 Bronchus principalis sinister

3.2.1b Wie ist die Wand der Luftröhre gebaut?

1. Makroskopisch: Zwischen 16–20 hufeisenförmigen hyalinen Luftröhrenknorpeln (*Cartilagines tracheales*) liegen elastische Ringbänder (*Ligg. anularia*): Sie werden bei der Reklination der Halswirbelsäule und beim Schlucken gedehnt. Die Hinterwand (*Paries membranaceus*) aus glatter Muskulatur (*M. trachealis*) kann die Lichtung verengen.
2. Mikroskopisch: 3 Schichten:
- Innen *Tunica mucosa respiratoria*: Schleimhaut mit mehrreihigem Flimmerepithel und seromukösen Drüsen.
- Mitte *Tunica fibromusculocartilaginea*: hyaline Knorpelspangen, elastisches und kollagenes Bindegewebe, dorsal glatte Muskeln.
- Außen *Tunica adventitia*: äußere Bindegewebeschicht.

3.2.2 Welche Organe liegen dem Brustteil der Luftröhre an?

1. Vorn: Truncus brachiocephalicus, Plexus thyroideus impar (Abfluss zur V. brachiocephalica sinistra).

2. Links: Arcus aortae, A. carotis communis sinistra, N. laryngeus recurrens.
3. Rechts: rechte Pleura (dahinter rechter Lungenoberlappen), V. cava superior + Bogen der V. azygos vor deren Einmündung.
4. Hinten: Speiseröhre, N. vagus.
5. Allseitig: Lymphknoten.

3.3 Lunge (Pulmo)

3.3.1 Welche Aussage ermöglicht die Schwimmprobe?

Ob ein totes Neugeborenes bereits tot geboren wurde oder nach der Geburt schon geatmet, also noch gelebt hat: Die beatmete Lunge ist leichter als Wasser, sie schwimmt oben. Die unbeatmete Lunge geht unter.

3.3.2 Welche Lagebeziehungen bestehen zwischen Bronchen und Blutgefäßen?

1. Die Arterien begleiten die Bronchen.
2. Größere Venen liegen zwischen den Segmenten.
3. Lungenhilum: Die Bronchen erkennt man im Präparat an ihren Knorpelspangen (tasten!). Die Lungenarterien liegen im rechten Hilum vor, im linken oberhalb der Bronchen. Unterhalb der Bronchen liegen die Lungenvenen.

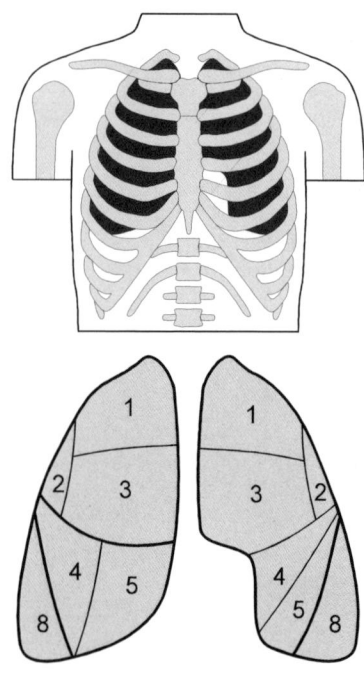

Abb. 3-2. Projektion der Lungen auf die vordere Rumpfwand. Unten Segmentgliederung. Die Ziffern entsprechen der internationalen Bezifferung der Lungensegmente. Die Segmente 6, 7, 9 und 10 liegen nicht der vorderen Brustwand an.

3.3.4 Wie sind die verschiedenen Abschnitte der Bronchen gebaut?

1. *Größerer Bronchus*: Er ist ähnlich der Luftröhre gebaut, hat aber mehr elastisches Gewebe. Die Knorpel sind unregelmäßig geformt.
2. *Kleinerer Bronchus*: einreihiges respiratorisches Epithel, schraubige glatte Muskeln (M. spiralis). Die Knorpel fehlen ab den Subsegmentbronchen.
3. *Bronchiole* (Lichtung unter 1 mm Durchmesser): einreihiges kubisches Epithel. Die Spiralmuskeln treten stark hervor.
4. *Bronchiolus terminalis*: Das Epithel besteht aus kubischen Zellen mit Flimmerhaaren und Drüsenzellen (Clara-Zellen, sie bilden das Surfactant).
5. *Bronchiolus respiratorius*: In der Wand findet man einzelne Lungenbläschen.
6. *Ductus alveolaris*: plattes Epithel. Spiralmuskeln verschließen die Eingänge in die *Sacculi alveolares* und in die Alveolen und steuern deren Beatmung.

3.3.5a Wie sind die Lungenalveolen gebaut?

1. Das Alveolarepithel ist ein einschichtiges Plattenepithel. Das Bindegewebe enthält feine retikuläre, kollagene und elastische Fasern. Die Basalmembranen von Kapillaren und Epithelzellen sind z. T. verschmolzen. Die Dicke der Blut-Luft-Schranke beträgt 2,2 µm. Das Septum interalveolare (die Trennwand zwischen 2 Lungenbläschen) enthält Fenster (Pori septales) zum Druckausgleich.
2. Der Durchmesser von Lungenalveolen beträgt am Ende der Ausatmung 0,1–0,2 mm, am Ende der Einatmung 0,3–0,5 mm.

3.3.5b Welche Zelltypen findet man in der Alveolarwand?

1. Alveolarepithelzellen Typ I: sehr flache Zellen für den Gasaustausch.
2. Alveolarepithelzellen Typ II: Diese großen Zellen nehmen etwa 5 % der Alveolenoberfläche ein. Sie sezernieren das Surfactant („Antiatelektasefaktor").

---

1. Luftröhre →
   2 Hauptbronchen
2. Hauptbronchen →
   links 2, rechts 3 Lappenbronchen
3. Lappenbronchen →
   2–5 Segmentbronchen, jeder Lappenbronchus versorgt nur 1 Lappen, jeder Segmentbronchus nur 1 Segment

Tab. 3-1. Verzweigung des Bronchialbaums.

3. Kapillarendothelzellen.
4. Interstitielle Zellen (Fibrozyten, Lymphozyten, Mastzellen).
5. Alveolarmakrophagen („Staubzellen").

3.3.6 Wie entwickelt sich die Lunge?

1. Die Anlage von Luftröhre und Lungen wächst aus der Ventralseite des Vorderdarms (→ Speiseröhre) kaudal aus (bei unvollständiger Trennung entstehen Ösophagotrachealfisteln).
2. Die Lungenknospen teilen sich dichotom in die Anlagen der Lappen, Segmente usw. Vor der Geburt gibt es etwa 17, nach der Geburt etwa 6 Teilungsschritte.
3. Pseudoglanduläre Periode: Bis zum 4. Entwicklungsmonat ist das Lungengewebe drüsenartig.
4. Kanalikuläre Periode: Im 4.–6. Monat treten Lichtungen in den Bronchen auf.
5. Alveoläre Periode: Ab dem 7. Monat bilden sich Lungenbläschen.
6. Vor der Geburt ist die Lunge mit Flüssigkeit gefüllt. Diese wird nach der Geburt innerhalb von 2 Tagen vollständig resorbiert.
7. Die Lebensfähigkeit von Frühgeborenen hängt entscheidend von der Lungenentwicklung ab (Surfactant!).

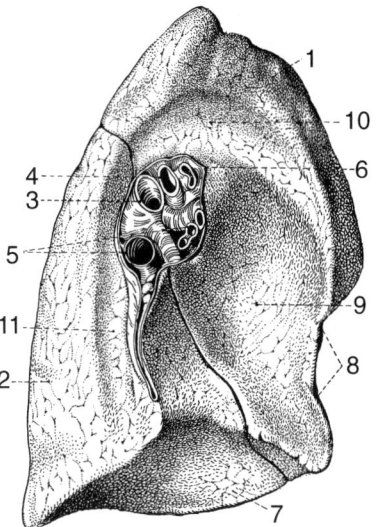

3.3.7a Welche Bedeutung haben Verbindungen zwischen Bronchial- und Lungengefäßen?

1. Aus den Bronchialarterien (*Rr. bronchiales* aus Brustaorta + A. thoracica interna) fließt sauerstoffreiches Blut unter hohem Druck in die Pulmonalarterien (sauerstoffarm, niedriger Druck).
2. Aus den Bronchialvenen wird sauerstoffarmes Blut dem sauerstoffreichen in den Pulmonalvenen beigemischt. Im linken Herzen kommt venöses Blut aus kleinen Herzvenen hinzu, so dass in der Aorta kein vollständig arterialisiertes Blut fließt.

3.3.7b Auf welchem Weg fließt die Lymphe der Lungen ab?

1. Subpleurales + tiefes (Bronchen begleitendes) Lymphgefäßnetz mit *Nodi lymphoidei intrapulmonales* →
2. *Nodi lymphoidei bronchopulmonales* am Lungenhilum („Hilusdrüsen") →
3. *Nodi lymphoidei tracheobronchiales inferiores* + *superiores* um Bifurcatio tracheae
4. *Nodi lymphoidei paratracheales* entlang der Luftröhre →
5. *Truncus bronchomediastinalis dexter* + *sinister* → links zum *Ductus thoracicus*, rechts zum *Ductus lymphaticus dexter*.

3.3.7c Woher stammen die Lungennerven?

Der autonome *Plexus pulmonalis* erhält 3 Faserarten:
1. Parasympathische Nervenfasern aus dem N. vagus verengen die Bronchen.
2. Sympathische Nervenfasern aus den oberen Brustganglien des Grenzstrangs erweitern die Bronchen über hemmende β_2-adrenerge Rezeptoren.
3. Sensorische Fasern von Brustfell + Bronchen steigen im *N. vagus* auf.

3.3.8a Können Krankheitsprozesse der Brustwand auf die Lungen übergreifen?

1. Direkt nur, wenn parietale und viszerale Pleura miteinander verkleben (sonst sind sie durch den Pleuraspalt getrennt!).
2. Indirekt über den Kreislauf (Venen der Brustwand → rechtes Herz → Lungenarterien, z. B. Metastasen eines Brustkrebses).

Abb. 3-3. Facies mediastinalis der linken Lunge. Die A. pulmonalis liegt eng dem Bronchus principalis an und verzweigt sich mit diesem.

1 Lobus superior
2 Lobus inferior
3–5 Hilum pulmonale
3 Bronchus principalis sinister
4 A. pulmonalis
5 Vv. pulmonales
6 Pleura
7 Facies diaphragmatica
8 Incisura cardiaca
9 Impressio cardiaca
10 Abdruck des Arcus aortae
11 Abdruck der Pars thoracica aortae

1. Volumen etwa 2 l
2. Gewicht etwa 200–400 g (je nach Flüssigkeitsgehalt)

Tab. 3-2. Maße der Leichenlunge.

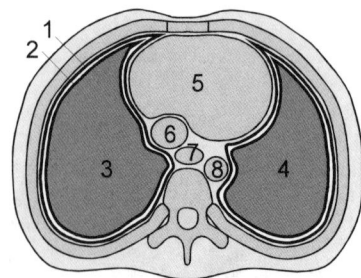

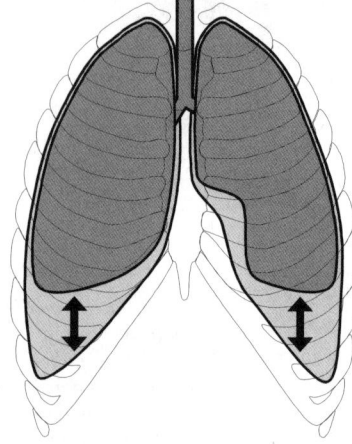

Abb. 3-4. Lungen im Brustfellraum. Die Doppelpfeile zeigen den Verschiebebereich zwischen maximaler In- und Exspiration.

1 Pleura parietalis
2 Pleura visceralis [pulmonalis]
3 Pulmo dexter
4 Pulmo sinister
5 Herz in Cavitas pericardiaca
6 V. cava inferior
7 Oesophagus
8 Pars thoracica aortae

1. *Pleura visceralis [pulmonalis]* (Lungenfell)
2. *Pleura parietalis* (Rippenfell):   • Pars costalis   • Pars mediastinalis   • Pars diaphragmatica

Tab. 3-3. Gliederung des Brustfells (Pleura).

3.3.8b Welche Organe liegen der Lungenspitze (Apex pulmonis) an?

Die Mm. scaleni, die A. + V. subclavia und der Plexus brachialis (Armschmerzen bei Tumoren der Lungenspitze!).

3.3.8c Wie projizieren sich die Lungenränder auf die Brustwand?

1. Vorderrand (*Margo anterior*): rechte Lunge zwischen Mitte und rechtem Rand des Brustbeins, linke Lunge von oben bis 4. Rippe wie rechts, dann biegt die *Incisura cardiaca* zur Knorpel-Knochen-Grenze der Rippen 4–6 aus.
2. Unterrand (*Margo inferior*):
   in der Parasternallinie etwa 6. Rippe,
   in der Medioaxillarlinie etwa 8. Rippe,
   neben der Wirbelsäule etwa 10.–11. Rippe
   (bei ruhiger Atmung; bei tiefer Einatmung bis zu 10 cm tiefer). Die linke Lunge ragt meist etwas weiter kaudal als die rechte.

3.3.8d Wie projizieren sich die Lappengrenzen auf die Brustwand?

1. *Fissura obliqua*: Sie beginnt dorsal auf Höhe der 4. Rippen (in der Verbindungslinie der beiden Spinae scapulae) und endet ventral an der Knorpel-Knochen-Grenze der 6. Rippe. Die Unterlappen liegen überwiegend der Hinterwand, die Oberlappen der Vorderwand des Brustkorbs an.
2. *Fissura horizontalis* (nur rechts): zum Ansatz der 4. Rippe am Brustbein.

3.4 Brustfellhöhle (Cavitas pleuralis)

3.4.1a Welche „Reserveräume" hat die Brustfellhöhle?

1. *Recessus costodiaphragmaticus*: zwischen Rippen und Zwerchfell.
2. *Recessus costomediastinalis*: zwischen Rippen + Brustbein und Mediastinum.
3. *Recessus phrenicomediastinalis*: zwischen Zwerchfell und Mediastinum.

3.4.1b Wie projizieren sich die Pleuragrenzen auf die Brustwand?

1. Die Pleurakuppel (*Cupula pleurae*) auf der Lungenspitze überragt die Clavicula.
2. Retrosternal berühren sich die beiden Pleurahöhlen nahezu (auf Höhe der 2.–4. Rippe), bleiben aber normalerweise vollständig voneinander getrennt. Deshalb ist ein Pleuraerguss meist einseitig. Die *Incisura cardiaca* ist an der Pleura weniger deutlich als an der Lunge.
3. Die Untergrenze entspricht am Brustbein etwa der 6. Rippe, in der Medioklavikularlinie etwa der 8. Rippe, in der Medioaxillarlinie etwa der 10. Rippe, neben der Wirbelsäule etwa der 12. Rippe.

3.4.1c Welche Nerven leiten den Brustfellschmerz?

1. Von der Pars costalis der Pleura parietalis: *Nn. intercostales*.
2. Von der Pars diaphragmatica der Pleura parietalis: *N. phrenicus*.
3. Die Pleura visceralis ist vermutlich ohne Schmerzempfindung.

3.4.2 Warum sticht man bei der Pleurapunktion jeweils am Oberrand einer Rippe ein?

Weil die größeren Zwischenrippengefäße und -nerven am Unterrand der Rippen verlaufen.

3.4.3a Welche Bedeutung hat der Pleuraspalt für die Atmung?

Er ermöglicht die Gleitbewegung der Lunge bei der Atmung (bis 10 cm bei tiefer Atmung). Verklebung der Pleurablätter mindert die Atemleistung.

3.4.3b Warum kollabiert die Lunge, wenn Luft in den Pleuraspalt eindringt (Pneumothorax)?

Da die Lunge nicht an der Brustwand angewachsen ist, ziehen die elastischen Fasern der Lunge diese von der Brustwand weg, wenn kein Unterdruck (zu Atemwegen) im Brustfellspalt mehr besteht. Bei der offenen Thoraxchirurgie verhindert man das Kollabieren der Lunge durch Überdruckbeatmung, um den elastischen Lungenzug zu kompensieren.

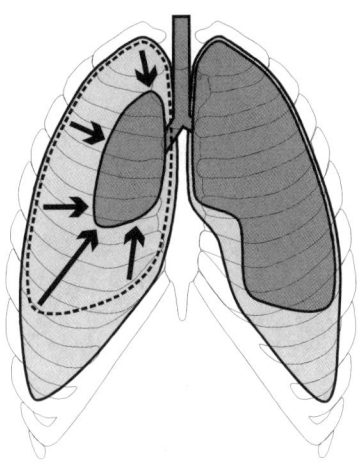

Abb. 3-5. Pneumothorax. Dringt Luft in den Pleuraspalt ein, zieht sich die Lunge aufgrund ihrer Eigenelastizität zusammen. Die gesunde Lunge ist an keiner Stelle mit der Brustwand verwachsen!

3.5/6 Herz (Cor)

3.5.1a Wie ist die Herzscheidewand gegliedert?

1. *Septum interatriale:* Die Vorhofscheidewand ist dünn wie die Vorhofwand.
2. *Septum interventriculare*: Der größte Teil der Kammerscheidewand (*Pars muscularis*) ist so dick wie die linke Kammerwand. Nahe der Ventilebene ist die Kammerscheidewand so dünn wie die Vorhofscheidewand (*Pars membranacea*).
3. *Septum atrioventriculare*: In einem kleinen dünnwandigen Bereich liegt die Scheidewand zwischen rechtem Vorhof und linker Kammer.

3.5.1b Bildet das Herz Hormone?

Nach einer Vorhofdehnung sezerniert die Vorhofwand das atriale natriuretische Polypeptid. Es veranlasst die Niere, Natriumionen + Wasser vermehrt auszuscheiden.

3.5.2a Welche Strukturen gestalten die Oberfläche des Herzens?

1. *Apex cordis:* Die Herzspitze gehört zur linken Herzkammerwand.
2. *Basis cordis:* Die Herzbasis liegt der Spitze gegenüber. Sie wird vor allem vom linken Vorhof gebildet.
3. *Sulcus coronarius:* Die Herzkranzfurche grenzt die Vorhöfe von den Kammern ab.
4. *Auricula dextra:* Das rechte Herzohr ist eine Ausstülpung des rechten Vorhofs.
5. *Auricula sinistra:* Das linke Herzohr ist eine Ausstülpung des linken Vorhofs.
6. *Sulcus interventricularis anterior:* Die vordere Zwischenkammerfurche enthält den *R. interventricularis anterior* der A. coronaria sinistra, die *V. interventricularis anterior* und Fettgewebe.
7. *Sulcus interventricularis posterior:* Die hintere Zwischenkammerfurche enthält den *R. interventricularis posterior* der A. coronaria dextra, die *V. cardiaca [cordis] media* = *V. interventricularis posterior* und Fettgewebe.

1. Rechter Vorhof (*Atrium dextrum*): • V. cava superior • V. cava inferior • Vv. cordis über Sinus coronarius
2. Linker Vorhof (*Atrium sinistrum*): • 4 Vv. pulmonales (dextra superior + inferior, sinistra superior + inferior).
3. Rechte Herzkammer (*Ventriculus dexter*): • Truncus pulmonalis
4. Linke Herzkammer (*Ventriculus sinister*): • Aorta

Tab. 3-4. Die 4 Herzhöhlen und die in sie mündenden bzw. entspringenden großen Blutgefäße.

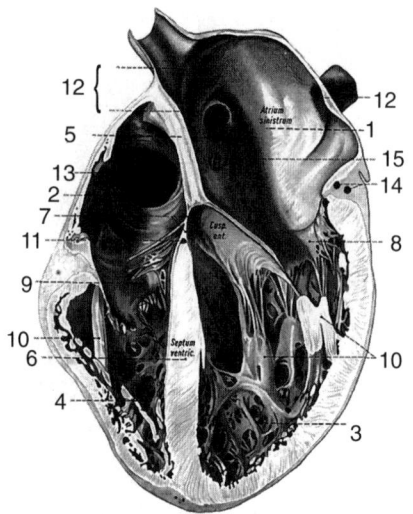

Abb. 3-6. Längsschnitt durch das Herz. Das Kammerseptum entspricht in der Dicke der Wand des linken Ventrikels (Hochdrucksystem!).

1 Atrium sinistrum
2 Atrium dextrum
3 Ventriculus sinister
4 Ventriculus dexter
5 Septum interatriale
6 Septum interventriculare, Pars muscularis
7 Septum interventriculare, Pars membranacea
8 Valva atrioventricularis sinistra [mitralis]
9 Valva atrioventricularis dextra [tricuspidalis]
10 Mm. papillares
11 Fasciculus atrioventricularis
12 Vv. pulmonales
13 V. cava inferior
14 A. coronaria sinistra + V. cardiaca [cordis] magna
15 Fossa ovalis

3.5.2b Wie groß ist das Herz?

1. Das ausgespülte Herz wiegt bei der Frau etwa 220 g, beim Mann etwa 300 g.
2. Aus dem Röntgenbild von gesunden Erwachsenen errechnet man ein Herzvolumen von etwa 500–800 ml oder 9–10 ml/kg Körpergewicht.
3. Beim Kleinkind ist das Herz relativ größer (etwa 14 ml/kg).

3.5.3a Wie sind die Schichten der Herzwand gebaut?

1. *Endocardium:* Die Herzinnenhaut entspricht der Tunica intima der Blutgefäße: einschichtiges, sehr flaches Plattenepithel (Endothel), darunter feinfaseriges + elastisches Bindegewebe, blutgefäßfrei.
2. *Tela subendocardialis:* lockeres Bindegewebe, Blut- und Lymphgefäße, Nerven, einzelne Ganglienzellen, Äste des Erregungsleitungssystems.
3. *Myocardium:* Herzmuskelfasern = spitzwinkliges Flechtwerk End-zu-End aneinander gekoppelter quergestreifter Herzmuskelzellen mit mittelständigen Kernen. Zelldicke beim Erwachsenen 15–25 µm, beim Säugling 7–8 µm.
4. *Tela subepicardiaca:* ähnlich der subendokardialen Schicht, aber reichlich Fettgewebe.
5. *Epicardium* (= *Lamina visceralis* des *Pericardium serosum*): Das einschichtige, platte bis kubische Epithel („Mesothel") dient dem reibungsarmen Gleiten.

3.5.3b Worauf beruhen die Dickenunterschiede der Herzwand?

Auf der unterschiedlicher Dicke des Myokards: Dieses ist um so dicker, je höher der Druck in der Herzhöhle ist. Die Vorhofwände sind daher dünn. Die Kammerwände sind dick. Wegen des höheren Drucks in der linken Kammer ist deren Wand und der muskuläre Teil der Kammerscheidewand etwa doppelt so dick wie die Wand der rechten Kammer.

3.5.3c Wodurch wird der Spielraum für die Leistungsanpassung des Herzens begrenzt?

1. Auf jede Herzmuskelzelle entfällt eine Kapillare. Bei besonderer Beanspruchung verdicken und verlängern sich die Zellen. Die Zahl der Kapillaren ändert sich dabei aber nicht, so dass die Blutversorgung relativ schlechter wird.
2. Beim Erwachsenen teilen sich die Herzmuskelzellen kaum noch, daher gibt es keine nennenswerte Regeneration! Nach einem Herzinfarkt werden untergegangene Herzmuskelzellen durch Bindegewebe (Narbe) ersetzt.

3.5.4a Welche Aufgabe haben die Herzklappen, wie wirken sie?

1. Die Herzklappen sichern die gleichbleibende Strömungsrichtung des Blutes (sie verhindern einen Blutrückfluss). Herzklappenstörungen beeinträchtigen daher immer die Herzleistung.
2. Endokardfalten schwimmen bei korrekter Strömungsrichtung des Blutes im Blutstrom. Sie werden bei Stromumkehr aufgebläht. Ihre Ränder legen sich aneinander und verschließen die Öffnung.
3. Die Herzklappen funktionieren rein passiv. Druckunterschiede im Blut öffnen und schließen sie. Deshalb sind sie auch bei stillstehendem Herzen funktionsfähig (nur deswegen kann die äußere Herzmassage wirken!).

3.5.4b Welche Typen von Herzklappen unterscheidet man?

1. *Segelklappen* = Atrioventrikularklappen: Die großen Membranen („Zipfel" = *Cuspides*) werden mit Sehnenfäden (*Chordae tendineae*) von den Papillarmuskeln (*Mm. papillares*) festgehalten, damit sie bei Stromumkehr nicht durchschlagen.
- *Trikuspidalklappe* (Valva atrioventricularis dextra [Valva tricuspidalis]): Die rechte Vorhof-Kammer-Klappe hat 3 Segel.
- *Mitralklappe* (Valva atrioventricularis sinistra [Valva mitralis]): Die linke Vorhof-Kammer-Klappe hat 2 Segel.
2. *Taschenklappen* = Semilunarklappen (*Valvulae semilunares*): Die halbmondförmigen Membranen sind an der Wand festgewachsen, sie können daher nicht durchschlagen. Jede Taschenklappe hat 3 Taschen.
- *Pulmonalklappe* (Valva trunci pulmonalis): rechte Ausflussbahnklappe.
- *Aortenklappe* (Valva aortae): linke Ausflussbahnklappe.

3.5.4c Was ist und welche Aufgaben hat das Herzskelett?

4 Faserringe (*Anuli fibrosi*) aus derbem kollagenen Bindegewebe um die 4 großen Herzventile sind in den Winkeln zwischen Mitralklappe und Aortenklappe durch Faserdreiecke (*Trigonum fibrosum dextrum* + *sinistrum*) verbunden. Von ihnen entspringen die Klappensegel. Sie trennen die Muskulatur von Vorhöfen und Kammern und wirken als elektrische Isolatoren: Die Erregung kann nicht diffus von den Vorhöfen auf die Kammern übergehen, sondern nur über das Erregungsleitungssystem, für welches im rechten Faserdreieck eine Öffnung ausgespart ist.

3.5.4d Wie sind die Herzklappen in der Ventilebene angeordnet?

1. Etwa in einer Ebene: die Pulmonalklappe links vorn, die Aortenklappe zentral, die Trikuspidalklappe rechts hinten, die Mitralklappe links hinten.
2. Die Ventilebene steht nicht horizontal, sondern von links-oben-vorn nach rechts-hinten-unten geneigt (rechtwinklig zur Herzachse). In der Projektion auf die vordere Brustwand findet man daher die vorn liegende Pulmonalklappe oben, die hinten liegenden Atrioventrikularklappen unten.
3. Die Ventilebene bewegt sich bei der Kammersystole in Richtung Herzspitze, dabei wird Blut aus den herznahen Venen in die Vorhöfe gesaugt. Bei Kammerdiastole steigt sie wieder auf. Sie wird dabei über die Blutsäule „gestülpt".

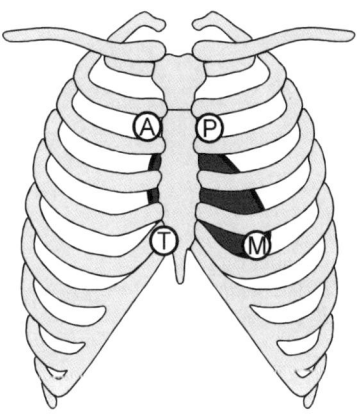

Abb. 3-7. Typische Auskultationsstellen der Herzklappen.

A Aortenklappe: vor dem 2. Interkostalraum (ICR) rechts neben dem Brustbein
P Pulmonalklappe: vor dem 2. ICR links neben dem Brustbein
T Trikuspidalklappe: vor dem Ansatz der 6. Rippe rechts oder vor dem Brustbein
M Mitralklappe: vor dem Herzspitzenstoß (5. ICR links, medial der Brustwarze)

3.5.5 Wie begrenzen die Herzklappen die 4 Aktionsphasen der Herzkammern?

1. *Anspannungsphase*: Zwischen dem Schluss der Segelklappen und dem Öffnen der Taschenklappen sind alle Ventile geschlossen. Beim Schluss der Segelklappen ist der dumpfe, lange „1. Herzton" zu auskultieren.
2. *Austreibungsphase*: zwischen Öffnen und Schließen der Taschenklappen.
3. *Erschlaffungsphase*: Zwischen dem Schluss der Taschenklappen und dem Öffnen der Segelklappen sind alle Ventile geschlossen. Beim Schluss der Taschenklappen ist der helle, kurze „2. Herzton" zu hören.
4. *Füllungsphase*: zwischen Öffnen und Schließen der Segelklappen.

3.5.6a Welche Strukturen bestimmen das Innenrelief des rechten Vorhofs?

1. Die *Mm. pectinati* sind in die Lichtung vorspringende Muskelkämme im entwicklungsgeschichtlich ursprünglichen Vorhof, z. B. in der Auricula dextra.

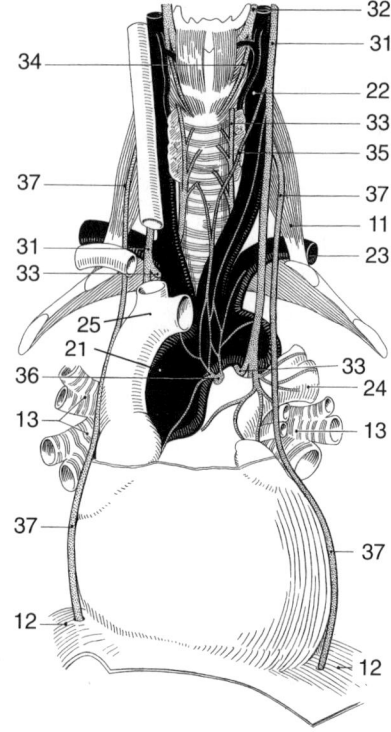

Abb. 3-8. Herznahe Nerven. Der am Perikard entlanglaufende N. phrenicus gibt Äste zum Herzbeutel, aber nicht zum Herzen selbst ab.

1 Muskeln + Eingeweide
11 M. scalenus anterior
12 Diaphragma
13 Bronchi

2 Blutgefäße
21 Arcus aortae
22 A. carotis communis
23 A. subclavia
24 A. pulmonalis sinistra
25 V. cava superior

3 Nerven
31 N. vagus (X)
32 N. laryngeus superior
33 N. laryngeus recurrens
34 R. cricothyroideus
35 R. cardiacus cervicalis inferior
36 Ganglion cardiacum
37 N. phrenicus

2. Der *Sinus venarum cavarum* (Hohlvenenbucht) hat eine glatte Innenfläche wie die Venenwand.
3. Die obere Hohlvene mündet ohne Klappe (*Ostium venae cavae superioris*).
4. Die untere Hohlvene mündet mit angedeuteter Klappe (*Ostium venae cavae inferioris* mit *Valvula venae cavae inferioris*, einer sichelförmigen Endokardfalte).
5. Der *Sinus coronarius* (Herzkranzbucht) mündet mit variabler Klappe (*Valvula sinus coronarii*).
6. Die *Fossa ovalis* an der Vorhofscheidewand bezeichnet die Stelle, wo vorgeburtlich das *Foramen ovale* die Vorhöfe verbindet.
7. Die Mündungen von *Vv. cardiacae [cordis] minimae* sind als nadelstichgroße Löcher zu sehen.

3.5.6b Was bestimmt das Innenrelief des linken Vorhofs?

Mm. pectinati kommen nur in der Auricula sinistra vor, die übrige Innenwand ist glatt. Es münden die (meist 4) Lungenvenen (*Ostia venarum pulmonalium*) und *Vv. cardiacae minimae*. Das *Septum primum* des *Foramen ovale* endet oft mit einem sichelförmigem Rand (*Valvula foraminis ovalis*).

3.5.6c Was bestimmt das Innenrelief der rechten Herzkammer?

Trabeculae carneae (Muskelbalken) findet man nur im Hauptteil. Der Conus arteriosus ist glattwandig. Der rechte Vorhof mündet mit dem *Ostium atrioventriculare dextrum*. 2 größere und mehrere kleinere Papillarmuskeln (*Mm. papillares*) zügeln mit Sehnenfäden (*Chordae tendineae*) die Segel der Trikuspidalklappe (*Valva atrioventricularis dextra [Valva tricuspidalis]*). Die Öffnung in den Truncus pulmonalis (*Ostium trunci pulmonalis*) ist mit der Pulmonalklappe (*Valva trunci pulmonalis*) verschlossen.

3.5.6d Welche Strukturen bestimmen das Innenrelief der linken Herzkammer?

Trabeculae carneae (Muskelbalken) findet man nur im Hauptteil. Die glattwandige Ausflussbahn zum *Ostium aortae* mit der Aortenklappe (*Valva aortae*) ist kurz. Der linke Vorhof mündet mit dem *Ostium atrioventriculare sinistrum*. 2 Papillarmuskeln (*Mm. papillares*) zügeln mit Sehnenfäden (*Chordae tendineae*) die Segel der Mitralklappe (*Valva atrioventricularis sinistra*).

3.5.7 Was ist das Erregungsleitungssystem des Herzens?

Das Systema conducens cordis besteht aus spezialisierten Herzmuskelzellen. Es sichert die zweckmäßige Folge der Kontraktion der einzelnen Herzabschnitte und arbeitet weitgehend unabhängig vom Nervensystem. Gliederung:
1. Sinusknoten (*Nodus sinuatrialis*): Er liegt zwischen der Mündung der V. cava superior und dem rechtem Herzohr. Rhythmische Erregungen („Sinusrhythmus", etwa 70/s) breiten sich in < 0,1 s über die Vorhöfe aus. Sie können nicht auf die Kammern überspringen, weil Vorhof- und Kammermuskulatur durch das Herzskelett getrennt sind.
2. Atrioventrikularknoten (AV-Knoten, *Nodus atrioventricularis*): in der Vorhofscheidewand. Er verzögert die Überleitung der Erregung auf die Kammern um etwa 0,1 s, bis deren Füllung abgeschlossen ist. Seine Eigenfrequenz (etwa 40/min) wird nur wirksam, wenn der Sinusknoten ausfällt.

3. **Atrioventrikularbündel** (*Fasciculus atrioventricularis*): Der Stamm (*Truncus*) des Atrioventrikularbündels (gewöhnlich His-Bündel genannt) verbindet Vorhöfe und Kammern durch die Lücke im Trigonum fibrosum dextrum des Herzskeletts. Er teilt sich in 2 Kammerschenkel (*Crus dextrum + sinistrum*). Diese ziehen beidseits der Kammerscheidewand in Richtung Herzspitze. Der linke Kammerschenkel hat meist 2 Äste. Die Kammerschenkel verzweigen sich in die Purkinje-Fasern zur Kammermuskulatur und zu den Papillarmuskeln.

3.5.8a Welche Nerven beeinflussen die Herzarbeit?

1. *Sympathische Herznerven*: Nn. cardiaci cervicales (superior + medius + inferior) aus dem Ganglion cervicale superius + medium + stellatum; Rr. cardiaci thoracici aus den Ganglia thoracica II–IV.
2. *Parasympathische Herznerven*: Rr. cardiaci cervicales superiores + inferiores + Rr. cardiaci thoracici des N. vagus, präganglionäre Fasern (2. Neuron in intramuralen *Ganglia cardiaca*), auch afferente Fasern.
3. *Plexus cardiacus*: Sympathische und parasympathische Nerven bilden ein Geflecht am Truncus pulmonalis und an der Pars ascendens aortae. Sie begleiten die Herzkranzgefäße und verzweigen sich zur Herzwand.

3.5.8b Wie wirken Sympathikus und Parasympathikus am Herzen?

1. Der *Sympathikus* wirkt positiv chronotrop (er erhöht die Herzfrequenz), positiv dromotrop (er verkürzt die Überleitungszeit der Erregung von den Vorhöfen auf die Kammern) und positiv inotrop (er erhöht die Muskelkraft).
2. Der *Parasympathikus* wirkt negativ chrono-, dromo- und inotrop. Er schont das Herz und lässt es ökonomisch arbeiten.

3.6.1a Wie verlaufen die Koronararterien und ihre großen Äste?

1. Die *A. coronaria dextra* zieht im rechten Sulcus coronarius nach hinten. Ihr Endast *R. interventricularis posterior* liegt im Sulcus interventricularis posterior.
2. Der Stamm der *A. coronaria sinistra* teilt sich nach etwa 1 cm in 2 Endäste: Der *R. interventricularis anterior* (oft abgekürzt RIVA) liegt im Sulcus interventricularis anterior. Der *R. circumflexus* (CX) verläuft im linkem Sulcus coronarius nach hinten.

3.6.1b Welche Herzbereiche versorgt normalerweise die A. coronaria dextra?

1. Die Wand des rechten Ventrikels ausgenommen in der Nähe des Sulcus interventricularis anterior.
2. Die Wand des linken Ventrikels nahe dem Sulcus interventricularis posterior.
3. Den hinteren Abschnitt der Kammerscheidewand.
4. Den rechten Vorhof mit dem Sinusknoten und dem AV-Knoten.

3.6.1c Welche Herzbereiche versorgt meist die A. coronaria sinistra?

1. Die Wand des linken Ventrikels ausgenommen in der Nähe des Sulcus interventricularis posterior.
2. Die Wand des rechten Ventrikels nahe dem Sulcus interventricularis anterior.
3. Den vorderen und mittleren Abschnitt der Kammerscheidewand.
4. Den linken Vorhof.

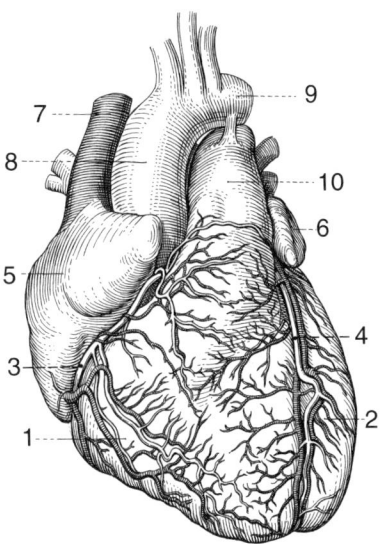

Abb. 3-9. Herz von vorn mit Koronargefäßen.

1 Ventriculus dexter
2 Ventriculus sinister
3 A. coronaria dextra + V. cardiaca [cordis] parva
4 R. interventricularis anterior der A. coronaria sinistra + V. interventricularis anterior der V. cardiaca [cordis] magna
5 Atrium dextrum
6 Atrium sinistrum
7 V. cava superior
8 Pars ascendens aortae [Aorta ascendens]
9 Arcus aortae
10 Truncus pulmonalis

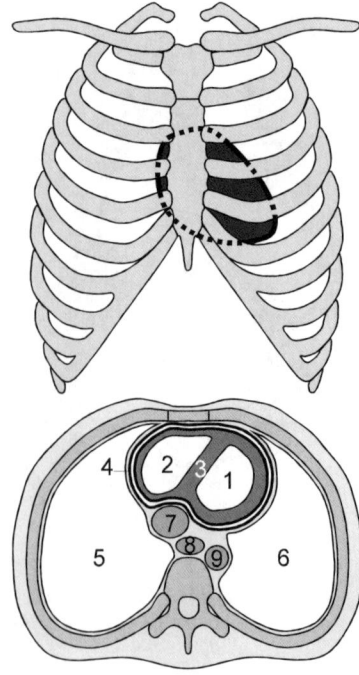

Abb. 3-10. Lage des Herzens zur vorderen Brustwand und auf einem Transversalschnitt durch den Oberkörper (Ansicht von unten).

1 Ventriculus sinister
2 Ventriculus dexter
3 Septum interventriculare
4 Pericardium
5 Pulmo dexter
6 Pulmo sinister
7 V. cava inferior
8 Oesophagus
9 Pars thoracica aortae

3.6.1d Wie variabel sind die Koronararterien?

1. *Rechtsversorgungstyp*: Die A. coronaria dextra greift dorsal weit auf den linken Ventrikel und das Kammerseptum über.
2. *Linksversorgungstyp*: Die A. coronaria sinistra greift auch rückwärts auf den rechten Ventrikel über. Sie versorgt die gesamte Kammerscheidewand, evtl. auch das Erregungsleitungssystem.
3. *Mehrere Koronarostien*: z. B. können der R. interventricularis anterior und der R. circumflexus getrennt aus der Aorta entspringen.
4. *Nur ein Koronarostium*: Die rechte und die linke A. coronaria entspringen mit einem gemeinsamen Stamm oder eine A. coronaria versorgt das gesamte Herz.
5. *Ursprünge von Koronararterien aus dem Truncus pulmonalis*: Das Blut in ihnen ist sauerstoffarm und hat einen niedrigen Blutdruck. Die Folge ist ein geringeres Sauerstoffangebot und damit eine verminderte Leistungsfähigkeit des Herzens.

3.6.1e Wie verlaufen die großen Herzvenen (Vv. cordis)?

Über den *Sinus coronarius* (Herzkranzbucht) münden in den rechten Vorhof:
1. *V. cardiaca [cordis] magna*: Sie entspricht der A. coronaria sinistra. Sie beginnt als *V. interventricularis anterior* und verläuft dann im linken Sulcus coronarius.
2. *V. cardiaca [cordis] media [V. interventricularis posterior]:* im Sulcus interventricularis posterior.
3. *V. cardiaca [cordis] parva*: Sie entspricht der A. coronaria dextra. Sie verläuft im rechten Sulcus coronarius.

NB: *Vv. cardiacae [cordis] minimae* münden in alle 4 Herzhöhlen.

3.6.3a Welche Entwicklungsphasen durchläuft das Herz?

1. Der *Herzschlauch* entsteht gegen Ende der 3. Entwicklungswoche im kardiogenen Mesoderm.
2. Die *Herzschleife* krümmt sich am Anfang der 4. Entwicklungswoche. Das Herz beginnt zu schlagen. Die Herzschleife besteht aus dem *Atrium primitivum* (gemeinsamer Vorhof), dem *Canalis atrioventricularis,* dem *Ventriculus primitivus* (gemeinsame Herzkammer), dem *Ostium bulboventriculare* und dem *Bulbus cordis* (Ausflussbahn zum Truncus arteriosus).
3. Das *vierkammerige Herz* ist in der 7. Entwicklungswoche vollendet.

3.6.3b Wie trennen sich die Vorhöfe?

1. Dem Atrium primitivum ist der *Sinus venosus* mit 2 „Sinushörnern" vorgelagert. In diese münden je 3 paarige große Venen ein: Kardinalvene (V. cardinalis communis), Dottersackvene (V. vitellina) und Nabelvene (V. umbilicalis).
2. Das Atrium primitivum umgreift in der 5. Entwicklungswoche u-förmig von rückwärts den Bulbus cordis (die 2 Hörner des „U" werden zu den Herzohren).
3. Die großen Venen bilden sich links zurück und verstärken sich rechts. Das linke Sinushorn wird zum Sinus coronarius + kleiner Vene, das rechte wird in den rechten Vorhof einbezogen (dessen glattwandiger Abschnitt).
4. Das *Septum primum* wächst an der Grenze zwischen rechtem und linkem Vorhof von dorsokranial sichelförmig auf das Endokardkissen im Canalis atrioventricularis zu und engt dabei die offene Verbindung der beiden Vorhöfe (*Foramen interatriale primum*) immer mehr ein. Vor deren völligen Verschluss entsteht im Septum primum eine neue Öffnung (*Foramen interatriale secundum*). Rechts vom Septum

primum wächst das *Septum secundum* nur soweit vor, dass der Blutstrom nicht behindert wird. Der Kanal zwischen Septum secundum und primum bildet das *Foramen ovale*.
5. Von hinten und vorn wachsen 2 Endokardkissen in den Atrioventrikularkanal ein. Sie trennen die spätere Mitral- und Trikuspidalklappe. Sie vereinigen sich mit dem Septum primum und schließen damit das Foramen primum.

3.6.3c Wie trennen sich die Ventrikel?

1. Die Scheidewand zwischen Bulbus cordis und Ventriculus primitivus bildet sich teilweise zurück. Es entsteht ein großer gemeinsamer Bulboventriculus.
2. In der 6. Entwicklungswoche wächst das *Septum interventriculare* von der Herzspitze her zwischen den späteren rechten (hauptsächlich aus Bulbus cordis) und linken Ventrikel (hauptsächlich aus Ventriculus primitivus) vor. Zu den Endokardkissen bleibt zunächst das *Foramen interventriculare* offen, bis der linke Ventrikel an die Aorta angeschlossen ist. Es schließt sich in der 7. Entwicklungswoche unter Beteiligung des *Septum spirale* (daraus entsteht der membranöse Teil der Kammerscheidewand).

3.6.3d Wie trennen sich Aorta und Truncus pulmonalis?

Im Truncus arteriosus bildet sich das *Septum aorticopulmonale*. Es setzt sich in den Bulbus cordis als *Septum spirale* fort. Dieses verschließt unter schraubiger Drehung das Foramen interventriculare derartig, dass der Blutstrom aus dem linkem Ventrikel nur in die Aorta, aus dem rechten nur in den Truncus pulmonalis gelangen kann.

3.6.4a Warum schließt sich das Foramen ovale bei der Geburt rasch?

Vor der Geburt ist der Vorhofdruck rechts höher als links. Dadurch wird das nachgiebigere Septum primum nach links gedrückt, und das Foramen ovale steht offen. Nach dem ersten Atemzug wird das Druckgefälle umgekehrt. Das *Septum primum* wird gegen das rechts von ihm stehende steifere *Septum secundum* gepresst und damit das *Foramen secundum* verschlossen.

3.6.4b Wodurch wird im fetalen Kreislauf der Kopf begünstigt?

Der rechte Vorhof hat vor der Geburt 2 Eingänge und 2 Ausgänge. Die Blutströme werden so gelenkt, dass:
1. sauerstoffreiches Blut aus der V. cava inferior (aus der Nabelvene!) bevorzugt zum Foramen ovale gelangt (→ linker Vorhof → linker Ventrikel → Pars ascendens aortae → Arterien zu Kopf und Hals).
2. sauerstoffarmes Blut aus der V. cava superior zur Trikuspidalklappe gelenkt wird (→ rechter Ventrikel → Truncus pulmonalis → Ductus arteriosus → Pars descendens aortae → Arterien zur unteren Körperhälfte).

3.6.6a Weshalb kann man den Herzspitzenstoß tasten?

Weil die Längsachse des Herzens von hinten-oben-rechts nach vorn-unten-links geneigt ist, so dass die Herzspitze der Brustwand anliegt (meist im 5. Interkostalraum).

3.6.6b Was versteht man unter „Venenkreuz"?

An der Hinterwand des Herzens münden die V. cava superior + inferior in der Längsrichtung in den rechten Vorhof ein, die Vv. pulmonales etwa horizontal in den linken. Hohlvenen und Lungenvenen bilden damit ein Kreuz.

1. *Umgehung der Lunge*: • Foramen ovale • Ductus arteriosus
2. *Umgehung der Leber*: • Ductus venosus

Tab. 3-5. Kurzschlüsse im fetalen Kreislauf.

1. *Ventrikelseptumdefekt*: meist im membranösen Teil
2. *Vorhofseptumdefekt*: zu großes Ostium secundum oder fehlender Schluss des Ostium primum
3. *Transposition der großen Arterien*: Die Aorta entspringt aus dem rechten Ventrikel, der Truncus pulmonalis aus dem linken
4. *Dextroposition der Aorta* („reitende Aorta"): Die Aorta erhält Blut aus beiden Ventrikeln
5. *Pulmonalstenose*: verengte Pulmonalklappe
6. *Ductus arteriosus persistens*: mangelhafte Rückbildung des Ductus arteriosus nach der Geburt
7. *Aortenisthmusstenose* = Coarctatio aortae: Engstelle zwischen Arcus aortae und Pars descendens aortae

Tab. 3-6. Schwere Entwicklungsfehler des Herzens und der großen Gefäße betreffen etwa 0,8 % aller Neugeborenen.

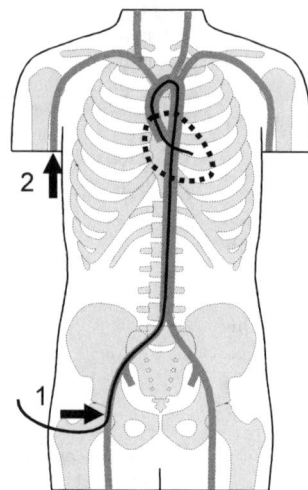

3.6.6c Welche Organe grenzen an das Herz (genauer: den Herzbeutel) an?

1. An den rechten Vorhof: Mittel- und Unterlappen der rechten Lunge.
2. An den rechten Ventrikel: Brustbein, Zwerchfell, darunter Leber.
3. An den linken Vorhof: Speiseröhre, absteigende Aorta.
4. An den linken Ventrikel: linke Lunge (Lingula + Unterlappen)

3.6.7 Was bestimmt die Konturen des „Mittelschattens" im sagittalen Thoraxröntgenbild?

1. Rechte Kontur aus 2 Bogen:
   - V. cava superior: oben.
   - Rechter Vorhof: Ansätze der 3.–6. Rippe am Brustbein.
2. Linke Kontur aus 4 Bogen:
   - „Aortenknopf" (Aortenbogen bzw. Anfang der Pars thoracica aortae): 1. Interkostalraum (ICR) vorn.
   - Truncus pulmonalis: 2. Rippe + 2. ICR.
   - Linker Vorhof: 3. Rippe + 3. ICR.
   - Linker Ventrikel: bis 5. ICR (etwas medial der Medioklavikularlinie).

3.6.9a Wie ist der Herzbeutel (Pericardium) gebaut?

1. *Pericardium fibrosum*: Ein Beutel aus zugfesten Fasern liegt außen.
2. *Pericardium serosum*: ein Serosaüberzug mit 2 Blättern: Die *Lamina parietalis* bedeckt die Innenseite des Beutels. Die *Lamina visceralis [Epicardium]* bedeckt die Außenseite des Herzens.

3.6.9b Wo schlägt das parietale Blatt des Herzbeutels in das viszerale um?

1. An der Ausflussbahn umschließt eine gemeinsame Umschlagfalte die Pars ascendens aortae und den Truncus pulmonalis.
2. An der Einflussbahn umschließt eine gemeinsame Umschlagfalte die Hohlvenen und die Lungenvenen. Ihre Schnittkante entspricht einem quergestellten T, darunter befindet sich der *Sinus obliquus pericardii*.
3. Der *Sinus transversus pericardii* trennt die Arterien von den Venen.

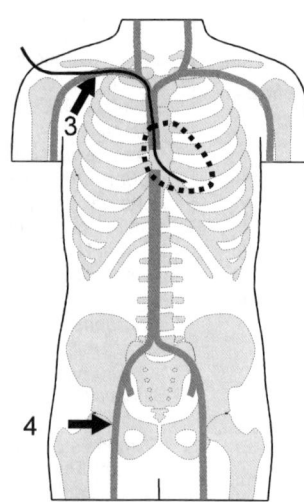

3.6.9c Welche Gefäßabschnitte liegen intraperikardial?

1. Die gesamte *Pars ascendens aortae*.
2. Der gesamte *Truncus pulmonalis*.
3. Ein kurzes Stück der *V. cava inferior*.
4. Ein längeres Stück der *V. cava superior*.
5. Die *Vv. pulmonales* bis zum Lungenhilum.

3.6.9d Welche Gefäße und Nerven liegen dem Herzbeutel außen an?

1. A. + V. pericardiacophrenica (aus der A. + V. thoracica interna).
2. N. phrenicus (aus dem Plexus cervicalis zum Zwerchfell).

Abb. 3-11. Zugänge zu den Herzhöhlen ohne Verletzung der Brustwand: oben Linksherzkatheter, unten Rechtsherzkatheter.

1 A. femoralis
2 A. brachialis
3 V. subclavia
4 V. femoralis

3.7 Speiseröhre (Oesophagus)

3.7.1a Wie lang ist die Speiseröhre?

Etwa 25 cm. Beim Einführen einer Magensonde ist der Mageneingang nach etwa 40 cm Abstand von der Zahnreihe erreicht.

3.7.1b Wie verlaufen die Abschnitte der Speiseröhre?

1. Die *Pars cervicalis* liegt median.
2. Die *Pars thoracica* wird durch den Aortenbogen etwas nach rechts verdrängt.
3. Die *Pars abdominalis*: biegt unter dem Hiatus oesophageus nach links zum Ostium cardiacum ab. Sie ist nur 1–2 cm lang. Die Speiseröhre ist im Hiatus oesophageus 1–2 cm verschieblich. Von der untere Zwerchfellfaszie biegen Bindegewebezüge im Hiatus oesophageus nach oben und legen sich trichterartig der Speiseröhrenwand an. Der lockere Einbau begünstigt Hiatushernien.

Der Verlauf ist im Röntgenbild durch Kontrastmittel („Breischluck") gut sichtbar zu machen.

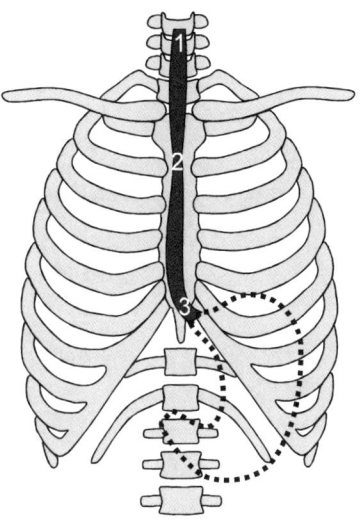

3.7.2 Welche Schichten hat die Wand der Speiseröhre?

1. *Tunica mucosa* (Schleimhaut) mit 3 Teilschichten:
   - unverhorntes mehrschichtiges Plattenepithel (mit scharfer Grenze zum einschichtigen Säulenepithel des Magens).
   - *Lamina propria mucosae*: Bindegewebe.
   - *Lamina muscularis mucosae*: Längsmuskeln.
2. *Tela submucosa*: Verschiebeschicht mit Blutgefäßen, Nerven, Lymphozytenansammlungen und mukösen Glandulae oesophageae.
3. *Tunica muscularis*: im oberen Drittel quergestreifte, im unteren glatte Muskulatur, im mittleren Drittel beide Muskelarten. Innen Ringschicht, außen Längsschicht.
4. *Tunica adventitia* (bindegewebige Hüllschicht) oder *Tunica serosa* (Brustfell bzw. Bauchfell).

Abb. 3-12. Projektion der Speiseröhre auf die vordere Brustwand. Die Ziffern bezeichnen die Engstellen:

1 *Obere Enge*: Ösophagusmund am Übergang vom Rachen (Höhe des Unterrandes des Ringknorpels)
2 *Mittlere Enge*: Kreuzung mit dem Aortenbogen (im Röntgenbild beim Kontrastmittelschluck als Delle deutlich zu sehen)
3 *Untere Enge*: Im Hiatus oesophageus 1–2 cm vor dem Mageneingang

3.7.3 Wie transportiert die Speiseröhre Speisen?

1. Durch die *Schwerkraft*: Die Pars thoracica enthält meist Luft und steht daher offen. In aufrechter Körperhaltung fallen Flüssigkeiten gleich bis zum Mageneingang hinab.
2. Durch *peristaltische Wellen*: Zuerst kontrahiert sich ein Abschnitt der Längsmuskelschicht um eine Portion Speisebrei. Dadurch wird dieser Abschnitt kürzer und weiter. Anschließend kontrahiert sich oberhalb der Erweiterung die Ringmuskelschicht und verhindert damit den Rückfluss. Die Kontraktionswelle (erst Längs-, dann Ringmuskeln) läuft über die ganze Länge der Speiseröhre in Richtung Magen. Dabei wird die Speisebreiportion magenwärts bewegt.

3.7.4 Welche Organe liegen der Speiseröhre an?

1. *Pars cervicalis*: ventral Luftröhre, dorsal Wirbelsäule, lateral Schilddrüse + Nebenschilddrüsen, N. laryngeus recurrens, weiter entfernt A. carotis communis, V. jugularis interna, N. vagus.
2. Kraniale *Pars thoracica*: ventral Luftröhre bzw. linker Hauptbronchus, dorsal Wirbelsäule, lateral Brustfell mit Lungen.
3. Kaudale *Pars thoracica*: ventral Herzbeutel mit linkem Vorhof, dorsal Wirbelsäule, rechts rechte Lunge, links Brustaorta.

4. *Pars abdominalis*: ventral Truncus vagalis anterior, Bauchfell, linker Leberlappen (Impressio oesophagea), dorsal Truncus vagalis posterior.

3.7.5 Welche Gefäße und Nerven versorgen die Speiseröhre?

1. *Arterien*: Kurze Rr. oesophageales aus der Pars descendens aortae + A. thyroidea inferior bilden keine Längsarkaden wie beim Darm. Die Speiseröhre ist daher bei Operationen schlecht zu mobilisieren.
2. *Venen*: Das Blut fließt aus den Vv. oesophageales über die V. azygos zur V. brachiocephalica und weiter zur V. cava superior. Portokavale Anastomosen bestehen zu den Magenvenen. Über diese entstehen die Ösophagusvarizen beim Pfortaderhochdruck (mit der Gefahr lebensbedrohender Blutungen).
3. *Regionäre Lymphknoten*: Nodi lymphoidei juxtaoesophageales + paratracheales + tracheobronchiales.
4. *Nerven*: Plexus oesophageus aus Ästen des N. vagus und des Truncus sympathicus.

3.8 Thymus

3.8.1a Welche Aufgaben hat der Thymus?

1. *Primäres lymphatisches Organ*: Aus dem Knochenmark wandern in der Fetalzeit und in der frühen Kindheit Lymphozyten über die Blutgefäße in die Thymusrinde ein. Dort teilen sie sich wiederholt mitotisch. Sie erwerben Immunkompetenz und gelangen als T-Lymphozyten über Venulen in die Blutbahn. Aus dieser wandern sie in sekundäre lymphatische Organe (Lymphknoten, Milz, Mandeln, Lymphknötchen der inneren Organe) aus und besiedeln dort T-Zell-Regionen.
2. Epitheliale Retikulumzellen sezernieren Thymopoetin (Thymosin), das für die T-Lymphozyten-Reifung wichtig ist.
3. Der Thymus ist ein lymphatisches Organ ohne direkte Abwehraufgaben!
4. Die thymuslose Nacktmaus ist immundefekt. Sie zeigt keine Abstoßungsreaktion gegen Transplantate und ist damit ein wichtiges Versuchstier in der Tumorforschung.

3.8.1b Wie groß ist der Thymus?

1. Beim Neugeborenen sind es 2 Lappen von je etwa 2×5 cm und 10–15 g.
2. Der Thymus wächst beim Kleinkind noch etwas, bleibt dann etwa gleich bis zur Pubertät (etwa 35 g) und verfettet anschließend.
3. Beim älteren Erwachsenen ist er makroskopisch meist nicht mehr klar abzugrenzen.

3.8.2 Wo liegt der Thymus, wie ist er gebaut?

1. Der Thymus liegt im *Mediastinum superius* zwischen Brustbein und großen Gefäßen (V. cava superior, Vv. brachiocephalicae, Aortenbogen).
2. Die Kapsel besteht aus kollagenem Bindegewebe.
3. Die Rinde (*Cortex thymi*) ist wegen der dicht liegenden T-Lymphozyten in den üblichen Färbungen dunkel. Der Thymus enthält keine Lymphfollikel! Epitheliale Retikulumzellen bilden das Grundgerüst des Thymus.
4. Das Mark (*Medulla thymi*) ist heller gefärbt. In ihm sieht man die Hassall-Körperchen mit zwiebelschalenartig angeordneten platten Epithelzellen.
5. Bei älteren Menschen überwiegt das Fettgewebe.

3.9 Leitungsbahnen

3.9.1a In welche Abschnitte wird die Aorta gegliedert?

1. Die aufsteigende Aorta (*Pars ascendens aortae [Aorta ascendens]*) liegt intraperikardial. Ihr Anfangsstück ist zwiebelartig erweitert (*Bulbus aortae*) mit 3 Ausbuchtungen (*Sinus aortae*). Aus den beiden vorderen entspringen die A. coronaria dextra + sinistra.
2. Der Aortenbogen (*Arcus aortae*) wendet sich von rechts vorn nach links hinten. Er endet mit dem *Isthmus aortae* kranial der Mündung des Ductus arteriosus (der nach der Geburt zum Lig. arteriosum verödet). Vom Aortenbogen gehen 3 Äste ab: der Truncus brachiocephalicus, die linke A. carotis communis und die linke A. subclavia.

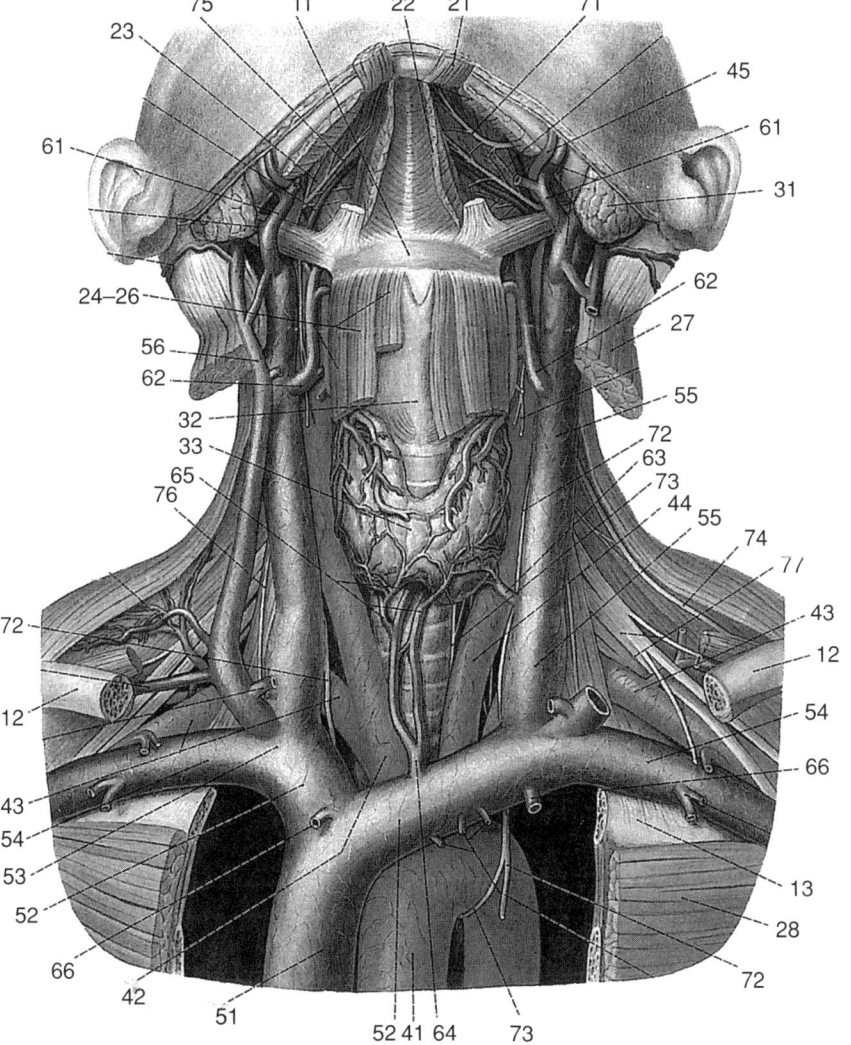

Abb. 3-13. Obere Brustkorböffnung: Blutgefäße des Halses und des oberen Mediastinum nach Entfernen der vorderen Halsmuskeln und von Teilen der Brustwand.

1 Knochen
11 Os hyoideum
12 Clavicula
13 Costa I

2 Muskeln
21 M. digastricus
22 M. mylohyoideus
23 M. hyoglossus
24 M. sternohyoideus
25 M. sternothyroideus
26 M. omohyoideus
27 M. sternocleidomastoideus
28 M. pectoralis major

3 Eingeweide
31 Glandula parotidea
32 Cartilago thyroidea
33 Glandula thyroidea

4 Arterien
41 Pars ascendens aortae [Aorta ascendens]
42 Truncus brachiocephalicus
43 A. subclavia
44 A. carotis communis
45 A. facialis

5 Große Venen
51 V. cava superior
52 V. brachiocephalica
53 Venenwinkel
54 V. subclavia
55 V. jugularis interna
56 V. jugularis externa

6 Mittlere Venen
61 V. facialis
62 V. thyroidea superior
63 V. thyroidea media
64 V. thyroidea inferior
65 Plexus thyroideus impar
66 V. thoracica interna

7 Nerven
71 N. lingualis (aus V3)
72 N. vagus (X)
73 N. laryngeus recurrens
74 N. accessorius (XI)
75 N. hypoglossus (XII)
76 N. phrenicus
77 Plexus brachialis

Abb. 3-14. Schema der Verzweigung der Aorta und der A. thoracica interna zur Brustwand und zu den Brustorganen.

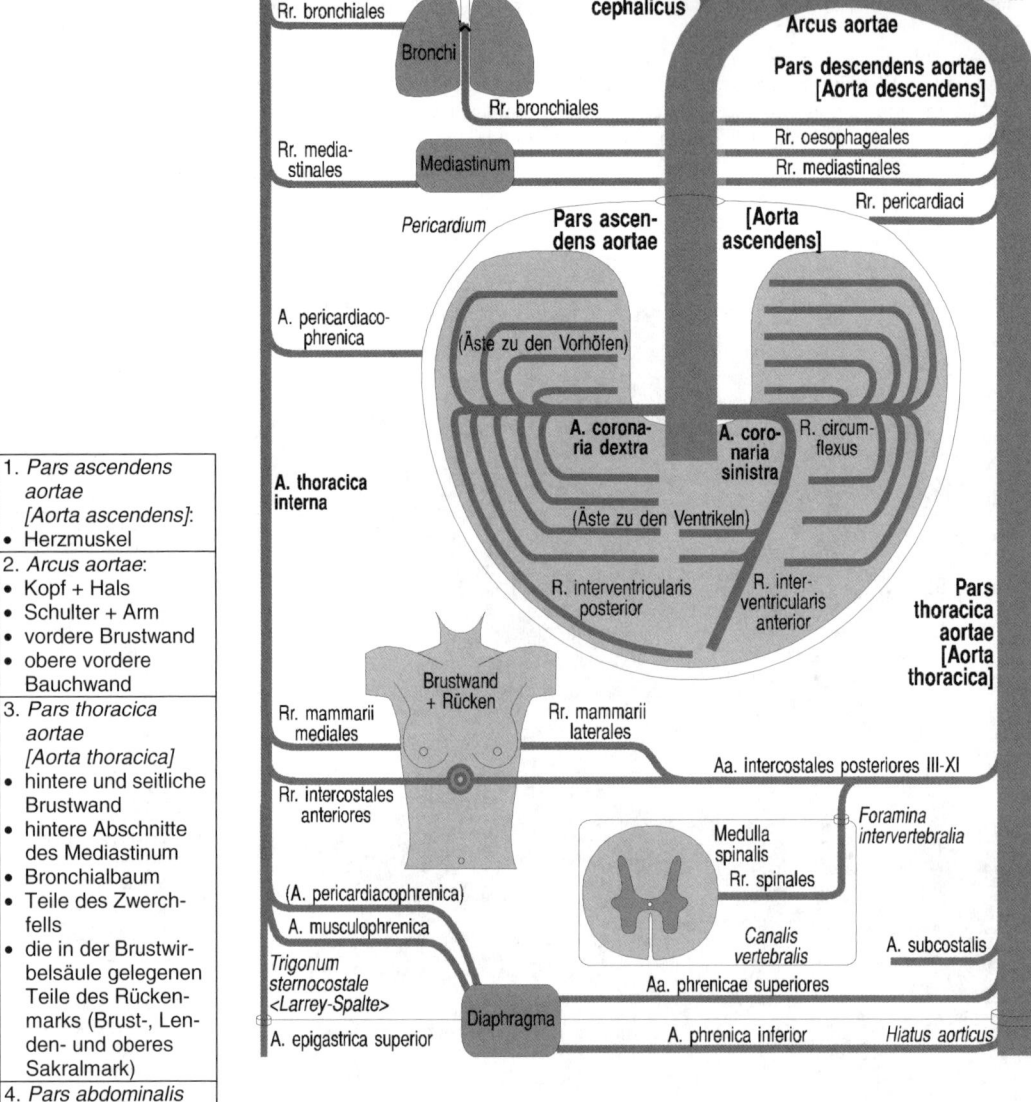

1. *Pars ascendens aortae* [Aorta ascendens]: • Herzmuskel
2. *Arcus aortae*: • Kopf + Hals • Schulter + Arm • vordere Brustwand • obere vordere Bauchwand
3. *Pars thoracica aortae* [Aorta thoracica] • hintere und seitliche Brustwand • hintere Abschnitte des Mediastinum • Bronchialbaum • Teile des Zwerchfells • die in der Brustwirbelsäule gelegenen Teile des Rückenmarks (Brust-, Lenden- und oberes Sakralmark)
4. *Pars abdominalis aortae* [Aorta abdominalis]: • untere Körperhälfte

Tab. 3-7. Versorgungsbereiche der einzelnen Abschnitte der Aorta

3. Die absteigende Aorta (*Pars descendens aortae [Aorta descendens]*) ist nach der Lage in 2 Abschnitte zu gliedern:
   • Die Brustaorta (*Pars thoracica aortae [Aorta thoracica]*) liegt kranial des Hiatus aorticus. Sie gibt Äste für Brustorgane (Rr. bronchiales, oesophageales, pericardiaci, mediastinales), die Aa. intercostales posteriores III–XI und die Aa. phrenicae superiores ab.

- Die Bauchaorta (*Pars abdominalis aortae [Aorta abdominalis]*) endet mit der Aortengabel (*Bifurcatio aortae*): Sie zweigt sich in die Aa. iliacae communes auf.

3.9.1b Welche Organe liegen dem Aortenbogen an?

1. *Trachea*: Die Bifurcatio tracheae liegt rechts von Aortenbogen. Der *Bronchus principalis sinister zieht* unter ihm zur linken Lunge.
2. *Oesophagus*: rechts hinten. Der Aortenbogen dellt die mittlere Enge ein.
3. Die *A. pulmonalis dextra* zieht unter dem Aortenbogen zur rechten Lunge.
4. Die vorn oben liegenden *Vv. brachiocephalicae* vereinigen sich rechts vom Aortenbogen zur *V. cava superior*.
5. Der linke *N. vagus* kreuzt den Aortenbogen vorn. Er gibt unter ihm den *N. laryngeus recurrens* ab, der links vom Lig. arteriosum hinter dem Aortenbogen zum Kehlkopf aufsteigt (der rechte „Rekurrens" schlingt sich um die A. subclavia).
6. Autonome Nerven für das Herz: *Nn. cardiaci* aus den Halsganglien des Sympathikus, *Rr. cardiaci* aus dem N. vagus.
7. *Corpora paraaortica (Glomera aortica)*, nichtchromaffine Paraganglien.
8. Lymphknoten.

3.9.2 Wie verlaufen die Lungenarterien (Aa. pulmonales)?

Der *Truncus pulmonalis* steigt intraperikardial von der Vorderwand des Herzens dorsokranial zur T-förmigen Bifurkation auf: Die *A. pulmonalis dextra* gelangt hinter der Pars ascendens aortae und der V. cava superior zur rechten Lunge. Die *A. pulmonalis sinistra* zieht vor dem linkem Hauptbronchus und über den linken Lungenvenen zur linken Lunge.

3.9.3 Wie häufig entspringt die A. subclavia dextra als vierter Ast des Aortenbogens?

In etwa 1 %. Sie kann die Speiseröhre einklemmen (Schluckstörungen). Bei dieser Varietät fehlt der N. laryngeus recurrens rechts, und der N. vagus gibt direkte Äste zu Kehlkopf, Luft- und Speiseröhre ab (bei Schilddrüsenoperationen zu beachten!).

3.9.5a Wo liegt die obere Hohlvene (V. cava superior)?

Im Mediastinum superius rechts, z. T. intraperikardial. Sie entsteht durch Vereinigung der beiden Vv. brachiocephalicae und mündet von oben in den rechten Vorhof. Als einzigen Ast nimmt sie die V. azygos auf. Es grenzen an:
1. Vorn: Herzbeutel, Pars ascendens aortae.
2. Rechts: rechter Lungenoberlappen bzw. Brustfell.
3. Links: linker Vorhof, Bifurcatio trunci pulmonalis, Aortenbogen.
4. Hinten: A. pulmonalis dextra + Vv. pulmonales dextrae.

3.9.5b Wie verläuft die V. azygos?

Sie setzt die rechte *V. lumbalis ascendens* kranial des Zwerchfells fort und liegt dann den Brustwirbelkörpern rechts an. Sie nimmt die Vv. intercostales posteriores und Venen der Mediastinalorgane auf. Vom 4. Brustwirbel biegt sie kranial des rechten

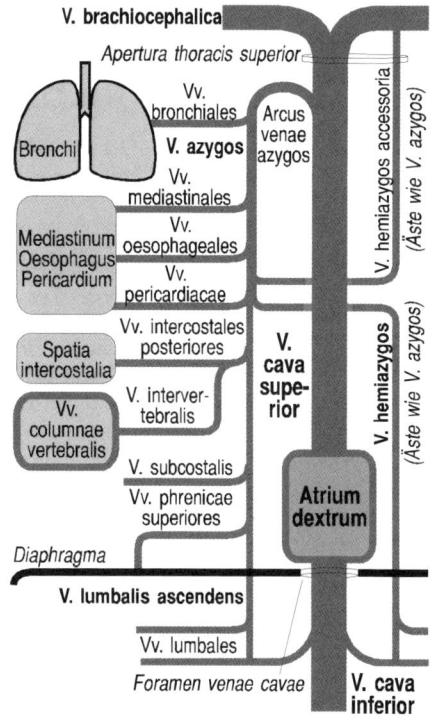

Abb. 3-15. Stromgebiet und Äste der V. azygos und deren Verbindungen zum Hohlvenensystem.

Hauptbronchus nach vorn um (sie dellt dabei eine Rinne in den rechten Lungenoberlappen ein). Sie mündet in die V. cava superior.

3.9.5c Wie verläuft die V. hemiazygos?

Sie entspricht der *V. azygos* auf der linken Seite. Sie kreuzt vor dem 7. Brustwirbelkörper nach rechts und mündet in die V. azygos. Sie setzt sich links als V. hemiazygos accessoria nach kranial zur V. brachiocephalica sinistra fort.

3.9.6 Wie sieht der Ductus thoracicus aus, wie verläuft er?

1. Er hat den Durchmesser einer mittleren Hautvene und ist etwa 40 cm lang. Die Farbe ist beim Lebenden wegen der fettreichen Lymphe weiß (daher die deutsche Bezeichnung Milchbrustgang).
2. Er gelangt durch den *Hiatus aorticus* in die Brusthöhle und liegt dann zwischen Wirbelsäule und Aorta. Nahe der oberen Brustkorböffnung wendet er sich nach links und mündet zwischen A. carotis communis und A. subclavia von hinten her in den linken „Venenwinkel" (Vereinigung von V. jugularis interna und V. subclavia zur V. brachiocephalica). Kurz vorher nimmt er 3 große Lymphstämme auf: den *Truncus bronchomediastinalis sinister* von der linken Lunge, den *Truncus subclavius sinister* vom linken Arm und den *Truncus jugularis sinister* von der linken Kopf- und Halshälfte.
3. Er befördert also die Lymphe von ¾ des Körpers: untere Hälfte + linkes oberes Viertel (vom rechten oberen Viertel gelangt die Lymphe über den *Ductus lymphaticus dexter* zum rechten Venenwinkel).

3.9.7 Wie verläuft der N. phrenicus?

Der Zwerchfellnerv entspringt aus dem *Plexus cervicalis* (C_4 mit Zuschüssen von C_3 und C_5) und steigt auf der Vorderseite des M. scalenus anterior zwischen A. und V. subclavia zum Mediastinum ab. Er zieht vor der Lungenwurzel mit der A. pericardiacophrenica zwischen Pleura mediastinalis und Pericardium fibrosum zum Zwerchfell und zweigt sich dort in zahlreiche Äste auf. Er führt
- efferente (motorische) Fasern für das Zwerchfell.
- afferente Fasern von Pleura mediastinalis + diaphragmatica, Herzbeutel und Bauchfell (vor allem von der Leber und der Kardia). Der Schmerz wird in die rechte Schulter projiziert (Head-Zone der Gallenblase).

3.9.8 Wie verläuft der N. vagus im Brustraum?

Er gelangt zwischen V. brachiocephalica und A. subclavia durch die obere Thoraxapertur in das Mediastinum. Er legt sich dorsal der Hauptbronchen der Speiseröhre an und bildet dort den *Plexus oesophageus*. Aus diesem gehen 2 neue Stämme (*Truncus vagalis anterior + posterior*) hervor, die durch den Hiatus oesophageus in die Bauchhöhle ziehen. Äste im Brustbereich:
1. *N. laryngeus recurrens*: Rechts um die A. subclavia, links um den Aortenbogen (links vom Lig. arteriosum) geschlungen, läuft dieser zurück zum Kehlkopf.
2. *Rr. cardiaci thoracici*: zum Herzen.
3. *Rr. bronchiales*: zur Lunge.

3.9.9a Wo liegen die Zellkörper der sympathischen Nerven?

Die periphere efferente autonome Bahn umfasst 2 Neur(on)en. Die Zellkörper des 1. Neurons liegen in den Seitenhörnern des Brust- und oberen Lendenmarks, die des 2. Neurons im „Grenzstrang" (*Truncus sympathicus*) oder in Eingeweideganglien. Die afferenten Fasern (Eingeweidesensibilität) haben ihre Zellkörper im Spinalganglion.

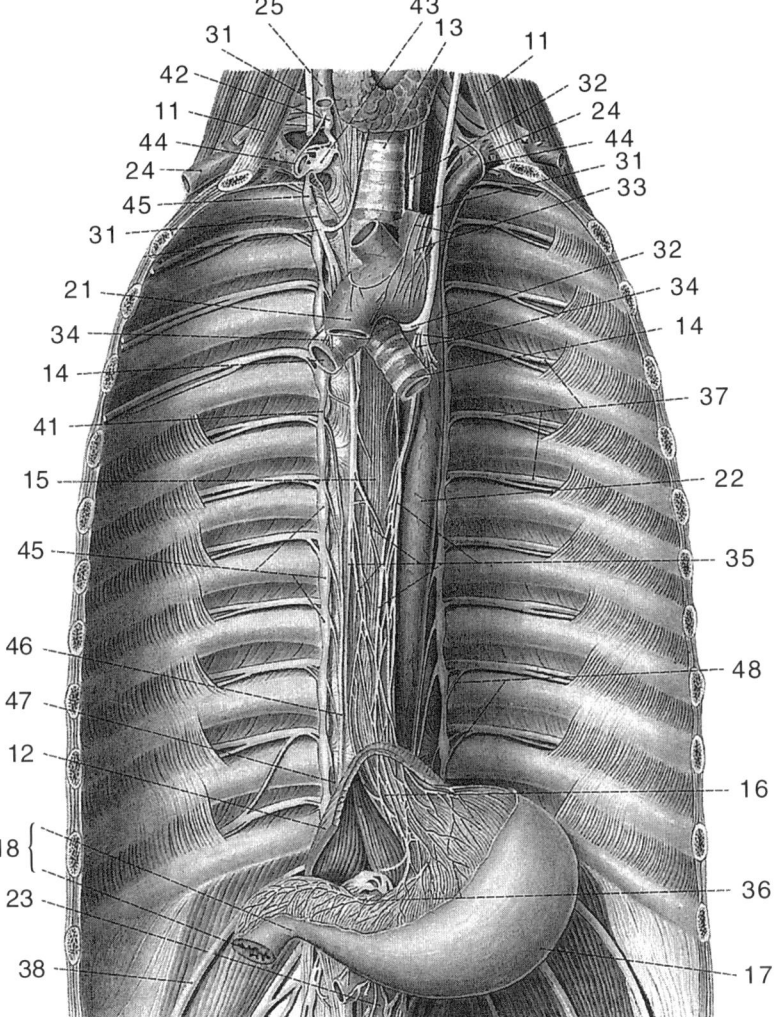

Abb. 3-16. Leitungsbahnen der hinteren Brustwand und des Mediastinum. Man achte auch auf die Verzweigung des Truncus vagalis anterior an der vorderen Magenwand (Vagotomie!).

1	Muskeln und Eingeweide
11	M. scalenus anterior
12	Diaphragma
13	Trachea
14	Bronchus principalis
15	Oesophagus, Pars thoracica
16	Oesophagus, Pars abdominalis
17	Gaster
18	Duodenum

2	Arterien
21	Pars ascendens aortae
22	Pars thoracica aortae
23	Pars abdominalis aortae
24	A. subclavia
25	A. carotis communis

3	Hirn- und Rückenmarknerven
31	N. vagus (X)
32	N. laryngeus recurrens
33	Plexus aorticus
34	Rr. bronchiales
35	Plexus oesophageus
36	Rr. gastrici anteriores
37	N. intercostalis
38	N. subcostalis

4	Sympathikus
41	Truncus sympathicus
42	Ganglion cervicale medium
43	Ganglion cervicothoracicum [stellatum]
44	Ansa subclavia
45	Ganglion thoracicum
46	N. splanchnicus major
47	N. splanchnicus minor
48	Rr. communicantes

3.9.9b **Welche Äste haben die Grenzstrangganglien (Ganglia trunci sympathici)?**

1. Zwei Verbindungsäste zum Spinalnerv: Im markhaltigen („weißen") *R. communicans albus* gelangen alle präganglionären Fasern vom Rückenmark zum Grenzstrang. Im Grenzstrangganglion werden die meisten Fasern auf das 2. Neuron umgeschaltet. Die postganglionären Fasern für Blutgefäße und Schweißdrüsen kehren im markarmen („grauen") *R. communicans griseus* zum Spinalnerv zurück (und ziehen mit diesem zur Peripherie).
2. Die postganglionären Fasern für Kopf-, Hals- und Brustorgane legen sich z. T. Hirn- oder Spinalnerven an, z. T. ziehen sie als selbstständige Nerven zu den Organen: *Nn. cardiaci* für das Herz, *Rr. pulmonales* für die Lunge.

3. Die motorischen Fasern für die Bauch- und Beckenorgane durchlaufen die Grenzstrangganglien und werden erst in organnahen Eingeweideplexus auf das 2. Neuron geschaltet:
- *N. splanchnicus major* mit präganglionären Fasern aus T_6–T_{10} zum Plexus coeliacus (Sonnengeflecht).
- *N. splanchnicus minor* mit präganglionären Fasern aus T_{10} und T_{11} zu Plexus coeliacus + Niere (*R. renalis*).
- *Nn. splanchnici lumbales* + *sacrales* mit präganglionären Fasern zum Plexus aorticus abdominalis und zum Plexus hypogastricus inferior.

3.9.9c Wo liegt der Brustteil des Grenzstrangs (Truncus sympathicus)?

Die 11–12 *Ganglia thoracica* (durch *Rr. interganglionares* verbunden) liegen vor den Rippenköpfen und vor A. + V. + N. intercostalis. Sie werden vorn von der Pleura costalis bedeckt.

4 Baucheingeweide
4.1 Bauchfell (Peritoneum)

4.1.1 Was versteht man unter intra- und retroperitonealer Lage?

1. *Intraperitoneale* Organe sind bis auf 1–2 „Mesos" vom Bauchfell (Peritoneum) eingehüllt. Deshalb sind sie gut beweglich: Magen, Leber, Milz, Jejunum, Ileum, Caecum, Appendix vermiformis, Colon transversum + sigmoideum, Ovarium, Tuba uterina, Corpus uteri.
2. *Retroperitoneale* Organe sind nur auf einer Seite mit Bauchfell bedeckt. Dies gestattet Volumenänderungen, kaum aber Lageänderungen. Nach der Entwicklung sind 2 Fälle zu unterscheiden:
- *Primär retroperitoneale* Organe haben von Anfang an nur eine kleine Kontaktfläche mit dem Bauchfell: Niere, Nebenniere, Ureter, Harnblase.
- *Sekundär retroperitoneale* Organe werden intraperitoneal angelegt, legen sich dann aber der Bauchwand an, und das Peritoneum bildet sich auf dem Anlagerungsbereich zurück: Duodenum, Pancreas, Colon ascendens + descendens. Bei Entwicklungsstörungen können diese Organe auch intraperitoneal verbleiben. Sekundär retroperitoneale Darmabschnitte kann man ohne größere Blutung von der Bauchwand lösen, weil alle größeren Leitungsbahnen den alten Weg über die Mesenterien beibehalten und somit keine größeren Gefäße das Lager durchziehen.

4.1.2/3 Wie wird die Bauchhöhle (Cavitas abdominis [abdominalis]) gegliedert?

1. Die *Cavitas peritonealis* (Bauchfellhöhle) ist der vom Bauchfell umschlossene Raum einschließlich der intraperitonealen und sekundär retroperitonealen Organe. Die Bauchfellhöhle wird durch das Mesocolon transversum unvollständig in Oberbauch (mit Magen, Duodenum, Leber + Gallenwege, Pancreas, Milz) und Unterbauch (mit Dünn- und Dickdarm, ohne Duodenum und Rectum) geteilt.
2. Das *Spatium retroperitoneale* (Retroperitonealraum) ist der dorsal der Cavitas peritonealis gelegene Teil des Bauchraums mit primär retroperitonealen Organen und großen Leitungsbahnen.

4.1.4 Was sind Gekröse („Mesos")?

1. Gekröse (Mesenterien im weiteren Sinne) verbinden intraperitoneale Organe mit der Bauchwand. Sie bestehen aus 2 Peritonealblättern, zwischen denen die Versorgungsstraßen des Organs verlaufen (Abb. 1-6). Sie dienen außer der Versorgung auch der Begrenzung des Bewegungsspielraums („Haltefunktion") und werden daher z. T. Ligamenta genannt. Sie speichern außerdem Fett.
2. Dünn- und Dickdarm, Eierstock und Eileiter haben 1 Gekröse. 2 Gekröse haben der Magen (Mesogastrium ventrale + dorsale), die Leber (Lig. falciforme + Omentum minus), die Milz (Lig. gastrosplenicum + Lig. splenorenale) und der Uterus (rechtes und linkes Mesometrium).
3. Einige ursprünglich angelegte Gekröse bilden sich normalerweise zurück: Mesoduodenum dorsale, Mesocolon ascendens und Mesocolon descendens.

4.1.5a Wie wird der embryonale Darm gegliedert?

1. Der Vorderdarm (*Preenteron*), mit vorderem und hinterem Meso, wird zu Rachen, Speiseröhre, Magen und oberer Hälfte des Duodenum.
2. Der Mitteldarm (*Mesenteron*), mit dem Dottersack verbunden, umfasst die „Nabelschleife" mit den von der A. mesenterica superior versorgten Darmteilen: untere Hälfte des Duodenum, Jejunum, Ileum, Caecum (mit Appendix vermiformis), Colon ascendens und rechter Teil des Colon transversum.

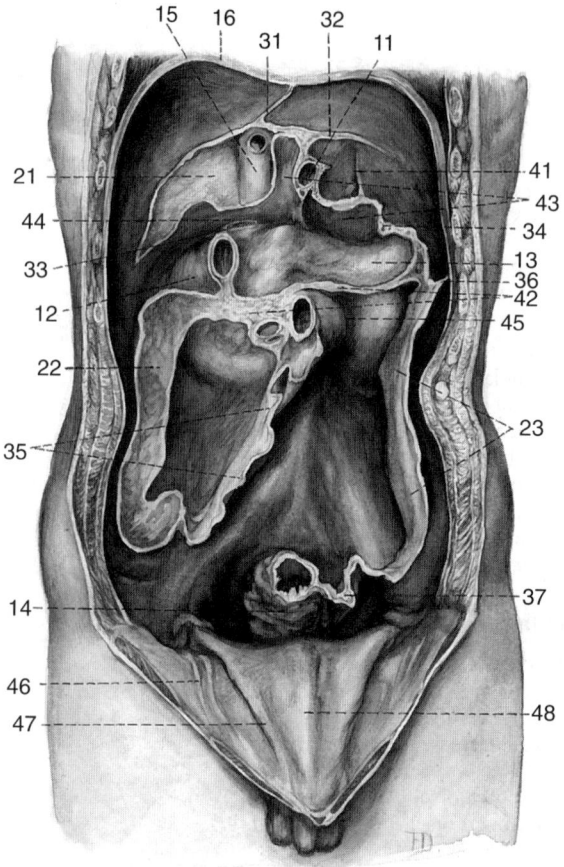

Abb. 4-1. *Bauchfellverhältnisse an der hinteren Bauchwand nach Entfernen großer Teile des Magen-Darm-Kanals, der Leber und der Milz. Man achte auf die Ausdehnung der Bursa omentalis!*

1 Eingeweide + Gefäße	3 Gekröse	4 Bauchfellfalten + Bauchfelltaschen
11 Pars cardiaca	31 Lig. falciforme	41 Lig. splenorenale [lienorenale, phrenicosplenicum]
12 Duodenum	32 Lig. triangulare sinistrum	
13 Pancreas	33 Lig. hepatoduodenale	42 Lig. phrenicocolicum
14 Rectum		43 Bursa omentalis
15 V. cava inferior	34 Lig. gastrosplenicum [gastrolienale]	44 Foramen omentale [epiploicum]
16 Diaphragma	35 Radix mesenterii	45 Recessus duodenalis superior
2 Bauchfellfreie Anlagerungsflächen von Bauchorganen	36 Mesocolon transversum	46 Plica umbilicalis lateralis
21 für Area nuda der Leber	37 Mesocolon sigmoideum	47 Plica umbilicalis medialis
22 für Colon ascendens		48 Plica umbilicalis mediana
23 für Colon descendens		

3. Der Hinterdarm (*Metenteron*) wird von der A. mesenterica inferior und dem pelvinen Parasympathikus versorgt: linker Teil des Colon transversum, Colon descendens und sigmoideum, Rectum.

4.1.5b Wie läuft die embryonale Magendrehung ab?

Das *Mesogastrium ventrale* (Ansatz an der Curvatura minor) und *dorsale* (an der Curvatura major) liegen ursprünglich median. Der Magen dreht sich um 90° um seine Längsachse (von unten gesehen gegen den Uhrzeigersinn), dadurch gelangt die Curvatura major nach links. Die untere Speiseröhre wird in die Drehung einbezogen, dabei wird der rechte N. vagus zum Truncus vagalis posterior, der linke zum Truncus vagalis anterior.

4.1.5c Welche Lagebeziehungen im Bauchraum lassen sich durch die embryonale Darmdrehung erklären?

1. Das Mesenteron (Mitteldarm) bildet in der 6. Entwicklungswoche eine u-förmige Schleife (Nabelschleife), in deren Achse die A. + V. mesenterica superior liegen.
2. Die Nabelschleife dreht sich um die sagittale Achse der A. mesenterica superior (von vorn gesehen gegen den Uhrzeigersinn). Das ursprünglich kaudal liegende Caecum steigt links hoch, wendet sich dann nach rechts oben und steigt rechts wieder ab. Es zieht das übrige Colon hinter sich her, so dass dieses den Dünndarm umrahmt.
3. Der kaudale Teil des Duodenum wird unter der Drehachse durchgezogen, so dass die Flexura duodenojejunalis links und die A. + V. mesenterica superior kranial-ventral der Pars inferior des Duodenum in das Mesenterium eintreten.

4.1.5d Was ist der „physiologische Nabelbruch"?

Die Bauchwand ist im Stadium der Nabelschleife (6. Entwicklungswoche) noch nicht um den Nabel geschlossen. Durch die breite Lücke tritt die rasch wachsende Nabelschleife aus dem intraembryonalen in das extraembryonale Zölom aus. In der 10. Woche kehrt der Darm in die Bauchhöhle zurück.

4.1.6 Was versteht man unter Gekrösewurzeln?

Die Umschlagstellen des Peritoneum parietale in das Peritoneum viscerale der Mesenterien. Als Eintrittsstellen der Blut- und Lymphgefäße sowie Nerven sind sie von eminenter chirurgischer Bedeutung. Die wichtigsten Gekrösewurzeln sind:
1. die *Radix mesenterii* zwischen Anfang und Ende des intraperitonealen Dünndarmteils: Sie beginnt an der Flexura duodenojejunalis (Projektion etwa 3–4 cm links der Medianebene auf Höhe des 2. Lendenwirbels) und endet am Ostium ileale (Projektion etwas kranial des McBurney-Punktes). Sie überkreuzt die Pars horizontalis [inferior] des Duodenum und ist etwa 15 cm lang.
2. die Wurzel des *Mesocolon transversum* von der Flexura coli dextra [hepatica] zur Flexura coli sinistra [splenica]: Sie beginnt an der rechten Niere, überkreuzt die Pars descendens des Duodenum und zieht dann am Margo anterior des Pancreas zur Milz. Projektion: vom Ansatz der 9. Rippe rechts am Arcus costalis zur 10. Rippe links in der Linea axillaris posterior.
3. die Wurzel des *Mesocolon sigmoideum:* s-förmig von der linken Fossa iliaca zur Mitte des Promontorium.

4.1.7a Was ist das kleine Netz (Omentum minus)?

Das kleine Netz ist ein Abkömmling von Mesogastrium ventrale + Mesoduodenum ventrale. Es verbindet die Curvatura minor und die Pars superior des Duodenum mit der Porta hepatis und der Fissura ligamenti venosi. 2 Abschnitte:
1. Das *Lig. hepatogastricum* ist locker gebaut, z. T. durchlöchert, und bildet einen Teil der Ventralwand der Bursa omentalis.
2. Das straffere *Lig. hepatoduodenale* enthält ventral den Ductus choledochus, in der Mitte die A. hepatica propria und dorsal die V. portae hepatis. Es bildet die Ventralwand des Foramen omentale.

4.1.7b Was ist das große Netz (Omentum majus)?

Das große Netz ist ein Abkömmling des Mesogastrium dorsale. Sein Hauptteil ist eine freie Bauchfellduplikatur mit zahlreichen Blut- und Lymphgefäßen, die vom Colon transversum schürzenartig vor den Unterbauchorganen ausgebreitet ist. Seine Aufgaben umfassen die *Abwehr* (es ist reich an Makrophagen und Lymphozyten), die *Transsudation* und *Resorption* (für das Flüssigkeitsgleichgewicht in der Cavitas peritonealis) und die *Speicherung von Fett*.

4.1.8 Was sind Bauchfelltaschen?

Kleinere oder größere Blindsäcke der Cavitas peritonealis, vor allem an Gekrösewurzeln, z. B.:
1. *Recessus subphrenicus*: zwischen Zwerchfell und Leber, rechts und links des Lig. falciforme.
2. *Bursa omentalis* (Netzbeutel): Die größte Bauchfelltasche gibt dem Paries posterior des Magens freie Beweglichkeit.
3. *Recessus duodenalis superior + inferior*: zwischen Flexura duodenojejunalis und V. mesenterica inferior, selten Bruchpforte (Treitz-Hernie).
4. *Recessus ileocaecalis superior + inferior*: am ileozäkalen Übergang.
5. *Recessus retrocaecalis*: zwischen Caecum und dorsaler Bauchwand.
6. *Excavatio vesicouterina*: zwischen Harnblase und Corpus uteri.
7. *Excavatio rectouterina* („Douglas-Raum"): zwischen Uterus und Rectum, bis an den Fornix vaginae reichend.
8. *Excavatio rectovesicalis*: zwischen Harnblase und Rectum beim Mann, gewöhnlich bis an die Kuppen der Glandulae vesiculosae [Vesiculae seminales] reichend.

---

1. *Lig. gastrophrenicum*: zwischen Magen und Zwerchfell
2. *Lig. gastrosplenicum [gastrolienale]*: zwischen Magen und Milz
3. *Lig. splenorenale [lienorenale]*: zwischen Milz, linker Niere und Zwerchfell
4. *Lig. gastrocolicum*: zwischen Magen und Colon transversum
5. *Lig. phrenicocolicum*: vom Zwerchfell zur Flexura coli sinistra

Tab. 4-1. *Zum Omentum majus im weiteren Sinn rechnet man alle Abkömmlinge des Mesogastrium dorsale.*

1. Ventral: Magen, Omentum minus, Lobus caudatus, Lig. gastrocolicum
2. Dorsal: Pancreas, linke Nebenniere, oberer Pol der linken Niere, Pars abdominalis aortae [Aorta abdominalis]
3. Kaudal: Mesocolon transversum
4. Links kranial: Milz (Lig. gastrosplenicum + gastrophrenicum)
5. Rechts kranial: Lig. coronarium
6. Rechts: V. cava inferior
7. Eingang rechts kaudal: Foramen omentale [epiploicum] zwischen Omentum minus und V. cava inferior, etwa 1–2 Finger weit

Tab. 4-2. *Umgrenzung der Bursa omentalis.*

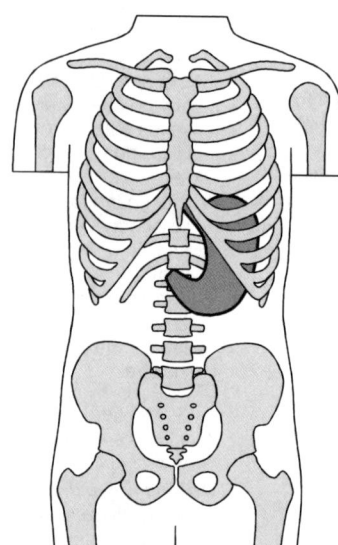

4.2 Magen (Gaster)

4.2.2 In welche Abschnitte wird der Magen gegliedert?

1. Die *Cardia [Pars cardiaca]* (Mageneingang) beginnt mit dem Ostium cardiacum (oberer Magenmund).
2. Der *Fundus gastricus* (Magenkuppel) ist durch die Incisura cardiaca vom Mageneingang scharf abgesetzt. Er enthält bei aufgerichtetem Körper meist eine große Luftblase („Magenblase" im Röntgenbild).
3. Das *Corpus gastricum* (Magenkörper) ist der Hauptteil.
4. *Pars pylorica* (Pförtnerabschnitt): Auf das Antrum pyloricum folgt der 2–3 cm lange Canalis pyloricus, der am Pylorus (Magenpförtner) endet. Die dortige dicke Ringmuskulatur verschließt das Ostium pyloricum (unterer Magenmund).

4.2.3a Aus welchen Schichten besteht die Magenwand?

1. Die *Tunica mucosa* ist mit einem einschichtigen hochprismatischen Epithel bedeckt. Gestreckte tubulöse Drüsen (Glandulae gastricae) reichen bis zur *Lamina muscularis mucosae*. Diese dient der Feineinstellung der Schleimhaut, um z. B. Knochensplittern auszuweichen. Die Oberfläche der Magenschleimhaut ist durch *Plicae gastricae* (Magenfalten), *Areae gastricae* (warzenartige Vorwölbungen von 1–6 mm Durchmesser) und die auf ihnen mündenden *Foveolae gastricae* (die vereinigten Ausführungsgänge mehrerer Magendrüsen, Durchmesser etwa 0,2 mm) strukturiert.
2. Die *Tela submucosa* besteht aus lockerem Bindegewebe mit Blutgefäßen.
3. Die *Tunica muscularis* ist dreischichtig: außen Stratum longitudinale, in der Mitte Stratum circulare, innen Fibrae obliquae. Die Muskelwand passt die Weite des Magens der Füllung an. Sie hebt bei ihrer Kontraktion die Schleimhaut in Falten ab. Die Peristaltik befördert den Mageninhalt weiter.
4. Die *Tela subserosa* ist eine dünne Bindegewebeschicht.
5. *Tunica serosa*: Peritoneum. Bauchfellfrei sind nur die Dorsalseite der Pars cardiaca, die Ansätze des Omentum minus an der Curvatura minor, die Ansätze des Omentum majus bzw. des Lig. gastrocolicum an der Curvatura major sowie die Ansätze von Lig. gastrophrenicum + gastrosplenicum am Paries posterior.

4.2.3b Wie werden Mageneingang und -ausgang geschlossen?

1. Der *Mageneingang* hat keinen eigenen Schließmuskel, der Rückfluss von Mageninhalt wird durch die Ringmuskeln der Pars abdominalis des Oesophagus verhindert (diese erschlaffen beim Erbrechen).
2. Der *Magenausgang* wird nicht nur durch den M. sphincter pyloricus (sympathisch innerviert!), sondern die gesamte Pars pylorica (mit verstärkter Ringmuskelschicht) verschlossen.

4.2.4a Welche Arten von Magendrüsen unterscheidet man?

1. Die *Hauptdrüsen* im Corpus gastricum und im Fundus gastricus sind lang, gerade, wenig verzweigt, englumig. Sie produzieren Pepsinogene, Salzsäure und Schleim.
2. Die *Pylorusdrüsen,* weiter und stärker verzweigt, sezernieren Schleim und Gastrin.
3. Die schleimbildenden *Kardiadrüsen* sind noch weiter als die Pylorusdrüsen.

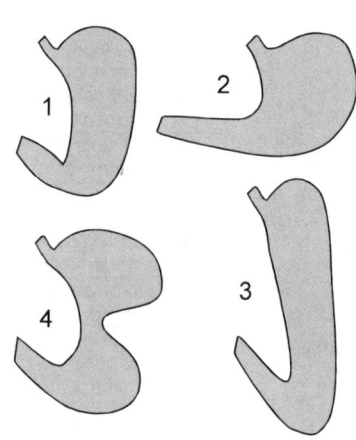

Abb. 4-2. Oben: Projektion des Magens auf das Skelett. Unten: Beispiele für Magenformen im Röntgenbild.

1 „Normaler" Magen
2 Stierhornform
3 Langmagen
4 Sanduhrmagen

4.2.4b Welche Arten von Drüsenzellen kommen im Magen vor?

1. Die *Hauptzellen* sezernieren Pepsinogene. Ihr Cytoplasma ist stark basophil (es enthält reichlich raues endoplasmatisches Retikulum). Sie liegen vorwiegend in der Drüsenbasis.
2. Die *Belegzellen* (Parietalzellen) produzieren Salzsäure. Ihr Cytoplasma ist acidophil (reich an Mitochondrien + glattem endoplasmatischen Retikulum). Die großen rundlichen Zellen mit tiefen intrazellulären Sekretkanälchen kommen vorwiegend in mittlerer Höhe der Drüsen vor.
3. Die *Nebenzellen* (Schleimzellen) liegen vor allem im Drüsenhals.
4. Die *G-Zellen* geben Gastrin an das Blut ab. Sie sind reichlich in der Pars pylorica anzutreffen. Es sind auch noch weitere Zellen des gastroenteropankreatischen endokrinen Systems zu finden.

NB: Der Magensaft des Neugeborenen ist nahezu neutral. Deswegen werden die Antikörper in der Muttermilch nicht zerstört und können resorbiert werden.

| 1. Vorübergehende Speicherung von Nahrung |
| 2. Desinfektion des Speisebreis (Salzsäure) |
| 3. Verdauung (vor allem Proteine) |
| 4. Sekretion des Intrinsic-Faktor (für die Resorption von Vitamin B_{12} im Dünndarm nötig) |

Tab. 4-3. Hauptaufgaben des Magens.

4.2.5a Welche Arterien versorgen den Magen?

1. In der Arkade der Curvatura minor anastomosieren die *A. gastrica sinistra* (direkt aus dem Truncus coeliacus) und die *A. gastrica dextra* (aus der A. hepatica propria oder communis).
2. In der Arkade der Curvatura major anastomosieren die *A. gastroomentalis sinistra* (aus der A. splenica) und die *A. gastroomentalis dextra* (aus der A. gastroduodenalis).
3. Die *A. gastrica posterior* und *Aa. gastricae breves* ziehen von der A. splenica zum Fundus gastricus.

| 1. Nerval:
• N. vagus fördert
• Sympathikus hemmt (Transmitter Dopamin) |
| 2. Humoral: Gastrin von G-Zellen abgesondert, wenn die Pars pylorica durch Speisebrei gedehnt |

Tab. 4-4. Steuerung der Magensekretion.

4.2.5b Wohin fließt das Blut vom Magen ab?

1. Der Hauptabfluss geht zur *V. portae hepatis*: von der V. gastrica sinistra + dextra direkt in sie, von der V. gastroomentalis [gastroepiploica] sinistra und den Vv. gastricae breves über die V. splenica, von der V. gastroomentalis [gastroepiploica] dextra über die V. mesenterica superior.
2. Der Nebenabfluss von der V. gastrica sinistra zu den Vv. oesophageales und weiter über die V. azygos zur *V. cava superior* hat große ärztliche Bedeutung als portokavale Anastomose (Erweiterung bei Pfortaderstauung).

4.2.5c Wo liegen die regionären Lymphknoten des Magens?

1. *Nodi lymphoidei gastrici dextri + sinistri*: nahe der A. gastrica dextra + sinistra, ihr Einzugsgebiet ist die Curvatura minor.
2. *Nodi lymphoidei splenici*: nahe der A. splenica, Einzugsgebiet Fundus gastricus.
3. *Nodi lymphoidei gastroomentales dextri + sinistri*: an der Wurzel des Omentum majus, Einzugsgebiet Curvatura major.
4. *Nodi lymphoidei pylorici*: kranial, kaudal und dorsal des Pylorus, Einzugsgebiet Pars pylorica.

Der weitere Abfluss geht über die Nodi lymphoidei coeliaci + mesenterici superiores zum Ductus thoracicus.

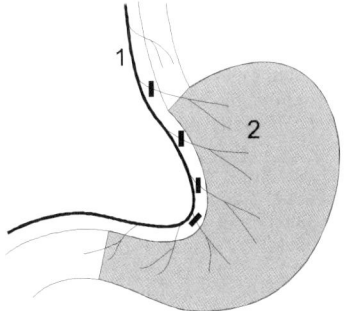

Abb. 4-3. Durchtrennen der Rr. gastrici des N. vagus (1) zum Fundus gastricus (2) und zum Corpus gastricum bei der proximalen selektiven Vagotomie bei schweren Fällen des Geschwürleidens.

4.2.6a Welche Magenteile haben eine relativ konstante Lage?

1. Das *Ostium cardiacum*, weil die Speiseröhre im Hiatus oesophageus fixiert ist. Projektion auf die Wirbelsäule etwa T_{11}/T_{12}.
2. Das *Ostium pyloricum*, weil das Duodenum sekundär retroperitoneal liegt. Projektion auf die Wirbelsäule etwa L_1/L_2.

1. *Tunica mucosa* (Schleimhaut): mit Ringfalten, Zotten, Krypten, Lymphknötchen und Lamina muscularis mucosae
2. *Tela submucosa*: Verschiebeschicht
3. *Tunica muscularis*: innen Stratum circulare (Ringschicht), außen Stratum longitudinale (Längsschicht)
4. *Tela subserosa*: Bindegewebe
5. *Tunica serosa* (Peritoneum = Bauchfell): mit Lamina propria und Mesothel (einschichtiges, flaches Plattenepithel)

Tab. 4-5. Schichten der Dünndarmwand.

4.2.6b Welche Organe liegen dem Magen an?

1. Der Vorderwand (*Paries anterior*): Leber kranial rechts, Zwerchfell kranial links, Rektusscheide kaudal.
2. Der Hinterwand (*Paries posterior*): Zwerchfell kranial, Milz links, linke Nebenniere + Niere Mitte kranial, Pancreas Mitte kaudal, Colon transversum kaudal, Pars ascendens des Duodenum an Pars pylorica, Pars abdominalis aortae [Aorta abdominalis] an der Mitte der Curvatura minor.

4.3 Dünndarm (Intestinum tenue)

4.3.1 Wie wird der Dünndarm gegliedert?

1. Das *Duodenum* (Zwölffingerdarm) ist etwa 30 cm lang und liegt größtenteils sekundär retroperitoneal im Oberbauch. Es hat 4 Abschnitte:
   - Die *Pars superior* schließt an den Pylorus an. Ihr erweitertes intraperitoneales Anfangsstück wird Ampulla = Bulbus genannt (Sitz der Zwölffingerdarmgeschwüre).
   - In der *Pars descendens* münden an der Papilla duodeni major der Ductus choledochus und der Ductus pancreaticus, an der Papilla duodeni minor der Ductus pancreaticus accessorius.
   - Die *Pars horizontalis [inferior]*.
   - Die *Pars ascendens* endet mit der Flexura duodenojejunalis.
2. Das *Jejunum* (Leerdarm) liegt intraperitoneal im Unterbauch. Seine funktionelle Länge beträgt etwa 1 m (an der Leiche das Doppelte). Es geht ohne scharfe Grenze in das Ileum über.
3. Das *Ileum* (Krummdarm) liegt intraperitoneal im Unterbauch. Seine funktionelle Länge beträgt etwa 1,5 m. Es endet am Ostium ileale.

4.3.3a Welche Hauptzellarten findet man im Dünndarmepithel?

1. Die hochprismatischen *Saumzellen* (Enterozyten) stellen die Mehrzahl der Oberflächenzellen. Sie sind enorm mit Mikrovilli besetzt (Resorption!). Ihre Zwischenzellräume sind durch ein Schlussleistennetz abgedichtet. Ihre Lebensdauer beträgt nur etwa 2 Tage. Sie sind sehr strahlenempfindlich.
2. Die schleimbildenden *Becherzellen* sind zwischen die Saumzellen eingestreut.
3. Die *Paneth-Körnerzellen* an der Basis der Krypten haben acidophile Granula. Sie sezernieren Proteine (u. a. den Abwehrstoff Lysozym).
4. Die *Zellen des gastroenteropankreatischen endokrinen Systems* haben ein helles Cytoplasma („clear cells"), wenig raues, aber viel glattes endoplasmatisches Retikulum, zahlreiche freie Ribosomen und dicht stehende Mitochondrien. Die kleinen membranumhüllten Sekretgranula liegen nahe der Zellbasis („basalgekörnte" endokrine Zellen im Gegensatz zu den „apikalgekörnten" exokrinen Zellen).

4.3.3b Wie wird die Resorptionsfläche des Dünndarms vergrößert?

1. Der Darm ist gewunden (Darmschlingen).
2. Die *Plicae circulares* (Ringfalten, Kerckring-Falten) sind bis 1 cm hoch. Im Gegensatz zu den Dickdarmfalten reichen sie nicht bis in die Tunica muscularis, d.h. sie sind nicht durch Ringmuskelkontraktion entstanden und haben eine konstante Lage.
3. Die *Darmzotten* (*Villi intestinales*) und Darmkrypten (*Cryptae intestinales* = Lieberkühn-Krypten) vergrößern die Resorptionsfläche auf etwa 5–10 m². Die Zotten sind etwa 1 mm, die Krypten 0,2–0,4 mm lang. Die Zotten sind fingerartig aus-, die Krypten handschuhartig eingestülpt. Die Zotten enthalten ein Stroma aus retikulärem Bindegewebe mit gefensterten Kapillaren, zentralem Lymphgefäß (Chylusge-

1. Submuköse Drüsen (Brunner-Drüsen): typisch für Duodenum
2. Ringfalten (Plicae circulares): in Duodenum + Jejunum hoch, im Ileum niedrig
3. Darmzotten: im Duodenum plump, im Jejunum lang, im Ileum kürzer + spärlicher
4. Peyer-Platten (*Noduli lymphoidei aggregati*): typisch für Ileum

Tab. 4-6. Unterschiede der 3 Dünndarmabschnitte im mikroskopischen Präparat.

fäß) und glatten Muskelzellen („Zottenpumpe"). Die Krypten sind Epithelschläuche mit basalen Drüsenzellen (Paneth-Körnerzellen).
4. Die *Microvilli* (Bürstensaum) vergrößern die Resorptionsfläche auf etwa 100 m².

4.3.3c Wie werden die resorbierten Nahrungsbestandteile abtransportiert?

1. Aminosäuren, Monosacharide, Vitamine und Elektrolyte werden von den Saumzellen an das Kapillarnetz unter dem Epithel weitergegeben. Von dort gelangen sie über die Vv. mesentericae und die V. portae hepatis zur Leber.
2. Langkettige Fettsäuren werden in den Saumzellen wieder zu Triglyceriden aufgebaut und als proteinumhüllte Tröpfchen (Chylomikronen) aus der Zelle geschleust. Über das zentrale Lymphgefäß der Zotte kommen sie in das Lymphgefäßnetz des Darms und schließlich über den Ductus thoracicus ins Blut.

4.3.5a Welche Bewegungsformen zeigt der Dünndarm?

1. Bei der *„Zottenpumpe"* pressen glatte Muskelzellen das zentrale Lymphgefäß und die Kapillaren der Zotte aus.
2. Die *Feineinstellung* der Schleimhaut besorgt die Lamina muscularis mucosae.
3. Dem Durchmischen des Speisebreis (*Mischbewegungen*) dienen Pendel- (Stratum longitudinale) und Segmentierungsbewegungen (Stratum circulare).
4. *Peristaltische Wellen* transportieren den Inhalt in Richtung Dickdarm.

4.3.5b Wo liegen die Zellkörper des 1. und 2. Neurons der parasympathischen Dünndarmnerven?

1. Neuron: Nucleus posterior [dorsalis] nervi vagi im Myelencephalon [Medulla oblongata].
2. Neuron: 2 Nervengeflechte in der Darmwand (intramurales Nervensystem):
- Der *Plexus myentericus* (Auerbach-Plexus) zwischen Stratum circulare und longitudinale der Tunica muscularis steuert die Motorik.
- Der *Plexus submucosus* (Meissner Plexus) in der Submukosa steuert die Motorik der Lamina muscularis mucosae und die Sekretion des Darms.

4.3.6 Wo findet man lymphatisches Gewebe im Dünndarm?

Vorwiegend in der Lamina propria der Schleimhaut:
1. *Noduli lymphoidei solitarii* (Einzellymphknötchen).
2. *Noduli lymphoidei aggregati* (Peyer-Platten): Bis zu mehrere hundert Lymphknötchen sind zu Platten von 2–12 cm Länge und etwa 1 cm Breite verschmolzen. Die Gesamtzahl der Peyer-Platten beträgt etwa 50–100. In ihrem Bereich sind Zotten und Krypten vermindert oder fehlen ganz. Das lymphatisches Gewebe reicht bis in die Submukosa. Als Dom bezeichnet man eine kappenartige Lymphozytenansammlung zwischen Epithel und Lymphknötchen.
3. Außer in den Lymphknötchen gibt es auch zahlreiche nicht in Follikeln organisierte („freie") Abwehrzellen, auch intraepitheliale Lymphozyten.

G-Zelle	*Gastrin* regt die Sekretion von Magensaft an
S-Zelle	*Secretin* stimuliert Sekretion von bicarbonatreichem Bauchspeichel im exokrinen Pancreas
CCK-Zelle	*Cholecystokinin-Pancreozymin* regt Motorik der Gallenblase + Enzymsekretion des Pancreas an
EG-Zelle	*Enteroglucagon* entspricht Glucagon der Bauchspeicheldrüse
EC-Zelle (enterochromaffine Zelle)	*Serotonin* (5-Hydroxytryptamin) hat lokale Wirkung auf glatte Muskulatur
D-Zelle	*Somatostatin* senkt Blutzuckerspiegel, Gegenspieler von Somatotropin
Mo-Zelle	*Motilin* fördert Motilität von Magen und Dünndarm

Tab. 4-7. *Zellen des gastroenteropankreatischen endokrinen Systems und ihre Hormone.*

1. Endokrine Zellen von Magen-Darm-Kanal + Pancreas
2. chromaffine Zellen des Nebennierenmarks
3. parafollikuläre Zellen der Schilddrüse
4. ACTH- und MSH-bildende Zellen der Hypophyse
5. Chemorezeptoren des Glomus caroticum

Tab. 4-8. *APUD-Zellen nehmen Aminvorstufen auf und dekarboxylieren (amine precursors uptake and decarboxylation).*

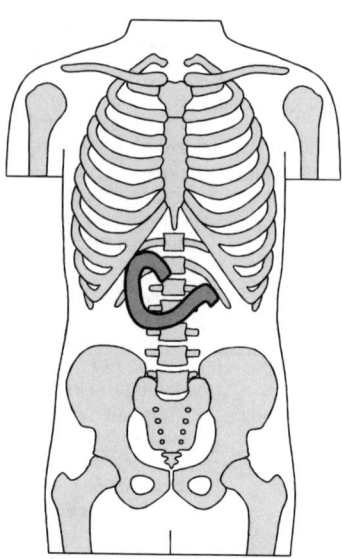

Abb. 4-4. Projektion des Duodenum auf das Skelett. Es liegt normalerweise vollständig kranial des Nabels (L_4).

4.3.7 Wie wird der Dünndarm mit Blut versorgt?

1. Aus dem *Truncus coeliacus* über die A. hepatica communis → A. gastroduodenalis → Aa. pancreaticoduodenales superiores.
2. Aus der *A. mesenterica superior* über die A. pancreaticoduodenalis inferior, 10–15 Aa. jejunales und Aa. ileales sowie die A. ileocolica mit R. ilealis. Plötzlicher Verschluss des Hauptstamms der A. mesenterica superior führt ohne Operation in wenigen Stunden zum Tod (akuter Mesenterialinfarkt).
3. Gefäßarkaden zwischen den Darmarterien sichern den Kollateralkreislauf (am Jejunum gibt es Arkaden 1. + 2. Ordnung, am Ileum bis 5. Ordnung). Aus den letzten Arkaden ziehen gestreckte Gefäße zum Darm, zwischen denen kaum noch Verbindungen bestehen (Endarterien).
4. Das Blut fließt über die V. mesenterica superior zur V. portae hepatis ab.

4.3.8a Welche Beziehungen hat das Duodenum zum Bauchfell?

Das Duodenum liegt sekundär retroperitoneal, ausgenommen die intraperitoneale Ampulla. Diese hat auch ein vorderes Meso, das Lig. hepatoduodenale (der Teil des Omentum minus, der Ductus choledochus, V. portae hepatis und A. hepatica propria enthält und den Eingang in die Bursa omentalis abdeckt). Die Pars descendens wird vom Mesocolon transversum überkreuzt. Auf der Pars ascendens befestigt sich häufig die Radix mesenterii, diese kann jedoch auch links von ihr liegen.

4.3.8b Welche Organe grenzen an das Duodenum an?

1. Das „C" des Duodenum umgreift das *Caput pancreatis*.
2. Der Lobus quadratus der *Leber* überlagert die Vorderwand der Pars superior. Die *Gallenblase* kann den kranialen Abschnitt der Pars descendens berühren und bei Entzündungen mit ihr verkleben.
3. Die Pars descendens liegt dem Medialrand der rechten *Niere* an. Die Flexura duodenojejunalis ist der linken Niere nahe.
4. Vor der Pars ascendens hängt bei aufgerichteter Körperhaltung die Pars pylorica des *Magens*, von ihm durch das Mesocolon transversum getrennt. Das *Colon transversum* befindet sich meist vor der kaudalen Hälfte des Duodenum.
5. Die A. + V. mesenterica superior liegen ventral der Pars inferior + Pars ascendens im Mesenterium. Die A. gastroduodenalis kreuzt die Pars superior dorsal. Die *V. cava inferior*, parallel links der Pars descendens, wird von Pars superior und Pars inferior überkreuzt.
6. Die unnachgiebige *Wirbelsäule* wird zu einem gefährlichen Widerlager bei Schlägen in den Bauchraum.

4.3.9a Welche Beziehungen haben Jejunum und Ileum zum Bauchfell?

Beide liegen intraperitoneal. Das *Mesenterium* ist 10–20 cm breit und fächert sich von der Radix mesenterii (etwa 15–20 cm lang) zum Jejunum und Ileum (funktionelle Länge etwa 2,5 m) auf. Die *Radix mesenterii* beginnt links kranial auf Höhe von L_2, heftet sich häufig an die Pars ascendens + inferior des Duodenum, liegt vor dem rechtem Ureter und dem M. psoas major und endet an der Teilungsstelle der rechten A. iliaca communis. Das *Mesocolon transversum* trennt Jejunum und Ileum von den Oberbauchorganen. Das *Omentum majus* hängt wie eine Schürze vom Colon transversum vor dem Jejunum und Ileum.

4.3.9b Was ist ein Meckel-Divertikel (Diverticulum ilei)?

Bei etwa 1–2 % aller Menschen findet man eine Ausstülpung (Blindsack) des Ileum, meist 1–5 cm, gelegentlich bis zu 25 cm lang, etwa 0,5–1 m vom Caecum entfernt. Es handelt sich um den Rest des embryonalen Ductus vitellinus (Dottergang). Die Symptome seiner Entzündung (Diverticulitis) ähneln der Appendicitis.

4.4 Dickdarm (Intestinum crassum)

4.4.2 Woran kann man das Colon bei Bauchoperationen sicher erkennen?

Sich am Durchmesser zu orientieren, ist zu unsicher: Kontrahierter Dickdarm ist dünner als erschlaffter Dünndarm! Sichere Kennzeichen sind:
1. *Tänien*: Die Längsmuskelschicht des Dickdarms ist zu 3 „Bandstreifen" zusammengezogen: Die *Taenia libera* ist meist gut sichtbar (sie ist z. B. eine wichtige Hilfe bei der Suche nach der Appendix vermiformis). Die *Taenia omentalis* ist durch den Ursprung des Omentum majus verdeckt. An der *Taenia mesocolica* setzen das Mesocolon transversum + sigmoideum an.
2. *Haustren und Plicae semilunares coli*: Zwischen den Tänien buchtet sich die Dickdarmwand halbkugelig vor (Haustren). Tiefe Einschnürungen durch die Kontraktion der Ringmuskeln werfen Schleimhautfalten im Innern auf. Diese sind, anders als beim Dünndarm, rein funktionell: Haustren und Plicae semilunares coli ändern laufend ihren Platz.
3. *Appendices omentales [epiploicae]*: Reihen von lappenförmigen, erbs- bis walnussgroßen Fettanhängseln.

4.4.3/4 Was ist das Caecum (Blinddarm)?

Der intraperitoneale Anfangsabschnitt des Dickdarms beginnt an Ostium ileale und ist etwa 7 cm lang. Das *Ostium ileale* (Bauhin-Klappe) ist mit 2 Lippen oder knopfartig in das Caecum eingestülpt (Papilla ilealis). Es schließt häufig nicht dicht (beim Kontrasteinlauf ist der Einstrom kleiner Kontrastmittelmengen in das Ileum zu beobachten). Die 3 Tänien konvergieren zur Appendix vermiformis, die meist medial oder dorsal entspringt. Normalerweise liegt das Caecum im rechten Unterbauch auf dem M. iliacus, bei unvollständiger embryonaler „Darmdrehung" kann es etwas höher stehen, sogar an der Leber oder links (bei Malrotation). In der Umgebung des Caecum liegen 3 Bauchfelltaschen: Recessus ileocaecalis superior + inferior + retrocaecalis.

4.4.4a Wie wird das Mesocolon gegliedert?

Embryonal haben alle 4 Abschnitte des Colon ein Mesocolon. Das *Mesocolon ascendens + descendens* verschmelzen jedoch mit dem Peritoneum parietale (Colon ascendens + descendens werden dadurch sekundär retroperitoneal). Das *Mesocolon transversum* trennt Ober- und Unterbauch nicht vollständig, weil kein vorderes Meso vorhanden ist. Der s-förmige Ursprung des *Mesocolon sigmoideum* umgrenzt als Bauchfelltasche den Recessus intersigmoideus.

4.4.4b Was ist das Lig. gastrocolicum?

Eine Peritonealduplikatur zwischen Colon transversum und Curvatura major, ein Teil des Omentum majus. Durch das Lig. gastrocolicum kann der Chirurg zur Bursa omentalis und weiter zum Pancreas vordringen.

1. *Resorption:* Wasser und evtl. im restlichen Speisebrei noch enthaltene Nährstoffe
2. *Sekretion:* Schleim (damit der Stuhl gut gleitfähig wird)

Tab. 4-9. Aufgaben des Dickdarms.

1. Zotten fehlen
2. Tiefe Krypten: 0,4–0,6 mm lang
3. Reichlich Becherzellen
4. Paneth-Körnerzellen fehlen
5. Nur einfache Lymphknötchen (Folliculi [Noduli] lymphatici solitarii)
6. Fettgewebe in Submukosa und Subserosa

Tab. 4-10. Unterschiede des Dickdarms zum Dünndarm im mikroskopischen Präparat.

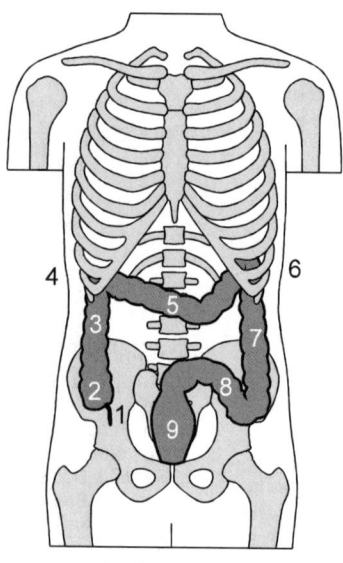

Abb. 4-5. Projektion des Dickdarms auf das Skelett. Die Lage der intraperitonealen Kolonabschnitte ist sehr variabel.

1 Appendix vermiformis
2 Caecum
3 Colon ascendens
4 Flexura coli dextra [hepatica]
5 Colon transversum
6 Flexura coli sinistra [splenica]
7 Colon descendens
8 Colon sigmoideum
9 Rectum

4.4.5a Wie ist der Wurmfortsatz (Appendix vermiformis) gebaut, wo liegt er?

1. Er hat den grundsätzlich gleichen Bau wie der übrige Dickdarm, aber einen kleineren Durchmesser (etwa 6 mm). Die Lymphknötchen reichen aus der Lamina propria bis in die Submukosa, Die Längsmuskelschicht ist gleichmäßig verteilt. Die Mesoappendix zieht als freies Gekröse zu Caecum und Ileum (sie enthält die A. + V. appendicularis aus der A. + V. ileocolica).
2. Er liegt intraperitoneal, in etwa ⅔ retrozäkal, etwa ⅓ herabhängend, selten vor oder hinter dem Ileum. Der Verkehrsraum der Spitze umfasst bei einer mittleren Länge von 10 (0–25) cm den gesamten rechter Mittel- und Unterbauch, sie kann auch das rechte Ovarium erreichen. Mit fortschreitender Schwangerschaft wird die Appendix vom sich vergrößernden Uterus zur Leber hochgedrängt.
3. Projektionspunkte zur groben Orientierung: *McBurney-Punkt*: Mitte (oder rechter Drittelpunkt) der Verbindungslinie von Nabel und rechter Spina iliaca anterior superior. *Lanz-Punkt*: rechter Drittelpunkt der Verbindungslinie der beiden Spinae iliacae anteriores superiores.

4.4.5b Was ist das „Psoaszeichen"?

Die Appendix vermiformis berührt dorsal das Peritoneum parietale auf dem M. iliopsoas. Bei der Appendicitis kann die Fascia iliopsoas gereizt werden, der Patient hält dann das rechte Hüftgelenk gebeugt, um die Faszie zu entspannen. Strecken im Hüftgelenk verursacht Schmerzen.

4.4.7 An welche Organe grenzt das Colon an?

1. Das *Colon ascendens* liegt dorsal der Fascia transversalis auf dem M. transversus abdominis + M. quadratus lumborum an, links befindet sich Dünndarm.
2. Die *Flexura coli dextra [hepatica]* berührt ventral die Leber, dorsal die rechte Niere (unterer Pol bis Sinus renalis).
3. Das *Colon transversum* grenzt rechts ventral an die Leber und die Gallenblase, links kranial an den Magen und kaudal an den Dünndarm an. Je nach Länge des *Mesocolon transversum* ist es stärker oder schwächer beweglich und hängt oft girlandenförmig durch. Die *Wurzel des Mesocolon transversum* überquert die rechte Niere, die Pars descendens des Duodenum, das Caput pancreatis und folgt dem Margo anterior von Corpus und Cauda pancreatis zum Hilum splenicum.
4. Die *Flexura coli sinistra [splenica]* berührt ventral die Facies visceralis der Milz (Facies colica), dorsal den kaudalen Teil der linken Niere.
5. Dem *Colon descendens* liegt rechts Dünndarm, kranial dorsal die linke Niere an.
6. Das *Colon sigmoideum* hat wechselnder Kontakt zu Dünndarmschlingen und Beckenorganen. Die Wurzel des *Mesocolon sigmoideum* verläuft vom kaudalen Ende der Verwachsungszone des Colon descendens quer zum 5. oder 4. Lendenwirbelkörper und dann median abwärts auf dem Os sacrum bis S_3. Sie überquert den Ureter, die A. + V. iliaca communis, die A. + V. ovarica bzw. testicularis und nimmt die Aa. + Vv. sigmoideae (aus der A. + V. mesenterica inferior) auf.

4.4.8 Wie laufen die Vv. mesentericae zu den Aa. mesentericae?

A. + V. mesenterica superior laufen parallel. Die *V. mesenterica inferior* trennt sich jedoch schon im Unterbauch von der A. mesenterica inferior, steigt mit der A. colica sinistra auf und mündet hinter dem Pancreas in die V. splenica.

4.4 Dickdarm

4.4.9 Welche Anomalien des Darms sind Entwicklungsstörungen?

1. *Malrotatio intestini*: Bei unvollständiger oder fehlerhafter Darmdrehung liegt der Dünndarm meist rechts und der gesamte Dickdarm links (bei der Appendicitis ist dann der Schmerz links lokalisiert!). Das Duodenum kann dabei vor oder hinter das Colon transversum gelangen.
2. *Caecum mobile*: Der Blinddarm ist abnorm beweglich, wenn das Colon ascendens nicht mit der dorsalen Bauchwand verklebt.
3. *Hernia umbilicalis congenita* (angeborener Nabelbruch): Der „physiologische" Nabelbruch bleibt bestehen oder Darm tritt erneut aus. Im Extremfall liegen alle Baucheingeweide vor der Bauchwand (Eventeration).
4. *Atresia duodeni*: Die Lichtung des Darms wird normalerweise im 2. Entwicklungsmonat durch Epithelwucherungen verschlossen und im 3. wieder geöffnet. Die Rekanalisation kann ausbleiben.
5. *Megacolon* (Hirschsprung-Krankheit): Fehlen die Ganglienzellen des Plexus myentericus, so sind die befallenen Darmabschnitte (meist kaudales Colon descendens + kraniales Colon sigmoideum) abnorm eng und ohne Peristaltik. Der Stuhl kann dann nicht weiterbefördert werden, staut sich vor Engstelle an und dehnt den Darm aus.

4.5 Leber (Hepar) und Gallenwege

4.5.1a Warum hat das Neugeborene eine so große Leber?

Beim Neugeborenen füllt die Leber die Hälfte des Bauchraums, wölbt die Bauchwand vor und wiegt etwa 140 g (1/25 des Körpergewichts), beim Erwachsenen wiegt sie etwa 1500 g (1/50 des Körpergewichts). Das Neugeborene hat einen intensiveren Stoffwechsel (Wachstum!), deshalb sind alle Stoffwechselorgane relativ größer (dafür der Bewegungsapparat relativ kleiner). Im mittleren Fetalstadium ist die Leber noch größer (1/10 des Körpergewichts), weil sie auch an der Blutbildung beteiligt ist.

4.5.1b Warum machen viele Neugeborene eine kurze Phase der Gelbsucht durch (Icterus neonatorum)?

Die ungünstige Sauerstoffversorgung des Fetus über die Plazenta wird durch eine größere Zahl roter Blutkörperchen pro Liter Blut kompensiert. Nach der Geburt werden die überschüssigen Erythrozyten abgebaut. Dabei entstehen aus dem Hämoglobin große Mengen von Gallenfarbstoffen, die von der noch nicht voll leistungsfähigen Leber (Glucuronyl-Transferase!) nicht verarbeitet werden können.

4.5.2 Wie wird die Oberfläche der Leber gegliedert?

1. Die *Facies diaphragmatica* ist gewölbt.
2. Die *Facies visceralis* ist flach: Sie wird durch das „H" der Spalten und der Leberpforte strukturiert:
- Linke Spalte aus der *Fissura ligamenti teretis* (Lig. teres hepatis = die zu einem Bindegewebestrang verödete V. umbilicalis) und der *Fissura ligamenti venosi* (Lig. venosum = der verödete Rest des fetalen Ductus venosus).
- Rechte Spalte aus der *Fossa vesicae biliaris [felleae]* (meist flache Delle, die Gallenblase kann aber auch teilweise oder ganz von Lebergewebe umschlossen sein) und dem *Sulcus venae cavae* (meist tief eingeschnitten).
- *Porta hepatis* (Leberpforte): rechts Ductus hepaticus communis, in der Mitte dorsal die V. portae hepatis, links ventral die A. hepatica propria (wie im Lig. hepatoduodenale).

1. Rechter funktioneller Leberteil (Pars hepatis dextra):
• Lobus hepatis dexter
• rechte Hälfte des Lobus caudatus

2. Linker funktioneller Leberteil (Pars hepatis sinistra):
• Lobus hepatis sinister
• Lobus quadratus
• linke Hälfte des Lobus caudatus

Tab. 4-11. *Funktionelle Gliederung der Leber nach den Versorgungsbereichen von R. dexter und R. sinister der A. hepatica propria bzw. der V. portae hepatis (sie entspricht nicht der klassischen Gliederung in 4 Lappen!).*

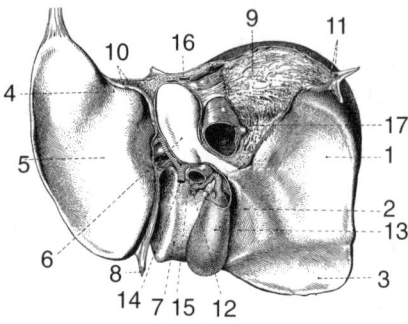

Abb. 4-6. Facies visceralis der Leber mit Anlagerungsflächen der Nachbarorgane (Übergreifen maligner Tumoren möglich!).

1–3 Lobus hepatis dexter
1 Impressio renalis
2 Impressio duodenalis
3 Impressio colica
4 + 5 Lobus hepatis sinister
4–7 Pars hepatis sinistra
4 Impressio oesophagea
5 Impressio gastrica
6 Lobus caudatus
7 Lobus quadratus
8 Lig. falciforme mit Lig. teres hepatis
9 Area nuda
10 + 11 Lig. coronarium
10 Lig. triangulare sinistrum
11 Lig. triangulare dextrum
12 Ductus choledochus [biliaris]
13 Vesica biliaris [fellea]
14 A. hepatica propria
15 V. portae hepatis
16 Vv. hepaticae
17 V. cava inferior

4.5.3 Wie entwickelt sich die Leber?

Das *Leberdivertikel* stülpt sich in der 4. Entwicklungswoche aus der Ventralwand des Vorderdarms an der Grenze zum Mitteldarm aus. Es teilt sich in die ventrale Anlage des Pancreas und die Leberbucht. Entsprechend teilt sich der Ductus hepatopancreaticus in den Ductus choledochus [biliaris] und den Ductus pancreaticus. Aus der Leberbucht wandern Endodermzellen aus, die ein Zellnetz um das aus den Ductus hepatici aussprossende primitive Gangsystem bilden. Leberbindegewebe und Leberkapsel stammen aus der Zwerchfellanlage (Septum transversum). Die Vv. vitellinae (Dottersackvenen) und Teile der rechten V. umbilicalis liefern die Lebersinusoide.

4.5.4 Wie wird die Leber durchblutet?

1. Blut fließt zur Leber aus 2 Systemen: Sauerstoffarmes Blut (etwa ¾ des Leberblutvolumens) aus der *V. portae hepatis* („Vasa publica"), sauerstoffreiches Blut (etwa ¼ des Blutvolumens, aber etwa ½ des Sauerstoffs) aus der *A. hepatica propria* („Vasa privata"). Beide teilen sich in einen R. dexter und einen R. sinister, diese weiter in Segment- und Subsegmentgefäße und schließlich in Zwischenläppchenvenen + -arterien. Diese liegen mit den intrahepatischen Gallengängen als Trias hepatica in den Zwickeln zwischen den Leberläppchen (Glisson-Dreieck = Canalis portalis = Portalkanal).
2. Die Lebersinusoide sind besonders weite Blutkapillaren (bis 15 μm) mit gefenstertem und diskontinuierlichem Endothel. Sie stellen ein „venöses Wundernetz" dar.
3. Das Blut fließt über das System der *Vv. hepaticae* ab: von den Zentralvenen der Leberläppchen zu den Sammelvenen, weiter zu den Subsegment- und Segmentvenen. Schließlich münden die V. hepatica dextra + intermedia + sinistra unmittelbar kaudal des Foramen venae cavae des Zwerchfells in die V. cava inferior.

4.5.5a Welche Definitionen des „Leberläppchens" gibt es?

1. *„Klassisches" Leberläppchen = Zentralvenen-Leberläppchen*: Im Zentrum steht das abführende Blutgefäß (V. centralis, Ast der V. hepatica). Die zuführenden Blutgefäße (A. + V. interlobularis) sowie die Gallengänge (Ductus interlobularis bilifer) liegen an der Peripherie. Das Zentralvenen-Leberläppchen ist etwa 1–1,5 mm weit und 1,5–2 mm hoch.
2. *Portalvenen-Leberläppchen = Gallengang-Leberläppchen*: Im Mittelpunkt stehen die zuführenden Blutgefäße und der Gallengang, an der Peripherie die Zentralvene.
3. *Rappaport-Leberläppchen*: Das Blut fließt durch ein klassisches Leberläppchen von außen nach innen, dabei nimmt der Sauerstoffgehalt ab. In der Läppchenperipherie (Zone 1 = Außenzone) laufen eher aerobe, im Läppchenzentrum (Zone 3 = Innenzone) eher anaerobe Stoffwechselvorgänge ab. Die Zone 2 = Mittelzone ist eine Übergangszone. Beim Leberazinus steht eine Zone 1 zwischen 2 Portalvenen im Mittelpunkt, auf beiden Seiten folgen je eine Zone 2 und 3.

4.5.5b Welche Hauptzellarten findet man im Leberläppchen?

1. Die großen *Leberzellen (Hepatozyten)* enthalten viele Zellorganellen. Mehr als die Hälfte der Kerne ist polyploid. Viele Leberzellen sind zweikernig. Sie sind in einschichtigen Balken und Platten angeordnet, die von Sinusoiden umsponnen werden. Jede Leberzelle grenzt so direkt an den Blutstrom. Die Gallenkapillaren (Durchmesser < 1 μm) liegen jeweils an der Grenze zweier Zellen.
2. Die Wände der Sinusoide bilden *gefensterte Endothelzellen* und größere *Sternzellen* (Kupffer-Zellen, sie gehören zu den Makrophagen). Die Endothelzellen werden

durch einen etwa 0,5–1 μm breiten Spalt (Perisinusoidealraum = *Disse-Raum*) von den Leberzellen getrennt, in diesen ragen die Mikrovilli der Leberzellen. Das Endothel der Sinusoide ist gefenstert und diskontinuierlich: Auch hochmolekulare Stoffe gelangen damit direkt an die Oberfläche der Leberzellen. Fettspeicherzellen (*Ito-Zellen*) speichern auch Vitamin A.
3. *Zellen des retikulären Bindegewebes*: Ein retikuläres Maschenwerk stützt die Leberzellplatten und Sinusoide. Es ist am beim Menschen spärlichen Bindegewebe der Portalkanäle verankert. Dieses hängt mit der dünnen straffen Leberkapsel (Tunica fibrosa, „Glisson-Kapsel") zusammen.

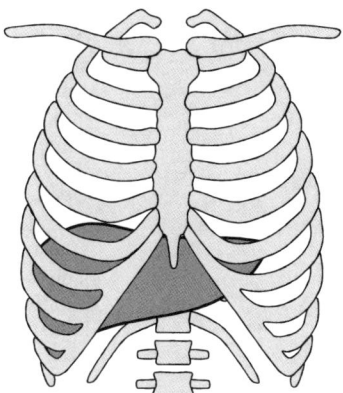

4.5.6a Welche Beziehungen hat die Leber zum Bauchfell (Peritoneum)?

Die Leber liegt intraperitoneal. Sie entsteht im Mesogastrium ventrale und teilt dieses in ein vorderes Lebergekröse (das Lig. falciforme zwischen vorderer Bauchwand und Facies diaphragmatica) und ein hinteres Lebergekröse (das Omentum minus zwischen Porta hepatis und Curvatura minor bzw. Pars superior des Duodenum). Eine bauchfellfreie Verwachsungszone mit dem Zwerchfell (Area nuda) liegt links und rechts der Mündung der Vv. hepaticae in die V. cava inferior. Die Umschlaglinie des Bauchfells vom parietalen auf das viszerale Blatt nennt man Lig. coronarium.

4.5.6b Welche Organe grenzen an die Leber an?

1. *Facies diaphragmatica*: Das Zwerchfell trennt die Leber rechts von der Lunge, links vom Herzen (Ventriculus dexter).
2. Die *Facies visceralis* wird durch Nachbarorgane eingedellt:
- Impressio oesophagea (am Oberrand des Lobus hepatis sinister links neben der Fissura ligamenti venosi),
- Impressio gastrica (gesamter Lobus hepatis sinister + Lobus quadratus),
- Fossa vesicae biliaris [felleae] (ventrokaudaler Teil der rechten Leberspalte),
- Impressio duodenalis (rechts neben der Gallenblase),
- Impressio colica (durch Flexura coli dextra + Colon transversum nahe dem Margo inferior des Lobus hepatis dexter),
- Impressio renalis (durch die rechte Niere in der Mitte des Lobus hepatis dexter),
- Impressio suprarenalis (durch die rechte Nebenniere rechts neben der V. cava inferior in der Area nuda).

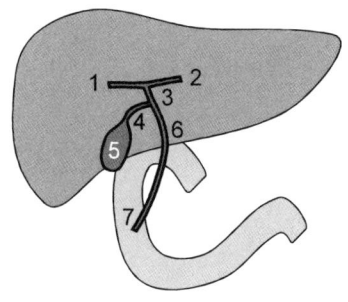

Abb. 4-7. Projektion der Leber und der Gallenwege auf die vordere Leibeswand.

1 Ductus hepaticus dexter
2 Ductus hepaticus sinister
3 Ductus hepaticus communis
4 Ductus cysticus
5 Vesica biliaris [fellea]
6 Ductus choledochus [biliaris]
7 Papilla duodeni major

4.5.6c Wie projiziert sich die Leber auf die Rumpfwand?

1. Die obere Lebergrenze gelangt rechts bei tiefer Ausatmung im Liegen bis nahe an die 5. Rippe (Höhe der Brustwarze). Der Höhenstand ist abhängig von Körperhaltung, Atmung, Füllung des Magen-Darm-Kanals, Schwangerschaft usw.
2. Die untere Lebergrenze liegt rechts der rechten Medioklavikularlinie am Unterrand des Brustkorbs, links davon zieht sie zur Mitte des linken Rippenbogens.
3. Wichtige Varietät: Bisweilen erstreckt sich ein zungenartiger Fortsatz („Riedel-Lappen") in Richtung Darmbeinkamm. Er kann mit einer Geschwulst verwechselt werden!

4.5.7 Wie verlaufen die Gallenwege?

1. *Intrahepatisch:* Gallenkapillaren (zwischen 2 Leberzellen ohne eigene Wand) → Ductuli biliferi (plattes Epithel) → Ductus biliferi interlobulares (kubisches bis

hochprismatisches Epithel) → Subsegment- und Segmentgänge → Ductus hepaticus dexter + sinister (sie entsprechen den Hauptästen, R. dexter + sinister, von V. portae hepatis und A. hepatica propria).
2. *Extrahepatisch:* Ductus hepaticus dexter + sinister (aus dem rechten und linken funktionellen Leberteil) vereinigen sich in der Porta hepatis zum
- *Ductus hepaticus communis.* Dieser ändert ab dem Abgang des *Ductus cysticus* (Gallenblasengang) zur Gallenblase den Namen in
- *Ductus choledochus [biliaris]* (Hauptgallengang). Dieser liegt im freien Rand des Lig. hepatoduodenale (er begrenzt damit das Foramen omentale [epiploicum]), kreuzt die Pars superior des Duodenum dorsal und gelangt am Caput pancreatis entlang oder in das Drüsengewebe eingebettet zur Papilla duodeni major (Vater-Papille) in der Dorsalwand der unteren Hälfte der Pars descendens des Duodenum. Dort mündet er häufig gemeinsam mit dem Ductus pancreaticus über ein erweitertes Endstück (*Ampulla hepatopancreatica [biliaropancreatica]*) in das Duodenum.

4.5.8a Wie wird der Gallenfluss gesteuert?

An der Papilla duodeni major können 2 Schließmuskeln den Gallenabfluss in das Duodenum verhindern: der *M. sphincter ductus choledochi [biliaris]* vor der Ampulle und der *M. sphincter ampullae* (Oddi-Sphinkter) vor der Mündung in das Duodenum. Kann die Galle nicht in den Darm abfließen, so wird über den Ductus cysticus die Gallenblase gefüllt. Dort wird die Galle auf das 5–10fache durch Wasserentzug eingedickt. Die Gallenblase fasst etwa 40–100 ml. Nach Öffnen der Schließmuskeln entleert sich die Gallenblase. Die Kontraktion der glatten Wandmuskulatur wird durch das Hormon *Cholecystokinin-Pancreozymin* (CCK) angeregt. Dessen Sekretion in der Darmwand wird durch Speisebrei im Duodenum ausgelöst.

4.5.8b Wie ist die Gallenblase (Vesica biliaris [fellea]) gebaut?

1. Makroskopisch ist sie ein birnförmiger Sack mit 3 Abschnitten: Der *Fundus vesicae biliaris [felleae]* ist allseits von Peritoneum überzogen und unterragt die Leber um 1–2 cm. Das *Corpus vesicae biliaris [felleae]* ist mit der Leber breitflächig verwachsen. Das *Collum vesicae biliaris [felleae]* ist nicht mit der Leber verwachsen. Es geht in den Ductus cysticus über, in welchem eine spiralige Schleimhautfalte (Plica spiralis) den Abfluss der Galle behindert.
2. Mikroskopisch findet man 4 Schichten:
- Die *Tunica mucosa* (Schleimhaut) ist reich gefältelt (kennzeichnend sind Hohlräume unter Schleimhautbrücken). Das einschichtiges Epithel aus besonders hohen Zellen sezerniert Schleim. Lockeres submuköses Bindegewebe enthält elastische Fasern und reichlich Blutgefäße.
- In der *Tunica muscularis* sind glatte Muskelzellen scherengitterartig durchflochten.
- Die *Tela subserosa* ist eine relativ breite subseröse Bindegewebeschicht.
- Die *Tunica serosa* (Bauchfell) fehlt im Verwachsungsfeld mit der Leber.

4.5.8c Wo liegt die Gallenblase?

Die Gallenblase liegt in der *Fossa vesicae biliaris [felleae]* der Facies visceralis der Leber zwischen Lobus quadratus und Lobus hepatis dexter. Sie kann der Leber lose angelagert, aber auch tief in das Lebergewebe eingebettet sein. Die Gallenblase wird durch die A. cystica (aus der A. hepatica propria) versorgt. Die Blutströme von Leber und Gallenblase sind durch kleine Venen verbunden (Infektionsweg!). Projektion: Der Fundus vesicae biliaris [felleae] entspricht etwa dem Schnittpunkt des Lateralrandes des M. rectus abdominis mit dem Arcus costalis (Spitze der 9. Rippe, Höhe des 3.–4. Lendenwirbels).

4.6 Milz (Splen [Lien])

4.6.1a Wie ist die Milz im Innern gegliedert?

1. *Pulpa alba:* Die weiße Pulpa nimmt etwa 15 % des Milzvolumens ein. Sie enthält große Mengen von Lymphozyten (und wird deshalb auch „Blutlymphknoten" genannt). In der Milz halten sich etwa 20mal soviel Lymphozyten wie in allen Lymphknoten zusammen auf. Sie gehört zu den lymphatischen Organen. Ohne Milz ist man stärker durch Sepsis gefährdet.
2. *Pulpa rubra:* Die rote Pulpa macht den Hauptteil der Milz aus. Sie enthält reichlich Erythrozyten. Die Milz gehört zu den am besten durchbluteten Organen des Körpers (etwa 0,2 % des Körpergewichts, aber 3 % des Kreislaufs).
3. Von der Kapsel geht ein grobes Balkenwerk (*Trabeculae splenicae*) aus straffem Bindegewebe aus. An ihm ist das retikuläre Maschenwerk aufgehängt.

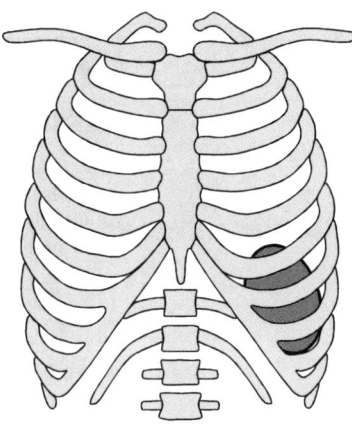

Abb. 4-8. Projektion der Milz auf das Skelett. Die gesunde Milz ist völlig vom Brustkorb verdeckt.

4.6.1b Welche Strukturen findet man in der weißen Pulpa?

1. *Periarteriolare lymphatische Begleitscheiden* umgeben manschettenartig die Zentralarteriolen. Sie sind eine T-Lymphozyten-Region.
2. Die *Milzkörperchen* (Noduli lymphoidei splenici) sind Lymphknötchen mit oder ohne Keimzentrum und von B-Lymphozyten besiedelt.
3. Die *Marginalzone* ist der Grenzbereich zwischen weißer und roter Pulpa. Sie enthält reichlich Makrophagen. Lymphozyten verlassen hier die Blutbahn bei der Lymphozyten-Rezirkulation. Die T-Lymphozyten wandern in die periarteriolären lymphatischen Begleitscheiden, die B-Lymphozyten in die Milzkörperchen ein.

4.6.1c Wie stellt man sich die Erythrozytenmauserung vor?

Die Erythrozyten müssen sich in der roten Pulpa durch das enge bindegewebige Netzwerk der Milzstränge (Chordae splenicae) zwängen. Junge Erythrozyten können sich gut verformen, sie schlüpfen durch. Alte Erythrozyten sind starrer, verfangen sich in den Maschen und werden von Makrophagen abgebaut. Das Hämoglobin wird zu Gallenfarbstoffen umgebaut und gelangt über die V. portae hepatis zur Leber. Bei verstärktem Blutabbau in der Milz kommt die Leber mit der Exkretion der Gallenfarbstoffe in die Galle nicht nach, und diese steigen im Blut an (hämolytischer Ikterus).

4.6.2 Wie stellt man sich den Blutkreislauf in der Milz vor?

1. Die *A. splenica [lienalis]* ist meist der stärkste Ast des Truncus coeliacus. Sie läuft parallel zum Margo superior des Pancreas und zweigt sich näher oder entfernter vom Milzhilum in mehrere Äste auf, die in einer Linie in die Milz eintreten.
2. Die *A. trabecularis,* die größere Arterie in den bindegewebigen Trabekeln, zweigt sich zu den Zentralarteriolen der periarteriolären lymphatischen Begleitscheiden auf. Aus ihnen gehen die „Hülsenkapillaren" mit Makrophagenscheiden und die Endkapillaren hervor. Diese münden direkt in die weiten Milzsinus („geschlossener Milzkreislauf") oder indirekt über die Milzstränge („offener Milzkreislauf"). In den Milzsträngen werden alte Erythrozyten festgehalten und abnorme Bestandteile aus den Erythrozyten „ausgemolken", z. B. Kernreste (Howell-Jolly-Körperchen). In den *Milzsinus* ist der Gesamtquerschnitt der Strombahn erweitert, deshalb sinkt die Strömungsgeschwindigkeit, und der Kontakt mit den „Uferzellen" des Endothels (Makrophagen) wird verlängert.

1. Maße:
   ≈ 4 cm dick,
   ≈ 7 cm breit,
   ≈ 11 cm lang
   („4711" wie Niere)
2. Gewicht: ≈ 150 g
3. Ränder: *Margo superior + inferior*
4. Pole: *Extremitas anterior + posterior*
5. Zwerchfellseite (*Facies diaphragmatica*)
6. Eingeweideseite (*Facies visceralis*):
   - *Facies gastrica*
   - *Facies renalis*
   - *Facies colica*
   - *Hilum splenicum [lienale]*

Tab. 4-12. Maße der gesunden Milz und Gliederung ihrer Oberfläche.

3. Aus den Pulpavenen gehen die Trabekelvenen und schließlich die *V. splenica [lienalis]* hervor. Diese nimmt die V. mesenterica inferior auf und vereinigt sich dann mit der V. mesenterica superior zur V. portae hepatis (Pfortader).

4.6.3 Welche praktische Bedeutung hat die Milzkapsel?

Die *Capsula [Tunica fibrosa]* unter dem Peritonealüberzug besteht aus kollagenen und elastischen Fasern sowie glatten Muskeln. Sie ist für die Größe des Organs zu dünn (etwa 0,1 mm): Bei Quetschung des Bauchraums kann die Kapsel platzen, und es kommt zur Massenblutung in die Peritonealhöhle.

4.6.4 Wo liegt die Milz?

1. Die Milz liegt intraperitoneal im linken Oberbauch, lateral der linken Niere. Sie wird durch das Zwerchfell (+ 4 Serosablätter) vom Lobus inferior der linken Lunge getrennt. Durch einen stark geblähten Dickdarm kann die Milz in eine mehr horizontale, durch einen stark gefüllten Magen in eine mehr vertikale Lage gedreht werden.
2. Projektion: zwischen 9. und 11. Rippe an der linken hinteren Brustwand. Die Längsachse folgt im Liegen meist der 10. Rippe. Die gesunde Milz überschreitet nach ventral nicht den Rippenbogen (ist also nicht zu tasten).
3. Die Milz teilt das Mesogastrium dorsale in 2 Teile: das *Lig. gastrosplenicum [gastrolienale]* von der Curvatura major zum Milzhilum und das *Lig. phrenicosplenicum + splenorenale [lienorenale]* vom Milzhilum zur hinteren Bauchwand (es enthält die A. + V. splenica und die Cauda pancreatis). Dazwischen erstreckt sich der *Recessus splenicus [lienalis]* der Bursa omentalis.

4.7 Bauchspeicheldrüse und Nebennieren

1. Topographisch:
- *Caput pancreatis:* bis Incisura pancreatis (Einschnitt durch A. + V. mesenterica superior), dorsal Processus uncinatus
- *Corpus pancreatis:* Hauptteil mit dreieckigem Querschnitt (Margo superior + anterior + inferior)
- *Cauda pancreatis:* ohne scharfe Grenze zum Corpus
2. Funktionell und mikroskopisch:
- exokriner Teil (Verdauungsdrüse)
- endokriner Teil (Inselorgan)

Tab. 4-13. Gliederung der Bauchspeicheldrüse (Pancreas).

4.7.1 Wie ist die Bauchspeicheldrüse makroskopisch gebaut, wo liegt sie?

1. Das Pancreas liegt an der dorsalen Bauchwand zwischen Duodenum und Milzhilum. Es ist etwa 15 cm lang, 3–4 cm breit, 1–2 cm dick und wiegt 70–100 g. Die Oberfläche ist klein gelappt (sichtbar und zu tasten, ein wichtiges Kennzeichen!). Der Pankreaskopf umschlingt spazierstockartig die A. + V. mesenterica superior.
2. Ausführungsgänge: Der *Ductus pancreaticus* (Wirsung-Gang) durchzieht die Drüse in ganzer Länge. Er mündet meist gemeinsam mit dem Ductus choledochus [biliaris] über die Ampulla hepatopancreatica [biliaropancreatica] an der Papilla duodeni major in die Pars descendens des Duodenum. Er kann dort durch den M. sphincter ductus pancreatici verschlossen werden (um den Rückfluss von Darminhalt und Galle zu verhindern). Der *Ductus pancreaticus accessorius* (Santorini-Gang) mündet bei etwa ⅔ selbstständig an der Papilla duodeni minor.
3. Das Pancreas liegt an der Grenze der Versorgungsbereiche von Truncus coeliacus und A. mesenterica superior, es wird von vielen kleineren Ästen dieser großen Stämme erreicht. Venöses Blut fließt über die V. splenica und die V. mesenterica superior zur V. portae hepatis.

4.7.2a Welche Aufgaben hat der exokrine Teil der Bauchspeicheldrüse?

1. Er bildet täglich etwa 1–2 Liter „Bauchspeichel", der über die Pankreasgänge in das Duodenum gelangt. Die proteinspaltenden Enzyme *Trypsin* und *Chymotrypsin* werden als inaktive Vorstufen (Trypsinogen und Chymotrypsinogen) in den Darm abgegeben und dort durch eine Enterokinase aktiviert. Die α-*Amylase* baut Stärke zu

Disacchariden ab. Die *Pankreaslipase* spaltet Triglyceride zu Monoglyceriden + freien Fettsäuren.
2. Die Sekretion wird durch den *Parasympathikus* und 2 Hormone der Darmwand (gastroenteropankreatisches endokrines System) angeregt: *Secretin* fördert bicarbonatreichen Bauchspeichel zum Neutralisieren der Magensalzsäure. *Cholecystokinin-Pancreozymin* regt die Absonderung enzymreichen Bauchspeichels an.

4.7.2b Woran erkennt man das Pancreas im Mikroskop?

Das exokrine Pancreas ist eine rein seröse zusammengesetzte Drüse mit *Acini pancreatici* aus hohen Drüsenzellen mit Sekretgranula und reichlich granuliertem endoplasmatischen Retikulum (Proteinsekretion!). Im Unterschied zur Glandula parotidea fehlen Streifenstücke, und die Schaltstücke sind in die Drüsenendstücke eingestülpt („zentroazinäre" Zellen). Die Inseln des endokrinen Teils machen nur 2–3 % des Pancreas aus und sind daher nicht in jedem Schnitt zu sehen!

4.7.3 Welche Zellarten findet man in den Inseln des Pancreas?

1. Die *A-Zellen* (A_2-Zellen) mit alkoholunlöslichen Granula machen etwa 20 % der Zellen aus. Sie bilden das Hormon Glucagon. Dieses mobilisiert in der Leber Kohlenhydrate, dadurch wird kurzfristig der Blutglucosespiegel erhöht (scheinbarer Gegenspieler des Insulins).
2. Die *B-Zellen* mit alkohollöslichen Granula stellen den Hauptanteil der Zellen. Sie erzeugen Insulin. Dieses fördert den Kohlenhydratstoffwechsel der Körperzellen und den Aufbau von Glycogen in der Muskulatur und senkt damit den Blutglucosespiegel.
3. Die *C-Zellen* sind ohne Granula,
4. Die *D-Zellen* (A_1-Zellen) produzieren Somatostatin.
5. Die *PP-Zellen* bilden das Pankreaspolypeptid. Es hemmt die Salzsäuresekretion des Magens und ist damit ein Gegenspieler des Gastrins.

4.7.4/5 Wie entsteht das Pancreas?

Aus 2 Anlagen: Die ventrale Anlage zweigt vom Leberdivertikel ab, die dorsale Anlage wächst kranial davon in das Mesogastrium dorsale ein. Die ventrale Anlage wandert auf die Dorsalseite unter die dorsale Anlage. Die beiden Anlagen verschmelzen, und die Gangsysteme finden aneinander Anschluss (bei 10 % bleiben sie getrennt). Der Ausführungsgang der ventralen Anlage wird zum *Ductus pancreaticus*, der Ausführungsgang der dorsalen zum *Ductus pancreaticus accessorius*. Das Pancreas entwickelt sich im Mesogastrium dorsale. Es legt sich nach der Magendrehung der hinteren Bauchwand an und wird sekundär retroperitoneal.
- Missbildung *Pancreas anulare:* Wächst die ventrale Anlage rechts und links um das Duodenum nach dorsal, kann ein Ring aus Pankreasgewebe die Darmlichtung einengen.

4.7.5 Welche Organe grenzen an die Bauchspeicheldrüse an?

1. *Duodenum:* Das Caput pancreatis füllt das „C" aus Pars superior + descendens + inferior des Duodenum.
2. *Ductus choledochus [biliaris]:* Er ist häufig in das Caput pancreatis eingebettet. Ein Stauungsikterus ist oft das erste Symptom eines Pankreaskopfkarzinoms.
3. *A. + V. splenica:* am Margo superior, mit zahlreichen Ästen zum Pancreas.

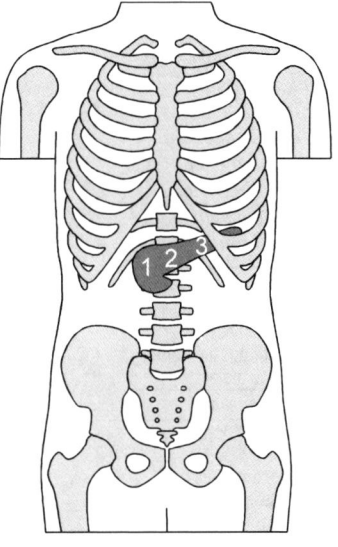
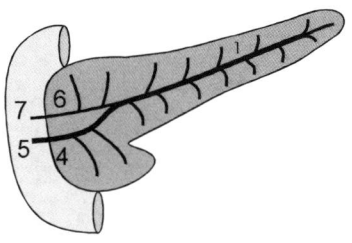

Abb. 4-9. Projektion der Bauchspeicheldrüse auf das Skelett.

1 Caput pancreatis
2 Corpus pancreatis
3 Cauda pancreatis
4 Ductus pancreaticus
5 Papilla duodeni major
6 Ductus pancreaticus accessorius
7 Papilla duodeni minor

1. Durch das *Omentum minus*
2. Durch das *Lig. gastrocolicum*
3. Vom Unterbauch aus durch das *Mesocolon transversum*

Tab. 4-14. Chirurgische Zugangswege zum Pancreas.

Abb. 4-10. Pancreas und Nebennieren mit Nachbarorganen. Das Caput pancreatis schmiegt sich in das „C" des Duodenum. Man achte auch auf die enge Lagebeziehung der rechten Nebenniere zur V. cava inferior!

1 Muskeln
11 Diaphragma
12 Hiatus aorticus
13 M. quadratus lumborum
14 M. psoas major

2 Verdauungstrakt
21 Duodenum, Pars descendens
22 Duodenum, Pars horizontalis [inferior]
23 Jejunum
24 Caput pancreatis
25 Cauda pancreatis
26 Ductus hepaticus communis
27 Ductus cysticus
28 M. suspensorius duodeni

3 Primär retroperitoneale Organe
31 Glandula suprarenalis
32 Ren [Nephros]
33 Ureter

4–6 Blutgefäße
41 Pars thoracica aortae [Aorta thoracica]
42 Truncus coeliacus
43 A. gastrica sinistra
44 A. hepatica communis
45 A. hepatica propria
46 A. gastroduodenalis
47 A. renalis
48 A. mesenterica inferior
51 V. cava inferior
52 V. portae hepatis
53 V. gastrica sinistra
54 V. gastroduodenalis
55 V. renalis
56 V. mesenterica inferior
61 A. + V. splenica [lienalis]
62 A. + V. mesenterica superior
63 Aa. + Vv. jejunales + ileales
64 A. + V. colica dextra
65 A. + V. colica media
66 A. + V. ovarica bzw. testicularis

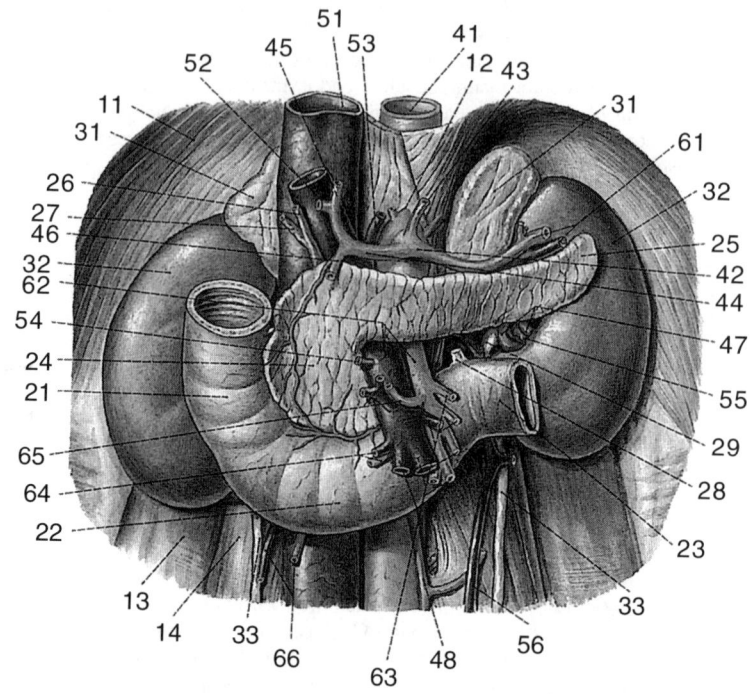

4. *A. + V. mesenterica superior*: Der Pankreaskopf ist hakenförmig um diese gewunden, der Drehsinn entspricht der Drehung der Nabelschleife.
5. *Peritoneum:* Die Hinterwand der Bursa omentalis bedeckt die Ventralseite, ausgenommen die Wurzel des *Mesocolon transversum* (diese zieht die Ventralfläche des Pancreas zum Margo anterior aus).
6. *Magen*: Seine Hinterwand ist nur durch Bursa omentalis vom Pancreas getrennt.
7. *Dünndarm*: Er grenzt kaudal des Mesocolon transversum an die Facies inferior.
8. *Linke Niere*: Die Cauda pancreatis liegt vor dem Nierenhilum und der Mitte der Niere. Sie berührt das kaudale Ende der Nebenniere.
9. *Milz*: Die Spitze der Cauda pancreatis endet am Milzhilum.
10. *Wirbelsäule*: Das Corpus pancreatis kreuzt die Wirbelsäule auf Höhe von L_1/L_2. Der Processus uncinatus steht etwa auf Höhe von L_2/L_3. Im Alter senkt sich die Bauchspeicheldrüse mit den übrigen Eingeweiden (Enteroptose).

4.7.7 Was haben die Nebennieren mit den Nieren zu tun?

1. Die *Glandulae suprarenales* liegen retroperitoneal kappenförmig den oberen Nierenpolen an. Der Name kommt von ihrer Lage zu den Nieren, sie haben jedoch keine gemeinsame Aufgabe oder Herkunft. Auch die Lage im oberen Retroperitonealraum ist unabhängig von den Nieren: Bleibt der Aufstieg einer Niere aus (Beckenniere), so behält die Nebenniere ihren normalen Platz.
2. Die Nebennieren eilen in der Entwicklung den Nieren voraus: Beim Neugeborenen hat eine Nebenniere etwa ⅓ des Gewichts einer Niere, beim Erwachsenen 1/20 (sie ist dann etwa 5 cm lang, 3 cm breit, 1 cm dick und wiegt etwa 10 g).
3. Die *A. suprarenalis inferior* entspringt aus der Nierenarterie (A. renalis), die *A. suprarenalis media* direkt aus der Bauchaorta, die *Aa. suprarenales superiores* aus

der A. phrenica inferior. Meist fließt das Blut über nur eine *V. suprarenalis* ab: Diese mündet rechts meist direkt in die V. cava inferior, links über die V. renalis.
4. Außer an die Nieren (kaudal/lateral) grenzen die Nebennieren dorsal an das Zwerchfell, ventral rechts an die Area nuda der Leber, ventral links an den Magen (durch die Bursa omentalis getrennt), medial rechts an die V. cava inferior und medial links an die Pars abdominalis aortae [Aorta abdominalis]. Das Peritoneum bedeckt rechts nur den Kaudalrand, links meist die gesamte Facies anterior.

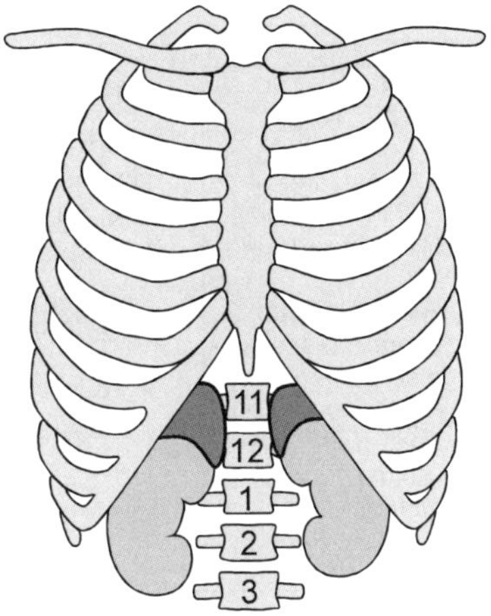

4.7.7/9 Wie werden die Nebennieren gegliedert?

Die Nebennieren entstehen durch Zusammenlagern von 2 Organen verschiedener Herkunft und Funktion: Nebennierenrinde (*Cortex*) und Nebennierenmark (*Medulla*). Rinde und Mark haben ein gemeinsames Gefäßsystem: Aus den subkapsulären Arterien ziehen gestreckte Kapillaren und kleine Arterien durch die Rinde zum Mark und bilden dort ein Geflecht von Sinusoiden (die Markzellen werden vom steroidreichen Blut der Rinde umspült).
1. Im *Nebennierenmark* speichern die chromaffinen Zellen Catecholamine in Granula (sie werden beim Fixieren mit Chromsalzen zu braunen Körnchen oxidiert). Die Epinephrozyten erzeugen Adrenalin, die Norepinephrozyten Noradrenalin. An ihnen enden präganglionäre sympathische Fasern, sie sind daher mit den Zellen des 2. Neurons des Sympathikus zu vergleichen (sie produzieren, speichern und sezernieren die Transmitter Noradrenalin und Adrenalin).
2. Die *Nebennierenrinde* ist in 3 Zonen zu untergliedern: *Zona glomerulosa* (Außenschicht), *Zona fasciculata* (Mittelschicht mit Drüsenzellen in parallelen Strängen und *Zona reticularis* (Innenschicht mit weiten Sinusoiden.

Abb. 4-11. Projektion der Nebennieren und Nieren auf das Skelett. Die Nebennieren stehen auf Höhe des 11. + 12. Brustwirbels, die Nieren reichen bis zum 3. Lendenwirbel.

4.7.8/9 Welche Hormone erzeugen die Nebennieren?

1. *Nebennierenmark*: Die Catecholamine *Adrenalin* und *Noradrenalin* erregen den Sympathikus, beschleunigen die Herztätigkeit und erhöhen den Blutdruck und den Blutglucosespiegel. Sie sind Überträgerstoffe an adrenergen Synapsen. „Stress".
2. *Nebennierenrinde*: 3 Gruppen von Steroidhormonen: *Glucocorticoide* (z. B. Cortison und Hydrocortison) wirken auf den Kohlenhydratstoffwechsel. Sie sind stark entzündungshemmend. Ihre Sekretion wird von der Adenohypophyse mit dem Hormon Corticotropin (ACTH) gesteuert. *Mineralocorticoide* (z. B. Aldosteron) regeln den Salz- und Wasserhaushalt. *Androgene* stehen den männlichen Geschlechtshormonen nahe und werden bei Mann und Frau gebildet.

4.7.9 Welche gemeinsamen Merkmale zeigen Steroide synthetisierende Zellen?

1. Sie enthalten reichlich ungranuliertes (glattes) endoplasmatisches Retikulum.
2. Ihre Mitochondrien gehören zum Tubulustyp.
3. Die Lipidtröpfchen werden bei der Herstellung des Präparats herausgelöst, so dass der Zellleib schaumig aussieht (Spongiozyten).
4. Sie werden von zahlreichen weiten Kapillaren (Sinusoiden) umgeben.

4.8 Niere (Ren, Nephros)

1. Maße:
   ≈ 4 cm dick,
   ≈ 7 cm breit,
   ≈ 11 cm lang
   („4711" wie Milz)
2. Gewicht: ≈ 120–200 g
3. Ränder: *Margo lateralis* (konvex) + *medialis* (konkav, mit *Sinus renalis*)
4. Pole: *Extremitas [Polus] superior + inferior*
5. Flächen: *Facies anterior + posterior*

Tab. 4-15. Maße einer gesunden Niere und Gliederung ihrer Oberfläche.

4.8.2a **Wie kann man ein Präparat der rechten und linken Niere unterscheiden?**

Am *Hilum renale* (Nierenhilum): Hier liegt die V. renalis (mit den Hauptästen) meist ventral, die A. renalis in der Mitte, der Ureter dorsal. Man hält daher das Präparat so, dass die Blutgefäße vorn und das Nierenbecken dorsal liegen und der Ureter nach kaudal umbiegt.

4.8.2b **Was sieht man auf der Schnittfläche einer Niere?**

- Auf der körnigen Außenschicht = Nierenrinde (*Cortex renalis*) sieht man *Corpuscula renalia* (Nierenkörperchen) als blutrote Punkte (Durchmesser etwa 0,2 mm).

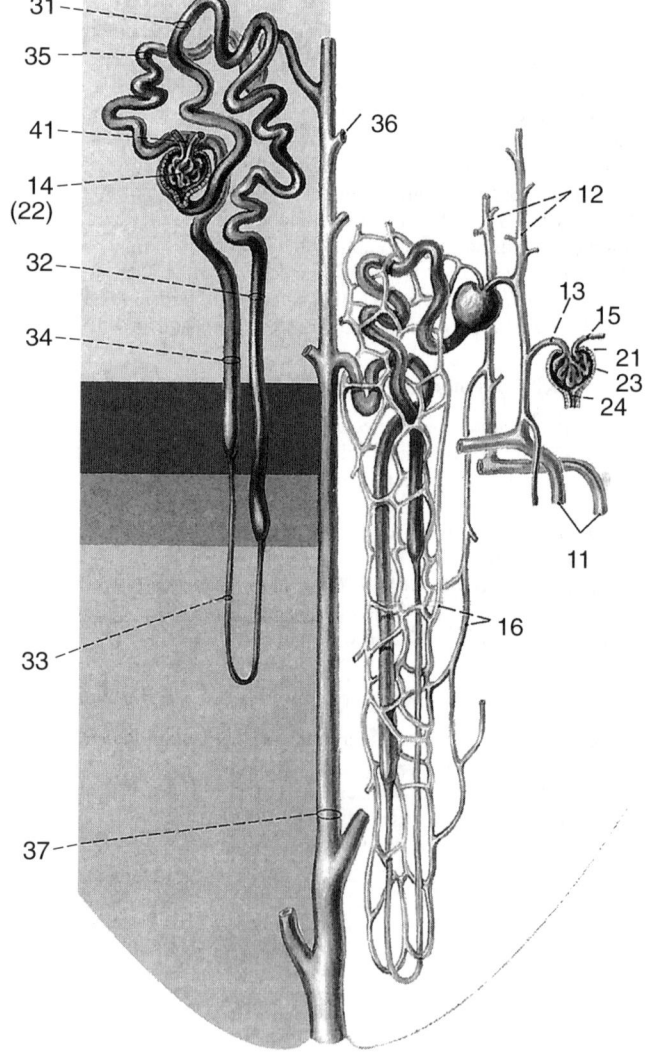

Abb. 4-12. Harnbereitender Apparat der Niere. Dargestellt sind 2 Nephr(on)en mit zugehörigen Gefäßen.

1 Vasa sanguinea renalia
11 A. + V. arcuata
12 A. + V. corticalis radiata [A. + V. interlobularis]
13 Arteriola glomerularis afferens
14 Rete capillare glomerulare
15 Arteriola glomerularis efferens
16 Rete capillare peritubulare

2 Corpusculum renale
21 Polus vascularis
22 Glomerulus
23 Capsula glomerularis
24 Polus tubularis

3 Tubulus renalis
31 Tubulus contortus proximalis
32 Tubulus rectus proximalis
33 Tubulus attenuatus
34 Tubulus rectus distalis
32–34 Ansa nephrica
35 Tubulus contortus distalis
36 Tubulus renalis arcuatus
37 Tubulus colligens rectus

4 Complexus juxtaglomerularis
41 Macula densa

- Die streifige Innenschicht = Nierenmark (*Medulla renalis*) ist auf etwa 10–15 *Pyramides renales* beschränkt, zwischen denen *Columnae renales* aus Rindensubstanz liegen. Die Nierenpyramiden ragen als *Papillae renales* in die Kelche des Nierenbeckens. Auf jeder Papilla renalis münden 10–30 *Ductus papillares*. Jede Markpyramide bildet mit der zugehörigen Rinde einen *Lobus renalis*.

4.8.3 Woher kommen die Blutgefäße der Niere?

1. Die *Aa. renales* entspringen kaudal des Abgangs der A. mesenterica superior etwa auf Höhe des 1. Lendenwirbels aus der Pars abdominalis aortae [Aorta abdominalis]. Meist treten 5 Äste in die Niere ein: Sie sind Endarterien und versorgen jeweils ein bestimmtes der 5 Nierensegmente (bei Verschluss einer Arterie stirbt häufig das zugehörige Segment ab). Bei ¼ aller Nieren entspringen 2 oder mehr Nierenarterien aus der Bauchaorta. Häufig ist eine obere „Polarterie" für das apikale Segment. Die rechte A. renalis gelangt normalerweise dorsal der V. cava inferior zur rechten Niere, selten ventral.
2. Die *Vv. renales* münden in die V. cava inferior. Die linke V. renalis überkreuzt die Bauchaorta ventral und nimmt meist die linke V. ovarica bzw. V. testicularis auf.

4.8.4a Wie ist das Corpusculum renale gegliedert?

Das Nierenkörperchen besteht aus 3 Teilen:
1. *Glomerulus*: Zwischen einem Kapillarknäuel (*Rete capillare glomerulare*), aus dem der Primärharn abgepresst wird, liegt Bindegewebe (*Mesangium*), das phagozytiert und an Immunreaktionen beteiligt ist.
2. *Lumen capsulae*: Der Kapselraum fängt den Primärharn auf.
3. *Capsula glomerularis*: Die Bowman-Kapsel umgibt nicht nur den Kapselraum, sondern bedeckt auch den Glomerulus (wie das Bauchfell die Bauchorgane).

Das Corpusculum renale mit dem zugehörigen Tubulus renalis (ohne Sammelrohr!) fasst man als kleinste Funktionseinheit der Niere unter dem Begriff *Nephron* zusammen. In einer Niere findet man etwa 1 Million Nephr(on)en.

A. interlobaris	große Arterie an Lappengrenzen
A. arcuata	bogenförmig an Grenze von Rinde und Mark
A. corticalis radiata [A. interlobularis]	steigt zwischen 2 Nierenläppchen senkrecht zur Nierenoberfläche auf
Arteriola glomerularis afferens	zum Corpusculum renale, Glomeruli hängen wie Spalierobst an diesen Zweigen des Stamms der A. interlobularis
Rete capillare glomerulare	nur Flüssigkeit, kaum Sauerstoff abgegeben
Arteriola glomerularis efferens	abfließendes Blut ist sauerstoffreich und hat erheblichen Druck
Arteriolae rectae [Vasa recta]	gestreckte Gefäße steigen mit Tubuli renales aus Rinde in Mark ab
Rete capillare peritubulare	arterielles Wundernetz
Venulae rectae	
V. interlobularis	
V. arcuata	im Gegensatz zu A. arcuata Arkaden bildend
V. interlobaris	

Tab. 4-16. Blutstrom durch die Niere (in der Reihenfolge von den Segmentarterien zu den Nierenvenenhauptästen).

4.8.4b Woraus besteht der Nierenfilter?

Der Filter zwischen Blut und Primärharn besteht aus 3 Schichten:
1. Das *Kapillarendothel* ist ein gefenstertes Endothel. Es lässt Flüssigkeit, nicht aber Blutzellen durch.
2. Die *Basalmembran* ist der eigentlicher Ultrafilter. Er lässt Moleküle bis zur Größe des Hämoglobins (relative Molekülmasse etwa 65 000) durch und hält Proteine zurück (relative Molekülmasse der Albumine etwa 68 000).
3. Das *innere Blatt der Capsula glomerularis* bilden Podozyten mit langen Primärfortsätzen, die sich ineinander mit feinen Sekundärfortsätzen verzahnen, dazwischen liegen die „Schlitzporen" (etwa 25 nm weit).

4.8.4c Wie wird der Tubulus renalis gegliedert?

Das Nierenkanälchen hat 4 Hauptabschnitte:
1. Der *Tubulus contortus proximalis* (proximales Tubuluskonvolut) besteht aus kubischen Saumzellen mit ausgeprägtem Bürstenbesatz (Microvilli) und Glycocalyx.

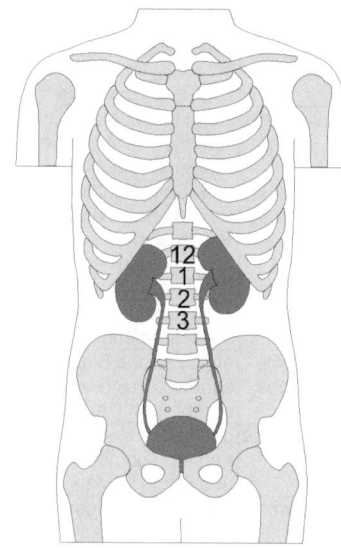

Die basalen Zellabschnitte sind gestreift (tiefe Einstülpungen der Zellmembran, dazwischen säulenförmig angeordnete Mitochondrien). ¾ des Primärharns werden hier rückresorbiert.

2. Die *Ansa nephrica* (Nephronschleife, Henle-Schleife) hat 3 Unterabschnitte:
   - Im *Tubulus rectus proximalis* (gestreckter Teil des proximalen Tubulus) ist das Zellbild wie im proximalen Tubuluskonvolut.
   - Der *Tubulus attenuatus* (dünner Teil der Nephronschleife = Henle-Schleife i. e. S.) hat ein einschichtiges Plattenepithel, weil kaum aktive Transportvorgänge zu bewältigen sind (entsprechende Zellorganellen fehlen) und Wasser aufgrund der Differenz des osmotischen Drucks in das umgebende Kapillarnetz gesaugt wird.
   - Im *Tubulus rectus distalis* (gestreckter Teil des distalen Tubulus) entspricht das Zellbild dem im distalen Tubuluskonvolut.
3. Im *Tubulus contortus distalis* (distales Tubuluskonvolut) sind die Zellen kubisch. Der Bürstenbesatz fehlt, daher erscheint die Lichtung weiter. Da weniger Zellorganellen (Natriumpumpe!) vorhanden sind, färben sich die Zellen schwächer an.
4. Der *Tubulus renalis arcuatus* (Verbindungsstück) verbindet mit dem Sammelrohr.

4.8.4d Was sind Sammelrohre (Tubuli renales colligentes)?

Sie verbinden die Nierenkanälchen mit dem Nierenbecken: Etwa 10 Verbindungsstücke (*Tubuli renales arcuati*) münden in ein gestrecktes Sammelrohr (*Tubulus colligens rectus*). Mehrere von diesen vereinigen sich zu immer größeren Gefäßen, die schließlich als *Ductus papillares* an den Nierenpapillen münden. Das Epithel nimmt mit zunehmendem Durchmesser der Sammelrohre an Höhe zu: von anfangs kubisch auf hochprismatisch. Wasser wird nicht aktiv resorbiert, sondern aufgrund osmotischer Druckgefälle dem Harn entzogen. Das Adiuretin der Neurohypophyse erhöht die Wasserdurchlässigkeit. Fehlt Adiuretin, wird viel dünner Harn ausgeschieden (Diabetes insipidus).

4.8.5a Was ist der juxtaglomeruläre Apparat?

Der endokrine Teil der Niere am Polus vascularis des Corpusculum renale umfasst 3 Bereiche:
1. Die epithelähnlichen *juxtaglomerulären Zellen* leiten sich von glatten Muskelzellen der Wand der zuführenden Arteriole ab. Sie erzeugen Renin bei Blutdruckabfall in der zuführenden Arteriole.
2. *Macula densa*: Wo der distale Tubulus den Polus vascularis des zugehörigen Corpusculum renale berührt, sind die Tubuluszellen größer. Vermutlich handelt es sich um Chemorezeptoren, die die Natriumionenkonzentration im distalen Tubulus registrieren.
3. Eine *Zellgruppe zwischen Macula densa und Glomerulus* gehört zu den Mesangiumzellen. Sie sezerniert Erythropoetin, das die Erythrozytopoese aktiviert (bei Nierenerkrankungen kann es zur „renalen Anämie" kommen).

4.8.5b Was ist das Renin-Angiotensin-Aldosteron-System?

Die Filtrationsleistung ist abhängig vom Blutdruck. Fällt der Blutdruck in der zuführenden Arteriole oder die Natriumionenkonzentration im distalen Tubulus, so sezerniert die Niere *Renin*. Dieses löst im Blutplasma die Bildung von Angiotensin I aus dem Plasmaglobulin Angiotensinogen aus, das durch ein Converting-Enzym zu Angiotensin II umgewandelt wird. Dieses verengt periphere Blutgefäße (der Blutdruck

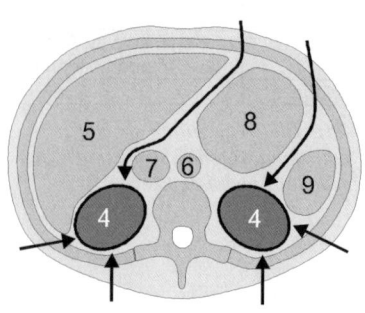

Abb. 4-13. Lage der Nieren und der ableitenden Harnwege. Oben: Projektion auf das Skelett. Unten: Transversalschnitt durch den Oberbauch (Ansicht von unten). Pfeile: chirurgische Hauptzugangswege zu den Nieren.

1 Vertebra lumbalis I
2 Vertebra lumbalis II
3 Vertebra lumbalis III
4 Ren [Nephros]
5 Hepar
6 Pars abdominalis aortae [Aorta abdominalis]
7 V. cava inferior
8 Gaster
9 Splen [Lien]
12 Vertebra thoracica XII

steigt) und setzt in der Nebennierenrinde das Mineralocorticoid Aldosteron frei. Aldosteron fördert die Natrium- und Wasserrückresorption im distalen Tubulus, dadurch wird das zirkulierende Flüssigkeitsvolumen vermehrt (der Blutdruck steigt).

4.8.6a Wo liegen die Nieren?

Die Nieren liegen im Retroperitonealraum ventral der 12. Rippen und lateral des 12. Brust- bis 3. Lendenwirbelkörpers. Die kaudalen Nierenpole findet man etwa 3 Fingerbreit kranial der Cristae iliacae, sie werden durch den M. psoas major nach lateral gedrängt (deswegen konvergieren die kranialen Nierenpole). Die rechte Niere steht wegen der Leber meist eine halbe Wirbelhöhe weiter kaudal als die linke. Die Nieren sind nicht fest mit der hinteren Bauchwand verwachsen, sondern werden durch den Blutdruck in der A. renalis in Schwebe gehalten. Die Höhendifferenz zwischen Stehen und Liegen bzw. In- und Exspiration beträgt etwa 3 cm. Dabei bewegt sich die Niere auf einer Kreisbahn um den Abgang der A. renalis von der Bauchaorta.

	Rechte Niere	*Linke Niere*
Kranial-medial	rechte Nebenniere	linke Nebenniere, davor Magen (durch Peritoneum getrennt)
Medial	Pars descendens des Duodenum	Cauda pancreatis, davor Bursa omentalis
Ventral-lateral	Lobus hepatis dexter (durch Peritoneum getrennt)	Milz (durch Peritoneum getrennt)
Ventral-kaudal	Flexura coli dextra, Wurzel des Mesocolon transversum	Flexura coli sinistra, Wurzel des Mesocolon transversum
Dorsal	• kraniale Hälfte: Zwerchfell (darüber Pleura, dahinter 12. Rippe) • Mitte: ein Streifen nur Zwerchfell • unterer Pol: M. quadratus lumborum + N. iliohypogastricus + N. ilioinguinalis	

Tab. 4-17. An die Nieren angrenzende Organe.

4.8.6b Wie sind die Nieren in ihre Umgebung eingebettet?

1. Die Faserkapsel (*Capsula fibrosa*) aus straffem Bindegewebe und glatten Muskelzellen ist mit dem interstitiellen Bindegewebe der Nierenrinde verbunden.
2. Die Fettkapsel (*Capsula adiposa*) aus Fettgewebe füllt die Nischen zwischen Nieren, Wirbelsäule und seitlicher Rumpfwand. Bei starker Abmagerung wird das Fettpolster abgebaut, die Nieren verlieren ihren Halt und sinken ab („Senkniere" = Wanderniere = Ren mobilis).
3. Die Nierenfaszie (*Fascia renalis*) umgibt als Fasziensack die Fettkapsel. Das ventrale Blatt ist ein Teil der Subserosa des Peritoneum parietale. Das dorsale Blatt gehört zur Fascia transversalis. Medial ist der Sack offen (Eintritt der Blutgefäße).
4. Das *Peritoneum* bedeckt die Facies anteriores beider Nieren. Bauchfellfrei sind die Facies posteriores sowie bei der rechten Niere der mediale Rand (Anlagerung des sekundär retroperitonealen Duodenum und der quer über das untere Nierendrittel verlaufende Wurzel des Mesocolon transversum, bei der linken Niere die y-förmigen Wurzeln von Mesocolon transversum und Lig. splenorenale (Teil des Mesogastrium dorsale).

4.8.7 Wie ist das Nierenbecken (Pelvis renalis) gebaut?

Die *Pelvis renalis* ist ein mit Übergangsepithel ausgekleideter gemeinsamer Auffangbehälter für den aus den Ductus papillares tropfenden Harn. Jeweils 1–3 Nierenpapillen (mit den Mündungen von je etwa 10–30 Papillengängen) werden von einem kleinen Nierenkelch (*Calix renalis minor*) umschlossen (wie das Ei von Eierbecher). Eine Niere hat etwa 10 kleine Nierenkelche. Diese vereinigen sich zu meist 2 großen Nierenkelchen (*Calices renales majores*), diese wieder zum gemeinsamen Nierenbeckenraum. Dieser verjüngt sich dann zum Ureter. Man unterscheidet 2 Formen des Nierenbeckens (mit zahlreichen Übergangsformen):
1. Beim *ampullären Typ* sind die kleinen Nierenkelche kurz und münden in einen weiten Sack, große Nierenkelche fehlen.

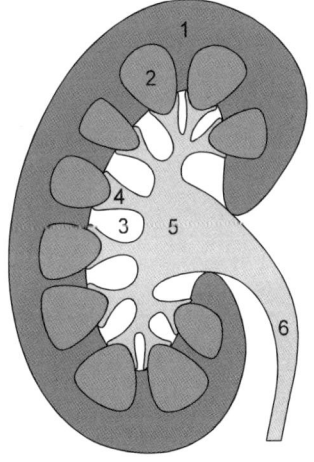

Abb. 4-14. Längsschnitt durch Niere und Nierenbecken.

1 Cortex renalis
2 Pyramis renalis
3 Sinus renalis
4 Calix renalis
5 Pelvis renalis
6 Ureter

1. Sagittales Röntgenbild: 3–6 cm lateral vom Rand der Wirbelkörper L1 + L2
2. Seitliches Röntgenbild: projiziert auf die Wirbelkörper

Tab. 4-18. Lage des Nierenbeckens im Röntgenbild.

1. Am Übergang vom Nierenbecken
2. An der Überkreuzung der A. + V. iliaca communis
3. In der Wand der Harnblase

Tab. 4-19. Engstellen des Harnleiters. Man sollte sie kennen, weil an ihnen aus dem Nierenbecken abgehende Harnsteine bevorzugt stecken bleiben.

2. Beim *dendritischen Typ* sind die Nierenkelche lang. Das Nierenbecken ist baumartig verzweigt. Meist gehen 2 große Nierenkelche nahezu ohne gemeinsames Becken in den Harnleiter über.

4.8.8a Wie verläuft der Harnleiter (Ureter)?

Er verbindet das Nierenbecken mit der Harnblase, ist 30–35 cm lang und nach der Lage in 2 Abschnitte zu gliedern:
1. Die *Pars abdominalis* (Bauchteil) zieht auf dem M. psoas major in einem sanften medialkonvexen Bogen nach mediokaudal, dann parallel zur Wirbelsäule und schließlich ventral der Articulatio sacroiliaca und der A. + V. iliaca communis (oder deren Gabelung) ins kleine Becken. Die A. + V. ovarica bzw. testicularis liegen kranial meist medial, weiter kaudal lateral von ihr. Der linke Ureter wird von Ästen der A. mesenterica inferior überkreuzt, die V. mesenterica inferior verläuft streckenweise parallel.
2. Die *Pars pelvica* (Beckenteil) liegt zunächst an der seitlichen Beckenwand, vom Peritoneum bedeckt, medial der Äste der A. iliaca interna. Sie unterkreuzt die A. uterina (1–2 cm lateral der Cervix uteri) bzw. den Ductus deferens und tritt dann schräg von dorsolateral durch die Wand der Harnblase. Der Harnleiter ist bei gynäkologischen Operationen gefährdet: Er kann beim Unterbinden der A. uterina versehentlich mit abgebunden werden, dann stellt die Niere die Harnabsonderung ein!

4.8.8b Aus welchen Schichten besteht die Wand des Harnleiters?

Sie weist den Dreischichtenbau vieler Hohlorgane auf:
1. Die *Tunica mucosa* (Schleimhaut) ist mit Übergangsepithel bedeckt: Als Permeabilitätsschranke verhindert es, dass hypertoner Harn Wasser aus der Wand der Harnorgane ansaugt oder auszuscheidende Stoffe vom Körper wieder aufgenommen werden. Übergangsepithel ist sehr dehnbar: Die großen Deckzellen („Regenschirmzellen") sind in entspanntem Zustand abgerundet, bei Dehnung flach ausgezogen.
2. Die *Tunica muscularis* mit einer inneren und äußeren Längsschicht und einer mittleren Ringschicht besteht aus glatten Muskelzellen. 1–4mal pro Minute läuft eine peristaltische Welle vom Nierenbecken zur Harnblase und schiebt einen Harntropfen durch den Ureter.
3. Die *Tunica adventitia*, die bindegewebige Hülle mit Blutgefäßen und Nerven, dient als Verschiebeschicht.

4.8.9a Welche Nierengenerationen entstehen nacheinander beim menschlichen Embryo?

1. Die Vorniere (*Pronephros*) entsteht in der 3. + 4. Entwicklungswoche im Kopf- und Halsbereich, bildet sich aber rasch zurück.
2. Die Urniere (*Mesonephros*) entsteht in der 4. + 5. Entwicklungswoche im Brust- und Lendenbereich. Ihr kranialer Teil bildet sich vollständig zurück, vom kaudalen Teil werden Kanälchen in die Geschlechtsorgane einbezogen (Epoophoron und Paroophoron bzw. Ductuli efferentes des Hodens). Der Urnierengang (Wolff-Gang) wird zum Ductus deferens.
3. Die Nachniere (*Metanephros*) entsteht in der 5.–8. Entwicklungswoche im Sakralbereich aus 2 Anlagen:
Das *metanephrogene Blastem* liefert die Corpuscula renalia und die Tubuli renales. Die *Ureterknospe* wächst aus dem kaudalen Ende des Urnierengangs zu Ureter, Nierenbecken und, unter fortlaufender dichotomer Teilung, zu Nierenkelchen und Sammelrohren (einschließlich Verbindungsstücken) aus.

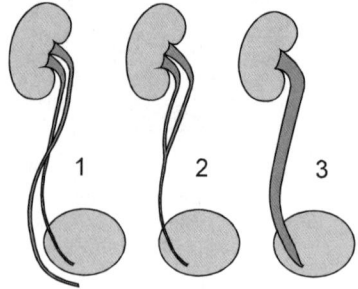

Abb. 4-15. Häufige Anomalien der Harnleiter: 1 Ureter duplex, 2 Ureter bifurcatus, 3 Megaureter.

Über jede Knospe des Ureterbäumchens stülpt sich eine Kappe aus metanephrogenem Gewebe, darin differenzieren sich Corpuscula renalia und Tubuli renales. Diese finden Anschluss an die aus den Sammelrohren aussprossenden Verbindungsstücke. Die Ureterknospe wächst nach kranial, die Nachniere gelangt dabei aus dem Becken in die Lendengegend (Aszensus der Niere im Gegensatz zum Deszensus der Keimdrüsen!).

4.8.9b Welche Anomalien der Nieren sind aus der Entwicklung zu erklären?

1. Bei der *Einzelniere* fehlt auf einer Körperseite die Niere (Häufigkeit 1 : 700), dafür ist die vorhandene Niere meist größer als normal. Wegen der getrennten Anlagen kann trotz fehlender Niere ein blind endender Harnleiter vorhanden sein (der auch erkranken kann!).
2. Eine *Doppelniere* ist eine Niere mit 2 getrennten Nierenbecken und 2 Harnleitern. Laufen beide Ureteren nebeneinander zur Harnblase, so hat sich die Ureteranlage vorzeitig geteilt. Zieht ein Ureter auf die andere Seite, so fehlt dort meist die Niere: Diese ist falsch aufgestiegen und mit der richtig liegenden Niere verschmolzen (gekreuzte Dystopie).
3. Bei der *Hufeisenniere* sind beide Nieren miteinander verschmolzen, beim Aufstieg an der A. mesenterica inferior hängen geblieben, und umgeben diese u-förmig. Die beiden Harnleiter liegen vor der Gewebebrücke zwischen den beiden Nieren und werden dort oft abgeknickt.
4. Bei abnorme Lage *(Dystopie)* kann man 2 Fälle unterschieden: Die angeborene *Beckenniere* hat ihren Aufstieg nicht vollendet, der Harnleiter ist kurz. Die erworbene *Wanderniere* hatte ursprünglich eine korrekte Lage und ist erst sekundär abgesunken (bei starker Abmagerung). Der Harnleiter ist normal lang und damit zu lang für die tiefer stehende Niere, er wird leicht abgeknickt, es kommt zum Harnstau und zur Infektion.
5. Bei der *Sackniere (Hydronephrose)* ist das Nierenbecken abnorm weit (angeboren oder durch Harnstauung erworben).
6. *Kuchenniere* nennt man eine falsch liegende, falsch gedrehte oder verschmolzene Niere, die die typische Nierenform verloren hat und kuchenartig breit und flach ist.
7. Zur *Zystenniere* kommt es, wenn Tubulus renalis und Ast des Sammelrohrs nicht zueinander finden. Das Nierenkanälchen endet blind. Im zugehörigen Corpusculum renale gebildeter Primärharn kann dann nicht abfließen und staut sich an: ein Hohlraum (Zyste) entsteht.

4.8.9c Welche Anomalien der Harnleiter sind ärztlich wichtig?

1. Beim *doppelten Ureter* hat sich die Ureteranlage vorzeitig geteilt. Es gibt immer auch 2 getrennte Nierenbecken. Beim *Ureter duplex* sind beide Harnleiter von der Niere bis zur Harnblase getrennt (2 Mündungen in die Harnblase). Beim *Ureter bifurcatus* vereinigen sich die beiden Harnleiter unterwegs (1 Mündung in die Harnblase).
2. Der *Megaureter* ist ein abnorm weiter Ureter. Er kann die Folge eines Harnstaus (Hydroureter) oder angeboren sein.
3. Bei der *dystopen Uretermündung* mündet der Harnleiter an einer atypischer Stelle in die Harnblase oder in Urethra, Vagina, Ductus deferens usw. Bei doppeltem Ureter mündet häufig der vom unteren Nierenbecken kommende atypisch.

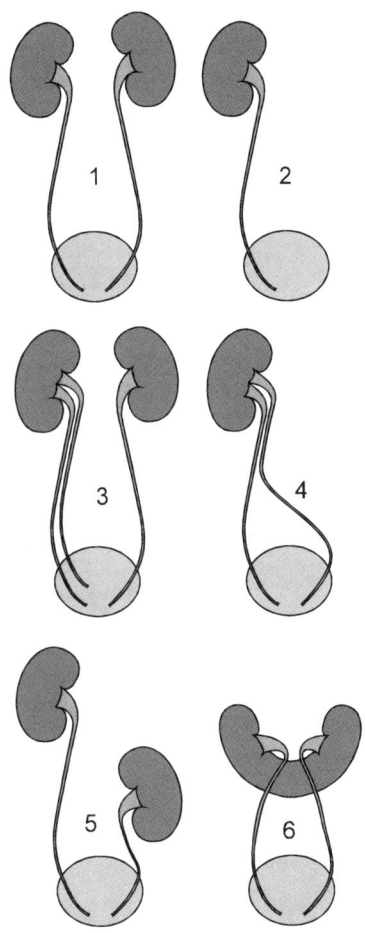

Abb. 4-16. Häufige Anomalien der Nieren (Ansicht von vorn).

1 Normale Nieren
2 Einzelniere rechts (linke Niere nicht angelegt)
3 Doppelniere rechts (2 getrennte Nierenbecken, 2 Harnleiter), normale Niere links
4 Doppelniere rechts (Verschmelzungsniere: linke Niere fehlt), gekreuzte Dystopie (ein Harnleiter mündet links!)
5 Beckenniere links, normale Niere rechts
6 Hufeisenniere

4.9 Leitungsbahnen

4.9.1 Wie verläuft die Pars abdominalis aortae [Aorta abdominalis]?

Als *Bauchaorta* bezeichnet man den Abschnitt der Aorta zwischen Hiatus aorticus des Zwerchfells und Bifurcatio aortae (Aortengabel). Die Aa. iliacae communes sind eigentlich Seitenäste, die Aorta setzt sich in die dünne unpaare A. sacralis mediana fort.

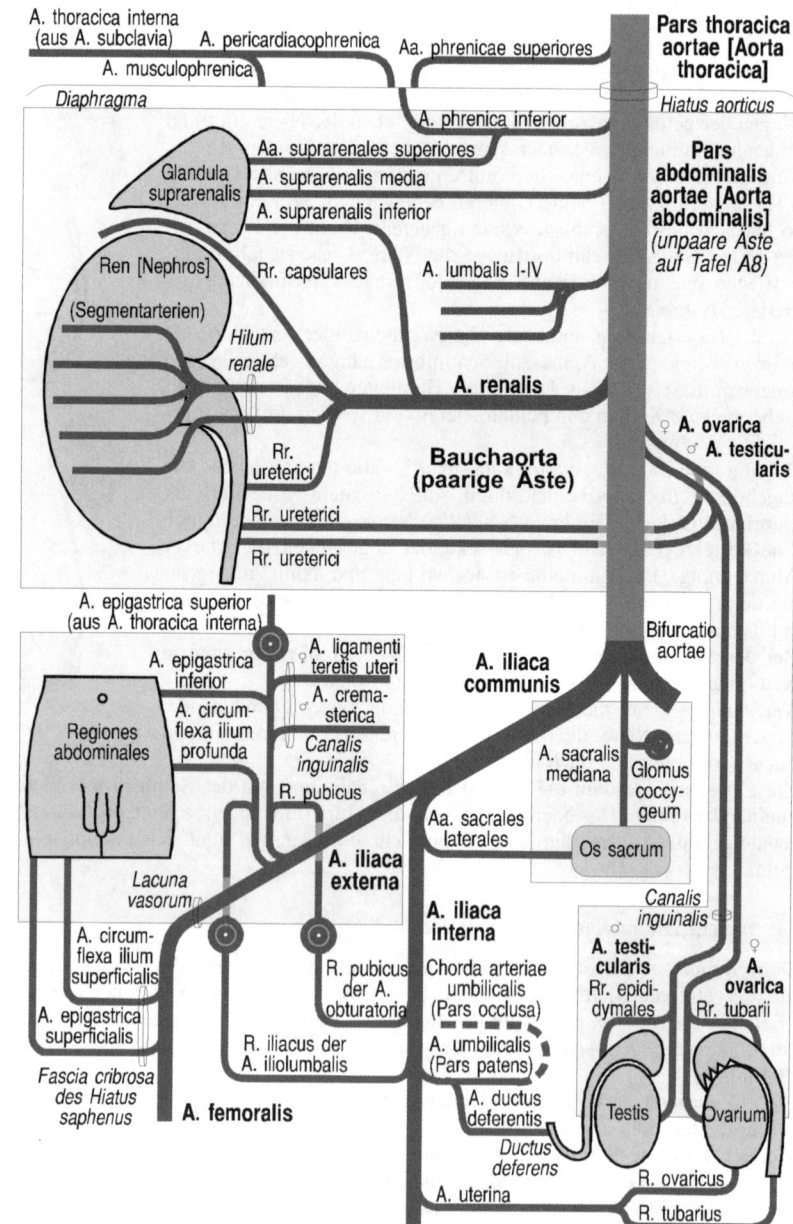

Abb. 4-17. Schema der Verzweigung der paarigen Äste der Bauchaorta, der Aa. iliacae externae und der A. sacralis mediana.

Aa. phrenicae inferiores
A. suprarenalis media
A. renalis
A. ovarica ♀ bzw.
A. testicularis ♂
Aa. lumbales (meist 4)
A. iliaca communis

Tab. 4-20. Paarige Äste der Bauchaorta.

Der Hiatus aorticus liegt etwas links der Medianebene vor dem 11. + 12. Brustwirbel. Die Bifurcatio aortae vor dem 4. oder 5. Lendenwirbelkörper projiziert sich links neben dem Nabel auf die Bauchwand. Dort ist ihr Puls leicht zu tasten. Die Bauchaorta bleibt wegen der parallel verlaufenden V. cava inferior immer links der Medianebene. Rechte Äste der Bauchaorta kreuzen die V. cava inferior normalerweise dorsal, ausgenommen die A. ovarica bzw. testicularis und die A. iliaca communis.

Truncus coeliacus	T12
A. mesenterica superior	T12/L1
Aa. renales	L1/L2
A. mesenterica inferior	L3/L4
Aa. iliacae communes	L4

Tab. 4-21. *Ursprungshöhe der Hauptäste der Bauchaorta bezogen auf die Wirbelsäule.*

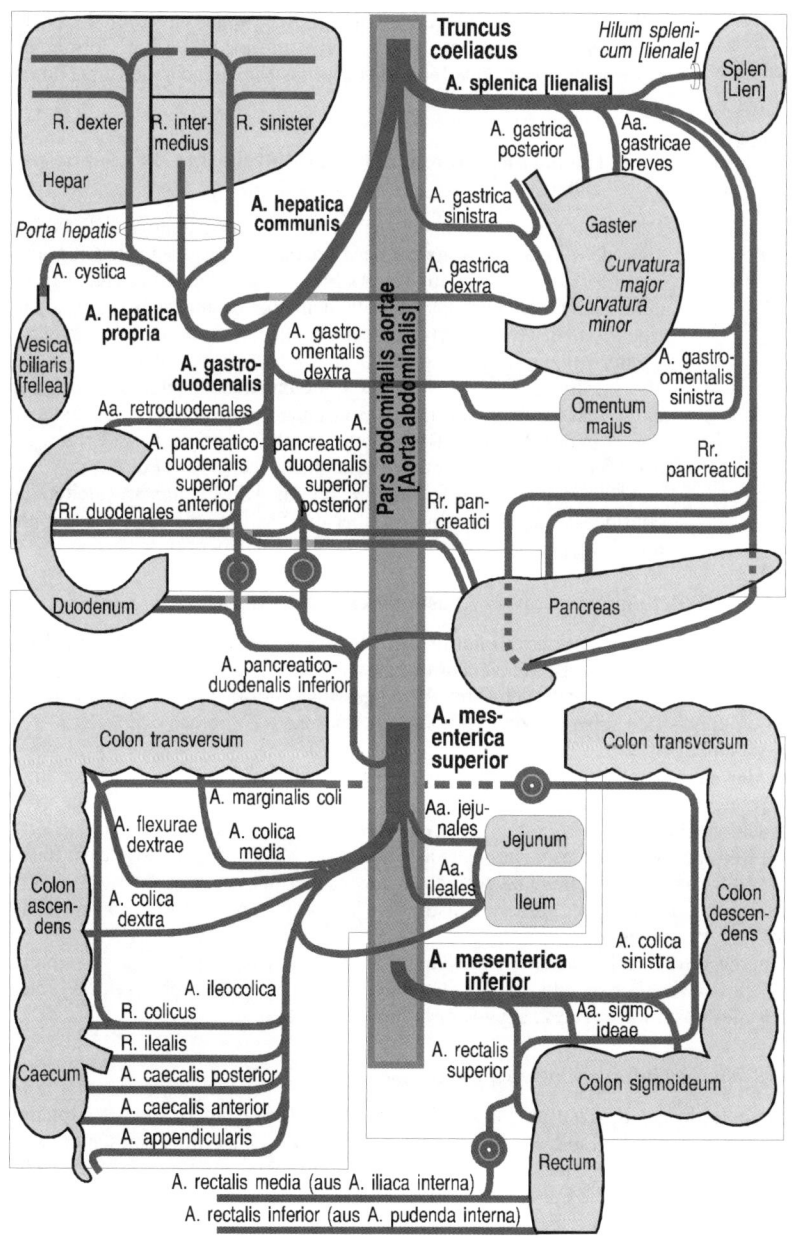

Abb. 4-18. *Schema der Verzweigung der unpaarigen Äste der Bauchaorta.*

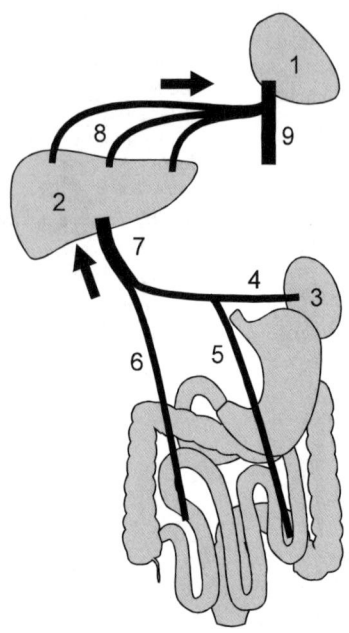

Abb. 4-19. Pfortaderkreislauf. Das Drainagegebiet der V. portae hepatis umfasst Magen, Darm, Pancreas, Milz und Gallenblase, entspricht also dem Versorgungsbereich der unpaaren Äste der Bauchaorta (ohne Leber).

1 Cor
2 Hepar
3 Splen [Lien]
4 V. splenica [lienalis]
5 V. mesenterica inferior
6 V. mesenterica superior
7 V. portae hepatis
8 Vv. hepaticae
9 V. cava inferior

4.9.3a Wie verläuft die untere Hohlvene (V. cava inferior)?

Sie entsteht durch Zusammenfluss der beiden Vv. iliacae communes rechts vor dem 5. Lendenwirbelkörper (Projektion auf die Bauchwand unmittelbar rechts kaudal des Nabels). Sie steigt rechts der Medianebene zum Zwerchfell auf, durchsetzt dessen Centrum tendineum im Foramen venae cavae und mündet in den rechten Vorhof von unten. Wegen des weiter kranial liegenden Durchtritts durch das Zwerchfell ist die V. cava inferior deutlich länger als die Bauchaorta. Ihr zwerchfellnaher Teil prägt eine tiefe Rinne (Sulcus venae cavae) in die Facies visceralis der Leber ein. Die V. cava inferior bildet die Dorsalwand des Foramen omentale [epiploicum] (des Eingangs in die Bursa omentalis).

4.9.3b Laufen die Äste von unterer Hohlvene und Bauchaorta parallel?

Nur zum Teil. Die Einzugsgebiete der V. cava inferior entsprechen zwar dem Versorgungsgebiet der Bauchaorta, aber es entstehen grundlegende Unterschiede in der Astfolge durch die *V. portae hepatis* (Pfortader): Sie führt das Blut aus dem Versorgungsgebiet der unpaarigen Äste der Bauchaorta (Truncus coeliacus, A. mesenterica superior + inferior) zur Leber. Es gelangt über ein venöses Wundernetz zu den Vv. hepaticae. Diese münden unmittelbar kaudal vom Zwerchfell in die V. cava inferior ein (meist 3 Gruppen). Die linke V. renalis überkreuzt in der Regel die Bauchaorta. Die *Vv. ovaricae* bzw. *Vv. testiculares* sowie die *Vv. suprarenales* münden rechts meist direkt in V. cava inferior, links über die linke V. renalis. Die *Vv. lumbales* leiten das Blut der dorsalen Bauchwand über die Vv. lumbales ascendentes und die V. azygos bzw. hemiazygos zur V. cava superior.

4.9.3c Wo findet man kavokavale Anastomosen?

Verbindungen zwischen V. cava inferior und superior können als Kollateralkreisläufe wichtig werden, z. B. bei Beckenvenenthrombosen:
1. In der vorderen oberen Bauchwand: V. epigastrica inferior (zur V. iliaca externa) ↔ V. epigastrica superior (zu Vv. thoracicae internae → V. brachiocephalica → V. cava superior).
2. In der seitlichen Bauchwand: V. epigastrica superficialis + V. circumflexa ilium superficialis (zur V. femoralis) ↔ Vv. thoracoepigastricae (zur V. axillaris → V. brachiocephalica).
3. Im Retroperitonealraum: V. lumbalis ascendens (zu Vv. lumbales → V. cava inferior) ↔ V. azygos bzw. hemiazygos (zur V. cava superior).
4. Im Pfortaderbereich: V. gastrica sinistra (zur V. portae hepatis) ↔ Vv. oesophageales (zur V. azygos bzw. hemiazygos).
5. Um die Wirbelsäule und im Wirbelkanal: Plexus venosi vertebrales externi + interni (+ Plexus venosus sacralis) ↔ Vv. lumbales (zur V. cava inferior) bzw. Vv. intercostales posteriores (zur V. azygos bzw. hemiazygos).

4.9.4a Wie verläuft die Pfortader (V. portae hepatis)?

1. Sie entsteht aus dem Zusammenfluss von V. mesenterica superior und V. splenica [lienalis] dorsal des Pancreas (die Milzvene hat schon vorher die V. mesenterica inferior aufgenommen). Der Stamm ist etwa 4–6 cm lang, steigt schräg nach rechts kranial auf, kreuzt die Pars superior des Duodenum dorsal und erreicht im Lig. hepatoduodenale die Porta hepatis.

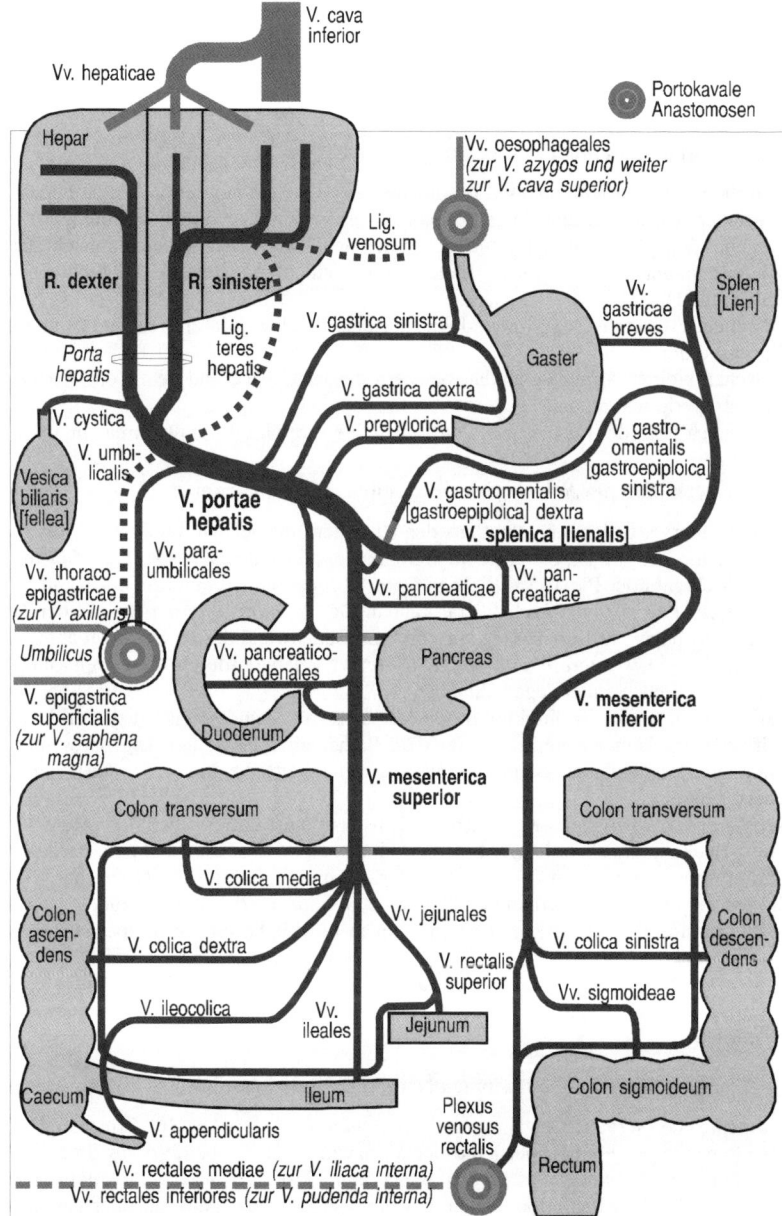

Abb. 4-20. Schema des Stromgebiets der V. portae hepatis.

2. In der Porta hepatis teilt sich die V. portae hepatis wie die A. hepatica propria in den R. dexter + R. sinister, die sich in Segment- und Subsegmentgefäße weiterverzweigen. Innerhalb der Leber laufen Pfortader- und Arterienäste immer eng benachbart.
3. In der Leber zweigt sich die Pfortader zu einem Wundernetz auf: In den Darmkapillaren wird das Blut nicht nur mit resorbierten Nährstoffen, sondern auch mit un-

verwertbaren oder gar giftigen Stoffen angereichert. Die Leber als zentrales „Laboratorium" des Körpers baut die Nährstoffe in verwertbare Formen um oder speichert sie und entgiftet viele Giftstoffe. Es ist also sinnvoll, das Blut aus dem Darm nicht erst im ganzen Körper zu verteilen, sondern direkt der Leber zuzuführen.

4.9.4b Wo findet man portokavale Anastomosen?

1. Zwischen Vv. gastricae und Vv. oesophageales: Bei Stauung der V. portae hepatis (Pfortader-Hochdruck) entstehen Ösophagusvarizen (Gefahr tödlicher Blutungen).
2. Zwischen Vv. paraumbilicales und Venen der Bauchwand: Bei Stauung entsteht das „Medusenhaupt" (konzentrisch auf den Nabel zulaufende deutlich sichtbare geschlängelte Hautvenen).
3. Zwischen V. rectalis superior und Vv. rectales mediae + inferiores: bei Stauung Hämorrhoiden.
4. Zwischen kleinen Venen sekundär retroperitonealer Organe und dem Venensystem des Retroperitonealraums.
5. Zwischen Venen der Leberkapsel und Venen des Zwerchfells an der Area nuda.

4.9.7 Wie verlaufen die Äste des Plexus lumbalis im Bauchraum?

Das Lendennervengeflecht entsteht aus den Rr. anteriores der Nn. lumbales L_1 bis L_3 mit Teilen von T_{12} und L_4, die aus dem Wirbelkanal dorsal des M. psoas major austreten. Die Mehrzahl der Plexusäste zieht auf dem M. quadratus lumborum oder dem M. iliacus in der Fascia iliaca nach lateral kaudal. Der *N. iliohypogastricus* und der *N. ilioinguinalis* liegen auf ihrem Weg zur vorderen Bauchwand der Niere dorsal an. Der *N. cutaneus femoris lateralis* und der *N. femoralis* gelangen durch die Lacuna musculorum zum Bein. Sonderwege nehmen:
1. Der *N. genitofemoralis* durchbohrt den M. psoas major und steigt auf dessen Ventralfläche ab. Sein R. genitalis folgt dem Samenleiter bzw. dem Lig. teres uteri durch den Leistenkanal. Sein R. femoralis durchquert die Lacuna vasorum zum Oberschenkel.
2. Der *N. obturatorius* gelangt zwischen M. psoas major und Wirbelkörpersäule ins kleine Becken, läuft parallel zur Linea terminalis an der Beckenwand zum Foramen obturatum und durch den Canalis obturatorius zur Medialseite des Oberschenkels. Er liegt dem Ovarium lateral an und kann bei Oophoritis (Eierstockentzündung) gereizt werden. Die Schmerzen strahlen dann in die Medialseite des Oberschenkels aus.

NB: Merkspruch für die Anfangsbuchstaben der Plexusäste: „In Indien gibt's kein frisches Obst" (iliohypogastricus, ilioinguinalis, genitofemoralis, cutaneus, femoralis, obturatorius).

4.9.8a Woher kommen die autonomen Nerven im Bauchraum?

1. Sympathische Nerven: Der *N. splanchnicus major* aus dem 6.–10. Brustganglion des Grenzstrangs gelangt meist mit der V. azygos bzw. V. hemiazygos durch die Pars lumbalis diaphragmatis in den Bauchraum. Der *N. splanchnicus minor* aus dem 10. + 11. Brustganglion des Grenzstrangs zieht gemeinsam mit oder getrennt vom N. splanchnicus major durch das Zwerchfell. Der *Truncus sympathicus* (Grenzstrang) durchquert lateral der Nn. splanchnici die Pars lumbalis diaphragmatis. Von den meist 4 Ganglia lumbalia gehen die *Nn. splanchnici lumbales* aus.
2. Parasympathische Nerven: Der *N. vagus* versorgt den Verdauungskanal bis zum Colon transversum, ferner Leber, Pancreas, Milz und Nieren. Er gelangt mit dem Oesophagus als Truncus vagalis anterior + posterior durch den Hiatus oesophageus in die Bauchhöhle. Die *Nn. splanchnici pelvici* steigen aus dem kleinen Becken auf und versorgen den Dickdarm ab dem linken Drittel des Colon transversum und die Beckenorgane.

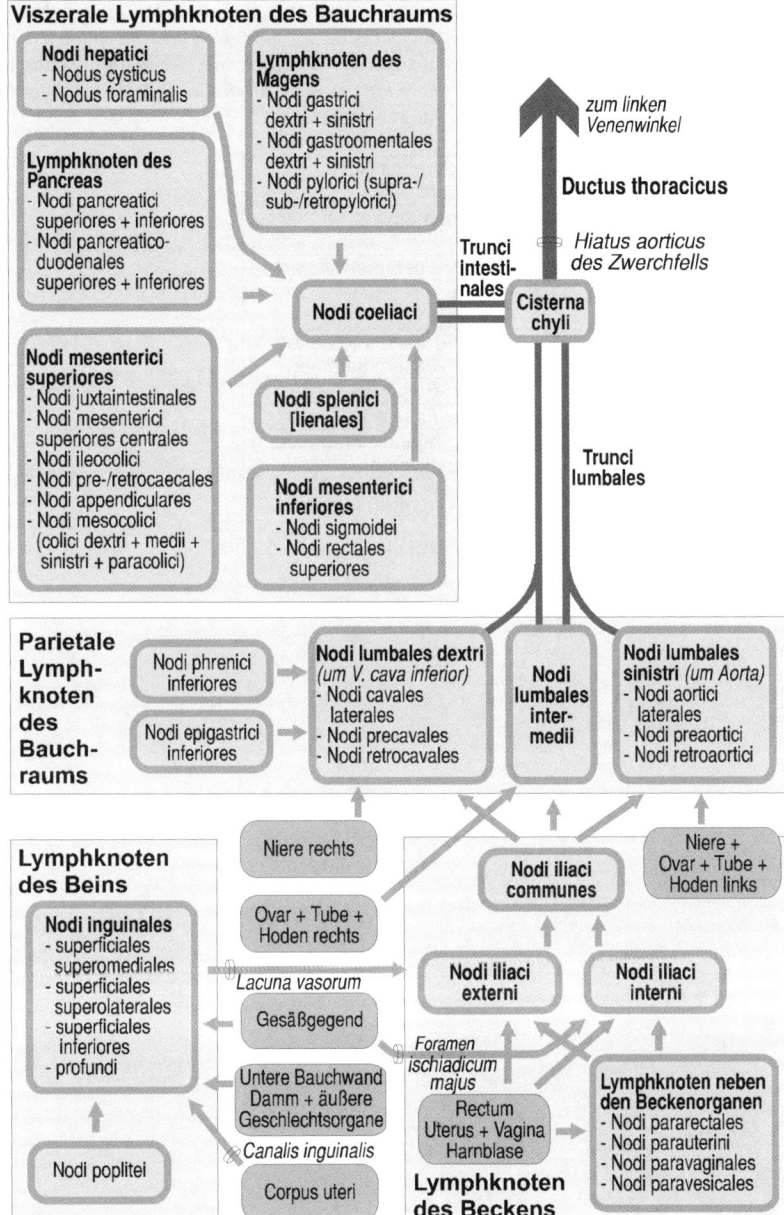

Abb. 4-21. Schema der Lymphwege der unteren Körperhälfte. Nodi = Abkürzung für Nodi lymphoidei.

4.9.8b Was versteht man unter prävertebralen Ganglien im Bauchraum?

Außer im Grenzstrang, dessen Ganglien der Wirbelsäule lateral anliegen, hat der Sympathikus Ganglien ventral der Wirbelsäule am Abgang der großen Äste der Pars abdominalis aortae. In ihnen liegen die Zellkörper des 2. Neurons (die Nn. splanchnici durchlaufen die Grenzstrangganglien ohne Umschaltung, führen also präganglionäre Fasern): *Ganglia coeliaca* um den Truncus coeliacus, *Ganglion mesentericum superius* um den Abgang der A. mesenterica superior, *Ganglion mesentericum inferius* um den Abgang der A. mesenterica inferior, *Ganglia aorticorenalia*: um den Abgang der Aa. renales, *Ganglia renalia*: um die Aa. renales.

	Parasympathikus	Sympathikus
Motorik von Magen, Darm und Gallenblase	aktiviert	hemmt
Schließmuskeln	hemmt	α-Fasern aktivieren
Sekretion von Magen, Darm und Pancreas	aktiviert	
Insulinsekretion		β-Fasern aktivieren, α-Fasern hemmen
Glycogenolyse in Leber		α-Fasern aktivieren
Kontraktion der Milz		α-Fasern aktivieren
Sekretion des Nebennierenmarks		präganglionäre Fasern aktivieren

Tab. 4-22. Aufgaben autonomer Nerven im Bauchraum.

5 Beckeneingeweide

5.1 Harnblase (Vesica urinaria)

5.1.1a Wie ändert sich die Form der Harnblase bei Füllung und Entleerung?

Die leere Harnblase ist ein schlaffer Sack. Ihre Form wird von der Schwerkraft und dem Druck der Nachbarorgane bestimmt. Mit zunehmender Füllung nimmt sie immer mehr Eigenform an. Bei sehr starker Füllung nähert sie sich der Kugelform, weil von allen Körpern die Kugel bei gegebener Oberfläche das größte Volumen hat, also die Harnblasenwand die größte Harnmenge umschließen kann. Während der *Entleerungsphase* behält sie etwa die Kugelform, weil von allen Körpern die Kugel bei gegebenem Volumen die kleinste Oberfläche besitzt. Die Wand muss sich kontrahieren, bis sie etwa die Kugelform erreicht, erst dann steigt der Druck im Innern stark an und überwindet den Widerstand des engen Auslasses.

1. *Apex vesicae:* durch Lig. umbilicale medianum (Rest des Urachus) mit Nabel verbunden
2. *Corpus vesicae:* Hauptteil
3. *Fundus vesicae:* mit Ostia ureterum
4. *Cervix vesicae:* Übergang in Urethra mit Ostium urethrae internum

Tab. 5-1. Abschnitte der Harnblase.

5.1.1b Welche Beziehung hat die Harnblase zum Bauchfell?

Das Corpus vesicae ist lateral und dorsal mit Peritoneum überzogen, Ventralseite und Fundus vesicae sind frei. Das Bauchfell schlägt sich vom Apex vesicae auf die vordere Bauchwand um. Mit sich füllender Harnblase wird die Umschlagstelle nach oben geschoben. Die volle Harnblase kann man durch die Bauchwand kranial der Symphysis pubica freilegen, ohne die Bauchfellhöhle zu eröffnen („Sectio alta"). Um die Harnblase liegen 3 Bauchfelltaschen: lateral die Fossae paravesicales, dorsal die Excavatio vesicouterina (bei der Frau) bzw. die Excavatio rectovesicalis (beim Mann).

5.1.2a Aus welchen Schichten besteht die Harnblasenwand?

1. Die Schleimhaut (*Tunica mucosa*) ist mit Übergangsepithel (Urothel) bedeckt. Je nach Füllungszustand ist sie stärker oder schwächer gefaltet, stets faltenfrei bleibt das Trigonum vesicae.
2. *Tela submucosa*: submuköse Bindegewebeschicht.
3. Die *Tunica muscularis* besteht aus 3 Lagen glatter Muskelzellen: innere Längsschicht, Ringschicht, äußere Längsschicht. Die für die Entleerung wichtigen Muskelanteile fasst man unter dem Begriff M. detrusor vesicae zusammen.
4. *Tela subserosa*: subseröse Bindegewebeschicht.
5. *Tunica serosa* (Bauchfell) bzw. *Tunica adventitia* (im bauchfellfreien Bereich).

5.1.2b Wie sind Harnblase und Harnröhre verschlossen?

1. Der „innere Sphinkter" um die Cervix vesicae besteht aus elastischen Netzen und glatten Muskelschlingen. Diese entspringen am Os pubis (M. pubovesicalis) bzw. aus der Wand des Rectum (M. rectovesicalis) und umrunden das Ostium urethrae internum gegenläufig haarnadelförmig. Hinzu kommen ringförmige Anteile der Wand der Harnröhre (M. sphincter urethrae internus). Autonome Innervation.
2. Der „äußere Sphinkter" an der Membrana perinei gestattet die willentliche Steuerung der Harnentleerung über den quergestreiften M. sphincter urethrae externus. Innervation: N. pudendus.

5.1.3a Was ist das Trigonum vesicae?

Ein dreieckiges Feld am Fundus vesicae mit ständig glatter Schleimhaut und feinen Muskelzügen. Eckpunkte sind ventral das *Ostium urethrae internum*, dorsal die beiden *Ostia ureterum* (durch eine Schleimhautfalte = Plica interureterica verbunden). Dahinter bildet sich manchmal eine Mulde, die schwer zu entleeren ist. In das Ostium urethrae internum springt von dorsal die Uvula vesicae vor.

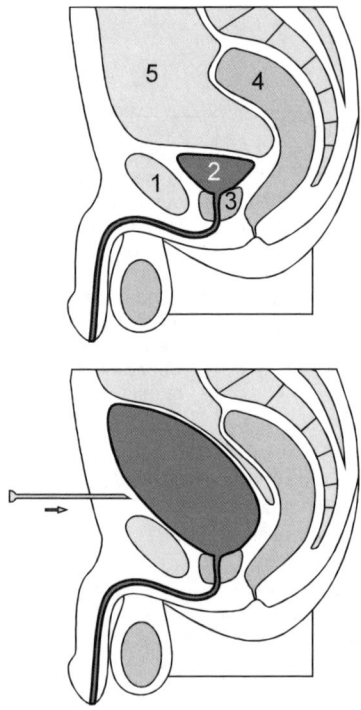

Abb. 5-1. Lage der Harnblase auf Medianschnitten. Oben: gering gefüllte Harnblase. Unten: maximal gefüllte Harnblase. Bei der suprapubischen Harnblasenpunktion wird das Bauchfell nicht verletzt!

1 Symphysis pubica
2 Vesica urinaria
3 Prostata
4 Rectum
5 Cavitas peritonealis

5.1.3b **Wie wird der Rückfluss von Harn aus der Harnblase in den Harnleiter verhindert?**

Der Ureter durchsetzt die Wand der Harnblase nicht rechtwinklig, sondern schräg. Durch den Innendruck der Harnblase wird der in der Harnblasenwand gelegene Teil des Ureter zusammengepresst. Mit einer peristaltischen Welle wird der Harn aus dem Ureter durch die Enge hindurchgespritzt. Schwäche dieses Verschlussmechanismus führt zum vesikoureteralen Reflux. Er begünstigt die aufsteigende Infektion.

5.1.4 **Welche Blutgefäße und Nerven versorgen die Harnblase?**

Alle Versorgungsstraßen gelangen von kaudal lateral zum Fundus vesicae: Die *Aa. vesicales superiores* sind Äste der A. umbilicalis (aus der A. iliaca interna). Die *A. vesicalis inferior* ist ein direkter Ast der A. iliaca interna. Der *Plexus venosus vesicalis* bildet ein dichtes Venengeflecht um den Fundus vesicae. Der Abfluss geht über die Vv. vesicales zur V. iliaca interna. Autonome Nerven kommen vom *Plexus hypogastricus inferior*: Der M. detrusor vesicae wird vom Parasympathikus (S_2–S_4) aktiviert, vom Sympathikus (T_{12}–L_2) gehemmt. Animalische Nerven (*N. pudendus*) versorgen den M. sphincter urethrae externus.

5.1.5 **Welche Organe grenzen an die Harnblase an?**

1. Bei der Frau: Dorsal folgt auf eine bindegewebige Scheidewand der *Paries anterior der Vagina*. Der *Uterus* ist durch die Excavatio vesicouterina getrennt. Die *Membrana perinei* liegt unter dem Fundus vesicae.
2. Beim Mann: Die *Prostata* trägt den Fundus vesicae. Der *Ductus deferens* zieht lateral kranial des Ostium ureteris vorbei. Die *Glandula vesiculosa [Glandula seminalis] [Vesicula seminalis]* schiebt sich dorsolateral zwischen Ductus deferens und Prostata. Das *Rectum* ist durch die Excavatio rectovesicalis getrennt.
3. Bei Frau und Mann: *Dünndarm oder Colon sigmoideum* berühren je nach Füllungszustand in wechselndem Ausmaß die Tunica serosa. Lockeres Verschiebegewebe füllt das *Spatium retropubicum* (Retzius-Raum) zwischen Harnblase und ventraler Beckenwand (Symphysis pubica, Os pubis). Versorgungsstraßen und *Fossae paravesicales* liegen lateral. Die mit zunehmender Füllung an der Bauchwand hochsteigende Harnblase hebt das Peritoneum an. Die *Plica umbilicalis mediana* verbindet den Apex vesicae mit dem Nabel. Sie enthält das Lig. umbilicale medianum = Rest des Urachus). Lateral folgt die *Plica umbilicalis medialis* (mit der Chorda arteriae umbilicalis, dem verödeten Teil der A. umbilicalis), dazwischen liegt die *Fossa supravesicalis*.

5.2 Mastdarm (Rectum) und Canalis analis

5.2.1/4 **Wie wird der Endbereich des Magen-Darm-Kanals gegliedert?**

1. *Rectum* (Mastdarm): Er beginnt mit der stark erweiterungsfähigen *Ampulla recti*. Sie liegt dem Os sacrum an und ist das eigentliche Speicherorgan. Die *Flexura sacralis* ist erst konkav gekrümmt wie das Os sacrum, biegt dann aber nahezu rechtwinklig nach ventral. Es folgt die meist ungefüllte Passagezone zwischen den Flexuren. 2–3 *Plicae transversae recti* springen weit in die Lichtung vor (bei Rek-

toskopie beachten!): eine hohe Falte von rechts („Kohlrausch-Falte"), etwa 7–8 cm vom After entfernt und 1–2 Falten von links .
2. *Canalis analis* (Afterkanal): Der etwa 3–4 cm lange Endabschnitt beginnt mit der *Flexura anorectalis [perinealis]* (rechtwinklig durch den Beckenboden dorsokaudal zum Anus). Er unterscheidet sich im Feinbau grundlegend vom übrigen Mastdarm. Die innere Oberfläche ist in 3 Zonen verschiedener Farbe gegliedert:

- Die *Junctio anorectalis* bildet die Grenze zwischen Rectum und Canalis analis am Kranialrand des Pecten analis.
- Die Zone des *Pecten analis* („Afterkamm") ist bläulich-violett. Zwischen 8–10 Columnae anales (Längsfalten der Schleimhaut mit Schwellkörpern zum gasdichten Verschluss) mit mehrschichtigem Plattenepithel (hohe mechanische Beanspruchung) sinken Sinus anales (Buchten mit Mündungen der Glandulae anales) mit einschichtigem hochprismatischen Epithel ein.
- Die *Linea pectinata* bildet den Kaudalrand des Pecten analis.
- Die weißliche Zwischenzone (*Zona transitionalis analis*) mit unverhorntem mehrschichtigen Plattenepithel ist etwa 1 cm breit.
- Die *Linea anocutanea* trennt unverhorntes und verhorntes Epithel.
- Die *Hautzone* mit verhorntem mehrschichtigen Plattenepithel ist stark pigmentiert (also braun). Sie weist Talgdrüsen, mero- und apokrine Schweißdrüsen sowie kleine Haare auf.

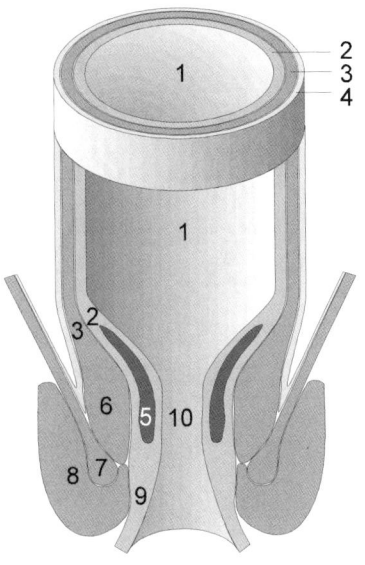

Abb. 5-2. Rectum und Canalis analis.

1 Rectum (Lichtung)
2 Tunica mucosa
3 Tunica muscularis
4 Tunica serosa bzw. Tunica adventitia
5 Columnae anales (mit Schwellkörpern)
6 M. sphincter ani internus
7 M. levator ani
8 M. sphincter ani externus
9 Cutis
10 Canalis analis

5.2.2 Wodurch wird der Afterverschluss gesichert?

1. *S-Form des Rectum*: Die Kotsäule lastet nicht auf dem Canalis analis, sondern auf dem Beckenboden. Erst bei der Defäkation werden die Flexuren ausgeglichen und die Kotsäule über den Canalis analis gehoben.
2. *Muskeln*: Der *M. sphincter ani internus* ist das verdickte untere Ende des Stratum circulare der Tunica muscularis des Darms. Seine glatten Muskelzellen werden vom Sympathikus innerviert. – Der quergestreifte *M. sphincter ani externus* wird vom N. pudendus innerviert. Seine 3 Teile (Pars subcutanea + superficialis + profunda) sind ventral im Corpus perineale [Centrum perinei], dorsal über das Corpus [Lig.] anococcygeum am Os coccygis verankert. – Der ventrale Teil (M. puborectalis) des M. levator ani umfasst das Rectum mit einer großen Schlinge. Er zieht den Canalis analis nach vorn und bedingt die S-Form des Mastdarms wesentlich mit.
3. *Schwellkörper*: Die Schleimhaut ist zu 8–10 *Columnae anales* gefaltet. Sie enthalten Gefäßgeflechte (mit arteriellem Blut gefüllt!). Die Venen durchbohren die Schließmuskeln: Bei kontrahierten Schließmuskeln wird dadurch der Blutabfluss behindert, und die Schleimhautpolster schwellen an. Dies ermöglicht den gasdichten Verschluss.
4. *Sensibilität der Schleimhaut*: Würde der Stuhldrang nicht empfunden, könnte nicht willentlich gesteuert werden!

5.2.3 Woraus besteht Stuhl, wie wird Stuhl entleert?

Stuhl (Fäzes) besteht aus: 1. Nicht resorbierbaren Nahrungsresten, z. B. Cellulose, 2. abgeschilferten Darmepithelien und Schleim (auch ohne Nahrungsaufnahme wird Stuhl gebildet!), 3. von der Leber in die Galle ausgeschiedenen Stoffen, z. B. Gallenfarbstoffe (lehmfarbener Stuhl bei Gallengangverschluss!), 4. Bakterien, z. B. Kolibakterien (Escherichia coli) und 5. Wasser. Bei der *Defäkation* müssen die

- *Verschlussmechanismen nachgeben*: Die Schließmuskeln erschlaffen, dadurch wird auch der venöse Abfluss aus den Schwellkörpern freigegeben.
- *Auspressmechanismen aktiviert* werden: Die peristaltischen Wellen der Dickdarmmuskeln werden durch die Bauchpresse unterstützt.

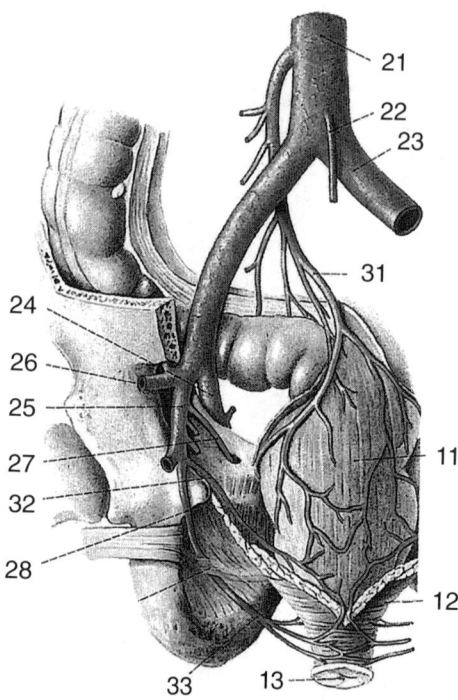

Abb. 5-3. Rectum mit Arterien. Die unpaarige A. rectalis superior ist wichtiger als die 4 paarigen (A. rectalis media + inferior) zusammen.

1 Muskeln + Eingeweide
11 Ampulla recti
12 M. levator ani
13 Anus

2/3 Arterien
21 Pars abdominalis aortae
22 A. sacralis mediana
23 A. iliaca communis
24 A. iliaca externa
25 A. iliaca interna
26 A. glutea superior
27 A. obturatoria
28 A. pudenda interna
31 A. rectalis superior
32 A. rectalis media
33 A. rectalis inferior

5.2.4 Welche Organe kann man bei der rektalen Untersuchung tasten?

1. Den Canalis analis und die kaudale Hälfte des Rectum (Vorsorgeuntersuchung gegen Mastdarmkrebs!).
2. Den kaudalen Teil der Wand des kleinen Beckens, besonders Os coccygis und Os sacrum.
3. Vagina und Uterus (im Gegensatz zur vaginalen Untersuchung auch die Facies intestinalis des Uterus!).
4. Prostata und Glandulae vesiculosae [Glandulae seminales] [Vesiculae seminales] (Vorsorgeuntersuchung gegen Prostatakarzinom!).

5.2.5 Wie werden Mastdarm und Afterkanal mit Blut versorgt, wo liegen die regionären Lymphknoten?

Die Versorgungsstraßen sind in 3 Stockwerke gegliedert:
1. Arterien (5): Die *A. rectalis superior,* der unpaarige Endast der A. mesenterica inferior, ist stärker als die übrigen 4 zusammen (ihr Ausfall kann von den anderen nicht kompensiert werden). Sie erreicht das Rectum von dorsal über das Mesocolon sigmoideum. Die paarige *A. rectalis media* zieht von der A. iliaca interna kranial des M. levator ani zum unteren Abschnitt des Rectum. Die paarige *A. rectalis inferior* kommt von der A. pudenda interna kaudal des M. levator ani in der Fossa ischioanalis zum Canalis analis.
2. Die Venen bilden den *Plexus venosus rectalis* unter der Schleimhaut und um das Organ. Das Blut fließt ab über die
- *V. rectalis superior* zur V. mesenterica inferior und weiter zur V. portae hepatis,
- *Vv. rectales mediae + inferiores* zur V. iliaca interna und weiter zur V. cava inferior. Die Vv. rectales stellen wichtige portokavale Anastomosen dar.
3. Die Lymphe fließt zu den *Nodi lymphoidei rectales superiores* (entlang der A. rectalis superior), *Nodi lymphoidei pararectales* (seitlich vom Rectum) und *Nodi lymphoidei inguinales superficiales* (Lymphe von der Haut der Regio analis).

5.2.6 Welche Beziehungen hat der Mastdarm zum Bauchfell?

Das Peritoneum hebt sich auf Höhe von S_3 vom Os sacrum ab. Es bedeckt Teile der Seitenwand des Rectum und schlägt sich von dessen Ventralseite auf den Uterus (*Excavatio rectouterina*) bzw. die Harnblase (*Excavatio rectovesicalis*) um. Die Ventralfläche ist etwa zur Hälfte, die Seitenflächen sind etwa ¼ von Peritoneum bedeckt. Die Dorsalseite und der gesamte Canalis analis sind frei von Peritoneum. Umstritten ist, wo man die Grenze zwischen Colon sigmoideum und Rectum ziehen soll: Legt man sie mit dem Ende des Mesocolon sigmoideum fest, so liegt das Rectum retroperitoneal. Rechnet man hingegen den gesamten im kleinen Becken liegenden Dickdarmabschnitt zum Mastdarm, dann liegt dessen Anfangsstück intraperitoneal.

5.3 Geschlechtsorgane allgemein, Eierstock, Eileiter

5.3.2a Wie entstehen die Keimdrüsen?

1. *Indifferentes Stadium*: In der 4. Entwicklungswoche verdickt sich die Keimleiste medial der Urniere. Epithel wächst in die Tiefe und bildet die Keimstränge. In der 6. Entwicklungswoche wandern die in der Dottersackwand entstandenen Urkeimzellen mit amöboiden Bewegungen in die Keimstränge ein.
2. *Ovarium*: Die Keimstränge im Mark lösen sich auf. In den Rindensträngen teilen sich die Urkeimzellen lebhaft. Im 6. Entwicklungsmonat ist bereits die endgültige Zahl von 200 000 bis 400 000 Eizellen erreicht. Die Zellen der Keimstränge werden zu Follikelzellen, das Epithel der Keimleiste zum Peritonealüberzug.
3. *Testis*: Die Keimstränge mit den Urkeimzellen wachsen weiter und bilden u-förmige Schleifen. Diese Vorläufer der Hodenkanälchen sind solide Stränge aus Vorstufen der Stützzellen und Ursamenzellen. Die Enden der Hodenstränge verbinden sich zum Rete testis und schließen sich an 5–12 erhaltene Urnierenkanälchen (den späteren Ductuli efferentes) an. Aus dem Mesenchym gehen die Tunica albuginea, die Septula testis und die Hodenzwischenzellen hervor. Diese beginnen ab dem 4. Entwicklungsmonat Testosteron zu sezernieren, unter dessen Einfluss sich die äußeren männlichen Geschlechtsorgane differenzieren. Lichtungen in den Hodenkanälchen treten erst im 4. Lebensjahr auf. Erst ab der Pubertät werden Samenzellen gebildet.

5.3.2b Wie vollzieht sich der Deszensus der Keimdrüsen (Gonaden)?

1. Die ursprünglich vom Zwerchfell bis zur Leistengegend reichende Keimleiste wird mit Rückbildung der Urniere auf L_3/L_4 reduziert, dabei verdichtet sich das Mesenchym zu 2 Bändern: Das kraniale Band wird bei der Frau zum Lig. suspensorium ovarii, beim Mann aber zurückgebildet. Aus dem kaudalen Band entstehen bei der Frau das Lig. ovarii proprium [Lig. uteroovaricum] + Lig. teres uteri, beim Mann das Gubernaculum testis.
2. *Descensus testis:* Das Gubernaculum testis verankert den Hoden an der Anlage des Scrotum. Es wächst langsamer als der übrige Keim, dadurch wird der Hoden kaudal gezogen. Er erreicht im 3. Entwicklungsmonat die Beckenhöhle, behält aber die Blutgefäße aus der Lendengegend bei. Im 4. Entwicklungsmonat wird Peritoneum in Richtung Scrotum ausgestülpt, es entsteht der Canalis inguinalis. Im 7. + 8. Entwicklungsmonat „wandert" der Hoden entlang der Wand des Peritonealsacks durch den Leistenkanal. Der Peritonealsack bildet sich normalerweise bis auf die Tunica vaginalis testis zurück.
3. Der *Descensus ovarii* geht nur bis ins kleine Becken.

5.3.2c Was ist die Kloake, wie entwickelt sie sich weiter?

Die Kloake ist das aborale Ende des Metenteron (Hinterdarm) mit der Mündung der Allantois (Urharnsack). In der 4.–7. Entwicklungswoche wächst das Septum urorectale in die Kloake ein und trennt dadurch den *Sinus urogenitalis* (vorn) von *Rectum + Proctodeum* (dem späteren Canalis analis, hinten). Die Membrana cloacalis wird entsprechend in die *Membrana urogenitalis* und die *Membrana analis* zerlegt.

5.3.2d Was geht aus dem Sinus urogenitalis hervor?

1. Aus der *Pars vesicalis* entsteht die Harnblase, ausgenommen das Trigonum vesicae (dieses kommt aus dem Urnierengang). Die Verbindung zum Nabel (*Urachus = Ductus allantoicus*) verödet zum *Lig. umbilicale medianum*.
2. Aus der *Pars pelvica* entsteht bei der Frau die gesamte Urethra (die Paraurethraldrüsen entsprechen der Prostata). Die Vaginalplatte wächst den vereinigten

---

1. *Innere weibliche Geschlechtsorgane:*
   - Ovarium (Eierstock)
   - Tuba uterina [Salpinx] (Eileiter)
   - Uterus (Gebärmutter)
   - Vagina (Scheide)
   - Epoophoron und Paroophoron

2. *Innere männliche Geschlechtsorgane:*
   - Testis [Orchis] (Hoden)
   - Epididymis (Nebenhoden)
   - Ductus deferens (Samenleiter)
   - Funiculus spermaticus (Samenstrang)
   - Glandula vesiculosa [Glandula seminalis] [Vesicula seminalis] (Bläschendrüse)
   - Prostata (Vorsteherdrüse)
   - Glandula bulbourethralis (Cowper-Drüse)

3. *Äußere weibliche Geschlechtsorgane:*
   - Pudendum femininum (weibliche Scham)
   - Urethra feminina (weibliche Harnröhre)

4. *Äußere männliche Geschlechtsorgane:*
   - Penis (männliches Glied)
   - Urethra masculina (männliche Harnröhre)
   - Scrotum (Hodensack)

Tab. 5-2. *Übliche Gliederung der Geschlechtsorgane.*

	Wolff-Gang	Müller-Gang
Frau	• Ductus epoophori • Gartner-Gang • Trigonum vesicae	• Tubae uterinae • Uterus • oberer Teil der Vagina
Mann	• Ductus epididymidis • Appendix epididymidis • Ductus deferens • Glandula vesiculosa [Glandula seminalis] [Vesicula seminalis] (als Aussprossung) • Ductus ejaculatorius • Trigonum vesicae	Bildet sich nahezu vollständig zurück, mögliche Reste: • Utriculus prostaticus • Appendix testis

Tab. 5-3. Abkömmlinge des Urnierengangs (Ductus mesonephricus, Wolff-Gang) und des Geschlechtsgangs (Ductus paramesonephricus, Müller-Gang).

Müller-Gängen entgegen, im 5. Entwicklungsmonat bildet sich die Höhlung, die durch das Hymen verschlossen wird. Beim Mann entstehen aus der Pars pelvica das Anfangsstück der Urethra und die Prostata.

3. Aus der *Pars phallica* geht bei der Frau das *Vestibulum vaginae*, beim Mann die *Pars spongiosa urethrae* hervor.

5.3.2e Wie entwickeln sich die äußeren Geschlechtsorgane?

Die Urogenitalmembran ist umgeben:

1. ventral vom Genitalhöcker (*Tuberculum genitale*): Aus ihm entstehen die Clitoris bzw. die Glans penis und die Corpora cavernosa clitoridis/penis.
2. unmittelbar lateral von den Urogenitalfalten (*Plicae urogenitales*): Daraus entwickeln sich die Labia minora pudendi bzw. das Corpus spongiosum penis.
3. lateral davon von den Genitalwülsten (*Tubera labioscrotalia*): Aus ihnen gehen die Labia majora pudendi bzw. das Scrotum hervor.

5.3.2 + 571 Welche Missbildungen der Beckenorgane sind häufig?

1. Zweiteilungen von Uterus und/oder Vagina entstehen bei unzureichender Verschmelzung der Müller-Gänge: *Uterus duplex* (vollständig zweigeteilt), *Uterus bicornis* (Corpus uteri geteilt), *Uterus unicornis* (nur 1 Uterushorn), *Uterus septatus* (Scheidewand in der Cavitas uteri).
2. Die *Atresia ani* beruht auf einer Persistenz der Membrana analis. Der Anus muss nach der Geburt operativ eröffnet werden.
3. Beim *Hymen imperforatus* persistiert die Membrana urogenitalis vollständig. Nach der ersten Menstruation ist die ärztliche Eröffnung nötig, damit das Menstruationsblut abfließen kann.
4. Bei unvollständigem Descensus testis bleibt der Hoden in der Bauchhöhle oder im Leistenkanal (*Kryptorchismus*). Dies ist bei Frühgeborenen sehr häufig, aber der Descensus testis wird meist nach der Geburt noch vollendet.

5.3.3a Wie groß ist ein Eierstock (Ovarium), wo liegt er?

Der Eierstock misst bei der geschlechtsreifen Frau etwa $4 \times 2 \times 1$ cm und wiegt etwa 5–10 g. Er bildet sich nach der Menopause zurück und ist bei der alten Frau oft nur noch mandelgroß. Er liegt intraperitoneal im Lig. latum uteri und stülpt dessen dorsales Blatt zum *Mesovarium* aus: Dieses ist nur wenige Millimeter breit und gibt dem Ovarium geringe Beweglichkeit (durch glatte Muskeln im Lig. ovarii proprium). Er schmiegt sich an der Lateralwand des kleinen Beckens in die *Fossa ovarica*, den Zwickel der Aufzweigung von A. + V. iliaca communis zu den Vasa iliaca externa und interna.

5.3.3b Welche Nachbarorgane liegen dem Eierstock an?

1. Die *Extremitas tubaria* (dorsokranialer Pol) wird vom Infundibulum der Tuba uterina bedeckt. Von hier zieht das *Lig. suspensorium ovarii* zur Beckenwand (es enthält die A. + V. ovarica, Lymphbahnen und Nerven).
2. Die *Extremitas uterina* (ventrokaudaler Pol) ist mit dem Corpus uteri durch das *Lig. ovarii proprium [Lig. uteroovaricum]* verbunden. Dieses ist etwa 3–4 cm lang und enthält elastische Fasern, glatte Muskeln und den R. ovaricus der A. uterina.

3. Der *Facies medialis* liegen Dünndarm- oder Dickdarmschlingen an.
4. Die *Facies lateralis* grenzt im Boden der Fossa ovarica an die A. + V. obturatoria und den N. obturatorius an. Bei der Eierstockentzündung (Oophoritis) kann der N. obturatorius gereizt werden, der Schmerz strahlt dann in die Medialseite des Oberschenkels aus.
5. Eine in das kleine Becken herabhängende Appendix vermiformis kann das rechte Ovar berühren.

Primordial-follikel	Ovozyt von einer Schicht flacher Follikelzellen umgeben
Primär-follikel	kubische Follikelzellen
Sekundär-follikel	mehrere Schichten Follikelzellen
Tertiär-follikel = Bläschen-follikel	mit flüssigkeitsgefülltem Hohlraum

Tab. 5-4. Stadien eines Ovarialfollikels.

5.3.4a Wie entwickeln sich die Eizellen nach der Geburt weiter?

Bei der Geburt ist bereits die endgültige Zahl von etwa 200 000 Ovozyten in jedem Ovarium vorhanden. Maximal 400–500 Eizellen werden befruchtungsfähig. Die Reifeteilungen werden schon vor der Geburt begonnen, aber erst bei der geschlechtsreifen Frau während der Befruchtung vollendet: Der doppelte Chromosomensatz wird auf den einfachen Satz reduziert. Während aber aus einem primären Spermatozyten 4 gleichwertige Spermien entstehen, schnürt ein primärer Ovozyt seine überschüssigen Chromosomen als 3 Polzellen ab, und nur 1 reife Eizelle (sekundärer Ovozyt) verbleibt, die den gesamten Bestand an Zytoplasma erhält. Der Ovozyt wird von Follikelzellen umhüllt, zusammen bilden sie den Ovarialfollikel (Eierstockfollikel).
NB: Manche Anatomen bevorzugen die weibliche Form „die" Ovozyte oder Oozyte (die lateinische Form „Ovocytus" ist männlich, das griechische kýtos sächlich).

5.3.4b Wie ist ein sprungreifer Ovarialfollikel (Graaf-Follikel) gebaut?

1. Der *Ovozyt*, Durchmesser 0,1–0,2 mm, eine der größten Zellen des Körpers, liegt am Rand der Follikelhöhle in einer Vorwölbung (*Cumulus oophorus* = Eihügel). Er ist von einer homogenen Glycoproteinschicht (*Zona pellucida* = innere Glashaut) umgeben. Auf diese folgt eine Schicht Follikelzellen (*Corona radiata* = Strahlenkranz):.
2. Die Follikelhöhle ist vom *Stratum granulosum* (Follikelepithel) aus Follikelzellen = Granulosazellen umgrenzt.
3. Die bindegewebige Hülle (*Theca*) ist zweischichtig: Die *Theca interna* ist zell- und gefäßreich. Sie wird vom Stratum granulosum durch eine Basalmembran (äußere Glashaut) getrennt. Die *Theca externa* ist ein faserreiches, mechanisch beanspruchtes Hüllgewebe.

5.3.4c Wie geht ein Eisprung (Ovulation) vor sich?

Der reife Follikel erreicht einen Durchmesser von 1–2 cm und buchtet die Oberfläche des Ovarium vor. Die Sekretion von Liquor follicularis nimmt zu, dadurch steigt der Druck in der Follikelhöhle. Im Strahlenkranz des Eihügels treten Hohlräume auf, der Ovozyt löst sich mit Hüllzellen von der Follikelwand ab. Diese reißt an der Oberfläche des Ovarium ein. Ovozyt und Hüllzellen werden mit Follikelflüssigkeit in die Cavitas peritonealis ausgespült und normalerweise vom Infundibulum tubae uterinae aufgenommen.

5.3.4d Wie entwickelt sich der Gelbkörper (Corpus luteum)?

Der geplatzte Follikel wird vom Nachbargewebe zusammengepresst. Der Rest der Follikelhöhle füllt sich mit einem Blutgerinnsel. Das Stratum granulosum und die Theca interna vergrößern sich, Kapillaren sprossen ein. Die Zellen verfärben sich gelblich infolge Speicherung von Lipoiden. Diese Luteinzellen enthalten reichlich ungranuliertes endoplasmatisches Retikulum und Mitochondrien vom Tubulustyp (Kennzeichen steroidproduzierender Zellen). Nach ihrer Herkunft unterscheidet man Granulosaluteinzellen und Thekaluteinzellen. Die weitere Entwicklung ist davon abhängig, ob die Eizelle befruchtet wird oder nicht:

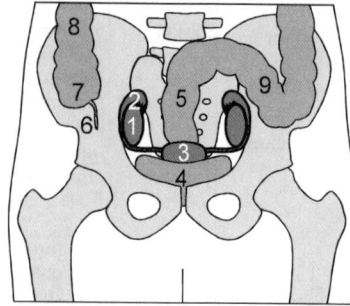

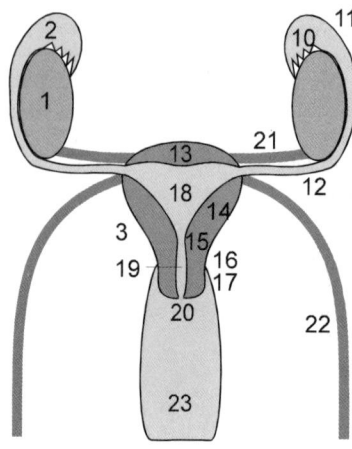

Abb. 5-4. Überblick über die inneren weiblichen Geschlechtsorgane.

1 Ovarium
2 Tuba uterina [Salpinx]
3 Uterus
4 Vesica urinaria
5 Rectum
6 Appendix vermiformis
7 Caecum
8 Colon ascendens
9 Colon sigmoideum
10 Infundibulum tubae uterinae
11 Ampulla tubae uterinae
12 Isthmus tubae uterinae
13 Fundus uteri
14 Corpus uteri
15 Isthmus uteri
16 + 17 Cervix uteri
16 Portio supravaginalis cervicis
17 Portio vaginalis cervicis
18 Cavitas uteri
19 Canalis cervicis uteri
20 Ostium uteri
21 Lig. ovarii proprium [Lig. uteroovaricum]
22 Lig. teres uteri
23 Vagina

1. Wird die Eizelle befruchtet, so vergrößert sich das Corpus luteum cyclicum (Zyklusgelbkörper) zum *Corpus luteum graviditatis* (Schwangerschaftsgelbkörper) und produziert etwa 3 Monate lang Ovarialhormone.
2. Bleibt die Eizelle unbefruchtet, so atrophiert das Corpus luteum cyclicum nach 2 Wochen zum funktionslosen *Corpus albicans*.

5.3.5a Welche Zellen erzeugen die Ovarialhormone?

Nach der 2-Zellen-Hypothese der Östrogensekretion sezernieren die *Thekazellen* Androgene. Die *Granulosazellen* bauen diese zu Östrogenen („Follikelhormon"), in der zweiten Zyklushälfte auch zu Gestagenen (Progesteron) um. Um eine ausreichende Hormonmenge in der ersten Zyklushälfte zu garantieren, reifen etwa 20 Follikel heran. Normalerweise platzt nur einer (der „dominante Follikel"), die anderen bilden sich zurück. Nach der Ovulation vermehren sich die Thekaluteinzellen, so dass ein Corpus luteum für die Hormonproduktion ausreicht.

5.3.5b Wie wird der Ovarialzyklus gesteuert?

1. Durch die gonadotropen Hormone der *Adenohypophyse*: Follitropin (follikelstimulierendes Hormon = FSH) veranlasst das Wachstum der Follikel, zusammen mit Lutropin (Luteinisierungshormon = LH) das Reifen des Follikels, die Ovulation, den Aufbau des Corpus luteum und die Bildung von Progesteron.
2. Das *Diencephalon* steuert mit dem Gonadoliberin (GnRH) die Adenohypophyse.
3. *Regelkreis*: In der zweiten Zyklushälfte steigt der Blutspiegel der Gestagene (Hormonsekretion des Corpus luteum) an → im Zwischenhirn erlischt die Sekretion von Gonadoliberin → der Hypophysenvorderlappen bildet wenig Luteinisierungshormon → das Corpus luteum stellt die Sekretion ein → im Uterus wird die Menstruation ausgelöst. Nach dem Zusammenbruch des Corpus luteum fallen die Blutspiegel der Östrogene und Gestagene → das Zwischenhirn gibt wieder Gonadoliberin ab → dieses setzt in der Hypophyse Follitropin frei → Follikel reifen.
4. Wird die Eizelle befruchtet, nimmt das Chorion bereits nach etwa 4–5 Tagen die Produktion von *Choriongonadotropin* (HCG) auf. Dieses wirkt ähnlich wie Lutropin → das Corpus luteum sezerniert weiter Östrogene + Gestagene, bis im zweiten Schwangerschaftsdrittel die gesamte Hormonproduktion auf die Plazenta übergeht. Das Zwischenhirn registriert dauernd hohe Hormonspiegel → kein Gonadoliberin → kein Follitropin → kein Follikel reift → keine weitere Eizelle ist zu befruchten.

5.3.7/8 Wie ist der Eileiter (Tuba uterina [Salpinx]) gebaut, wo liegt er?

Der etwa 12–15 cm lange Schlauch besteht aus 4 Schichten:
1. *Tunica mucosa* (Schleimhaut): Ein Irrgarten verzweigter Plicae tubariae füllt die Lichtung. Das hohe Epithel hat 2 Zellarten: Vorherrschender Typ sind die Wimpernzellen. Der Schlag ihrer Kinozilien hält eine Schleimstraße in Richtung Uterus in Bewegung, auf der die Eizelle wie auf einem Fließband gleitet. Daneben gibt es wimperlose Drüsenzellen. Ihr Sekret ernährt die Eizelle und erleichtert deren Gleiten.
2. *Tunica muscularis* (Muskelwand): Sie ist wie bei den meisten schlauchförmigen Organen gebaut: innen Stratum circulare, außen Stratum longitudinale. Ihre

peristaltischen Wellen sind sehr wesentlich für den Transport der Eizelle durch den Eileiter.
3. *Tela subserosa* (subseröse Verschiebeschicht).
4. *Tunica serosa* (Peritoneum = Bauchfell): Der Eileiter liegt intraperitoneal im kranialen, freien Rand des *Lig. latum uteri*. Er wirft die mittlere von 3 Peritonealfalten auf (in der ventralen zieht das Lig. teres uteri zum Canalis inguinalis, in der dorsalen das Lig. ovarii proprium [Lig. uteroovaricum] vom Uterus zum Ovarium). Die *Mesosalpinx*, der an die Tuba uterina angrenzende Teil des Lig. latum uteri, ermöglicht dem Eileiter eine geringe Beweglichkeit.

1. *Pars uterina* mit Ostium uterinum tubae uterinae
2. *Isthmus tubae uterinae*
3. *Ampulla tubae uterinae*
4. *Infundibulum tubae uterinae* mit Ostium abdominale tubae uterinae und Fimbriae tubae uterinae

Tab. 5.5. Gliederung des Eileiters (Tuba uterina [Salpinx]).

5.3.8 Welche Organe grenzen an den Eileiter an?

1. Die *Harnblase* berührt den Isthmus tubae uterinae bei Anteversion des Uterus. Eine Eileiterentzündung (Salpingitis) führt zu Reizung der Harnblasenwand und löst damit verstärkten Harndrang aus.
2. Die *Appendix vermiformis* kann bis an die rechte Tuba uterina heranreichen. Die Differenzialdiagnose zwischen Adnexitis (Eierstock- und Eileiterentzündung) und Appendicitis ist oft schwierig!
3. *Dünn- und Dickdarm* haben wechselnde Kontakte.
4. Die Tuba uterina zieht ventral am *Ovarium* vorbei und stülpt ihr Infundibulum von kranial-dorsal über das Ovarium.

5.3.9 Wie werden Eierstock und Eileiter versorgt?

1. Arterien:
   - Die *A. ovarica*: entspringt meist etwas kaudal der A. renalis auf Höhe von L_2 vom vorderen Umfang der Pars abdominalis aortae, steigt auf der Ventralfläche des M. psoas major und anschließend im Lig. suspensorium ovarii zum Ovarium ab.
   - Der *R. ovaricus* der *A. uterina* zieht im *Lig. ovarii proprium [Lig. uteroovaricum]* vom Uterus zum Ovarium. Der *R. tubarius* der *A. uterina* läuft an der Tuba uterina entlang.
2. Venen: Die aus dem Hilum ovarii austretenden Venen bilden im Lig. suspensorium ovarii den *Plexus pampiniformis* aus dem die *V. ovarica* hervorgeht. Die V. ovarica dextra mündet direkt in die V. cava inferior, die V. ovarica sinistra in die linke V. renalis. Von der Tuba uterina bestehen 2 Abflusswege: entweder zum *Plexus pampiniformis* oder zum *Plexus venosus uterinus* und weiter über die Vv. uterinae zur V. iliaca interna.
3. Lymphe: Der Hauptstrom geht über das Lig. suspensorium ovarii zu den *Nodi lymphoidei lumbales dextri + sinistri*. Nebenwege führen zu den *Nodi lymphoidei parauterini + iliaci interni* und (über das Lig. teres uteri) zu den *Nodi lymphoidei inguinales superficiales*.

5.4 Gebärmutter (Uterus)

5.4.1 Wie wird die Gebärmutter (Uterus) gegliedert?

1. Hauptabschnitte sind das *Corpus uteri* (Gebärmutterkörper), der breitere, abgeplattete, oberer Teil, und die *Cervix uteri* (Gebärmutterhals, „Kollum"), der walzenförmige, unterer Teil.
2. Unterabschnitte sind der *Fundus uteri* (Gebärmutterkuppe = kraniales Ende), der *Isthmus uteri* (Gebärmutterenge zwischen Corpus und Cervix uteri), die *Portio supravaginalis cervicis* (zwischen Isthmus uteri und Ansatz der Vaginalwand) und die *Portio vaginalis cervicis* („Portio" = der in die Lichtung der Vagina ragende Teil).

1.	*Nichtschwanger:* Länge 7–10 cm Breite 4–5 cm Dicke 2–3 cm Gewicht etwa 50 g
2.	Bei Multipara größer als bei Nullipara
3.	*Ende der Schwangerschaft:* Gewicht etwa 6 kg davon Uteruswand 1 kg Fetus 3–4 kg Placenta 0,5 kg Fruchtwasser 1 kg
4.	Nach Menopause kleiner
5.	Bei Greisin oft nur flacher Restkörper

Tab. 5-6. Größe der Gebärmutter.

3. Die Gebärmutterhöhle (*Cavitas uteri*) kann man in 2 Hauptabschnitte gliedern:
- Die Gebärmutterkörperhöhle ist in der Seitenansicht ein Spalt, von vorn gesehen ein Dreieck. Dessen Eckpunkte bilden oben die Mündungen der Eileiter, unten der innere Muttermund (Ostium anatomicum uteri internum).
- Der *Canalis cervicis uteri* ist eng, etwa 3 cm lang und mündet an der Portio vaginalis cervicis in die Vagina. Die Öffnung = äußerer Muttermund (Ostium uteri) ist bei der Nullipara (Frau, die nicht geboren hat) rund, bei der Multipara (Mehrgebärenden) ein querer Spalt, mit Labium anterius und posterius.

5.4.2 Welche Aufgaben haben die Hauptschichten der Gebärmutterwand?

1. Die *Tunica mucosa* = *Endometrium* (Schleimhaut) ernährt die Frucht und ist daher gefäß- und drüsenreich.
2. Die *Tunica muscularis* = *Myometrium* (Muskelwand) treibt am Ende der Schwangerschaft die Frucht aus. Ihre glatten Muskelzellen können sich während der Schwangerschaft auf das 20fache verlängern. Sie sind in Spiralzügen angeordnet. Durch ihre Kontraktion beim Abstoßen der Placenta („Nachgeburt") werden die aufgerissenen Blutgefäße abgeklemmt. Die kräftigen Muskelkontraktionen bei der Entbindung („Wehen") werden durch das Oxytocin der Neurohypophyse ausgelöst. Die Muskelwand ist reich an Blutgefäßen. Die Venen bilden ein dichtes Geflecht in der Mitte der Muskelschicht (*Stratum vasculosum*).
3. Die *Tunica serosa* = *Perimetrium* (Bauchfellüberzug) stellt den Raum für die in der Schwangerschaft sich vergrößernde Gebärmutter bereit. Sie kann sich die gesamte Cavitas peritonealis zunutze machen und drängt andere intraperitoneale Bauchorgane zur Seite.

5.4.3a Wie ist die Schleimhaut des Corpus uteri gebaut?

1. In jedem Zyklus wird die Schleimhaut auf die Nidation einer Zygote vorbereitet. Nistet sich keine ein, wird der nicht benötigte Teil der Schleimhaut (*Stratum functionale endometriale* = Funktionsschicht) abgestoßen (Menstruation). Die dem Myometrium anliegende Basalschicht (*Stratum basale endometriale*) wird bei der Menstruation erhalten.
2. Das einschichtige hochprismatisches Epithel besteht wie in der Tuba uterina aus 2 Zellarten: Wimpernzellen und wimperlosen Zellen.
3. Schlauchförmige *Glandulae uterinae* reichen bis in die Basalschicht und regenerieren von dort aus nach der Menstruation.
4. Aus dem Myometrium dringen 2 Arterientypen in die Schleimhaut ein: Die *Aa. basales* (Basalarterien) bilden ein Netz in der Basalschicht, die *Aa. spirales* (Spiralarterien) dringen bis zur Oberfläche vor und geben zahlreiche Äste zu den Glandulae uterinae ab.
5. In der Schwangerschaft verdickt sich die Schleimhaut zur Decidua (Siebhaut). Sie wird mit der Nachgeburt ausgestoßen.

5.4.3b Wie ist die Schleimhaut der Cervix uteri gebaut?

1. Sie wird bei der Menstruation nicht abgestoßen, macht aber trotzdem zyklische Schwankungen durch. Im Gegensatz zur glatten Schleimhaut des Gebärmutterkörpers ist sie gefaltet (Plicae palmatae).
2. Das hochprismatische Epithel reicht bis an das Ostium uteri. Dort beginnt ohne Übergang das mehrschichtige Plattenepithel, das auch die Vagina auskleidet. Bei der geschlechtsreifen Frau dringt das hochprismatische Epithel häufig noch ein Stück auf die Portio vaginalis cervicis vor. Nachweis mit der „Jodprobe": Das glycogenreiche mehrschichtige Plattenepithel färbt sich beim Betupfen mit Lugol-Lösung (Jod + Kaliumjodid in wässriger Lösung) braun an, das glycogenarme hochprismatisches Epithel und Karzinomgewebe bleiben ungefärbt.

3. Verzweigte *Glandulae cervicales* sezernieren Schleim in den Canalis cervicis uteri. Der „zervikale Schleimpfropf" dichtet die Gebärmutterhöhle gegen das Einwandern von Bakterien ab. Einige Tage vor dem Eisprung wird er dünnflüssig und fadenziehend und ist dann auch für Samenzellen durchlässig.

5.4.4a In welche Phasen wird der Menstruationszyklus gegliedert?

1. *Proliferationsphase*: etwa 5.–14. Zyklustag (beim 28tägigen Zyklus). Sie wird durch die Östrogene der heranreifenden Ovarialfollikel in Gang gehalten. Nach der Menstruation wird die Schleimhaut von der Basalschicht aus neu aufgebaut. Die Stromazellen teilen sich lebhaft, Drüsen sprossen aus in der Basalschicht erhaltenen Resten aus und bedecken die Oberfläche mit neuem Epithel. Die Drüsen sind in der frühen Proliferationsphase gestreckt, in der späten Proliferationsphase leicht geschlängelt.
2. *Sekretionsphase*: etwa 15.–28. Zyklustag. Nach der Ovulation sezerniert das Corpus luteum auch Gestagene. Die Drüsen erweitern und schlängeln sich („ziehharmonikaartig" oder „sägeblattartig"). In den Drüsenzellen treten in der frühen Sekretionsphase basale Vakuolen (Glycogen) auf, die Zellkerne stehen in der Mitte der Zellen. Um den 5. Tag nach der Ovulation (Termin der wahrscheinlichen Ankunft der Zygote in der Gebärmutterhöhle) beginnen die Drüsen Schleim und Glycogen zu sezernieren, die basalen Vakuolen verschwinden, die Zellkerne kehren zur Basis zurück, es finden kaum noch Zellteilungen statt.
3. *Menstruationsphase*: etwa 1.–4. Zyklustag. Wird die Eizelle nicht befruchtet, so erfolgt keine Implantation. Da kein Choriongonadotropin sezerniert wird, stellt das Corpus luteum die Hormonproduktion ein. Dies löst Krämpfe der Gefäßmuskeln der Spiralarterien aus. Durch die Minderdurchblutung wird die Funktionsschicht geschädigt, Kapillaren platzen, Blut strömt in das Stroma aus, und die Funktionsschicht löst sich von der Basalschicht. Das „Menstruationsblut" besteht aus Blut + Schleimhautresten, es gerinnt nicht, da ihm gerinnungshemmende Stoffe beigegeben werden.

5.4.4b Wie lange dauert ein Menstruationszyklus?

1. Nach dem biologischem Ablauf ist die Menstruation das Ende eines Zyklus. Traditionell werden jedoch die Zyklustage vom 1. Tag der Menstruation ab nummeriert. Entsprechend rechnet man die Schwangerschaftsdauer meist vom 1. Tag der letzten Menstruation („Menstruationsalter") und nicht von der Befruchtung an.
2. Die Sekretionsphase dauert meist 14 Tage: Nach der Ovulation vergehen etwa 5 Tage bis zum Einnisten der Zygote, dann benötigt die Frucht einige Tage bis sie ausreichende Mengen von Choriongonadotropin sezernieren kann. Diese Frist muss das Ovarium abwarten, bevor das Corpus luteum die Hormonproduktion einstellen darf. Erst wenn die Hormonspiegel im Blut abgesunken sind, treten Gefäßkrämpfe in der Funktionsschicht auf. Dann dauert es nochmals 2 Tage, bis die Funktionsschicht abgestoßen wird.
3. Die Variabilität der Zyklusdauer beruht hauptsächlich auf der unterschiedlichen Zeitspanne für die Follikelreifung. Beim 28-Tage-Zyklus erfolgt die Ovulation meist am 15. Zyklustag, beim 21-Tage-Zyklus am 8. Tag usw.

5.4.5a Mit welchen Begriffen beschreibt man die Lage des Uterus?

1. *Flexio*: der Knick zwischen Corpus und Cervix uteri. Normal ist die Anteflexio = nach ventral geknickt.

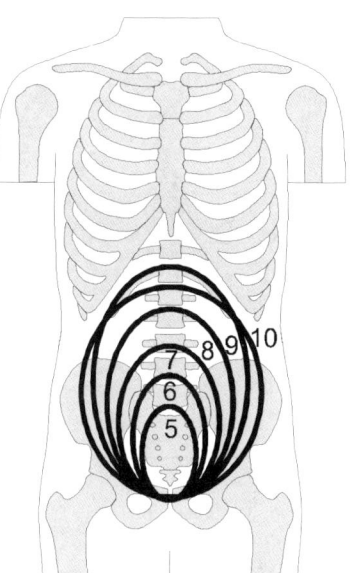

Abb. 5-5. Wachstum des Uterus in der Schwangerschaft. Die Ziffern geben die Schwangerschaftsmonate an (Menstruationsalter). Der Fundus uteri projiziert sich auf die vordere Rumpfwand bis zum 3. Schwangerschaftsmonat auf die Höhe der Symphysis pubica, im 6. Monat steht er auf Nabelhöhe, im 9. Monat am Rippenbogen. Im 10. Monat senkt sich der Uterus etwas, wird aber breiter (der Kopf des Fetus tritt tiefer in das Becken).

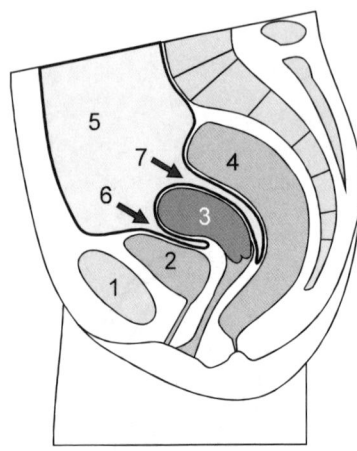

Abb. 5-6. Medianschnitt durch das weibliche Becken. Man achte auf die intraperitoneale Lage des Uterus zwischen zwei Bauchfelltaschen! Sie ermöglicht die gewaltige Größenzunahme in der Schwangerschaft.

1 Symphysis pubica
2 Vesica urinaria
3 Uterus
4 Rectum
5 Cavitas peritonealis
6 Excavatio vesicouterina
7 Excavatio rectouterina (Douglas-Raum)

2. *Versio*: der Winkel zwischen Uterus und Vagina. Normal ist die Anteversio. Mit zunehmender Füllung der Harnblase wird der Winkel zwischen Uteruslängsachse und Scheidenlängsachse größer. Die Portio vaginalis cervicis liegt bei Anteversio der dorsalen, bei Retroversio der ventralen Scheidenwand an.
3. *Positio*: die Stellung des Uterus im Beckenkanal. Dextropositio = Rechtslage, Sinistropositio = Linkslage.

5.4.5b Welche Bauchfelltaschen umgeben die Gebärmutter?

1. *Excavatio vesicouterina*: zwischen Harnblase und Facies vesicalis des Uterus. Das Peritoneum schlägt sich etwa auf Höhe des Isthmus uteri vom Uterus auf die Harnblase um.
2. *Excavatio rectouterina* (Douglas-Raum): zwischen Rectum und Facies intestinalis des Uterus. Das Peritoneum reicht bis zum Fornix vaginae (tiefster Punkt der Cavitas peritonealis, daher sammeln sich hier Blut, Eiter usw. bei Erkrankungen im Bauchraum an). Der Douglas-Raum wird lateral von der Plica rectouterina begrenzt.

5.4.5/6 Was ist das breite Mutterband (Lig. latum uteri)?

Eine quere Peritonealfalte vom Uterus zur lateralen Beckenwand. Sie enthält im ventrokranialen Rand das *Lig. teres uteri*, im dorsokranialen Rand die *Tuba uterina [Salpinx]* und etwas kaudal des Eileiters das *Lig. ovarii proprium [Lig. uteroovaricum]* und das Ovarium. Sie umfasst 3 Organgekröse: die *Mesosalpinx* (Eileitergekröse), das *Mesovarium* (Eierstockgekröse) und das *Mesometrium* (Gebärmuttergekröse). Als *Parametrium* bezeichnet man den Bindegeweberaum zwischen den Bauchfellblättern. In ihm liegen die A. + V. uterina, Lymphgefäße, Nerven und Teile des „parametranen" Halteapparats. Dieser besteht aus Zügen straffen Bindegewebes + glatter Muskelzellen, die von der Cervix uteri fächerförmig zur Beckenwand ziehen: das *Lig. pubocervicale* nach ventral an der Harnblase vorbei zum Os pubis, das *Lig. cardinale [transversum cervicis]* zur lateralen Beckenwand (stärkster Anteil) und das *Lig. rectouterinum* nach dorsal am Rectum vorbei zum Os sacrum (es wirft die Plica rectouterina des Peritoneum auf, welche die Excavatio rectouterina seitlich begrenzt).

5.4.6 Wie verläuft das runde Mutterband (Lig. teres uteri)?

Vom Cornu uteri (laterokranial am Uterus) im großen Bogen zur lateralen Beckenwand und durch den Canalis inguinalis zu den Labia majora pudendi. Der intrapelvine Teil ist von Peritoneum bedeckt. Der Verlauf entspricht dem des Ductus deferens beim Mann.

5.4.7 Welchen Weg nehmen Blut- und Lymphgefäße der Gebärmutter?

1. Arterien: Die A. uterina ist ein „viszeraler" Ast der A. iliaca interna. Sie kommt von der lateralen Beckenwand, überkreuzt den Ureter (etwa 2 cm lateral der Cervix uteri, 1–2 cm vom Fornix vaginae entfernt, dies ist bei Operationen zu beachten!), gibt Rami vaginales ab, legt sich dem Isthmus uteri an, steigt am Margo uteri zum Cornu uteri auf und teilt sich dort in 2 Endäste (die mit Ästen der A. ovarica anastomosieren): den *R. ovaricus* (im Lig. ovarii proprium [Lig. uteroovaricum] zum Ovarium) und den *R. tubarius* (in der Mesosalpinx an der Tuba uterina entlang).
2. Venen: Aus dem *Plexus venosus uterinus* in der Tiefe des Lig. latum uteri fließt das Blut über die *Vv. uterinae* zur V. iliaca interna ab. Nebenabflusswege bestehen über Verbindungen zu anderen Venengeflechten des kleinen Beckens.
3. Regionäre Lymphknoten für die Cervix uteri sind die *Nodi lymphoidei parauterini* in der Tiefe des Lig. latum uteri sowie die *Nodi lymphoidei paravesicales + para-*

vaginales + pararectales neben den Nachbarorganen. Weitere Stationen sind die Lymphknoten entlang der großen Beckengefäße (*Nodi lymphoidei iliaci externi + interni + obturatorii*). Für das Corpus uteri kommen noch hinzu die *Nodi lymphoidei inguinales superficiales* (über Lymphgefäße im Lig. teres uteri).

5.5 Scheide (Vagina) und Vulva

5.5.1 Welche Einzelheiten werden an der Scheide bezeichnet?

1. An *Paries anterior* (Vorderwand) und *Paries posterior* (Hinterwand) trägt die entspannte Schleimhaut Querfalten (*Rugae vaginales*), die sich säulenförmig anordnen (*Columna rugarum anterior + posterior*). Sie verstreichen nach mehreren Geburten und im Alter. Die Urethra wölbt das kaudale Ende der Columna rugarum anterior zur *Carina urethralis vaginae* vor.
2. In das kraniale Ende, *Fornix vaginae* (Scheidengewölbe), ist von ventral die Portio vaginalis cervicis eingestülpt. Die Pars posterior („hinteres Scheidengewölbe") grenzt an die Excavatio rectouterina.
3. Das *Ostium vaginae* wird durch das Jungfernhäutchen (*Hymen*) eingeengt. Es muss auch bei der Jungfrau eine Öffnung haben, damit das Menstruationsblut abfließen kann. Bei der Hymenalatresie staut sich nach der Menarche Menstruationsblut an (Hämatokolpos), ihm muss operativ Abfluss geschaffen werden.

5.5.2a Aus welchen Schichten besteht die Wand der Scheide?

1. Die *Tunica mucosa* trägt ein mehrschichtiges Plattenepithel. Die Epithelzellen enthalten viel Glycogen. Die Lamina propria mucosae ist reich an elastischen Fasern und Blutgefäßen. Die Vaginalschleimhaut ist frei von Drüsen, sie wird durch Transsudation aus Kapillaren befeuchtet (Lubrikation). In der Zyklusmitte ist sie am stärksten entfaltet (unter dem Einfluss der Östrogene), dann neigen die Oberflächenzellen zum Verhornen.
2. Die *Tunica muscularis* besteht aus Spiralen glatter Muskelzellen, innen überwiegen Ringzüge, außen Längszüge, die von reichlich Bindegewebe durchsetzt sind.
3. Die *Tunica adventitia* enthält größere Blutgefäße und Nerven. Sie ist mit den bindegewebigen Hüllen der Nachbarorgane, den Faszien des Beckenbodens und der Fascia rectovaginalis [Septum rectovaginale] verbunden.

5.5.2b Was ist die „Scheidenflora"?

Die Vagina enthält immer reichlich Bakterien: Bei der gesunden Frau sind es Milchsäurebakterien (Lactobacillus acidophilus = Döderlein-Scheidenflora). Sie bauen Glycogen aus abgeschilferten Zellen zu Milchsäure ab. Das dabei entstehende saure Milieu (pH um 4) wirkt der Ansiedlung anderer Bakterien entgegen. Der Glycogengehalt ist in der Zyklusmitte am höchsten, dadurch ist die Scheide in der Zyklusmitte am sauersten. Eine gesunde Scheidenflora ist der wichtigste Schutz gegen Infektionen der inneren Geschlechtsorgane.

5.5.3 Welche Organe grenzen an die Scheide an?

1. Die *Urethra* ist mit dem Paries anterior fest verwachsen, sie wölbt die Carina urethralis vaginae vor.
2. Das *Rectum* ist vom Paries posterior durch die Fascia rectovaginalis [Septum rectovaginale] getrennt.
3. Der *Ureter* zieht lateral am Fornix vaginae vorbei. Ein Ureterkatheter kann von der Vagina aus getastet werden.

1. Vestibulum vaginae
2. Labia minora pudendi
3. Clitoris
4. Labia majora pudendi

Tab. 5-7. Pudendum femininum [Vulva].

4. Die kranialen ⅔ der Vagina sind weit, sie grenzen lateral an den Bindegeweberaum des Lig. latum uteri (Parametrium) mit zahlreichen Versorgungsstraßen.
5. Das kaudale Drittel wird eingeengt durch
  - die *Membrana perinei* mit transversal angeordneten glatten Muskelzellen,
  - den *M. bulbospongiosus* mit quergestreiften longitudinalen Muskelfasern,
  - die vom Schambein entspringenden Teile (M. pubococcygeus) des *M. levator ani*: Die Anspannung der „Levatorschenkel" kann man an der Seitenwand der Vagina tasten.

5.5.4a Wie sind die Schamlippen (Labia majora + minora pudendi) gebaut?

1. Die großen Schamlippen sind flache breite Hautwülste vom Mons pubis zur Regio analis. Sie umschließen die Rima pudendi (Schamspalte), sind mit Pubes (Schamhaaren) besetzt und vereinigen sich in der *Commissura labiorum anterior* (ventral der Clitoris) und *Commissura labiorum posterior* (ventral des Anus).
2. Die kleinen Schamlippen sind dünne, fettfreie, unbehaarte, gerunzelte Hautfalten. Das mehrschichtige Plattenepithel ist außen stark pigmentiert und wenig verhornt. Die Innenseite ist unverhornt, schleimhautartig, enthält aber Talgdrüsen. Die kleinen Schamlippen vereinigen sich dorsal des Vestibulum vaginae im Frenulum labiorum pudendi. Ventral laufen sie in 2 Falten aus: Die vordere Falte vereinigt sich mit der der Gegenseite zum *Preputium clitoridis* (Kitzlervorhaut). Die hintere Falte endet als *Frenulum clitoridis* (Kitzlerzügel) an der Clitoris.

5.5.4b Was ist der Scheidenvorhof (Vestibulum vaginae), was mündet in ihn?

Der von den Labia minora pudendi umgrenzte Raum bildet bei adduzierten Oberschenkeln einen längsgerichteten Spalt, bei der Entbindung kann er zu einem Oval von etwa 10 × 12 cm (mittlere Durchmesser des kindlichen Kopfes) erweitert werden. Er ist mit unverhorntem mehrschichtigen Plattenepithel ausgekleidet. Es münden:
1. die *Urethra feminina* mit dem Ostium urethrae externum.
2. die *Vagina* mit dem Ostium vaginae.
3. die *Glandulae vestibulares minores* (kleine Scheidenvorhofdrüsen).
4. die beiden *Glandulae vestibulares majores* (große Scheidenvorhofdrüsen, Bartholin-Drüsen). Die etwa erbsgroßen tubuloalveolären Drüsen liegen am Dorsalrand der Bulbi vestibuli und münden in der Nähe des Ostium vaginae. Ihr schleimiges Sekret befeuchtet das Vestibulum vaginae. Bei Entzündung (Bartholinitis) können sie stark anschwellen und das Labium majus pudendi vorwölben.
5. die *Ductus paraurethrales* (Skene-Gänge). Die beiden etwa 2 cm langen Blindsäcke entsprechen der Prostata, haben keine Funktion, können sich aber entzünden.

5.5.5 Wie sind der Kitzler (Clitoris) und seine Schwellkörper gebaut?

Die Clitoris entspricht entwicklungsgeschichtlich dem Penis:
1. Die *Corpora cavernosa clitoridis* (kavernöse Schwellkörper) entspringen als Crura clitoridis am Os pubis und vereinigen sich zum Corpus clitoridis.
2. Die *Bulbi vestibuli* (Vorhofschwellkörper) liegen in der Lateralwand des Vestibulum vaginae in der Tiefe der Labia minora pudendi. Ihre dorsalen Enden sind keulenförmig verdickt, vorn vereinigen sie sich zur *Glans clitoridis* (Kitzlereichel). Sie können nur weich anschwellen (Venenpolster um das Ostium vaginae).
3. Die Labia minora pudendi laufen in das *Preputium clitoridis* (Kitzlervorhaut) und das paarige *Frenulum clitoridis* (Kitzlerzügel) aus.
4. Die Schwellkörpermuskeln (s. Tab. 2-12) im Compartimentum [Spatium] superficiale perinei werden vom N. pudendus innerviert: der *M. ischiocavernosus* (vom Ramus ossis ischii zum Corpus cavernosum clitoridis) und der *M. bulbospongiosus* (umgibt den Bulbus vestibuli).

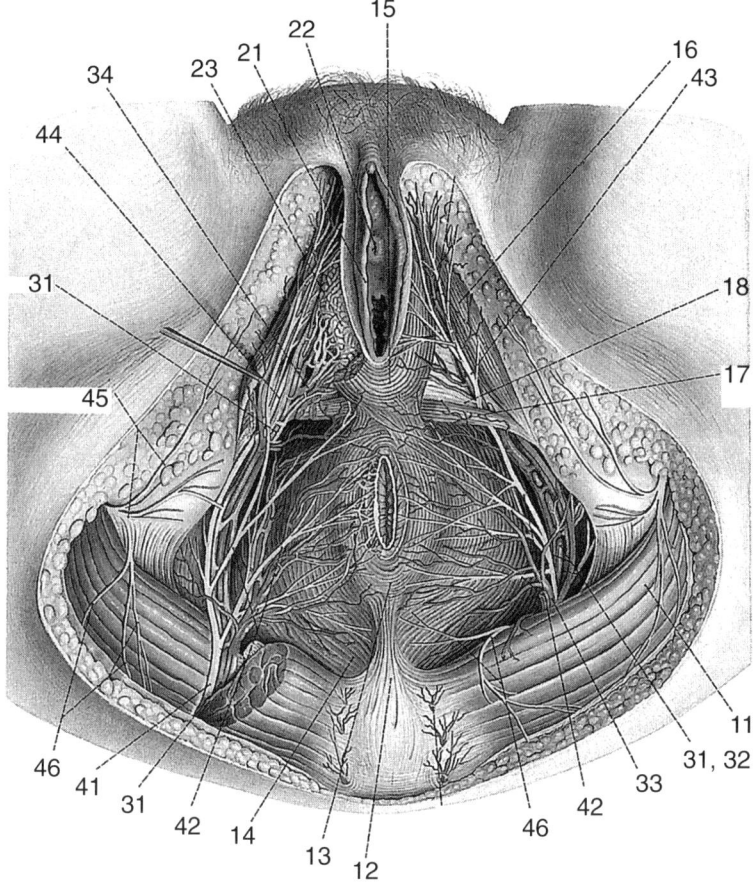

Abb. 5-7. Weibliche Regio perinealis. Auf der rechten Seite des Präparats sind Teile des M. bulbospongiosus, M. transversus perinei superficialis und M. gluteus maximus entfernt.

1 Muskeln und Bänder
11 M. gluteus maximus
12 Corpus [Lig.] anococcygeum
13 M. sphincter ani externus
14 M. levator ani
15 M. bulbospongiosus
16 M. ischiocavernosus
17 M. transversus perinei superficialis
18 Membrana perinei

2 Eingeweide
21 Labium minus pudendi
22 Ostium urethrae externum
23 Bulbus vestibuli

3 Blutgefäße
31 A. pudenda interna
32 V. pudenda interna
33 A. rectalis inferior
34 V. bulbi vestibuli

4 Nerven
41 N. pudendus
42 Nn. perineales
43 Nn. labiales posteriores
44 N. dorsalis clitoridis
45 N. cutaneus femoris posterior
46 Rr. clunium inferiores

5.5.6 Wie ist die weibliche Harnröhre (Urethra feminina) gebaut?

Sie beginnt an der Harnblase mit dem Ostium urethrae internum und endet im Vestibulum vaginae mit dem Ostium urethrae externum. Sie ist in die Bindegewebeplatte vor der Vagina unverschieblich eingebaut und wölbt im Paries anterior der Vagina die *Carina urethralis vaginae* vor. Die Wand besteht aus 3 Schichten:
1. Die *Tunica mucosa* (Schleimhaut) hat 3 verschiedene Epithelarten: blasennah Übergangsepithel, dann mehrreihiges hochprismatisches Epithel, schließlich das unverhornte mehrschichtige Plattenepithel des Scheidenvorhofs. Es münden schleimsezernierende *Glandulae urethrales* und Blindsäcke (*Lacunae urethrales*) ein.
2. Die *Tunica spongiosa* (Schwellgewebe) besteht aus Venengeflechten.
3. Die *Tunica muscularis* (Muskelwand) hat teils längs, teils zirkulär angeordnete glatte Muskelzellen.

Die weibliche Harnröhre ist sehr viel kürzer (3–5 cm) als die männliche (25–30 cm). Dies hat Vorteile: Es kommt kaum je zur Harnverhaltung, Katheterisieren und Zystoskopie sind einfach. Der Nachteil ist, dass der Weg auch für Bakterien kurz ist, daher sind Entzündungen von Harnblase (Cystitis) und Nierenbecken (Pyelitis) bei der Frau häufiger als beim Mann.

5.5.7a Wodurch wird das „Geschlecht" eines Menschen bestimmt?

1. Das *genetische = chromosomale Geschlecht* wird durch die Geschlechtschromosomen bestimmt: XX = weiblich, XY = männlich.
2. Das *gonadale Geschlecht* wird durch die Keimdrüsen (Gonaden) festgelegt: Aus dem indifferenten Stadium entwickeln sich bei Keimen mit Y-Chromosomen Testes, ohne Y-Chromosomen Ovaria.
3. Das *somatische Geschlecht* wird in der Körperform und den äußeren Geschlechtsorganen sichtbar. Es ist abhängig vom Vorhandensein von Androgenen ab dem 4. Entwicklungsmonat: ohne Testosteron entsteht die weibliche Form des Genitales, mit Testosteron bleibt der Wolff-Gang erhalten, der *Sinus urogenitalis* entwickelt sich in der männlicher Form weiter, die Müller-Gänge werden durch einen Hemmfaktor unterdrückt.
4. Das *psychische Geschlecht* drückt sich im konventionellen Rollenverständnis aus. Sehr wesentlich für die Differenzierung ist die soziale Umwelt in der Kindheit.

5.5.7b Welche Arten von Zwittern unterscheidet man?

1. *Hermaphroditen* (echte Zwitter) haben sowohl Eierstöcke als auch Hoden. Sie sind extrem selten. Ursache ist ein Defekt am Y-Chromosom.
2. *Männliche Pseudohermaphroditen* (Scheinzwitter) habe 2 mögliche Ursachen:
- Die fetalen Testes sezernieren kein oder ein atypisches Testosteron, deswegen gehen die Wolff-Gänge zugrunde und die Müller-Gänge bleiben erhalten: Die Folge sind Hoden + Eileiter + Uterus + Vagina + äußere weibliche Geschlechtsorgane.
- Bei der „testikulären Feminisierung" sezernieren die Hoden normal, aber die Körperzellen reagieren nicht auf das Testosteron, weil das Rezeptorprotein fehlt. Der Hemmfaktor für den Müller-Gang bleibt aber wirksam, deshalb resultieren Hoden in Kombination mit weiblichen Körperformen und äußeren weiblichen Geschlechtsorganen, es fehlen jedoch Eileiter sowie Uterus, und die Scheide ist kurz.
3. *Weibliche Pseudohermaphroditen* sind durch Eierstöcke bei einem sonst männliches Erscheinungsbild gekennzeichnet. Beim fetalen adrenogenitalen Syndrom sezerniert die Nebennierenrinde vermehrt Androgene. Die Clitoris wächst penisartig aus, das Vestibulum vaginae ist verengt, die Labia majora pudendi wölben sich skrotumähnlich vor. Der Hemmfaktor für die Müller-Gänge fehlt, daher sind Tuba uterina und Uterus vorhanden.
4. Pseudohermaphroditismus kommt auch bei abweichender Zahl der Geschlechtschromosomen vor: *Turner-Syndrom* (X0) und *Klinefelter-Syndrom* (XXY).

5.6 Schwangerschaft und Entwicklung

5.6.1a Wann beginnt eine „Schwangerschaft" (Gravidität)?

1. Für die Leibesfrucht mit der *Konzeption* (Befruchtung, Imprägnation, Konjugation), der Vereinigung von Ovozyt und Spermium. Sie ist Ausgangspunkt für Zeitangaben als „Entwicklungsalter" (praktisch identisch mit „Ovulationsalter").
2. Für den Körper der Frau mit der Sekretion von Choriongonadotropin (HCG) durch den Trophoblasten. Das Hormonsystem der Frau erfährt dadurch von der *Implantation* (Einnistung, Nidation) einer befruchteten Eizelle.
3. Für die Psyche der Frau mit dem Nichteintritt der fälligen Menstruation. Damit beginnt die juristische Entscheidungsfrist für den Schwangerschaftsabbruch.
4. Für den Gynäkologen rein pragmatisch mit dem Beginn der letzten normalen Menstruationsblutung: Dies ist der einzige Zeitpunkt, der meist einigermaßen exakt zu bestimmen ist. Er ist Ausgangspunkt für Zeitangaben als „Menstruationsalter".

5.6.1b Wie lange dauert die intrauterine Entwicklung („Tragzeit")?

Die Geburt erfolgt im Mittel 268 ± 10 Tage nach der Befruchtung („Entwicklungsalter") oder 282 ± 10 Tage (etwa 40 Schwangerschaftswochen oder 10 Schwangerschaftsmonate zu 28 Tagen) nach Beginn der letzten normalen Monatsblutung („Menstruationsalter"). Den wahrscheinlichen Geburtstermin berechnet man nach der Naegele-Regel als: Tag des Beginns der letzten Monatsblutung + 7 Tage + 9 Kalendermonate.

> *Embryo:* Leibesfrucht bis einschließlich 8. Entwicklungswoche (10. Schwangerschaftswoche)
> *Fetus:* Leibesfrucht ab 9. Entwicklungswoche bis Geburt

Tab. 5-8. Definition von Embryo und Fetus.

5.6.2a Wie läuft die Befruchtung ab?

1. Bei der Ovulation wird die Eizelle vom Fimbrientrichter des Eileiters aufgefangen. Sie wird rasch durch den weiten Teil des Eileiters transportiert und verweilt dann am Übergang zum Isthmus tubae uterinae bis zu 3 Tage. Meist wird sie dort erst befruchtet.
2. Die Spermien machen in der Gebärmutter eine Membranreifung durch („Capacitation"). Der Kontakt mit den Follikelzellen löst die „Akrosomenreaktion" aus: Die Membran der Kopfkappe wird aufgelöst, und die Akrosomenenzyme werden frei. Mit ihrer Hilfe durchdringt das Spermium die Glashaut (Zona pellucida) der Eizelle.
3. Die Zellmembranen von Samenzellkopf und Eizelle vereinigen sich. Der „Polyspermieblock" verhindert das Eindringen weiterer Samenzellen. Erst jetzt vollendet die Eizelle die schon vor der Geburt begonnene 2. Reifeteilung. Die Zellkerne von Eizelle und Samenzelle verdoppeln als „Vorkerne" ihre Chromosomen (Chromosomenreduplikation). Dann erst werden die Kernmembranen aufgelöst und eine gemeinsame Teilungsspindel für die erste Furchungsteilung gebildet. Erst im 2-Zellen-Stadium sind mütterliches und väterliches Erbgut in einem gemeinsamen Zellkern vereinigt.

5.6.2b Welche Stadien durchläuft die Frucht in der 1. Entwicklungswoche?

Die „Präimplantationsstadien" (Carnegie-Stadien 1–4):
Stadium 1 = Zygote (befruchtete Eizelle).
Stadium 2 = Morula (Maulbeerstadium, 2. + 3. Entwicklungstag): Die „Furchungsteilungen" führen über das 2-, 4-, 8-, 16-, 32-Zellen-Stadium zu einem Zellhaufen mit einer ersten Spezialisierung in: *Embryoblast* (aus den Zellen im Innern der Morula wird der Embryo) und *Trophoblast* (aus den äußeren Zellen entstehen die Eihäute und die Plazenta).
Stadium 3 = freie Blastozyste (Blasenkeim, 4. + 5. Entwicklungstag): Die Zwischenzellräume werden zur Blastozysthöhle erweitert. Der Trophoblast beginnt mit der Sekretion von Choriongonadotropin (HCG), dadurch wird im Eierstock der Gelbkörper erhalten. Der Embryoblast hat 2 Zellschichten: Das primäre Endoderm (inneres Keimblatt) umgrenzt die Blastozysthöhle. Das primäre Ektoderm (äußeres Keimblatt) liegt zwischen Endoderm und Trophoblast.
Stadium 4 = angeheftete Blastozyste (6. Entwicklungstag): Die Zona pellucida der Frucht wird aufgelöst und Trophoblastzellen entsenden Ausläufer zwischen die Endometriumzellen.

5.6.2c Welche Stadien durchläuft die Frucht in der 2. Entwicklungswoche?

Die „Implantationsstadien" (Carnegie-Stadien 5 + 6):
Stadium 5 = der Trophoblast dringt in das Endometrium ein (7.–12. Entwicklungstag): Der Trophoblast wird zweischichtig: Die Außenschicht ohne Zellgrenzen (*Synzytiotrophoblast*) dringt weiter in die Gebärmutterschleimhaut ein und arrodiert mütterliche Blutgefäße. Blut strömt in die Trophoblastlakunen aus. In der dem Embryoblasten zugewandten Schicht (*Zytotrophoblast*) laufen lebhafte Zellteilun-

Präembryonalperiode (1.–3. EW): von der Befruchtung bis zur dreiblättrigen Keimscheibe *Embryonalperiode* (4.–8. EW): alle wesentlichen Organentwicklungen *Fetalperiode* (9.–38. EW): hauptsächlich Wachstumsvorgänge

Tab. 5-9. Hauptphasen der Entwicklung vor der Geburt, EW = Entwicklungswoche.

gen ab. Im Keim findet man jetzt 3 Hohlräume: Die zweiblättrige Keimscheibe (Ektoderm + Endoderm) liegt zwischen *Amnionhöhle* und *Dottersack*. Alle drei umschließt die *Chorionhöhle*, ausgenommen am Haftstiel.

Stadium 6 = Beginn der Gastrulation (13.–15. Entwicklungstag): Im Ektoderm wächst der *Primitivstreifen* nach kranial. Die Keimscheibe ist jetzt sandalenförmig (kranial breit, kaudal schmal). Im Primitivstreifen sinkt eine mediane Vertiefung ein, die *Primitivrinne*. Diese endet kranial am *Primitivknoten* mit der *Primitivgrube*. Es beginnt die Invagination: Aus der Primitivgrube wandern Zellen zwischen Ektoderm und Endoderm kranial und seitwärts aus (das spätere Mesoderm). Der Embryoblast ist bislang kaum gewachsen. Der Durchmesser der Keimscheibe beträgt etwa 0,2 mm, der Gesamtdurchmesser des Chorion einige Millimeter. Die Austauschfläche zwischen mütterlichem und kindlichem Gewebe wird durch *primäre Chorionzotten* vergrößert (deren Wand bilden der Synzytiotrophoblast und der Zytotrophoblast). Bis zu diesem Stadium kann sich vermutlich die Frucht zu eineiigen Zwillingen teilen (die „*Individuation*" erfolgt durch die Chordabildung im Stadium 7).

5.6.2d Welche Stadien durchläuft die Frucht in der 3. Entwicklungswoche?

Die „dreiblättrige Keimscheibe" (Carnegie-Stadien 7–9):

Stadium 7 = Bildung des Chordafortsatzes (16. + 17. Entwicklungstag): Im Mesoderm entsteht eine mediane Zellverdichtung (*Chordafortsatz*) mit zentraler Lichtung (*Chordakanal*). Am kraniolateralen Rand der Keimscheibe verdichtet sich das Mesoderm zur *Area cardiogenica* (Herzanlage). Die Chorionhöhle weitet sich stark aus, gefüllt vom lockeren Maschenwerk des „extraembryonalen" Mesoderms. Es bilden sich sekundäre Chorionzotten: Extraembryonales Mesenchym wandert in die Zotten ein.

Stadium 8 = Beginn der Neurulation (18. + 19. Entwicklungstag): Durch den Chordafortsatz induziert, verdickt sich das Ektoderm median zur *Neuralplatte*. Die lateralen Zellen teilen sich rascher als die medialen, dadurch sinkt zwischen den seitlichen Neuralwülsten die Neuralrinne ein. Das laterale Mesoderm gliedert sich in das *paraxiale Mesoderm* (es liefert die Ursegmente), das *intermediäre Mesoderm* (es wird zum nephrogenen Blastem) und die *Seitenplatten* (aus ihnen bilden sich die serösen Häute). Tertiäre Chorionzotten entstehen, indem Kapillaren im mesodermalen Zotteninneren auftreten. Die Keimscheibe fängt an zu wachsen.

Stadium 9 = Beginn der Ursegmentbildung (20. + 21. Entwicklungstag): Im paraxialen Mesoderm beginnt (im späteren Hinterhauptbereich) die metamere Gliederung (Ursegmente = Somiten). Bis zum Ende der 5. Entwicklungswoche werden 44 Ursegmente angelegt). Im kardiogenen Mesoderm entsteht aus zusammenfließenden Bläschen der durchgehende Herzschlauch. Am Ende der 3. Woche ist die Keimscheibe etwa 2 mm lang.

5.6.3a Welche Entwicklungsschritte liegen in der 4. Entwicklungswoche?

1. Äußeres: Die Amnionhöhle dehnt sich aus, dadurch kommt es zur Abfaltung des Embryos und zum Descensus cordis. Es bildet sich die Armknospe. Am Ende der 4. Woche bestehen 3 Schlundbogen + 29 Ursegmente (Somiten), und der Embryo ist etwa 4 mm lang.
2. Nervensystem: Das Neuralrohr schließt sich und gliedert sich durch die Mittelhirnbeuge und die Nackenbeuge in Vorder-, Mittel- und Rautenhirnbläschen. Seitlich entstehen die Neuralleiste, Augenbläschen und Ohrgrube.
3. Innere Organe: Es bilden sich Herzschleife + Septum primum, Laryngotrachealrinne + Lungenknospen, Septum transversum + Leberwulst, Vorniere + Urniere.

Hinweis: Fragen zur speziellen Organentwicklung findet man in den Abschnitten über die jeweiligen Organe!

5.6.3b Welche Entwicklungsschritte liegen in der 5. Entwicklungswoche?

1. Äußeres: Die Ursegmentbildung ist abgeschlossen (44 Somiten). Es entstehen der mediale und laterale Nasenwulst, die Handplatte und die Beinknospe. Am Ende der 5. Woche ist der Embryo etwa 8 mm lang.
2. Nervensystem: Es bilden sich paarige Endhirnbläschen + Brückenbeuge, Augenbecher, Linsenbläschen und Ohrbläschen.
3. Innere Organe: Regelmäßige Herzkontraktionen führen zu einem wirksamen Kreislauf. Es entstehen: Foramen secundum, große Aortenäste, Rathke-Tasche, Leberzellbalken, Pancreas dorsale + ventrale, metanephrogenes Blastem + Ureterknospe. Die Nabelschleife krümmt sich, und die Kloake teilt sich.

5.6.3c Welche Entwicklungsschritte liegen in der 6. Entwicklungswoche?

1. Äußeres und Bewegungsapparat: Die Wirbelsäule wird knorpelig vorgebildet. Der Arm ist dreigliedrig. Die Fußplatte formt sich. Am Ende der 6. Woche ist der Embryo etwa 12 mm lang.
2. Nervensystem: Die Augenbecherspalte wird geschlossen. Ohrhöckerchen entstehen.
3. Innere Organe: Das Foramen primum schließt sich, und das Septum secundum wächst vor. Die Membrana pleuropericardialis trennt Herzbeutel und Pleurahöhle.

5.6.3d Welche Entwicklungsschritte liegen in der 7. Entwicklungswoche?

1. Äußeres und Bewegungsapparat: Die Gesichtswülste verschmelzen. Die Schädelbasis ist durchgehend knorpelig angelegt. Fingerknospen treten auf. Das Bein ist dreigliedrig. Die Ossifikation beginnt. Am Ende der 7. Woche ist der Embryo etwa 18 mm lang.
2. Nervensystem: Die Großhirnhemisphären überdecken das Zwischenhirn.
3. Innere Organe: Das Septum aorticopulmonale trennt Aorta und Truncus pulmonalis. Der physiologische Nabelbruch beginnt. Das äußere Genitale ist noch indifferent, aber Eierstock und Hoden sind schon histologisch zu unterscheiden.

5.6.3e Welche Entwicklungsschritte liegen in der 8. Entwicklungswoche?

1. Äußeres und Bewegungsapparat: Im keilförmigen Spitzgesicht sind Nase, Lider und äußeres Ohr deutlich zu sehen. Finger und Zehen sind getrennt. Der Gaumen beginnt sich zu schließen. Am Ende der 8. Woche ist der Embryo etwa 29 mm lang.
2. Nervensystem: weiteres Wachstum der Großhirnhemisphären.
3. Innere Organe: Mit dem Schluss des Foramen interventriculare ist die Herzseptierung beendet. Der physiologische Nabelbruch besteht noch. Die Analmembran ist eröffnet. In den Nachnieren treten Glomeruli auf. Das äußeres Genitale ist noch indifferent.

5.6.3f Was kennzeichnet die frühe Fetalzeit (9.–12. Entwicklungswoche)?

Die Organbildung ist weitgehend abgeschlossen. Der Darm ist in den Bauchraum zurückverlagert. In Leber und Milz wird Blut gebildet. Die Nachnieren scheiden Harn aus. Hypophyse und Pancreas sezernieren Hormone. Das Geschlecht ist äußerlich zu erkennen. Die Augenlider verkleben. Die Zahnglocken der Milchzähne werden angelegt. Am Ende der 12. Woche beträgt die Scheitel-Steiß-Länge etwa 56 mm, und der Fetus wiegt etwa 30 g.

5.6.3g Was kennzeichnet die mittlere Fetalzeit (13.–25. Entwicklungswoche)?

Es laufen überwiegend Wachstums- und feinere Differenzierungsprozesse ab, z. B. Fingernägel, erste Großhirnfurchen, Herzklappen, Lungenkapillaren, Anlagen der bleibenden Zähne. Kindsbewegungen werden von der Mutter erstmals etwa in der 18.

An den Enden der ersten 5 Schwangerschaftsmonate entspricht Länge in cm dem Quadrat der Monatszahl	1
	4
	9
	16
	25
In den folgenden 5 Monaten kommen je 5 cm hinzu	30
	35
	40
	45
	50

Tab. 5-10. Scheitel-Fersen-Länge der Leibesfrucht in den einzelnen Schwangerschaftsmonaten (sehr grobe Faustregel).

5 Beckeneingeweide

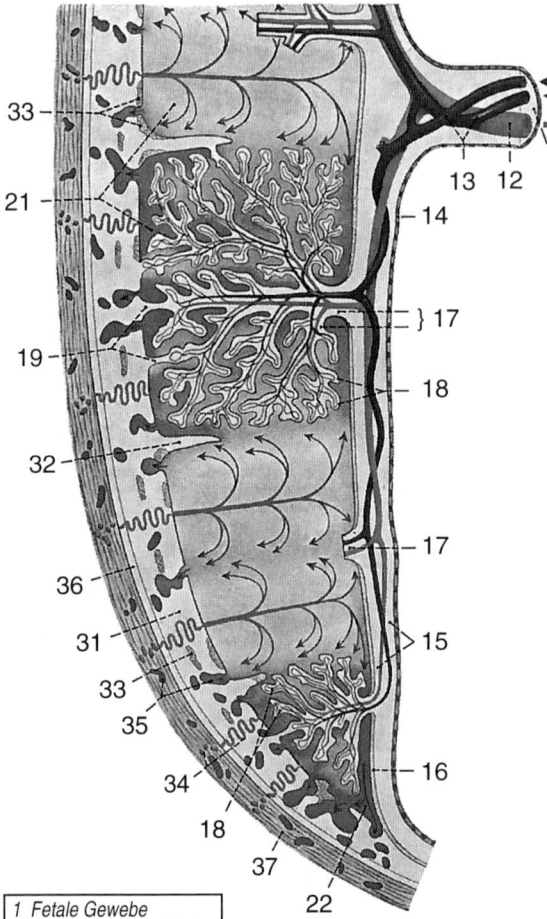

1 Fetale Gewebe
11 Funiculus umbilicalis
12 V. umbilicalis
13 Aa. umbilicales
14 Amnionepithel
15 Chorionplatte
16 Chorionepithel
17 Zottenbaum
18 Freie Zotten mit fetalen Blutgefäßen
19 Haftzotten

2 Mit mütterlichem Blut gefüllte Räume
21 Intervillöser Raum
22 Randsinus

3 Mütterliche Gewebe
31 Decidua basalis
32 Septum
33 Fibrinoid
34 A. spiralis
35 Venen
36 Basalschicht des Endometrium
37 Myometrium

Abb. 5-8. Schema vom Bau der reifen menschlichen Plazenta (Placenta deciduata haemochorialis discoidea villosa): Das Endometrium wird zur Decidua. Die Chorionzotten werden direkt vom mütterlichen Blut umspült. Sie ist scheibenförmig und mit Zotten (Villi) besetzt.

Entwicklungswoche wahrgenommen. Am Ende der 25. Woche beträgt die Scheitel-Steiß-Länge etwa 21 cm, und der Fetus wiegt etwa 900 g.

5.6.3h Was kennzeichnet die späte Fetalzeit (26.–38. Entwicklungswoche)?

Im Vordergrund steht das Wachstum. Die Organe reifen zur Funktionsfähigkeit heran. Bestimmte Reflexe sind auslösbar. Fett wird in der Unterhaut gespeichert. Es besteht eine Überlebenschance bei der Frühgeburt.

5.6.4a Wie ist die reife menschliche Plazenta gebaut?

Die normale Plazentascheibe ist etwa 2–3 cm dick, der Durchmesser beträgt 16–20 cm, sie wiegt 500–600 g. 3 Stockwerke:
1. *Chorionplatte*: Das Amnionepithel bildet die Grenze zum Fruchtwasserraum (Amnionhöhle). Das Chorionepithel grenzt an den intervillösen Raum, der von mütterlichem Blut durchflossen wird. Dazwischen liegt Bindegewebe mit der Verzweigung der Nabelschnurgefäße.
2. *Zottenbäume im intervillösen Raum*: Jeder Zottenbaum (Cotyledo) geht von der Chorionplatte aus, ist 1–2 mm dick, enthält eine Arterie und eine Vene und verzweigt sich bis zu Endzotten (Villi terminales), die im intervillösen Raum frei enden. Mit „Haftzotten" (Villi ancorales) ist er an der Basalplatte verankert.
3. *Basalplatte*: Fetaler Anteil ist die Trophoblastschale mit *Synzytiotrophoblast* (schlauchförmiges Syncytium mit zahlreichen Zellorganellen an der Zottenoberfläche), *Zytotrophoblast* (durch Zellteilungen ergänzt er laufend den Synzytiotrophoblasten, er bedeckt am Ende der Schwangerschaft nur noch etwa ¼ des Synzytiotrophoblasts) und *Fibrinoidablagerungen*. Maternaler Anteil ist die Decidua basalis mit weiten gewundenen Blutgefäßen, die in den intervillösen Raum münden.

5.6.4b Wie ist die Nabelschnur (Funiculus umbilicalis) gebaut?

Sie verbindet den Fetus mit seinem Ernährungsorgan und ermöglicht ihm freie Bewegung im Fruchtwasser sowie die rasche Trennung von der Plazenta nach der Geburt. Sie ist etwa so lang wie der Fetus, also bei Normalgeburt etwa 50 cm, und etwa 1 cm dick. Sie enthält *2 Aa. umbilicales + 1 V. umbilicalis* (stark umeinander gewunden), das *Allantoisdivertikel* (dieses verbindet die Harnblase mit dem Urharnsack = Allantois) und den *Dottergang* (er bildet sich bis zur Geburt meist zurück) umhüllt von

Gallertgewebe (Wharton-Sulze). Die Oberfläche bedeckt das Amnionepithel. Die Tunica media der Nabelarterien ist reich an glatten Muskelzellen und elastischen Fasern, diese klemmen die Arterien nach dem Durchtrennen der Nabelschnur ab.

5.6.4c Welche Hormone erzeugt die menschliche Plazenta?

1. *Choriongonadotropin* (HCG): Schon vor der Implantation veranlasst der Trophoblast damit den Eierstock zur Weiterproduktion von Gelbkörperhormon, um die Menstruation zu verhindern. Etwa 9 Tage nach der Befruchtung kann man HCG im Serum der Mutter, nach etwa 14 Tagen auch im Harn nachweisen (Schwangerschaftstest!).
2. *Choriosomatotropin* (HCS): Es vereinigt die Wirkungen der Adenohypophysenhormone Somatotropin (Wachstumshormon) und Prolactin und wird etwa ab der 4. Entwicklungswoche sezerniert.
3. *Östrogene + Progesteron*: Die Plazenta übernimmt zunehmend die Endsynthese weiblicher Geschlechtshormone aus von den Nebennierenrinden gebildeten Vorstufen. Ab dem 3. Schwangerschaftsmonat sind die Eierstöcke stillgelegt.

1. *Synzytiotrophoblast*
2. *Zytotrophoblast*
3. *Basalmembran*
4. *Zottenbindegewebe* mit Makrophagen (Hofbauer-Zellen)
5. *Basalmembran*
6. *Endothel* der (fetalen) Kapillaren

Tab. 5-11. Maternofetale Diffusionsbarriere: Zwischen mütterlichem und kindlichem Blut liegen 5–6 Schichten.

5.6.4d Warum sind die Kreisläufe von Mutter und Kind völlig getrennt?

Dies ist bei Lebewesen mit Blutgruppen nötig: Im Blutserum kreisen Antikörper gegen Erythrozyten anderer Individuen der gleichen Art. Sie richten sich gegen bestimmte Blutgruppenmerkmale (beim Menschen sind über 100 verschiedene beschrieben, die wichtigsten sind das AB0- und das Rhesussystem). Die Blutgruppenmerkmale werden nach den Mendel-Regeln vererbt. Das Blutgruppenspektrum des Kindes ergibt sich aus der Kombination mütterlicher und väterlicher Blutgruppen. Daher haben Mutter und Kind äußerst selten eine völlig gleiche Zusammenstellung der Blutgruppenmerkmale.

5.6.5a Welche Gefahren drohen der Leibesfrucht?

In der Phase der Organbildung ist die Leibesfrucht gefährdet (Missbildungen!) durch:
1. *Viruserkrankungen* der Mutter, die auf den Embryo übergreifen können: z. B. Röteln (Rubeolenembryopathie mit grauem Star, Innenohrschwerhörigkeit, Ventrikelseptumdefekt usw.), Herpes, Toxoplasmose und Zytomegalie (vor allem Schäden am Zentralnervensystem).
2. *Arzneimittel und andere chemische Stoffe*, die durch die Plazenta in den Embryo gelangen: Sicher teratogen sind Zytostatika, Androgene (Zwitterbildungen), Thalidomid (Extremitätenmissbildungen), Ethylalkohol (Alkoholembryopathie mit Minderwuchs, zu kleinem Gehirn, Herzfehler usw.).
3. *Röntgenstrahlen* und andere kurzwellige Strahlen: Sie schädigen vor allem rasch wachsende Gewebe.
4. *Fehlernährung* der Mutter: z. B. Augenmissbildungen bei Vitamin-A-Mangel.

5.6.5b Welche Rolle spielt der Zeitpunkt einer Schädigung der Leibesfrucht?

Grundgesetze der Teratologie (Missbildungslehre):
1. *Je früher die Schädigung erfolgt, desto schwerwiegender ist sie*:
- In der *Präembryonalperiode* ist die häufigste Folge einer Fruchtschädigung der Tod der Leibesfrucht. Trifft der Schaden nur einen Teil der Zellen, dann können „asymmetrische" eineiige Zwillinge entstehen: Der *Autosit* ist normal, der *Parasit* klein und schwer missgestaltet. Der Parasit hängt dem Autositen äußerlich an oder ist in dessen Inneren verborgen.
- In der *Embryonalperiode* kann eine frühe Schädigung die Anlage eines Organs verhindern, eine späte Schädigung dessen feinere Ausgestaltung, z. B. *Amelie* (Fehlen einer Extremität) bzw. *Syndaktylie* (mangelnde Trennung der Finger oder Zehen).

1. Gewicht mindestens 2500 g
2. Scheitel-Fersen-Länge mindestens 48 cm
3. Haut rosig, Unterhautfettpolster gut entwickelt, Lanugobehaarung nur auf Schultern und Oberarmen, Haut der gesamten Fußsohle gefältelt
4. Fingernägel überragen die Fingerkuppen
5. Kleine Schamlippen von den großen verdeckt / beide Hoden im Hodensack
6. Knochenkerne in distaler Femurepiphyse + proximaler Tibiaepiphyse

Tab. 5-12. Reifezeichen des Neugeborenen (Neonatus).

- In der *Fetalperiode* entstehen kaum noch Missbildungen, da nahezu alle Organe ausgebildet sind. Möglich sind noch Fehlbildungen der Zähne, des Gehirns (der Balken bildet sich erst zu Beginn des 4. Entwicklungsmonats), *Kryptophthalmie* (der Augapfel ist nicht sichtbar, weil die Lidspalte fehlt), *Kryptorchismus* (der Hoden ist nicht abgestiegen) u. a.
2. *Die Art der Missbildung wird stärker durch den Zeitpunkt des Einwirkens als durch die Art der Noxe bestimmt*: Zwar haben manche Noxen bestimmte primäre Angriffspunkte, aber die Schädigungsmöglichkeit hängt von den zur Zeit des Einwirkens ablaufenden Entwicklungsvorgängen ab.

5.6.6 In welche Abschnitte ist der Geburtsvorgang zu gliedern?

1. *Eröffnungsphase*: Der Gebärmutterhalskanal wird erweitert.
2. *Austreibungsphase*: Die Leibesfrucht wird durch den Gebärkanal gepresst. Bei etwa 96 % geht der Kopf des Kindes voran. Ungünstig ist die Steißlage, weil das dicke Ende (der Kopf) nachkommt.
3. *Nachgeburtsphase*: Die Plazenta wird als „Nachgeburt" ausgestoßen. Die aufgerissenen Blutgefäße werden durch die Kontraktion des Myometrium abgeklemmt.

5.7/8 Männliche Geschlechtsorgane

5.7.1 Welche Beziehungen hat der Hoden (Testis) zum Bauchfell?

Beim Descensus testis gleitet der Hoden an einem Peritonealfortsatz durch den Canalis inguinalis. Von diesem Saccus vaginalis bleibt ein Rest als *Tunica vaginalis testis* (seröse Hodenhülle) erhalten. Sie hat 2 Blätter:
- Die *Lamina visceralis* (Epiorchium) bedeckt den Hoden nahezu völlig, außer am *Mediastinum testis* (dem Ein- oder Austritt von Gefäßen, Nerven und Ausführungsgängen des Hodens) und den Anlagerungsflächen des Nebenhodens.
- Die *Lamina parietalis* (Periorchium) wird vom Epiorchium durch einen Spaltraum getrennt.

5.7.2a Wie ist der Hoden gegliedert?

1. Eine straffe bindegewebigen Kapsel (*Tunica albuginea*) umhüllt den Hoden. Von dieser ziehen bindegewebige *Septula testis* zum Mediastinum testis. Sie teilen den Hoden in etwa 250 *Lobuli testis*.
2. Jedes Läppchen enthält 2–4 *Tubuli seminiferi* (Hodenkanälchen): Deren Anfangsteile sind gewunden (*Tubuli seminiferi contorti*), ihre Endteile gestreckt (*Tubuli seminiferi recti*). Ein Hodenkanälchen ist etwa 50 cm lang, die Gesamtlänge der etwa 600 Hodenkanälchen beträgt demnach etwa 300 m. Die Wand der Hodenkanälchen besteht aus 2 Schichten: der bindegewebigen Hülle (*Lamina limitans* = Grenzmembran) und dem samenzellbildenden Gewebe (*Epithelium spermatogenicum* = Samenepithel). Dessen Schichtenfolge entspricht dem Ablauf der Spermatogenese: Die Stammzellen liegen außen, die Spermatozyten in der mittleren Schicht, die Spermatiden und reifen Spermien nahe der Lichtung.
3. Die Hodenkanälchen münden in ein Kanälchengeflecht (*Rete testis*), aus diesem ziehen etwa 10 *Ductuli efferentes testis* zum Nebenhoden.

5.7.2b Wo werden im Hoden Hormone gebildet?

Im *Interstitium testis* zwischen den Tubuli seminiferi liegen die Hodenzwischenzellen (Leydig-Zellen). Sie sezernieren das Androgen Testosteron, aktiviert durch das Interstitielle-Zellen-stimulierende-Hormon (ICSH) = Luteinisierungshormon (LH) der Adenohypophyse. Die Hormonproduktion beginnt im 4. Entwicklungsmonat unter dem Einfluss des von der Plazenta gebildeten Choriongonadotropins (HCG). Das Testosteron steuert dann die Differenzierung der Geschlechtsorgane zur typisch männlichen Form und bleibt zeitlebens für die männlichen Körperbaumerkmale (Behaarung, Stimme usw.) verantwortlich.

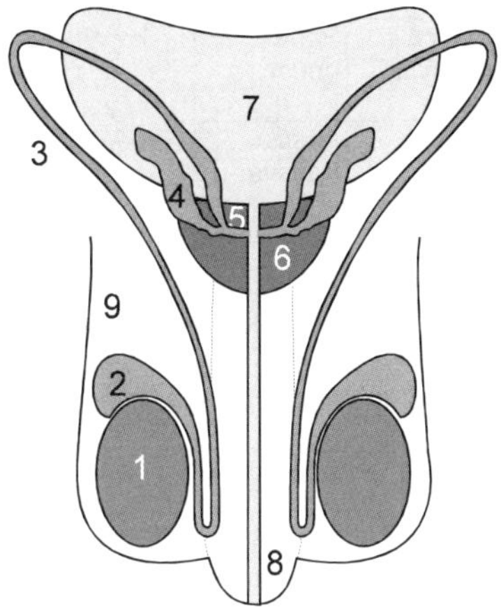

5.7.3a In welchen Stufen vollzieht sich die Spermatogenese?

1. Das *Spermatogonium* (Samenstammzelle) sitzt am Rand des Tubulus seminifer und teilt sich mitotisch zu 1 Stammzelle A (diese erhält den Bestand an Stammzellen) + 1 Stammzelle B (sie entwickelt sich weiter ↓).
2. Der *primäre Spermatozyt* ist die größte Zelle im Tubulus seminifer. In ihm läuft innerhalb von etwa 3 Wochen die 1. Reifeteilung ab, dabei entsteht ↓
3. der *sekundäre Spermatozyt*. Er tritt rasch in die 2. Reifeteilung ein.
4. Das *Spermatidium* ist eine noch ungeschwänzte Zelle, die eine lange Metamorphose zur geschwänzten reifen Samenzelle durchmacht.
5. Das *Spermatozoon = Spermium* (Samenzelle) ist in Kopf, Hals und Schwanz gegliedert.

Aus 1 Samenstammzelle B gehen 4 reife Samenzellen hervor (aus 1 Stammeizelle 1 reife Eizelle + 3 Polzellen). Die Gesamtdauer der Spermatogenese beträgt 2–3 Monate.

Abb. 5-9. Überblick über die männlichen Geschlechtsorgane (schematisch).

1 Testis [Orchis]
2 Epididymis
3 Ductus deferens
4 Glandula vesiculosa [Glandula seminalis] [Vesicula seminalis]
5 Ductus ejaculatorius
6 Prostata
7 Vesica urinaria
8 Urethra masculina im Penis
9 Scrotum

5.7.3b Welche Aufgaben haben die Sertoli-Fußzellen?

Die langgestreckten Stützzellen reichen von der Basalmembran durch die ganze Höhe des Samenepithels bis zur Lichtung des Hodenkanälchens. Neben der mechanischen Stützfunktion vermitteln sie als „Ammenzellen" den Stoffaustausch zwischen den Kapillaren und den Zellen der Spermatogenese. Die Samenzellen erscheinen manchmal vom Zelleib der Stützzellen umschlossen. Diese bilden auch eine Immunbarriere zwischen Blut und samenzellbildendem Gewebe (Blut-Hoden-Schranke). Sie phagozytieren den Spermatiden abgestoßenes Zytoplasma sowie fehlgebildete Spermien. Sie sezernieren auch ein androgenbindendes Protein, das die Androgene im Tubulus seminifer festhält, sie werden dazu vom follikelstimulierenden Hormon der Adenohypophyse aktiviert.

5.7.4 Wie ist der Nebenhoden (Epididymis) gebaut?

Der 4–5 m lange Schlauch ist auf etwa 5 cm Länge zusammengeknäuelt. Er ist der wichtigste Samenspeicher, in ihm reifen die Spermien völlig aus.
1. Äußere Gliederung: Das *Caput epididymidis* liegt keulenförmig an der Extremitas superior des Hodens, das *Corpus epididymidis* langgestreckt an dessen Margo posterior. Die *Cauda epididymidis* biegt an der Extremitas inferior des Hodens in den Ductus deferens um. Der Nebenhoden ist von der Tunica vaginalis testis bedeckt.
2. Innere Gliederung: Etwa 10 Ductuli efferentes testis treten in das Caput epididymidis ein, knäueln sich dort zu je einem *Lobulus epidi*dymidis auf und münden schließlich in den *Ductus epididymidis* (Nebenhodengang), einen mit Epithel ausgekleideten Muskelschlauch: Das *mehrreihige Epithel* mit niedrigen Basalzellen und hohen Saumzellen mit langen Mikrovilli dient der Resorption von Flüssigkeit und der Sekretion von Nährstoffen für die Spermien. Die *Tunica fibromuscularis* besteht im Caput epididymidis aus vorwiegend zirkulären Lagen glatter Muskelzellen, im Corpus epididymidis treten innere und äußere Längsschichten wie im Ductus deferens hinzu. Die Muskelwand wird in Richtung Ductus deferens immer stärker.

Hodenhülle	Bauchwand
Tunica vaginalis testis	Peritoneum
Fascia spermatica interna (innere Samenfaszie)	Fascia transversalis
M. cremaster + Fascia cremasterica	M. transversus + obliquus internus abdominis
Fascia spermatica externa (äußere Samenfaszie)	Fascia investiens abdominis + Aponeurose des M. obliquus externus abdominis

Tab. 5-13. Hodenhüllen und ihnen entsprechende Schichten der Bauchwand.

5.7.5 Wie werden Hoden und Nebenhoden versorgt?

1. Arterien: Die *A. testicularis* (aus der Pars abdominalis aortae, als Varietät aus der A. renalis) überkreuzt den Ureter etwa in Nabelhöhe, zieht dann auf der A. + V. iliaca externa zum Anulus inguinalis profundus und gelangt durch den Canalis inguinalis und anschließend im Funiculus spermaticus zum Hoden. Die *A. ductus deferentis* (aus der A. umbilicalis) läuft am Ductus deferens entlang zum Caput epididymidis und anastomosiert dort mit der A. testicularis.
2. Die Venen verlassen im Rete testis den Hoden und bilden ein „rankenförmiges" Geflecht (*Plexus pampiniformis*), aus welchem erst am Anulus inguinalis profundus die V. testicularis hervorgeht. Sie mündet rechts direkt in die V. cava inferior, links meist in die V. renalis.
3. Der Hauptweg der Lymphbahnen geht mit dem Plexus pampiniformis durch den Canalis inguinalis, dann entlang der A. iliaca externa zu *Nodi lymphoidei iliaci externi* sowie entlang der V. testicularis zu den *Nodi lymphoidei lumbales dextri + sinistri*. Ein Nebenweg führt mit den Venen des Scrotum zu den *Nodi lymphoidei inguinales superficiales*.

5.7.6a Wie wird der Samenleiter (Ductus deferens) gegliedert, wie verläuft er?

Der stricknadeldicke, 50–60 cm lange muskelkräftige Gang verbindet die Epididymis mit der Urethra:

1. *Transportteil*: Der längste Teil hat nur Transportaufgaben. Sein Anfangsstück schmiegt sich dorsomedial vom Corpus epididymidis dem Hoden an. Bis zum Anulus inguinalis superficialis wird er mit den Gefäßen und Nerven des Hodens im Funiculus spermaticus von den Hodenhüllen umgeben. Im Canalis inguinalis wird er vom R. genitalis des N. genitofemoralis und vom N. ilioinguinalis begleitet. Nach dem Austritt aus dem Anulus inguinalis profundus überkreuzt er die A. + V. iliaca externa, steigt ins kleine Becken ab, überquert den Ureter und biegt medial zur Dorsalwand der Harnblase ab. Vom Anulus inguinalis profundus bis zum Beginn der Ampulle wird er von Peritoneum bedeckt und hat dadurch wechselnden Kontakt mit intraperitonealen Bauchorganen (Ileum, Appendix vermiformis, Colon sigmoideum).
2. Die *Ampulla ductus deferentis* ist der erweiterte Abschnitt an der Dorsalseite der Harnblase, durch die Excavatio rectovesicalis vom Rectum getrennt. Die Wand weist Drüsencharakter auf. Vor dem Eintritt in die Prostata nähern sich die rechte und linke Ampulla ductus deferentis bis zur Berührung einander an. Die Bläschendrüse = Samenblase (Glandula vesiculosa [Glandula seminalis] [Vesicula seminalis]) liegt beiderseits kaudal an.
3. *Ductus ejaculatorius* (Spritzkanal) nennt man das etwa 2 cm lange gemeinsame Endstück von Ductus deferens und Ausführungsgang der Bläschendrüse. Er durchsetzt die Prostata schräg nach ventrokaudal und mündet in die Dorsalwand der Urethra. Die Wand ist dünner, weil die Muskeln der Prostata die Aufgaben der Wandmuskeln des Ductus deferens übernehmen.

5.7.6b Aus welchen Schichten besteht die Wand des Samenleiters?

1. *Tunica mucosa* (Schleimhaut): Sie hat im Transportteil niedrige Falten und ein zweireihiges Epithel (ähnlich wie der Ductus epididymidis). Die langen Mikrovilli verschwinden allmählich. In der Ampulla ductus deferentis ist das einschichtige kubische bis hochprismatische Epithel reich gefaltet (wie in der Bläschendrüse). Die Zellen enthalten Sekretkörnchen.
2. Die *Tunica muscularis* ist im Verhältnis zur Lichtung sehr dick (ein Kennzeichen des Samenleiters!). Auf ein dünnes Stratum longitudinale internum folgt ein mächtiges Stratum circulare und ein Stratum longitudinale externum. Sie werden von sympathischen Nervenfasern aktiviert. Die Muskelwand des Ductus deferens spritzt

die Spermien bei der Ejakulation durch peristaltische Wellen in die Urethra. Sie kann so rasch nur auswerfen, was sich schon in ihr befindet und wird daher vermutlich vor der Ejakulation allmählich gefüllt (während der sexuellen Erregung).
3. Die *Tunica adventitia* ist eine bindegewebige Hülle.

5.7.7a Wozu dient der M. cremaster?

Er zieht den Hoden kranial zur Bauchwand (innerviert vom R. genitalis des N. genitofemoralis) zur Temperaturregulation und zum Schutz: Sinkt die Temperatur im Hoden, so kontrahiert sich der M. cremaster, und der Hoden wird der warmen Bauchhöhle angenähert. Steigt die Temperatur im Hoden, so erschlafft der M. cremaster, und der Hoden sinkt herab (über die dann größere Oberfläche wird mehr Wärme an die Umgebung abgegeben). Der hochgezogene Hoden kann nicht so leicht eingeklemmt werden. *Kremasterreflex* (Segment L_1/L_2): Streicht man über die Haut der Medialseite des Oberschenkels, so steigt der Hoden auf.

5.7.7b Wie fühlen sich Hoden, Nebenhoden und Samenleiter an?

Der Hoden ist prall-elastisch, der Nebenhoden weich und der Samenleiter hart. Der Samenleiter ist wegen seiner derben Muskelwand als härtestes Gebilde im Samenstrang gut von den Gefäßen und Nerven zu unterscheiden.

5.7.8 Wie ist der Hodensack (Scrotum) gebaut?

Der Hodensack ist eine Hauttasche für Hoden, Nebenhoden und Ductus deferens mit ihren Hüllen. Die dünne, stark pigmentierte Haut ist fast fettfrei. Eine kontinuierliche Lage glatter Muskelzellen (*Tunica dartos*) runzelt die Skrotalhaut zusammen, wenn der Hoden vom M. cremaster hochgezogen wird (ähnlich wie die Areola mammae bei Erektion der Brustwarze). Während der Erektion ist das Scrotum verkürzt, weil ein Teil seiner Haut auf den sich vergrößernden Penis gezogen wird. An die paarige Anlage (aus den Tubera labioscrotalia) erinnern die *Raphe scroti* (mediane Hautnaht) und das bindegewebige *Septum scroti* (die beiden Hoden liegen in getrennten Kammern!).

5.8.1 Wie ist die Bläschendrüse (Samenblase) gebaut?

1. Die Glandula vesiculosa [Glandula seminalis] [Vesicula seminalis] liefert den Hauptanteil des bei der Ejakulation ausgeworfenen Sperma (3. Fraktion). Das Sekret enthält Fructose als Energiequelle für die Spermien.
2. Die Bläschendrüse hängt als etwa 5 cm langer und 1–2 cm dicker Blindsack mit höckeriger Oberfläche dem Ductus deferens kurz vor dessen Eintritt in die Prostata an. Sie besteht (wie die Epididymis) aus einem einzigen, unverzweigten Gang (etwa 15 cm lang), der gewunden ist (und daher im mikroskopischen Schnitt mehrfach getroffen wird) und durch eine bindegewebige *Tunica adventitia* zusammengeschlossen wird. Er geht am kaudalen Ende der Drüse in den kurzen gestreckten *Ductus excretorius* über. Die *Tunica mucosa* ist reich gefaltet. Das hochprismatische Epithel ist meist mehrreihig. Die *Tunica muscularis* presst bei der Ejakulation die Drüse aus (Sympathikus!).
3. Die Bläschendrüse grenzt ventral an den Fundus vesicae, kranial an die Ampulla ductus deferentis, kaudal an die Prostata, dorsal an das Rectum (sie ist daher bei der rektalen Untersuchung abzutasten und ihr Sekret auszumassieren), lateral an Leitungsbahnen, vor allem Venengeflechte, an. Die *Excavatio rectovesicalis* der Cavitas peritonealis erreicht normalerweise nur die Kuppen der Bläschendrüsen, kann aber ausnahmsweise bis zur Prostata nach kaudal vordringen, dann sind die Dorsalseiten der Bläschendrüsen von Peritoneum bedeckt.

1. Ductus deferens
2. Gefäße:
• *A. testicularis:* aus Aorta abdominalis
• *A. ductus deferentis:* Ast der A. umbilicalis (aus A. iliaca interna)
• *A. cremasterica:* Ast der A. epigastrica inferior (aus A. iliaca externa)
• *Plexus pampiniformis*
• Lymphbahnen von Hoden und Nebenhoden
3. Nerven:
• *N. ilioinguinalis + R. genitalis des N. genitofemoralis* (aus Plexus lumbalis)
• *Plexus testicularis + Plexus deferentialis* (autonom)

Tab. 5-14. Von den Hodenhüllen umschlossener Inhalt des Samenstrangs (Funiculus spermaticus).

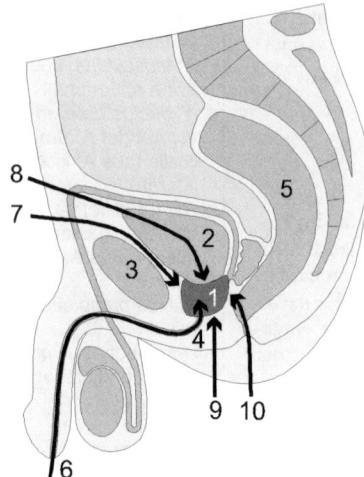

Abb. 5-10. Chirurgische Zugangswege zur Prostata.

1 Prostata
2 Vesica urinaria
3 Symphysis pubica
4 Perineum
5 Rectum
6 transurethral
7 retropubisch
8 transvesikal
9 perineal
10 transrektal

5.8.2a Welche Form und Größe hat die Prostata?

1. Die „Vorsteherdrüse" wird gewöhnlich mit einer Kastanie verglichen. Sie wiegt etwa 20–25 g und ist beim alten Mann gewöhnlich vergrößert. Sie umgibt die Urethra masculina (deren Pars prostatica) zwischen Harnblase und Membrana perinei. Die *Basis prostatae* umgreift schüsselförmig das Collum vesicae. Der stumpf kegelförmige *Apex prostatae* ist der Membrana perinei zugewandt. In der Anatomie werden ein Lobus dexter und ein Lobus sinister unterschieden, die in je 4 Lobuli unterteilt sind. Der *Isthmus prostatae* liegt vor der Urethra.
2. In der klinischen Urologie gliedert man gewöhnlich in 3 konzentrische Zonen: die urethrale Zone um die Harnröhre, die Transitionalzone (Übergangszone, die bevorzugte Lage der Adenome) und die periphere Zone (hier entstehen die meisten Prostatakarzinome, der häufigste Krebs im Greisenalter).
3. Die Dorsalseite der Prostata ist vom Rectum durch die Fascia rectoprostatica [Septum rectovesicale] getrennt, einer Bindegewebeplatte, die von der Excavatio rectovesicalis bis zum Corpus perineale [Centrum perinei] reicht. Bei der rektalen Untersuchung ist die Prostata gut abzutasten: Die gesunde Prostata ist prall-elastisch, einzelne harte Knoten sind krebsverdächtig (können aber auch harmlose Prostatasteine = eingedicktes Sekret sein).

5.8.2b Wie ist die Prostata im Innern gebaut?

1. Das *Parenchym* besteht aus 30–50 verzweigten tubuloalveolären Einzeldrüsen, die mit 12–20 Ductuli prostatici in die Urethra münden. Das Drüsenepithel ist kubisch bis hochprismatisch (je nach Stärke der Androgenwirkung). Das Sekret enthält u. a. Citronensäure und hydrolytische Enzyme. Es wird in den weiten Buchten der Drüsen bis zur Ejakulation gespeichert und bedingt den typischen Geruch des Sperma. Der vor der Urethra gelegene Isthmus prostatae ist weitgehend frei von Drüsen.
2. Das *Stroma myoelasticum* bildet ein Gerüst aus glatten Muskeln und Bindegewebe. Bei der Ejakulation wird das Prostatasekret als 1. Fraktion des Sperma ausgeschleudert. Für die rasche Entleerung sorgen die glatten Muskelzellen im Stützgewebe, die hier so reichlich wie bei keiner anderen Drüse angetroffen werden (mikroskopische Diagnose!), dadurch wird die Prostata relativ derb. Die Muskeln werden (wie bei Ductus deferens und Bläschendrüse) vom Sympathikus innerviert.
3. Die *Capsula prostatica* ist eine Organkapsel aus straffem Bindegewebe und glatten Muskeln. Sie wird vom Plexus venosus prostaticus umgeben.

5.8.4 Was ist die Cowper-Drüse (Glandula bulbourethralis)?

Die paarige etwa erbsgroße, verzweigte schlauchförmige Drüse ist der Membrana perinei im Bereich des Bulbus penis kaudal angelagert. Sie mündet in den dorsalen, erweiterten Teil der Pars spongiosa der Urethra masculina mit einem etwa 6 cm langen Ausführungsgang. Die Drüsenzellen ähneln denen der Glandulae urethrales (Littré-Drüsen). Die Bulbourethraldrüsen befeuchten Urethra und Glans penis mit Schleim. Sie entsprechen den Glandulae vestibulares majores der Frau.

5.8.5a Wie wird die männliche Harnröhre (Urethra masculina) gegliedert?

1. Die *Pars prostatica* durchquert die Prostata, ist etwa 3 cm lang und leicht nach vorn konkav gekrümmt. Der Querschnitt ist hufeisenförmig, an der Dorsalwand springt die *Crista urethralis* vor, die zum *Colliculus seminalis* verdickt ist. Hier münden die *Ductus ejaculatorii* und der *Utriculus prostaticus*, rechts und links daneben 12–20 *Ductuli prostatici* ein.

2. Die *Pars intermedia [membranacea]* ist der kurze Abschnitt in der Membrana perinei, umgeben vom quergestreiften M. sphincter urethrae externus.
3. Die *Pars spongiosa* liegt im Corpus spongiosum penis und endet an der Glans penis mit dem *Ostium urethrae externum*. Kurz vorher ist sie zur *Fossa navicularis urethrae* erweitert. Es münden ein: der *Ductus glandulae bulbourethralis* in den proximalen Teil, zahlreiche kleine *Glandulae urethrales* an den Lacunae urethrales und blind endende *Ductus paraurethrales* nahe dem Ostium urethrae externum.
- Die Pars spongiosa hat 2 Krümmungen: Die Urethra masculina tritt von kranial in das Corpus spongiosum penis ein und biegt dann sogleich nach ventral um (*fixe Krümmung*). Am Übergang zum beweglichen Teil des Penis folgt die Urethra der von der Körperhaltung abhängigen Richtung des Penis (*bewegliche Krümmung*). Die Krümmungen sind beim Einführen von Instrumenten, z. B. Zystoskop, zu beachten! Aus der s-förmigen Krümmung wird eine einfache, nach oben konkave, wenn man den Penis an die Bauchwand anlegt.

5.8.5b Welche Epithelarten kleiden die männliche Harnröhre aus?

Das die übrigen Harnwege auskleidende Übergangsepithel findet man nur harnblasennah. Der größte Teil der Urethra masculina ist von hochprismatischem Epithel bedeckt, das zunächst einschichtig, dann mehrreihig ist. Ab der Fossa navicularis urethrae folgt unverhorntes mehrschichtiges Plattenepithel.

5.8.6a Welche Schwellkörper bauen den Penis auf?

1. Das paarige *Corpus cavernosum penis* ermöglicht die harte Versteifung.
- Ein Balkenwerk zugfester Bindegewebefasern und glatter Muskelzellen (*Trabeculae corporum cavernosorum*) durchzieht endothelausgekleidete Hohlräume (*Cavernae corporum cavernosorum*). Die beiden Schwellkörper sind von einer straffen, 1–2 mm dicken, bindegewebigen Hülle (*Tunica albuginea corporum cavernosorum*) umschlossen. Median sind die Schwellkörper verwachsen (*Septum penis*), aber durch zahlreiche Schlitze verbunden.
- Das Corpus cavernosum penis endet proximal mit dem *Crus penis*. Dieses heftet sich, vom M. ischiocavernosus umhüllt, unverschieblich an den Ramus inferior ossis pubis an und verankert damit den erigierten Penis am knöchernen Becken.
2. Das unpaarige *Corpus spongiosum penis* mit *Cavernae + Trabeculae + Tunica albuginea corporis spongiosi* ermöglicht nur ein weiches Anschwellen.
- Es besteht aus einem Netzwerk miteinander verschmolzener Venenwände (ähnlich wie in den Schwellkörpern der Nase). Das proximale Ende ist kolbig verdickt (*Bulbus penis*) und vom M. bulbospongiosus umgeben.
- Die *Glans penis* (Eichel) deckt als weicher Stoßdämpfer kappenartig die distalen Enden der Corpora cavernosa penis ab. Am distalen Ende mündet die Urethra masculina mit einem longitudinalen Schlitz (Ostium urethrae externum).

5.8.6b Welche Blutgefäße versorgen die Schwellkörper des Penis?

1. Die *A. profunda penis* tritt von dorsal in das Corpus cavernosum penis ein, läuft in der Mitte des Schwellkörpers nach vorn und gibt zahlreiche Äste (*Aa. helicinae*) in die Kavernen ab: Diese sind während der Erektion gestreckt, beim schlaffen Penis gewunden. Sie werden in Ruhe durch Intimapolster aktiv verschlossen.
2. Das Blut fließt aus den Kavernen über *Vv. cavernosae* hauptsächlich zur *V. dorsalis profunda penis* (eine unpaare klappenreiche Vene am Dorsum penis) ab.

5.8.7 Wie sind Haut und Faszien des Penis gebaut?

1. Die Haut des Corpus penis ist zart, dünn und nur proximal behaart. Das *Preputium penis* (Vorhaut) bedeckt als Doppelblatt der Haut die Glans penis; es kann auf das

1. *Engstellen:*
• Ostium urethrae internum
• Pars membranacea (vom M. sphincter urethrae externus umgeben)
• Ostium urethrae externum
2. *Besonders weit:*
• Pars prostatica
• proximaler Teil der Pars spongiosa („Ampulle")
• Fossa navicularis urethrae

Tab. 5-15. *Enge und weite Bereiche der männlichen Harnröhre.*

1. *Glans penis* (Eichel) mit Corona glandis und Collum glandis
2. *Corpus penis:* der bewegliche Teil ohne Eichel
• Dorsum penis: Ventralseite (!) des herabhängenden Penis
• Facies urethralis: Dorsalseite
3. *Radix penis:* an Ossa pubis (Crura penis) und Membrana perinei (Bulbus penis) verankerter Teil

Tab. 5-16. *Äußerliche Gliederung des Penis.*

1. *Spermien:* Normalbereich 60–120 Millionen/ml, davon 10–30 % abnorme Spermien
2. *Sekrete:* z. B. Fructose aus Bläschendrüsen, typischer Geruch („blühende Edelkastanien") vom Prostatasekret
3. *Zufallsbestandteile:* z. B. abgeschilferte Zellen, Blutkörperchen, Zelltrümmer
4. *pH* 7,2–7,8
5. *Volumen:* Normalbereich 2–4 ml

Tab. 5-17. Zusammensetzung der Samenflüssigkeit (Sperma).

Corpus penis zurückgezogen werden, dabei wird das Doppelblatt entfaltet. Mit dem *Frenulum preputii* ist es auf der Unterseite der Glans penis befestigt. Glans penis und Innenseite des Preputium penis sehen rosig schleimhautartig aus, sind aber von (meist nur gering verhornter) äußerer Haut mit Talgdrüsen überzogen.

2. In der Tasche zwischen Glans penis und Preputium penis entsteht aus Sekreten (Talg) der Glandulae preputiales, abgeschilferten Epithelien und Schmutz die Vorhautschmiere (*Smegma*). Bei mangelnder Reinigung wird sie durch Bakterien zersetzt und bewirkt üblen Geruch sowie Hautreizung.
3. Die *Tela subcutanea penis* (Colles-Faszie) enthält wie die Tunica dartos des Scrotum glatte Muskelzellen. Diese passen nach Abklingen der Erektion die Haut an den sich verkleinernden Penis an. Ein Verstärkungszug umfasst als *Lig. fundiforme penis* schlingenförmig die Peniswurzel. Die Tela subcutanea penis ist fettfrei und gut gegen die Fascia penis verschieblich.
4. Die *Fascia penis* (Buck-Faszie) ist eine straffe Bindegewebehülle. Sie fasst die 3 Schwellkörper mit den dorsalen Blutgefäßen und Nerven zu einer Einheit zusammen. Sie ist mit dem *Lig. suspensorium penis* an der Symphysis pubica verankert.

5.8.8 Welche Mechanismen führen zur Erektion des Penis?

1. Die Erektion der Corpora cavernosa penis ist ein arterieller Stauungsvorgang: Nur der arterielle Blutdruck ermöglicht eine knorpelharte Schwellung. Teilvorgänge:
- *Öffnen der Aa. helicinae*: In den in Ruhe durch Intimapolster aktiv verschlossenen Sperrarterien erschlaffen die glatten Muskelzellen. Dadurch flachen sich die Intimapolster ab, und Blut schießt aus den Arterien ohne Zwischenschaltung von Kapillaren in die Kavernen ein.
- *Schließen arteriovenöser Anastomosen*: In Ruhe wird ein Teil des Blutes durch Direktverbindungen zwischen Arterien und Venen um die Schwellkörper herum geleitet. Diese Umgehungswege werden geschlossen.
- *Erschlaffen der glatten Muskeln in den Trabekeln* öffnet die Hohlräume.
- *Abklemmen der Trabekelvenen*: Diese durchsetzen die straffe bindegewebige Hülle der Schwellkörper schräg. Sie werden beim Spannen der Hülle abgeklemmt, z. T. auch durch aktive Drosselvorrichtungen verschlossen.
2. Das Corpus spongiosum penis wird lediglich venös gestaut und bleibt daher weich.
3. Gesteuert wird die Erektion durch parasympathische hemmende Impulse aus dem Sakralmark über die *Nn. splanchnici pelvici*. Sie führen zum Erschlaffen der glatten Muskeln in den Intimapolstern und Schwellkörpern. Die Erektion ist in erster Linie ein Entspannungs- und kein Anspannungsvorgang. Unabhängig von sexuellen Vorstellungen kommt es zur Erektion im Schlaf während der Traumphasen (REM-Phasen).Willentlich beeinflussbar ist der M. ischiocavernosus (über den N. pudendus): Er presst die Crura penis zusammen und erhöht damit kurzzeitig den Druck in den Corpora cavernosa penis.

5.8.9 Wie läuft der Samenerguss (Ejakulation) ab?

1. Nacheinander spritzen Prostata (1. Fraktion des Sperma), Samenleiter (2. Fraktion) und Bläschendrüsen (3. Fraktion) ihren Inhalt in die Urethra masculina. Das Volumen des Sperma hängt vor allem von der 1. + 3. Fraktion ab (es ist vermehrt bei Reizzuständen der Drüsen!). Gesteuert wird die Ejakulation durch den *Sympathikus:* Das Kerngebiet liegt im oberen Lendenmark. Die präganglionären Fasern werden in den Ganglia lumbalia + sacralia des Truncus sympathicus umgeschaltet. Die postganglionären Fasern gelangen über den Plexus hypogastricus inferior zum Plexus prostaticus + Plexus deferentialis.
2. Aus der Urethra masculina wird das Sperma durch rhythmische Kontraktionen der an die Membrana perinei angelagerten Muskeln, vor allem dem M. bulbospongiosus, nach außen geschleudert. Innervation: *N. pudendus* (er innerviert alle Muskeln der Regio urogenitalis).

5.9 Leitungsbahnen

5.9.1a Wie verlaufen die Aa. iliacae?

1. Die *A. iliaca communis* entsteht aus der Bifurcatio aortae auf Höhe von L_4 (Projektion unmittelbar links vom Nabel). Ohne Seitenäste teilt sie sich in die A. iliaca interna + externa ventral der Articulatio sacroiliaca am medialen Rand des M. psoas major. Die Aa. iliacae communes verlaufen lateral der gleichnamigen Venen. Die rechte A. iliaca communis überkreuzt beide Venen oder deren Zusammenfluss auf dem Weg nach lateral. Die linke A. iliaca communis wird von der A. + V. rectalis superior (aus der A. mesenterica inferior) und der Wurzel des Mesocolon sigmoideum überquert.
2. Die *A. iliaca externa* setzt die Verlaufsrichtung der A. iliaca communis fort. Ihr Puls ist über der Mitte des Lig. inguinale zu tasten. Sie liegt lateral der gleichnamigen Vene. Sie wird kranial vom Ureter, kaudal von der A. + V. ovarica bzw. A. + V. testicularis überkreuzt. Sie ändert in der Lacuna vasorum unter dem Lig. inguinale ihren Namen in A. femoralis. Kurz vorher gibt sie die A. epigastrica inferior und die A. circumflexa ilium profunda ab.

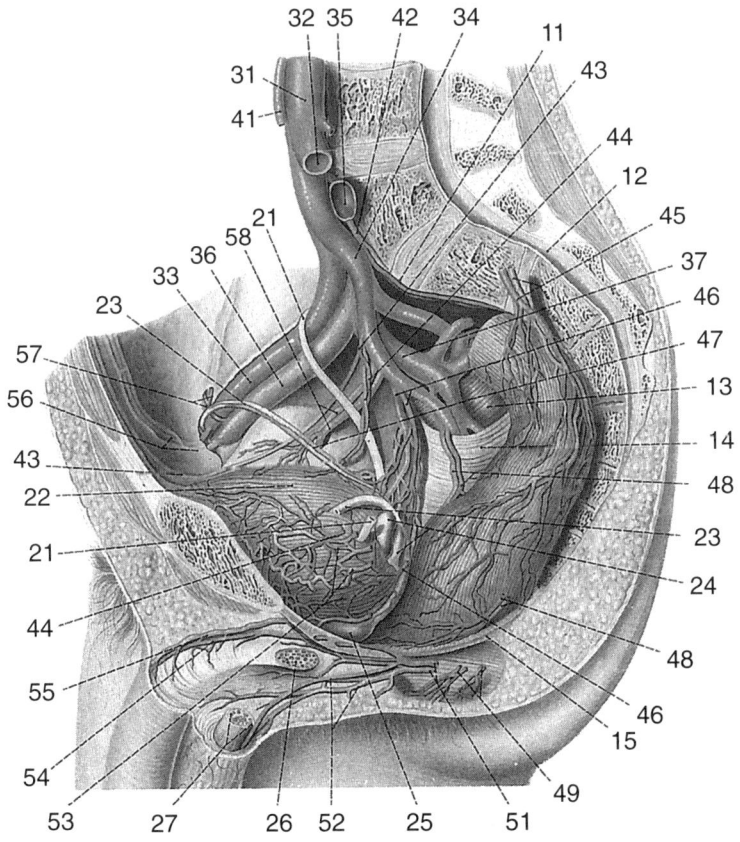

Abb. 5-11. Männlicher Beckensitus mit Blutgefäßen. Die linke Hälfte der Beckenwand ist entfernt.

1 Bewegungsapparat
11 Promontorium
12 Canalis sacralis
13 M. piriformis
14 M. ischiococcygeus [coccygeus]
15 M. levator ani

2 Eingeweide
21 Ureter
22 Vesica urinaria
23 Ductus deferens
24 Glandula vesiculosa [Glandula seminalis] [Vesicula seminalis]
25 Prostata
26 Corpus cavernosum penis
27 Funiculus spermaticus

3 Große Blutgefäße
31 Pars abdominalis aortae [Aorta abdominalis]
32 A. iliaca communis
33 A. iliaca externa
34 A. iliaca interna
35 V. iliaca communis
36 V. iliaca externa
37 V. iliaca interna

4/5 Mittlere Blutgefäße
41 A. mesenterica inferior
42 A. sacralis mediana
43 A. umbilicalis
44 A. + V. vesicalis superior
45 A. + V. rectalis superior
46 A. + V. vesicalis inferior
47 A. ductus deferentis
48 A. + V. rectalis media
49 A. + V. rectalis inferior
51 A. + V. pudenda interna
52 Rr. scrotales posteriores
53 Plexus venosus vesicalis
54 A. dorsalis penis
55 V. dorsalis superficialis penis
56 A. + V. epigastrica inferior
57 A. + V. circumflexa ilium profunda
58 A. + V. obturatoria

3. Die *A. iliaca interna* biegt ventral der Articulatio sacroiliaca ins kleine Becken ab und teilt sich an der seitlichen Beckenwand zunächst meist in 2 unbenannte Hauptäste, aus denen zahlreiche viszerale und parietale Seitenäste abgehen. Der Hauptstamm ist von Peritoneum bedeckt. In die Grube zwischen A. iliaca interna und externa (Fossa ovarica) ist bei der Frau das Ovarium eingebettet.

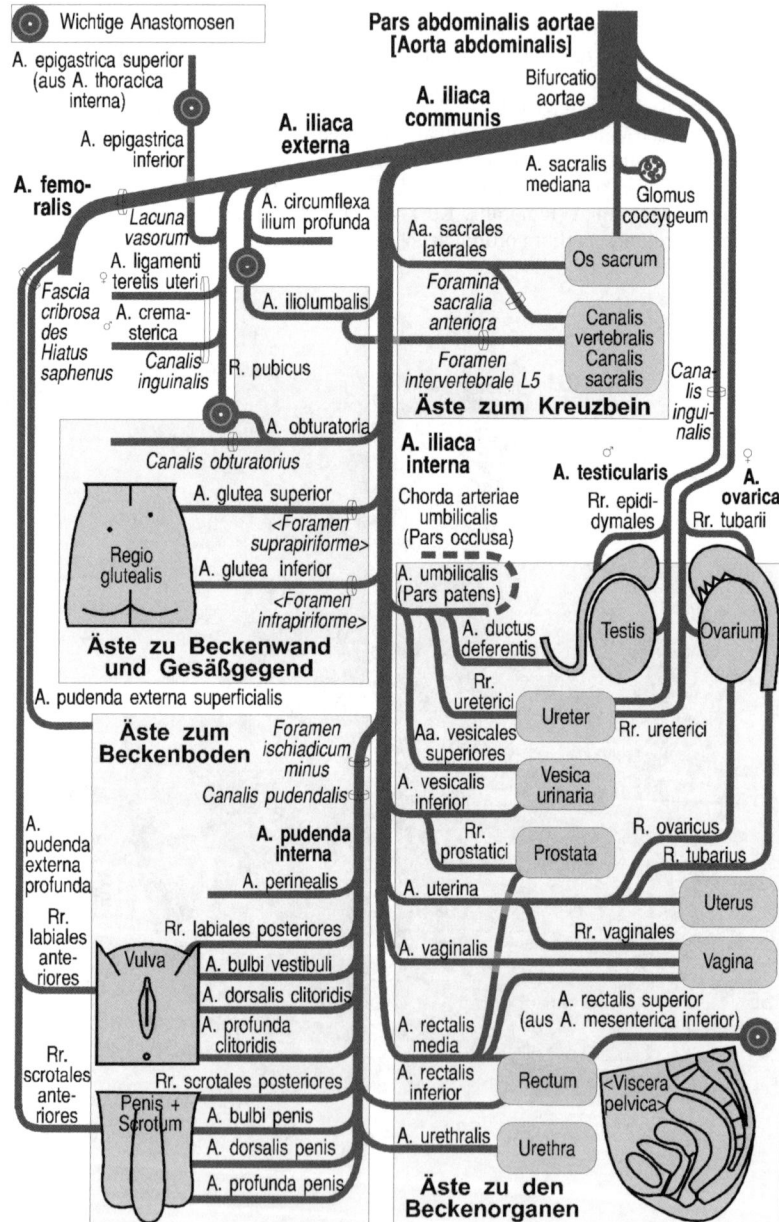

1. Parietale Äste:
- A. iliolumbalis
- A. sacralis lateralis
- A. glutea superior
- A. glutea inferior
- A. obturatoria
- A. pudenda interna

2. Viszerale Äste:
- A. umbilicalis
- A. vesicalis inferior
- A. uterina
- A. rectalis media

Tab. 5-18. Äste der A. iliaca interna.

Abb. 5-12. Schema der Verzweigung der A. iliaca interna.

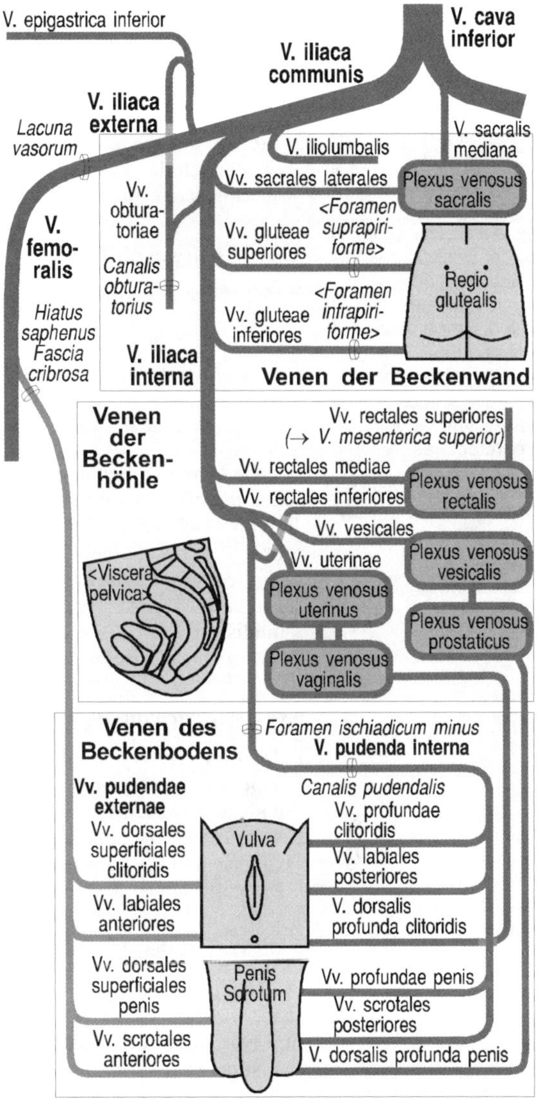

5.9.1b Wie verlaufen die Äste der A. iliaca externa?

1. *A. circumflexa ilium profunda* steigt zur Crista iliaca auf und versorgt Teile von Bauchwand und M. iliacus.
2. Die *A. epigastrica inferior* tritt in die Vagina musculi recti abdominis ein und anastomosiert hinter dem M. rectus abdominis mit der A. epigastrica superior (aus der A. thoracica interna), dadurch entsteht eine Längsverbindung in der vorderen Leibeswand zwischen Hals- und Beinarterien. Sie versorgt große Teile der unteren Bauchwand sowie mit der A. cremasterica den Funiculus spermaticus. Sie wirft die Plica umbilicalis lateralis auf, trennt dadurch die Fossa inguinalis medialis und lateralis und liegt deshalb lateral der direkten und medial der indirekten Leistenbrüche. Sie anastomosiert regelmäßig mit der *A. obturatoria* (aus der A. iliaca interna). Eine besonders starke Verbindung nennt man traditionell „Corona mortis", weil diese früher eine Gefährdung bei Leistenbruchoperationen bedeutete.

5.9.6 Welche autonomen Nerven findet man im kleinen Becken?

1. *Sympathikus*: Der *Truncus sympathicus* (Grenzstrang) setzt sich aus dem Lendenbereich in das kleine Becken fort. Auf der Facies pelvica des Os sacrum findet man medial der Foramina sacralia anteriora meist 4 *Ganglia sacralia* sowie ein unpaariges *Ganglion impar* auf dem Os coccygis. Aus diesen Ganglien entspringen die *Nn. splanchnici sacrales*.
2. *Parasympathikus*: Die *Nn. splanchnici pelvici* verlassen das Ruckenmark (Zellkörper des 1. Neurons in der *Zona intermedia* von S2–S5) mit der Radix anterior. Sie wurden früher auch *Nn. erigentes* genannt, weil sie u. a. Gefäße des Beckenbodens erweitern und damit die Erektion von Clitoris und Penis auslösen.
3. Gemischt: Der Plexus aorticus abdominalis setzt sich kaudal der Bifurcatio aortae in den *Plexus hypogastricus superior* fort. Je ein *N. hypogastricus* läuft rechts und links am Rectum vorbei zum *Plexus hypogastricus inferior [Plexus pelvicus]*, dieser gliedert sich auf zu: *Plexus rectalis medius + inferior, Plexus uterovaginalis* (Frankenhäuser-Plexus), *Plexus prostaticus, Plexus deferentialis, Plexus vesicalis*.

Abb. 5-13. Schema der Verzweigung der V. iliaca interna.

5.9.7a Wohin fließt das Blut aus der Dammgegend (Regio perinealis) ab?

1. Hauptabfluss: Die *V. pudenda interna* mündet in die V. iliaca interna, die Äste entsprechen denen der A. pudenda interna.
2. Nebenabflusswege gehen über die Venengeflechte der Beckenorgane (z. B. Plexus venosus prostaticus und Plexus venosus vaginalis) direkt zur V. iliaca interna und über die *Vv. pudendae externae* zur V. femoralis.

Parietale Lymphknoten entlang der Beckengefäße: • Nodi lymphoidei iliaci communes • Nodi lymphoidei iliaci interni • Nodi lymphoidei iliaci externi
Viszerale Lymphknoten der Beckenorgane: • Nodi lymphoidei paravesicales • Nodi lymphoidei parauterini • Nodi lymphoidei paravaginales • Nodi lymphoidei pararectales

Tab. 5-19. Lymphknotengruppen im oder am Rand des kleinen Beckens.

5.9.7b Woher kommen die Aa. + Vv. pudendae externae?

1. Die *Aa. pudendae externae* sind kleine Äste der A. femoralis unmittelbar kaudal des Lig. inguinale. Sie versorgen Teile der Regio inguinalis und der Ventralseite der Labia majora pudendi bzw. des Scrotum.
2. Die *Vv. pudendae externae* entsprechen den gleichnamigen Arterien und münden im Bereich des Hiatus saphenus entweder direkt in die V. femoralis oder über die V. saphena magna.

5.9.7c Wo liegen die regionären Lymphknoten der Dammgegend?

1. Der Hauptabfluss der Lymphe geht zu den *Nodi lymphoidei inguinales superficiales*.
2. Die Nebenabflusswege folgen den Lymphbahnen der angrenzenden Organe (Urethra, Vagina, Rectum) ins kleine Becken.

5.9.7d Wie verläuft und verzweigt sich der N. pudendus?

Er entstammt den Segmenten S_2–S_4 des *Plexus sacralis* und begleitet die A. + V. pudenda interna durch die infrapiriforme Abteilung des Foramen ischiadicum majus um die Spina ischiadica herum in das Foramen ischiadicum minus und weiter in den Canalis pudendalis. Seine Äste entsprechen etwa den Gefäßästen:
1. *Nn. rectales inferiores* zum M. sphincter ani externus.
2. *Nn. perineales* zur Haut der Regio perinealis und zu den Muskeln der Regio urogenitalis.
3. *N. dorsalis clitoridis* bzw. *N. dorsalis penis*: zur Haut von Clitoris bzw. Penis.

5.9.7e Wie wird die Dammgegend sensorisch innerviert?

1. *Aus dem Plexus lumbalis*: Der *N. ilioinguinalis* und der *R. genitalis* des *N. genitofemoralis* versorgen den Mons pubis und die ventralen Hälften der Labia majora pudendi bzw. die Ventralseite des Scrotum.
2. *Aus dem Plexus sacralis*: Der *N. pudendus* innerviert die Clitoris, das Vestibulum vaginae und die dorsalen Hälften der Labia majora pudendi bzw. den Penis und die Dorsalfläche des Scrotum.

5.9.7f Was ist der Alcock-Kanal (Canalis pudendalis)?

Die Gefäß-Nerven-Straße in der Lateralwand der Fossa ischioanalis beginnt am Foramen ischiadicum minus und verläuft dann, eingeschlossen in die Fascia obturatoria, zum Dorsalrand der Membrana perinei. Sie enthält die A. + V. pudenda interna und den N. pudendus.

6 Kopf I
6.1 Gliederung und Entwicklung

6.1.2/3 Wie entwickeln sich die Schädelknochen?

1. *Deckknochen* (membranöse = desmale Ossifikation) sind das Schädeldach und ein Großteil des Gesichtsschädels.
2. *Ersatzknochen* (chondrale Ossifikation) sind Schädelbasis und Nasenmuscheln.
3. Die Lufträume in den Schädelknochen (Nasennebenhöhlen, Warzenfortsatzzellen) entstehen größtenteils erst nach der Geburt.
4. Die bindegewebigen Nähte (Suturen) zwischen den Knochen des Schädeldachs lassen ausgedehnte Verformungen des Schädels bei der Geburt und die Anpassung an das Wachstum des Gehirns zu.
5. Die Schädelentwicklung ist abhängig von der Gehirnentwicklung. Bei Entwicklungsstörungen des Gehirns ist auch der Schädel missgebildet (z. B. Anencephalus, Hydrocephalus).

| 1. Gehirnschädel (*Neurocranium*): • Schädeldach (*Calvaria*) • Schädelbasis (*Basis cranii*) • Schädelhöhle (*Cavitas cranii*) |
| 2. Gesichtsschädel (*Viscerocranium*): • Augenhöhle (*Orbita*) • Nasenhöhle (*Cavitas nasi*) • Mundhöhle (*Cavitas oris*) |

Tab. 6-1. Gliederung des Schädels.

6.1.4a Wie vollzieht sich die Frühentwicklung des Zentralnervensystems?

1. *Neuralplatte*: In der 3. Entwicklungswoche bildet sich eine mediane Verdickung im Rückenektoderm.
2. *Neuralrinne*: Die Ränder der Neuralplatte wachsen als Neuralwülste intensiv nach dorsal. Zwischen ihnen bleibt eine mediane Rinne zurück.
3. *Neuralrohr*: Am Anfang der 4. Entwicklungswoche wachsen die dorsalen Ränder der Neuralwülste aufeinander zu und verschmelzen, dorsal vom Neuralrohr vereinigt sich das Oberflächenektoderm wieder.
4. *Hirnbläschen*: Im kranialen Teil des Neuralrohrs erweitern sich 3 Bereiche:
- Vorderhirnbläschen (Prosencephalon): das spätere Großhirn und Zwischenhirn.
- Mittelhirnbläschen (Mesencephalon): Aus ihm entsteht das Mittelhirn.
- Rautenhirnbläschen (Rhombencephalon): Brücke + Kleinhirn + verlängertes Mark.
5. *Neuralleiste*: Aus dem Neuralrohr wandern Zellen aus und bilden paarige Leisten zwischen Rückenektoderm und Neuralrohr.

6.1.4b Welche Wandschichten bilden sich um den Neuralkanal?

Lebhafte Zellteilungen im Neuralrohrepithel führen zu 3 Schichten:
- In der *ventrikulären Zone* entstehen die Proneurone, die Vorläuferzellen der Neurone. Diese Zone bildet sich später zum Ependym zurück.
- Die *Mantelzone* (Intermediärzone) besteht aus Proneuronen, die aus der ventrikulären Zone ausgewandert sind (die spätere graue Substanz).
- In der *Marginalzone* liegen die Zellfortsätze der Proneuronen (die spätere weiße Substanz).

6.1.5a Wie entwickelt sich das Rückenmark?

1. Der Neuralkanal wird zum *Canalis centralis*.
2. Die Mantelschicht wächst besonders ventrolateral und dorsolateral. Auf dem Querschnitt folgen von dorsal nach ventral 4 Platten:
- Deckplatte: dünn, Ependym,
- Flügelplatte: dorsolateral, die spätere Hintersäule, sensorischer Bereich,
- Grundplatte: ventrolateral, die spätere Vordersäule, motorischer Bereich,
- Bodenplatte: dünn, Ependym.
3. Die Grundplatten wachsen an der Bodenplatte (und der A. spinalis anterior) vorbei nach vorn, dadurch entsteht die *Fissura mediana anterior*. Die Flügelplatten legen sich dorsal der Deckplatten aneinander und bilden das *Septum medianum dorsale*.

| 1. *Neuroblasten* der Spinalganglien und Ganglien der Hirnnerven |
| 2. *Sympathikoblasten* + *Chromaffinoblasten* (Nebennierenmark) |
| 3. Periphere *Glioblasten* (→ Mantelzellen der Ganglienzellen), *Neurolemmoblasten* (→ Schwann-Zellen) |
| 4. *Mesektoderm*: Das Ektoderm übernimmt im Kopfbereich Aufgaben, die sonst vom Mesoderm wahrgenommen werden: Schädelknochen, Muskeln, Hirnhäute, Zahnbein |
| 5. *Melanoblasten* (→ Melanozyten der Oberhaut) |

Tab. 6-2. Abkömmlinge der Neuralleiste.

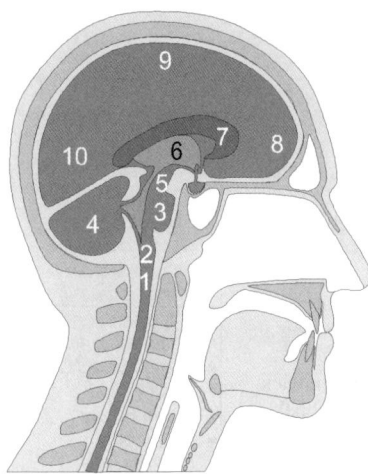

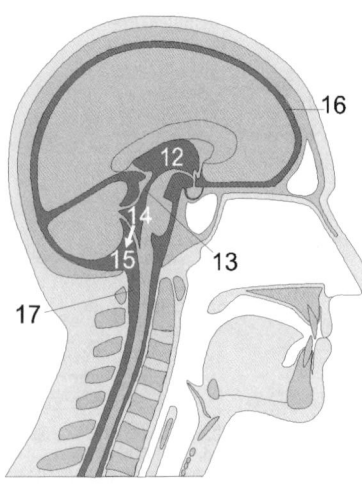

Abb. 6-1. Überblick über das Gehirn (oben) und die Liquorräume (unten).

1 Medulla spinalis
2–4 Rhombencephalon
2 Myelencephalon [Medulla oblongata]
3 Pons
4 Cerebellum
5 Mesencephalon
6 Diencephalon
7–10 Telencephalon [Cerebrum]
7 Corpus callosum
8 Lobus frontalis
9 Lobus parietalis
10 Lobus occipitalis
12–14 Innere Liquorräume
12 Ventriculus tertius
13 Aqueductus mesencephali [cerebri]
14 Ventriculus quartus
14–16 Äußere Liquorräume
15 Cisterna cerebellomedullaris posterior [Cisterna magna]
16 Spatium subarachnoideum [leptomeningeum] (in der Cavitas cranii)
17 Spatium subarachnoideum [leptomeningeum] (im Canalis vertebralis)

6.1.5b Wie entwickeln sich die Spinalnerven?

Aus der Grundplatte (Vorderhorn) entsenden Proneurone (motorische) Fortsätze zu den Muskeln, aus der Neuralleiste (Spinalganglion) legen sich (sensorische) Fortsätze an. Der 2. Fortsatz der Spinalganglienzelle wächst in die Flügelplatte (Hinterhorn) ein, damit hat jeder Spinalnerv 2 Wurzeln (*Radix motoria + sensoria*) vom bzw. zum Rückenmark. Ab dem 4. Entwicklungsmonat wickeln aus der Neuralleiste ausgewanderte Neurolemmoblasten Markscheiden um die Nervenfasern.

6.1.6a Wie entwickelt sich das Rhombencephalon weiter?

Durch die Brückenbeuge wird das Rautenhirn geteilt in:
1. *Myelencephalon [Medulla oblongata]:* Im verlängerten Mark ist der Grundbauplan des Rückenmarks erhalten, jedoch die Seitenwand des Neuralrohrs buchartig aufgeklappt, dadurch liegen Grund- und Flügelplatten nebeneinander und somit die motorischen Kerngebiete medial, die sensorischen lateral.
2. *Metencephalon,* 2 Teile:
- Brücke (*Pons*): Grund- und Flügelplatten liegen schräg hintereinander, vor der Grundplatte bildet sich eine mächtige Randschicht mit Bahnen vom Großhirn zu Kleinhirn und Rückenmark.
- Kleinhirn (*Cerebellum*): Die Hinterenden der Flügelplatten wachsen als Rautenhirnlippen stark aus und vereinigen sich. Am Ende des 3. Entwicklungsmonats ist das Kleinhirn in den unpaaren Kleinhirnwurm und die paarigen Kleinhirnhemisphären gegliedert.

Der Neuralkanal im Rautenhirn wird zur 4. Hirnkammer (mit rautenförmigem Boden).

6.1.6b Wie entwickelt sich das Mesencephalon weiter?

Der Neuralkanal im Mittelhirn wird zum „Wasserleiter" (*Aqueductus mesencephali [cerebri]*). Die sensorischen Flügelplatten bilden dorsal das „Mittelhirndach" (*Tectum mesencephali*) mit der Vierhügelplatte. Aus den motorischen Grundplatten geht in der Mitte des Querschnitts die „Mittelhirnhaube" (*Tegmentum mesencephali*) hervor. Die Randschicht vor der Grundplatte ist durch zahlreiche Bahnen zu 2 Großhirnstielen (*Pedunculi cerebri*) verdickt.

6.1.6c Was gehört zum Hirnstamm (Truncus encephali)?

Der *Truncus encephali* ist nach der anatomischer Nomenklatur definiert als verlängertes Mark + Brücke + Mittelhirn, also Gehirn ohne Großhirn, Zwischenhirn und Kleinhirn. In der Klinik werden z. T. davon abweichend auch noch das Zwischenhirn und evtl. sogar die Basalganglien („Stammganglien") mit einbezogen.

6.1.7a Wie entwickelt sich das Prosencephalon weiter?

Das Vorderhirn gliedert sich in das unpaarige mittlere Zwischenhirn und die paarigen seitlichen Endhirnbläschen:
1. Das Zwischenhirn (*Diencephalon*) bildet nur 1 Deck- + 2 Flügelplatten aus. Aus der Deckplatte entsteht der Epithalamus mit der Zirbeldrüse. Die Flügelplatte wird durch eine Rinne in der Wand der 3. Hirnkammer geteilt in den *Thalamus* (wichtige Schaltstelle sensorischer Bahnen) und den *Hypothalamus* (vegetative Zentren).

2. Beim Endhirn (*Telencephalon*) sind die paarigen Großhirnhemisphären durch unpaarige Kommissuren verbunden. Aus dem Hohlraum der Endhirnbläschen gehen die Seitenventrikel hervor. In deren Wand entstehen die Basalganglien (*Nuclei basales*). Die Großhirnrinde (*Cortex cerebri*) wächst rasch: Sie überlagert im 3. Entwicklungsmonat das Zwischenhirn, im 6. das Mittelhirn, im 8. das Kleinhirn. Über der Insel schließen sich Stirn-, Scheitel- und Schläfenlappen bis auf den *Sulcus lateralis*.

6.1.7b Wie entwickelt sich die Hirnanhangsdrüse (Hypophyse)?

Die Hirnanhangsdrüse geht aus 2 getrennten Anlagen hervor:
1. Zum Vorderlappen (*Adenohypophyse*) stülpt sich aus dem Mundhöhlendach (Ektoderm des Stomatodeum) die Rathke-Tasche in Richtung Zwischenhirn aus.
2. Der Hinterlappen (*Neurohypophyse*) stammt aus dem Boden der 3. Hirnkammer. Er legt sich an die Rathke-Tasche an.

I	N. olfactorius	von der Riechschleimhaut der Nase zum Großhirn
II	N. opticus	von Netzhaut zum Zwischenhirn
III	N. oculomotorius	zu 4 äußeren und 2 inneren Augenmuskeln sowie zum M. levator palpebrae superioris
IV	N. trochlearis	zum M. obliquus superior
V	N. trigeminus	mit 3 Hauptästen (*N. ophthalmicus + N. maxillaris + N. mandibularis*) sensorisch von Gesichtshaut, Nasen- und Mundhöhle, motorisch zu den Kaumuskeln
VI	N. abducens	zu M. rectus lateralis
VII	N. facialis	motorisch zu mimischen Muskeln, *N. intermedius* sekretorische Fasern für Drüsen des Gesichtsbereichs (ohne Parotis) + Geschmacksfasern für vordere ⅔ der Zunge
VIII	N. vestibulocochlearis	sensorisch von Gleichgewichtsapparat (*N. vestibularis*) und Hörorgan (*N. cochlearis*)
IX	N. glossopharyngeus	sensorisch und motorisch zum Rachen, sekretorisch zur Ohrspeicheldrüse, Geschmacksfasern vom hinteren Zungendrittel
X	N. vagus	sensorisch und motorisch zu Kehlkopf und Rachen, parasympathisch zu Brust- und Bauchorganen
XI	N. accessorius	motorisch zu M. sternocleidomastoideus + trapezius
XII	N. hypoglossus	motorisch zur Zunge

Tab. 6-3. Kurze Charakterisierung der 12 Hirnnerven.

6.2 Schädel (Cranium)

6.2.1a Welche Schädelnähte (*Suturae cranii*) sind besonders wichtig?

1. Kranznaht (*Sutura coronalis*): zwischen Stirnbein und Scheitelbeinen.
2. Pfeilnaht (*Sutura sagittalis*): zwischen den beiden Scheitelbeinen.
3. Lambdanaht (*Sutura lambdoidea*): zwischen Scheitelbeinen und Hinterhauptbein.
4. Stirnnaht (*Sutura frontalis*): in der Mitte der Stirnschuppe.
5. Schuppennaht (*Sutura squamosa*): zwischen Scheitelbein und Schläfenbein.

6.2.1b Was sind die Fontanellen (Fonticuli)?

6 größere Lücken zwischen den Schädelknochen des Neugeborenen, die nur durch Bindegewebe verschlossen sind:
1. Vordere (große) Fontanelle (*Fonticulus anterior*): an der Vereinigung von Kranznaht, Pfeilnaht und Stirnnaht (rautenförmig).
2. Hintere (kleine) Fontanelle (*Fonticulus posterior*): an der Vereinigung von Pfeil- und Lambdanaht (dreieckig).
3. Vordere Seitenfontanelle (*Fonticulus sphenoidalis [anterolateralis]*): zwischen Stirnbein, Scheitelbein und großem Keilbeinflügel.
4. Hintere Seitenfontanelle (*Fonticulus mastoideus [posterolateralis]*): zwischen Scheitelbein, Hinterhauptbein und Warzenfortsatz.

1. Scheitelbein (*Os parietale*)
2. Stirnschuppe (*Squama frontalis*)
3. Schläfenschuppe (*Pars squamosa*)
4. Hinterhauptschuppe (*Squama occipitalis*)
5. Großer Keilbeinflügel (*Ala major*)

Tab. 6-4. Knochen des Schädeldachs.

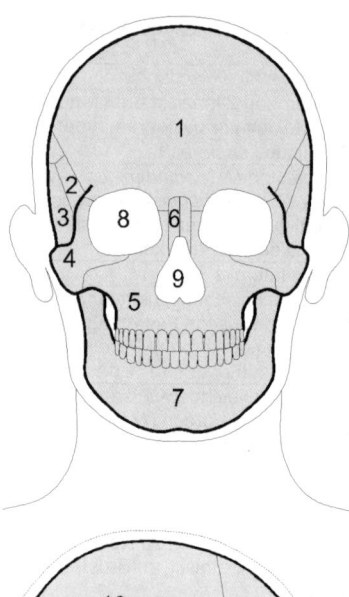

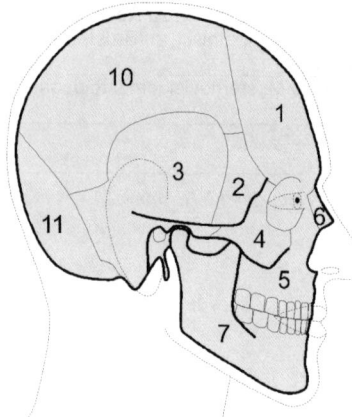

Abb. 6-2. Schädel des Erwachsenen von vorn und von der Seite.

1 Os frontale
2 Ala major des Os sphenoidale
3 Os temporale
4 Os zygomaticum
5 Maxilla
6 Os nasale
7 Mandibula
8 Orbita
9 Apertura piriformis
10 Os parietale
11 Os occipitale

6.2.2a Welche Schichten hat das Schädeldach (Calvaria)?

1. *Pericranium*: Das äußere Periost ist mit den Schädelnähten fest verwachsen, vom Knochen aber leicht zu lösen.
2. *Lamina externa*: die äußere kompakte Knochenschicht.
3. *Diploe*: Der aufgelockerte Knochen enthält kleine Hohlräume zwischen den massiven Knochenbälkchen. Sie werden von einem Kanalsystem für die Diploevenen durchzogen, das als „Klimaanlage" für das Gehirn wirkt, indem es sowohl Unterkühlung als auch Überhitzung des Schädeldachs verhütet.
4. *Lamina interna*: innere kompakte Knochenschicht. Die Arterien der Dura mater prägen tiefe Rinnen ein.
5. *Dura mater cranialis [encephali]*: Die harte Hirnhaut ist zugleich inneres Periost.

6.2.2b Welche Venen durchziehen das Schädeldach?

1. Die *Diploevenen* bilden 4 größere Stämme in der Diploe. Sie sind sowohl mit den Sinus durae matris als auch mit den Venen der Kopfhaut verbunden.
2. Die *Emissarienvenen* sind Abflüsse aus Diploevenen zu Kopfhautvenen. Am mazerierten Schädel sind Löcher für größere Emissarienvenen zu sehen: das *Foramen parietale* neben der Sutura sagittalis, das *Foramen mastoideum* am Warzenfortsatz und der *Canalis condylaris* hinter dem Condylus occipitalis.
3. Weitere Abflüsse aus Diploevenen gehen durch Kanäle der Schädelbasis: *Plexus venosus caroticus internus, Plexus venosus foraminis ovalis, Plexus venosus canalis nervi hypoglossi*.

6.2.3 Was ist die Kopfschwarte?

Die funktionelle Einheit von Haut, Unterhaut und Sehnenhaube: Die Sehnenhaube (*Galea aponeurotica [Aponeurosis epicranialis]*) ist eine Sehnenplatte, in die rundherum Muskeln (*M. epicranius*) einstrahlen, z. B. der *Venter frontalis* des *M. occipitofrontalis* = „Stirnrunzler", Innervation: *N. facialis* (VII). Lockeres *subaponeurotisches Bindegewebe* verbindet die Sehnenhaube mit dem Pericranium. Das Haupthaar bilden besonders lange und kräftige Terminalhaare.

1. Die Arterien der Kopfschwarte sind Äste der *A. carotis externa*: z. B. *A. temporalis superficialis* (ihr Stirnast ist oft gut sichtbar) und *A. occipitalis* (sie verzweigt sich mit dem N. occipitalis major).
2. Das venöse Blut fließt überwiegend zur V. jugularis interna ab.
3. Sensorische Innervation:
- *N. frontalis* (aus V_1) Stirnhaut bis Scheitelhöhe,
- *N. auriculotemporalis* (aus V_3) vordere Schläfengegend,
- *N. occipitalis major* (aus C_2) Hinterkopf bis Scheitelhöhe,
- *N. occipitalis minor* (aus Plexus cervicalis) kleines Gebiet hinter dem Ohr.

6.2.6a Wie sind die Schädelgruben abgegrenzt, welche Hirnteile liegen in ihnen?

1. Die *Ala minor* (kleiner Keilbeinflügel) trennt die Fossa cranii anterior und media, das *Dorsum sellae* und der *Margo superior partis petrosae* (Oberkante des Felsenbeins) die Fossa cranii media und posterior.
2. In der vorderen Schädelgrube liegt der Lobus frontalis des Großhirns, in der mittleren liegen der Lobus temporalis und die Hypophyse (in der Fossa hypophysialis), in der hinteren der Hirnstamm und das Kleinhirn.

6.2.6b Welche Gefäß- und Nervenkanäle findet man an der Schädelbasis (Basis cranii)?

1. Vordere Schädelgrube (Fossa cranii anterior):
- *Lamina cribrosa* (Siebplatte): für N. olfactorius (I) + A. ethmoidalis anterior (aus A. ophthalmica).
- *Canalis opticus* (Sehnervkanal): für N. opticus (II) + A. ophthalmica (aus A. carotis interna).
2. Mittlere Schädelgrube (Fossa cranii media):
- *Fissura orbitalis superior* (obere Augenhöhlenspalte): für N. oculomotorius (III) + N. trochlearis (IV) + N. abducens (VI) + N. ophthalmicus (V$_1$) + V. ophthalmica superior.
- *Foramen rotundum* (rundes Loch): für N. maxillaris (V$_2$).
- *Foramen ovale* (ovales Loch): für N. mandibularis (V$_3$).
- *Foramen spinosum* (Dornloch): für A. meningea media (aus A. maxillaris).
- *Canalis caroticus* (Karotiskanal): für A. carotis interna + Plexus caroticus internus (sympathisch).
3. Hintere Schädelgrube (Fossa cranii posterior):
- *Meatus acusticus internus* (innerer Gehörgang): für N. facialis (VII) + N. vestibulocochlearis (VIII) + A. labyrinthi (aus A. basilaris).
- *Foramen jugulare* (Drosselloch): für N. glossopharyngeus (IX) + N. vagus (X) + N. accessorius (XI) + Sinus sigmoideus (setzt sich fort als V. jugularis interna) + A. meningea posterior (aus A. pharyngea ascendens).
- *Canalis nervi hypoglossi* (Kanal des Unterzungennervs): für N. hypoglossus (XII).
- *Foramen magnum* (großes Loch): für Übergang vom Rückenmark in verlängertes Mark + Radix spinalis des N. accessorius (XI) + Aa. vertebrales + A. spinalis anterior (unpaar) + Aa. spinales posteriores + Venengeflecht.

6.2.8 Was ist die Fossa pterygopalatina?

Die Flügelgaumengrube ist eine wichtige Verteilstation für Blutgefäße (*A. maxillaris*) und Nerven (*N. maxillaris*, V$_2$) mit dem parasympathischen *Ganglion pterygopalatinum*. Die Grenzen bilden: vorn die Maxilla (Hinterwand der Kieferhöhle), dorsal der Processus pterygoideus, medial das Os palatinum (Lamina perpendicularis) und lateral die Fissura pterygomaxillaris zwischen *Processus pterygoideus* und Oberkiefer.

6.2.9 Durch welche Schwachstellen laufen bevorzugt Frakturlinien bei Schädelbasisbrüchen?

1. *Vordere Schädelgrube:* Der Längsbruch (beim Aufschlag auf die Stirn) geht durch die Lamina cribrosa des Siebbeins oder das (oft papierdünne) Dach von Stirnhöhle und Augenhöhle, dabei können Riechnerven und Sehnerv verletzt werden. Bei Riss der Hirnhäute kann Liquor cerebrospinalis durch die Nasenhöhle ablaufen.

1. **Os frontale** (Stirnbein):   • *Squama frontalis* (Stirnbeinschuppe)   • *Pars orbitalis* (Augenhöhlendach)   • *Sinus frontalis* (Stirnhöhle)
2. **Os ethmoidale** (Siebbein):   • *Lamina cribrosa* (für Riechnerven)   • *Crista galli* (für Falx cerebri)   • *Lamina perpendicularis* (Teil der knöchernen Nasenscheidewand)   • *Labyrinthus ethmoidalis* (Siebbeinzellen + obere + mittlere Nasenmuschel)
3. **Os sphenoidale** (Keilbein):   • *Corpus* (unpaarig) mit *Sella turcica* (Türkensattel mit *Fossa hypophysialis*), *Sinus sphenoidalis* (Keilbeinhöhle)   • *Ala major* mit *Foramen rotundum + ovale + spinosum,* durch *Fissura orbitalis superior* getrennt von   • *Ala minor* mit *Canalis opticus*   • *Processus pterygoideus* (Ursprung von M. pterygoideus medialis + lateralis)
4. **Os occipitale** (Hinterhauptbein):   • *Squama occipitalis* (Hinterhauptschuppe) mit *Protuberantia occipitalis externa*   • *Foramen magnum*   • *Condylus occipitalis* (Gelenkfortsatz für Atlantookzipitalgelenk) mit *Canalis nervi hypoglossi*
5. **Os temporale** (Schläfenbein):   • *Pars squamosa* (Schläfenschuppe) mit *Processus zygomaticus* (Jochfortsatz) und *Fossa mandibularis* (Kiefergelenkpfanne)   • *Pars tympanica* (knöcherne Wand des Meatus acusticus externus)   • *Pars petrosa* (Felsenbein) mit *Labyrinthus osseus* (für Innenohr), *Cavitas tympani* (Paukenhöhle für Mittelohr), *Processus mastoideus* (Warzenfortsatz) mit *Cellulae mastoideae*, *Processus styloideus* (Griffelfortsatz), *Canalis musculotubarius, Canalis caroticus, Canalis nervi facialis, Meatus acusticus internus*

Tab. 6-5. Knochen der Schädelbasis mit den wichtigsten Teilstrukturen.

1.	*Foramen sphenopalatinum*: medial, zur Cavitas nasi
2.	*Fissura pterygomaxillaris*: lateral, zur Fossa infratemporalis
3.	*Fissura orbitalis inferior*: kranial, zur Orbita
4.	*Sulcus + Canalis infraorbitalis*: kranial-ventral, zur Orbita und weiter zum Gesicht
5.	*Foramen rotundum*: kranial-dorsal, zur Fossa cranii media
6.	*Canalis pterygoideus*: dorsal, zur Unterseite der Schädelbasis
7.	*Canalis palatinus major*: kaudal, zur Cavitas oris propria
8.	*Canales alveolares*: kaudal-ventral, zu Zahnfächern des Oberkiefers

Tab. 6-6. Ausgänge der Fossa pterygopalatina.

1. *Maxilla* (Oberkiefer):   • *Corpus maxillae* mit *Sinus maxillaris* (Kieferhöhle), *Foramen infraorbitale*   • Vier Fortsätze: *Processus frontalis* + *zygomaticus* + *palatinus* + *alveolaris*
2. *Mandibula* (Unterkiefer):   • *Corpus mandibulae* mit *Pars alveolaris* (Alveolarteil mit Zahnfächern)   • *Angulus mandibulae* (Kieferwinkel)   • *Ramus mandibulae* mit *Processus coronoideus* (Kronenfortsatz, Ansatz des M. temporalis) und *Processus condylaris* (Gelenkfortsatz) mit *Caput mandibulae* (für Kiefergelenk)   • *Canalis mandibulae*: Gefäß- und Nervenkanal (A. + N. alveolaris inferior) zwischen *Foramen mandibulae* und *Foramen mentale*
3. *Os palatinum* (Gaumenbein):   • *Lamina horizontalis* (hinterer Teil des knöchernen Gaumens)   • *Lamina perpendicularis* (Teil der seitlichen Nasenwand und kleines Stück vom Boden der Augenhöhle)
4. *Os zygomaticum* (Jochbein)
5. *Os nasale* (Nasenbein)
6. *Os lacrimale* (Tränenbein)
7. *Concha nasalis inferior* (Knochen der unteren Nasenmuschel)
8. *Vomer* (Pflugscharbein, hinterer unterer Teil der Nasenscheidewand)

Tab. 6-7. Knochen des Gesichtsschädels mit wichtigsten Teilstrukturen.

1. Pachymeninx (harte Hirnhaut i.w.S.):   Das innere Periost des Schädels ist bis auf die Blutleiter des Gehirns (Sinus durae matris) verschmolzen mit der *Dura mater* (harte Hirnhaut i. e. S.)
2. Leptomeninx (weiche Hirnhaut i.w.S.):   • *Arachnoidea mater* (Spinnwebenhaut)   • *Pia mater* (weiche Hirnhaut i.e.S.)

Tab. 6-8. Gliederung der Hirnhäute.

2. *Mittlere Schädelgrube:* Der Querbruch (bei seitlichem Aufprall) läuft von den Nervenaustrittsstellen der einen Seite durch die Hypophysengrube zu denen der anderen, dabei können Augenmuskelnerven (besonders N. abducens) verletzt werden.
3. Die hintere Schädelgrube ist relativ stabil.

6.3 Hirnhäute und Liquorräume

6.3.1 Welche Räume umschließen die Hirnhäute?

1. Der Epiduralraum (*Spatium epidurale [peridurale]*) entsteht im Schädelinneren (anders als beim Rückenmark!) erst, wenn die Dura mater durch eine Blutung (meist aus der A. meningea media) von Schädelknochen abgehoben wird.
2. Der Subduralraum (*Spatium subdurale*) ist ein kapillarer Spalt zwischen harter Hirnhaut und Spinnwebenhaut.
3. Der Subarachnoidealraum (*Spatium subarachnoideum [leptomeningeum]*) ist der Liquorraum zwischen Arachnoidea und Pia mater.

6.3.2 Wie ist die Dura mater cranialis [encephali] gebaut?

Die harte Hirnhaut aus zugfestem geflechtartigen kollagenen Bindegewebe ist zugleich straffe Hülle des Gehirns und innere Knochenhaut der Schädelknochen. Sie bedeckt die gesamte Innenfläche der Schädelhöhle. Frei in die Schädelhöhle ragende Scheidewände verspannen den Schädel und wirken übermäßigen Verformungen entgegen:

1. Die mediane *Falx cerebri* (Großhirnsichel) trennt die Großhirnhemisphären. Sie strahlt dorsal in das Kleinhirnzelt ein.
2. Das *Tentorium cerebelli* (Kleinhirnzelt) trennt Großhirn und Kleinhirn. Vorn ist es bogenförmig für den Hirnstamm ausgeschnitten (Tentoriumschlitz).
3. Die mediane *Falx cerebelli* (Kleinhirnsichel) ragt nur wenig in die hintere Schädelgrube vor.
4. Das *Diaphragma sellae* (Türkensatteldach) spannt sich über die Hypophysengrube. Es hat eine zentrale Öffnung für den Hypophysenstiel.

6.3.3 Was sind die Sinus durae matris (Blutleiter der harten Hirnhaut)?

Sie entsprechen Venen, die gewissermaßen zwischen Periost und Dura liegen. Ihre Lichtung ist ständig gleichmäßig offen. Sie haben keine Venenklappen, deshalb ist der Blutabfluss bei Kopftieflagerung erschwert. Sie nehmen Blut aus Gehirn, Augenhöhle und Innenohr auf. Der Hauptabfluss geht über den Sinus sigmoideus durch das Foramen jugulare in die V. jugularis interna. Nebenabflüsse gehen über die Emissarienvenen zu Venen der Kopfhaut, besonders stark ist die V. emissaria mastoidea.
1. *Sinus sagittalis superior*: an der Oberkante der Großhirnsichel, nimmt die Vv. superiores cerebri auf.
2. *Sinus sagittalis inferior*: an der freien Innenkante der Großhirnsichel.
3. *Sinus rectus*: wo Großhirnsichel und Kleinhirnzelt zusammentreffen, er ist die Fortsetzung der V. magna cerebri.
4. *Sinus transversus*: an der Hinterkante des Kleinhirnzelts, nimmt die Vv. inferiores cerebri und die Vv. cerebelli auf.

5. *Sinus sigmoideus*: zwischen Sinus transversus und Foramen jugulare, er prägt eine tiefe Rinne in die Schädelhöhlenseite des Warzenfortsatzes ein (Übergreifen einer Mastoiditis ist möglich!).
6. *Sinus cavernosus*: neben der Hypophyse, nimmt die V. ophthalmica superior auf. Er wird von der A. carotis interna, dem Plexus caroticus internus und den Hirnnerven III + IV + V1 + VI durchzogen.
7. *Sinus petrosus superior* + *inferior* verbinden den Sinus cavernosus und den Sinus sigmoideus am Felsenbein.
8. *Confluens sinuum*: am Zusammentreffen von Sinus sagittalis superior, Sinus rectus und Sinus occipitalis.

6.3.4a Wie sind die weichen Hirnhäute gebaut?

1. *Arachnoidea mater cranialis [encephali]* (Spinnwebenhaut): Die durchscheinend dünne bindegewebige Membran liegt der Dura mater mit einer endothelartigen Oberfläche an. Zur Pia mater erstrecken sich lockere Bindegewebebälkchen (*Trabeculae arachnoideae*) durch den Liquorraum.
2. *Pia mater cranialis [encephali]* (weiche Hirnhaut i.e.S.): Lockeres Bindegewebe liegt der Oberfläche des Gehirns (Membrana limitans glialis superficialis) unmittelbar an, auch in den Furchen zwischen den Hirnwindungen (im Gegensatz zur Arachnoidea mater, die die Furchen überbrückt).

6.3.4b Was ist das Spatium subarachnoideum [leptomeningeum]?

Der Subarachnoidealraum ist der äußere Liquorraum zwischen Arachnoidea und Pia mater. In ihm verlaufen die Blutgefäße der Großhirnoberfläche. Er ist an einigen Stellen zu Zisternen erweitert: Die größte davon ist die *Cisterna cerebellomedullaris posterior [Cisterna magna]* zwischen Kleinhirn und Hinterseite des Myelencephalon [Medulla oblongata]. Sie ist etwa 2 cm tief. Aus ihr kann man Liquor durch Subokzipitalpunktion gewinnen. Weitere wichtige Zisternen sind die *Cisterna fossae lateralis cerebri* mit der A. cerebri media, die *Cisterna chiasmatica* und die *Cisterna interpeduncularis* mit dem N. oculomotorius.

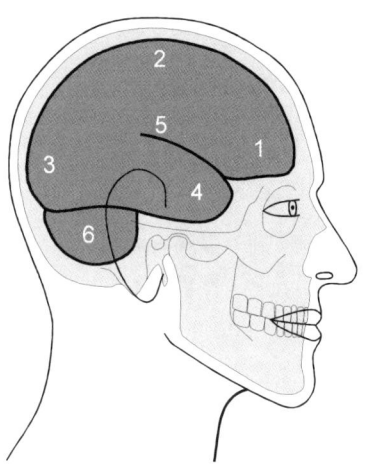

Abb. 6-3. Projektion des Gehirns auf den Schädel. Man achte auf die stufenförmige Anordnung der drei Schädelgruben.

1 Lobus frontalis in Fossa cranii anterior
2 Lobus parietalis
3 Lobus occipitalis
4 Lobus temporalis in Fossa cranii media
5 Sulcus lateralis
6 Cerebellum in Fossa cranii posterior

6.3.5 Was ist der Liquor cerebrospinalis (Hirnwasser)?

1. Die wasserklare Flüssigkeit mit Elektrolyten, Glucose und Eiweiß, Gesamtvolumen 100–200 ml, füllt die inneren (4 Hirnkammern + Aquädukt) und äußeren Liquorräume (die Subarachnoidealräume von Gehirn und Rückenmark), die auch als Virchow-Robin-Räume den Arterien ins Gehirn folgen.
2. Der Liquor dämpft die Bewegungen des Gehirns, gleicht die Temperatur aus und ernährt das Nervengewebe.
3. Die *Plexus choroidei* der Hirnkammern („Gefäßzottenwülste" mit einschichtigem kubischen Epithel aus Ependymzellen + Basalmembran + Kapillargeflecht mit gefenstertem Endothel) und die Wände des Liquorraums erzeugen über eine Natriumpumpe täglich etwa 650 ml Liquor. Die gleiche Menge wird von den Wänden des Liquorraums und den *Granulationes arachnoideae* (warzenartige gefäßfreie Wucherungen der Spinnwebenhaut im Sinus sagittalis superior, im Sinus transversus und an der Innenseite des Schädeldachs) resorbiert.
4. *Blut-Liquor-Schranke*: Die Endothelzellen der Kapillaren sind durch tight junctions verbunden, die Astrozyten bilden mit Ausläufern eine Grenzmembran um die Basalmembran der Kapillaren (Membrana limitans glialis perivascularis).
5. Liquor kann man zur Untersuchung durch *Lumbalpunktion* (kaudal des Rückenmarkendes), *Subokzipitalpunktion* (aus der Cisterna magna) und *Ventrikelpunktion* (durch die beim Säugling noch offenen Fontanellen!) gewinnen.

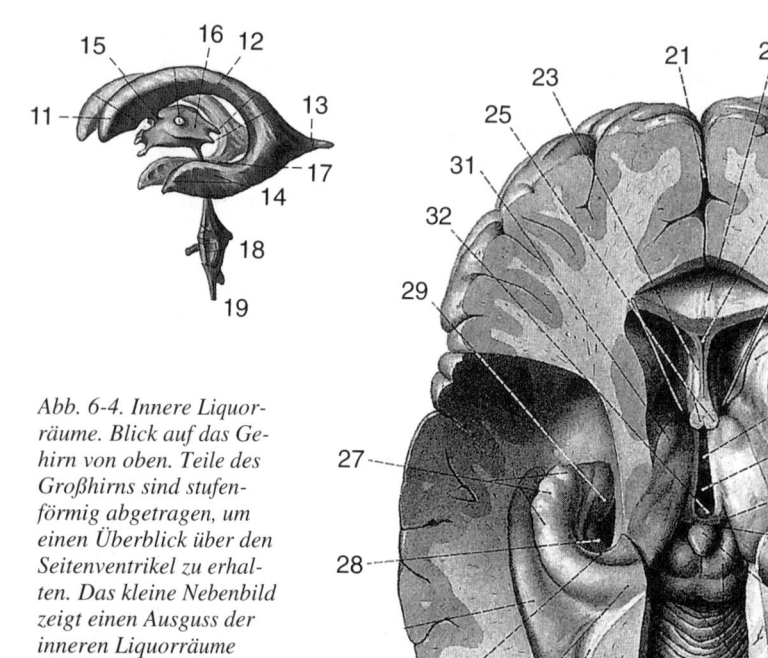

Abb. 6-4. Innere Liquorräume. Blick auf das Gehirn von oben. Teile des Großhirns sind stufenförmig abgetragen, um einen Überblick über den Seitenventrikel zu erhalten. Das kleine Nebenbild zeigt einen Ausguss der inneren Liquorräume (schräg von links betrachtet).

1 Ventrikel
11–14 Ventriculus lateralis
11 Cornu frontale [anterius]
12 Pars centralis
13 Cornu occipitale [posterius]
14 Cornu temporale [inferius]
15 Foramen interventriculare
16 Ventriculus tertius
17 Aqueductus mesencephali [cerebri]
18 Ventriculus quartus
19 Canalis centralis
2 Telencephalon [Cerebrum]
21 Fissura longitudinalis cerebri
22 Corpus callosum
23 Septum pellucidum
24 Cavum septi pellucidi
25 Fornix
26 Nucleus caudatus
27 Hippocampus
28 Gyrus parahippocampalis
29 Uncus
3 Andere Hirnteile
31 Thalamus
32 Commissura epithalamica [posterior]
33 Habenula
34 Glandula pinealis [Corpus pineale]
35 Lamina tecti [quadrigemina]
36 Vermis cerebelli

6.3.6 Wie sind die Seitenventrikel (Ventriculi laterales) gegliedert?

1. Die paarigen seitlichen Hirnkammern sind weite, u-förmig gebogene Liquorräume in den Großhirnhemisphären. Ihre Gestalt entspricht den Hauptwachstumsrichtungen des Großhirns. Ihre 4 Abschnitte sind je 3–4 cm lang: die *Pars centralis* (dem Zwischenhirn benachbart), das *Cornu frontale [anterius]* im Stirnlappen, das *Cornu occipitale [posterius]* im Hinterhauptlappen und das *Cornu temporale [inferius]* im Schläfenlappen.
2. Wandbildende Hirnteile sind der *Thalamus* (unter dem Zentralteil), der *Hippocampus* (unter dem Unterhorn), der *Nucleus caudatus* (die Seitenwand bei Vorderhorn und Zentralteil), das *Septum pellucidum* (die mediale Wand beim Vorderhorn) und die *Radiatio corporis callosi* (das Dach bildend).
3. Der *Plexus choroideus* im Zentralteil + Unterhorn ist durch das Foramen interventriculare mit dem Plexus choroideus des 3. Ventrikels verbunden.

6.3.7 Wie ist der dritte Ventrikel (Ventriculus tertius) gebaut?

1. Die dritte Hirnkammer ist ein schmaler, hoher medianer Spalt im Zwischenhirn. Die Foramina interventricularia verbinden sie mit den Seitenventrikeln, der etwa 1

cm lange, enge Aqueductus mesencephali [cerebri] (Wasserleiter des Mittelhirns) mit dem 4. Ventrikel.
2. Die Seitenwand bilden oben der Thalamus, unten der Hypothalamus, die Decke der Plexus choroideus, die Hinterwand die Epiphyse + Commissura posterior, den Boden die Großhirnstiele + Mammillarkörper + Tuber cinereum + Sehnervenkreuzung, die Vorderwand die Lamina terminalis + Commissura anterior + Fornix.
3. Aussackungen sind: Recessus opticus + infundibuli + pinealis + suprapinealis.

6.3.8a Wie ist der vierte Ventrikel (Ventriculus quartus) gebaut?

Die vierte Hirnkammer ist eine Erweiterung des Liquorraums mit rautenförmiger Vorderwand, die dem Rautenhirn den Namen gibt. Oben grenzen die Brückenhaube (*Tegmentum pontis*), unten das Myelencephalon [Medulla oblongata] an.
1. In die Vorderwand = *Fossa rhomboidea* (Rautengrube) wölben sich u. a. vor:
- *Colliculus facialis*: über dem innerem Fazialiskniе um den Abduzenskern.
- *Trigonum nervi hypoglossi*: über dem Hypoglossuskern.
- *Striae medullares ventriculi quarti*: quere Fasern zum unteren Kleinhirnstiel.
2. Die Hinterwand = Dach (*Tegmen ventriculi quarti*) bilden:
- oben die oberen Kleinhirnstiele (*Pedunculi cerebellares superiores*) und zwischen ihnen das *Velum medullare superius*,
- in der Mitte die *Pedunculi cerebellares medii* und *inferiores*,
- unten der *Vermis cerebelli* und das *Velum medullare inferius*.
3. Die 3 Öffnungen zum Subarachnoidealraum sind die einzigen Verbindungen zwischen den inneren und äußeren Liquorräumen:
- die unpaarige *Apertura mediana* (Magendie-Loch) im unteren Dach.
- die paarige *Apertura lateralis* (Luschka-Loch) an den Enden der Recessus laterales.

6.3.8b Wie entsteht ein Hydrocephalus (Wasserkopf)?

Der Hirnschädel ist infolge erweiterter Liquorräume vergrößert:
1. Beim äußeren Wasserkopf (*Hydrocephalus externus = communicans*) ist die Liquorresorption vermindert, z. B. infolge einer Hirnhautentzündung (Meningitis). Der Druck ist im inneren und äußeren Liquorraum gleich hoch.
2. Beim inneren Wasserkopf (*Hydrocephalus internus*) kann der Liquor nicht aus dem innerem in den äußeren Liquorraum abfließen, weil die Öffnungen des 4. Ventrikels oder der Aqueductus mesencephali [cerebri] verschlossen sind. Der Druck ist im Inneren des Gehirns erhöht und presst das Gehirn an den Hirnschädel.

6.4 Hirnstamm und Kleinhirn

6.4.1a Was gliedert die Oberfläche des Myelencephalon [Medulla oblongata]?

Von vorn nach hinten:
1. *Fissura mediana anterior*: Sie wird rückenmarknahe von den Fasern der Pyramidenkreuzung (*Decussatio pyramidum*) durchzogen.
2. *Pyramis medullae oblongatae [Pyramis bulbi]*: Der Längswulst enthält die Pyramidenbahn.
3. *Sulcus anterolateralis*: mit dem Austritt des N. hypoglossus (XII).
4. *Oliva*: In der Tiefe des Wulstes liegt der Complexus olivaris inferior.
5. *Sulcus posterolateralis*: mit dem Austritt von N. glossopharyngeus, N. vagus und N. accessorius (IX–XI).
6. *Tuberculum cuneatum + Tuberculum gracile*: Die Vorwölbungen der Hinterstrangkerne enthalten die Zellkörper des 2. Neurons der Hinterstrangbahnen.
7. *Sulcus medianus posterior*.

1. *Myelencephalon [Medulla oblongata]* (verlängertes Mark): längsverlaufende Wülste
2. *Pons* (Brücke): vorstehend, mit querer Rillung
3. *Mesencephalon* (Mittelhirn): längsverlaufende Pedunculi cerebri

Tab. 6-9. *Äußerliche Gliederung des Hirnstamms (Truncus encephali).*

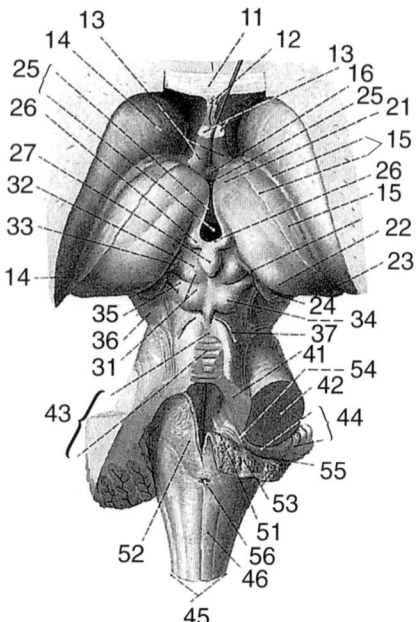

Abb. 6-5. *Blick auf den Hirnstamm von dorsal nach Durchtrennen der Kleinhirnstiele und Wegnahme des Kleinhirns.*

1 Telencephalon [Cerebrum]	33 Brachium colliculi superioris
11 Corpus callosum	34 Colliculus inferior
12 Septum pellucidum	35 Brachium colliculi inferioris
13 Fornix	36 Pedunculus cerebri
14 Nucleus caudatus	37 N. trochlearis (IV)
15 Ventriculus lateralis (Boden)	*4/5 Rhombencephalon*
16 Commissura anterior	41 Pedunculus cerebellaris superior
2 Diencephalon	42 Pedunculus cerebellaris medius
21 Nuclei anteriores thalami	43 Velum medullare superius + Lingula cerebelli
22 Pulvinar thalami	44 Flocculus
23 Corpus geniculatum laterale	45 Myelencephalon [Medulla oblongata]
24 Corpus geniculatum mediale	46 Fasciculus gracilis
25 Ventriculus tertius	51–56 Ventriculus quartus
26 Habenula	51 Fossa rhomboidea
27 Glandula pinealis [Corpus pineale]	52 Tela choroidea
3 Mesencephalon	53 Plexus choroideus
31 Lamina tecti [quadrigemina]	54 Recessus lateralis
32 Colliculus superior	55 Apertura lateralis
	56 Apertura mediana

6.4.1b Was sieht man an der Oberfläche des Mittelhirns?

1. Vorn die *Pedunculi cerebri* (Großhirnstiele), dazwischen die Fossa interpeduncularis.
2. Hinten die *Lamina tecti [quadrigemina]* („Vierhügelplatte") mit je 2 Colliculi superiores + inferiores. Von ihnen ziehen das *Brachium colliculi superioris* zum Corpus geniculatum laterale und das *Brachium colliculi inferioris* zum Corpus geniculatum mediale.

6.4.1c Wo treten Hirnnerven aus dem Hirnstamm aus?

1. Aus dem Mesencephalon:
- *N. oculomotorius* (III): in der Fossa interpeduncularis.
- *N. trochlearis* (IV): aus dem Velum medullare superius (als einziger Hirnnerv aus der Dorsalseite des Hirnstamms).
2. Aus dem Pons:
- *N. trigeminus* (V): durch den Pedunculus cerebellaris medius.
- *N. abducens* (VI) + *N. facialis* (VII) + *N. vestibulocochlearis* (VIII): im Kleinhirn-Brücken-Winkel.
3. Aus dem Myelencephalon [Medulla oblongata]:
- *N. glossopharyngeus* (IX) + *N. vagus* (X) + *N. accessorius* (XI): im Sulcus posterolateralis.
- *N. hypoglossus* (XII): im Sulcus anterolateralis.

6.4.1d Was ist der Kleinhirn-Brücken-Winkel?

Der Angulus pontocerebellaris ist eine tiefe Einsenkung zwischen Kleinhirn, Brücke und verlängertem Mark. Klinische Bedeutung: Die „Kleinhirn-Brücken-Winkel-Tumoren" führen zu Ausfällen der Hirnnerven V–VIII.

6.4.2a Wie ist die Brücke (Pons) im Inneren gegliedert?

1. Durch den ventralen Teil (*Pars anterior pontis*) ziehen vor allem absteigende Bahnen vom Großhirn.
2. Im dorsalen Teil = Brückenhaube (*Tegmentum pontis*) liegen die Hirnnervenkerne (V–VIII).

6.4.2b Wie ist das Mesencephalon im Inneren gegliedert?

Das Mittelhirn hat von vorn nach hinten 3 Teile:
1. In den *Crura cerebri* (Großhirnschenkel) = Vorderteile der *Pedunculi cerebri* (Großhirnstiele) verlaufen Großhirn-Kleinhirn-Verbindungen und Pyramidenbahnen.
2. Das *Tegmentum mesencephali* (Mittelhirnhaube, zwischen den Basen der Großhirnstiele und dem Aqueductus mesencephali) enthält die Kerne der Augenmuskelnerven III + IV, Kerne des basalen motorischen Systems sowie durchlaufende Bahnen und Formatio reticularis.
3. Das *Tectum mesencephali* (Mittelhirndach) hat in der Vierhügelplatte (Lamina tecti [quadrigemina]) im *Colliculus superior* ein optisches Reflexzentrum und im *Colliculus inferior* ein akustisches Reflexzentrum.

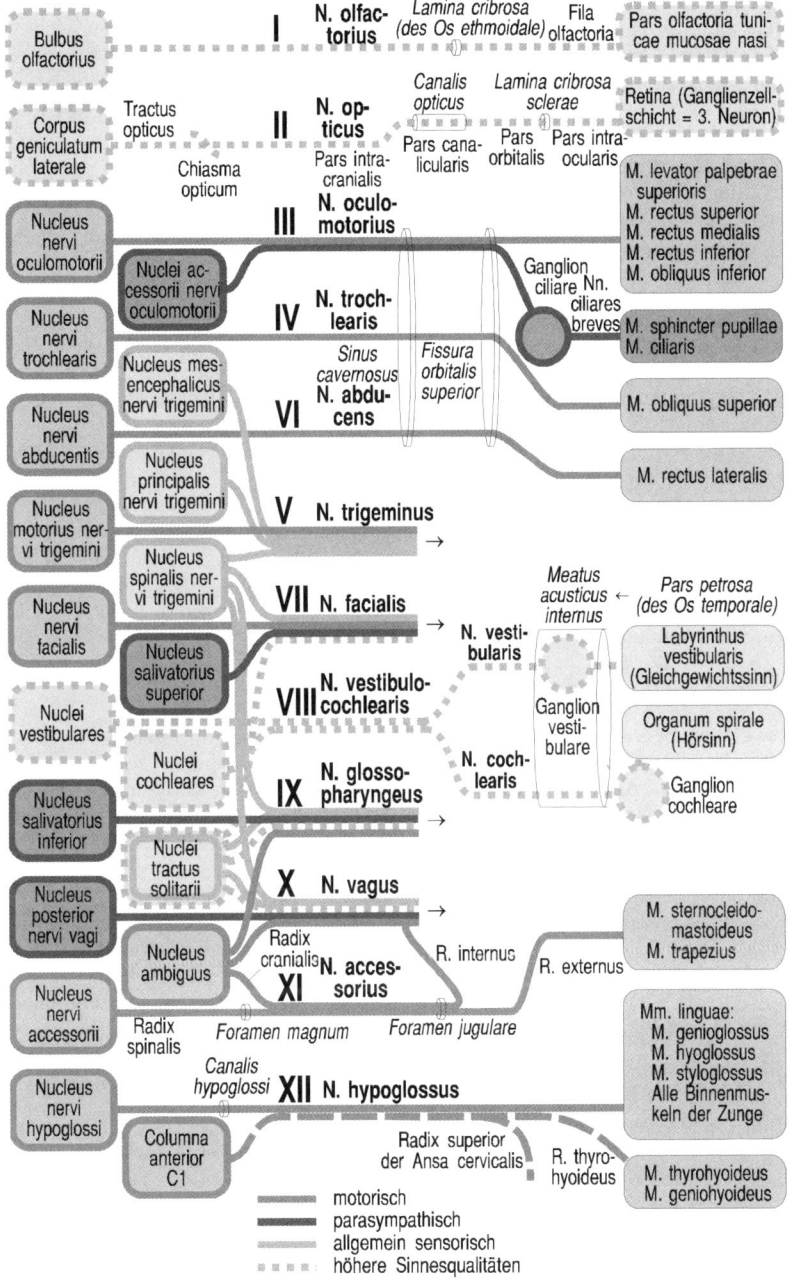

Abb. 6-6. Schema der Ursprungs- und Endkerne der Hirnnerven. Die Versorgungsgebiete der Hirnnerven V, VII, IX und X werden wegen ihres Umfangs in eigenen Abbildungen (7–21 bis 7–24) dargestellt.

Tab. 6-10. Gliederung der Hirnnervenkerne. Entsprechend ihrer Herkunft aus Grund- und Flügelplatte liegen die efferenten Kerne medial, die afferenten lateral.

6.4.4 Welche Hirnstammreflexe werden in der Klinik häufig geprüft?

1. *Pupillenreflex* (direkte + konsensuelle Lichtreaktion, Naheinstellungsreaktion): auf Lichteinfall oder Akkomodation verengt sich die Pupille. N. opticus (II) → Nuclei pretectales → Nuclei accessorii nervi oculomotorii → N. oculomotorius (III).

1. Hirnnervenkerne V–XII (Tab. 6-10)
2. Hinterstrangkerne: 2. Neuron der Hinterstrangbahnen beginnt im *Nucleus gracilis* (Goll-Kern) + *Nucleus cuneatus* (Burdach-Kern)
3. Olivenkerne (*Nucleus olivaris superior + inferior*): verbinden motorische Bahnen mit dem Kleinhirn
4. Brückenkerne (*Nuclei pontis*): in die Bahn vom Großhirn zum Kleinhirn eingeschaltet (Tractus corticopontinus → Fibrae pontocerebellares)

Tab. 6-11. Kerngebiete im Rautenhirn.

2. *Massetereflex*: Muskeleigenreflex, N. mandibularis (V₃).
3. *Lidschlussreflexe* (Blinzelreflexe):
   - Korneareflex + Konjunktivalreflex: N. ophthalmicus (V₁) → N. facialis (VII).
   - grelle Beleuchtung („optikofazialer Reflex"): N. opticus (II) → N. facialis (VII).
   - überraschende starke Geräusche („akustikofazialer Reflex"): N. cochlearis (VIII) → N. facialis (VII).
4. *Würgreflex*: afferent + efferent N. glossopharyngeus (IX) + N. vagus (X). „Brechzentrum" in Formatio reticularis des Hirnstamms.

6.4.5 Welche Kerne des basalen motorischen Systems liegen im Mittelhirn?

1. Der walzenförmige *Nucleus ruber* (roter Kern), im Querschnitt rund, ist an der Koordination von Muskelbewegungen beteiligt. Ausfallerscheinungen: *Ataxie* (ungeordnete Bewegungen), *Asynergie* (Störung des Zusammenspiels der Muskeln), *Intentionstremor* (mit Annäherung an das Ziel zittert der Finger stärker), *Dysdiadochokinese* (Schwierigkeiten bei raschen Bewegungsfolgen), *Okulomotoriuslähmung* (die Fasern des 3. Hirnnervs durchsetzen den roten Kern).
2. Die *Substantia nigra* (schwarzer Kern) an der Grenze zwischen Crura cerebri und Tegmentum mesencephali ist geteilt in eine *Pars compacta* (schwarze Zone, melaninhaltig, produziert Dopamin) und eine *Pars reticularis* (rote Zone, eisenhaltiger ventraler Bereich). Bei Störung der Dopaminsynthese kommt es zum *Parkinson-Syndrom*: hypokinetisch-hypertonisches Syndrom (Bewegungsarmut wegen hohen Muskeltonus, z. B. „Maskengesicht"), Rigor (Muskelsteife, z. B. „Zahnradphänomen"), Ruhetremor („Geldzählen" oder „Pillendrehen"), vermehrte Speichel-, Tränen-, Schweiß- und Talgsekretion („Salbengesicht").

6.4.6 Was ist die Formatio reticularis (Netzsubstanz)?

Unter diesem Begriff fasst man die zwischen den größeren Kernen und Bahnen verstreuten Nervenzellgruppen und kurzen Faserzüge vom Mittelhirn (Tegmentum) bis zum Rückenmark zusammen: 3 Kerngruppen: Die großzelligen Kerne liegen vorwiegend medial, die kleinzelligen lateral und die Raphekerne median. Aufgaben:
1. Mitsteuerung der Sensomotorik: Sie beeinflusst z. B. die Schmerzschwelle und den Muskeltonus (großzellige Kerne).
2. Koordination der Hirnnerven untereinander und mit anderen Teilen des Zentralnervensystems (Assoziationsapparat des Hirnstamms), z. B. Hirnstammreflexe (kleinzellige Kerne).
2. Vegetative Zentren, z. B. Atem- und Kreislaufzentrum (kleinzellige + Raphekerne).
4. Einfluss auf Wachbewusstsein und Stimmung usw. über Verbindungen zum limbischen System (serotoninerge Raphekerne).

6.4.7a Wo liegt das Kleinhirn (Cerebellum), wie ist es äußerlich zu gliedern?

Es füllt die hintere Schädelgrube bis zum Tentorium cerebelli und wiegt etwa 130–140 g (etwa 1/10 des Hirngewichts). Durch 2 tiefer einschneidende Furchen wird es in 3 Lappen gegliedert: *Lobus anterior + posterior + flocculonodularis*. Die konventionell deskriptive Unterscheidung von Kleinhirnhemisphären (*Hemispheria cerebelli*) und Kleinhirnwurm (*Vermis cerebelli*) hat keinen funktionellen Bezug. Wichtig ist hingegen die phylogenetische Betrachtung:
1. Das Urkleinhirn (*Archicerebellum*) aus dem Lobus flocculonodularis mit Verbindung zu den Nuclei vestibulares („Vestibulocerebellum") dient der Steuerung des Gleichgewichts.
2. Das Altkleinhirn (*Paleocerebellum*), vor allem Lobus anterior und kaudale Teile des Wurms mit Verbindung zum Rückenmark („Spinocerebellum"), koordiniert Bewegungen, an denen beide Körperseiten beteiligt sind, sowie den Muskeltonus.

1. *Regeln des Muskeltonus*: Regelkreis mit Rückenmark („Sinnesorgane": Muskelspindeln)
2. *Erhalten des Gleichgewichts*: enge Beziehung zum Gleichgewichtsorgan („Stützmotorik")
3. *Zeitliche Koordination der Bewegungen*: Regelkreis mit Großhirn („Zielmotorik")

Tab. 6-12. Aufgaben des Kleinhirns (Cerebellum).

3. Das Neukleinhirn (*Neocerebellum*), überwiegend Unterlappen mit Verbindung über die Brücke zum Großhirn („Pontocerebellum"), steuert gleichseitige Extremitätenbewegungen und die motorische Feinabstimmung.

6.4.7b Was sind die Kleinhirnstiele?

Verbindungen zwischen Kleinhirn und Hirnstamm. Durchtrennt man sie am Präparat, kann man das Kleinhirn wegnehmen, es liegt dann die *Fossa rhomboidea* (Boden des 4. Ventrikels) frei.
1. *Pedunculus cerebellaris superior*: zum Tectum mesencephali, überwiegend efferente Fasern + afferenter Tractus spinocerebellaris anterior.
2. *Pedunculus cerebellaris medius*: von der Brücke, afferente Bahnen (Großhirn-Brücken-Kleinhirn-Bahn).
3. *Pedunculus cerebellaris inferior*: vom Myelencephalon [Medulla oblongata], überwiegend afferente Bahnen.

6.4.8a Wie ist das Kleinhirn im Inneren gegliedert?

1. Der *Cortex cerebelli* (Kleinhirnrinde) ist stark gefaltet und erreicht etwa ¾ der Oberfläche der Großhirnrinde. Schichten:
- Die außen liegende *Molekularschicht* enthält vorwiegend Nervenfasern und nur wenig Nervenzellkörper (Sternzellen, Korbzellen).
- Die *Schicht der Purkinje-Zellen* kennzeichnen die großen Zellkörper (etwa 30–70 μm Durchmesser) der „birnförmigen" Purkinje-Zellen. Deren Gesamtzahl beträgt etwa 15 Millionen, ihre Dendriten verzweigen sich spalierobstartig in der Molekularschicht rechtwinklig zu den Furchen.
- Die Körnerschicht besteht aus einer dichten Lage kleiner Körnerzellen + einzelner großer Golgi-Zellen. Auf 1 Purkinje-Zelle entfallen etwa 1000 Körnerzellen.
2. Das *Corpus medullare cerebelli* (Kleinhirnmark) aus weißer Substanz erscheint auf dem Schnitt baumartig verzweigt (*Arbor vitae cerebelli*).
3. Die beidseits 4 *Nuclei cerebelli* (Kleinhirnkerne) liegen im Kleinhirnmark:
- *Nucleus dentatus [lateralis cerebelli]*: etwa 2 cm Durchmesser.
- *Nucleus emboliformis [interpositus anterior]*: etwa 1,5 cm lang.
- *Nucleus globosus [interpositus posterior]*: etwa 5 mm Durchmesser.
- *Nucleus fastigii [medialis cerebelli]*: im Dach des 4. Ventrikels, eiförmig, etwa 1 cm lang.

6.4.8b Welche Nervenfaserarten findet man in der Kleinhirnrinde?

1. *Afferente Fasern* enden direkt an den Dendriten der Purkinje-Zellen oder unter Zwischenschaltung der Körner-, Korb- und Sternzellen. 1 Purkinje-Zelle bildet mit 1 Kletterfaser (erregend), je 20–30 Korb- und Sternzellen (hemmend) und etwa 180 000 Parallelfasern (erregend) Synapsen:
- „Kletterfasern" umranken wie Schlingpflanzen die Dendriten der Purkinje-Zellen, sie stammen vorwiegend von den unteren Olivenkernen.
- „Moosfasern" von Brücke, Vestibulariskernen und Rückenmark enden mit je etwa 20–30 „Rosetten" in der Körnerschicht (mit Synapsen von Körnerzelldendriten besetzt).
- „Parallelfasern", Axone der Körnerzellen, steigen in der Molekularschicht auf, spalten sich dort T-förmig auf und verlaufen parallel zu den Furchen (rechtwinklig zu den Dendriten der Purkinje-Zellen, die sie verbinden).
- Inhibitorische Axone von Korb- und Sternzellen.
2. *Efferente Fasern* sind nur die Axone der Purkinje-Zellen. Sie ziehen größtenteils zu den Kleinhirnkernen. Neurotransmitter ist GABA (hemmend).

A. **Koordinationsstörungen**:
1. *Ataxie*:
- Schwanken (Standataxie)
- Torkeln (Gangataxie)
- ausfahrende Bewegungen
- ungleichmäßige Schrittlänge
2. *Rebound-Phänomen*: Bewegungen schießen über Ziel hinaus
3. *Richtungsabweichen* (bei geschlossenen Augen):
- Zielgang
- Finger-Finger-Versuch
- Zeigefinger-Nase-Versuch
- Knie-Hacken-Versuch
4. *Dysdiadochokinese*: Störung rascher Bewegungsfolgen, z. B. beim Klavierspielen, auf der Computertastatur Schreiben
5. *Intentionstremor*: Zittern stärker bei Bewegungen
6. *Nystagmus*: ruckartige Augenbewegungen zur Herdseite

B. **Verminderter Muskeltonus** auf kranker Seite:
- ganze Körperhälfte rascher ermüdbar
- vorgestreckter Arm sinkt
- Gewicht schwerer empfunden

Tab. 6-13. Symptome bei Störungen des Kleinhirns.

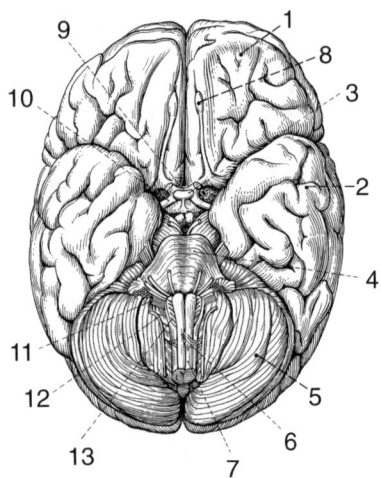

Abb. 6-7. Gehirn von vorn unten betrachtet.

1 Lobus frontalis
2 Lobus temporalis
3 Hypophysis cerebri [Glandula pituitaria]
4 Pons
5 Cerebellum
6 Myelencephalon [Medulla oblongata]
7 Medulla spinalis
8 Bulbus olfactorius
9 Chiasma opticum
10 Tractus opticus
11 N. vagus (X)
12 N. accessorius (XI)
13 N. hypoglossus (XII)

1. Durchlaufende Bahnen: Großhirn + Zwischenhirn zum/vom Rückenmark, ohne oder mit Schaltung
2. Bahnen zum und vom Kleinhirn
3. Bahnen, die im Hirnstamm enden oder beginnen

Tab. 6-14. Gliederung der Bahnen des Hirnstamms (es gibt viele Möglichkeiten, aber keine befriedigt wegen zahlreicher Überschneidungen).

6.4.9a Welche durchlaufenden Bahnen sind im Hirnstamm?

1. Absteigend ohne Schaltung:
- *Fibrae corticospinales* der Pyramidenbahn (*Tractus pyramidalis*): Willkürmotorik, vom Gyrus precentralis zu Interneuronen und Motoneuronen des Rückenmarks: lateraler Mittelbereich der Crura cerebri.

2. Aufsteigend ohne Schaltung (im *Lemniscus spinalis*):
- Tractus spinothalamicus: protopathische Sensibilität (Druck, Schmerz, Temperatur).

3. Aufsteigend mit Schaltung:
- *Lemniscus medialis* (innere Schleife): epikritische Sensibilität, Hinterstrangbahn zum Thalamus, kreuzt in *Decussatio lemnisci medialis* (Schleifenkreuzung), 2. Neuron beginnt in Nucleus gracilis + cuneatus im Myelencephalon [Medulla oblongata].

6.4.9b Welche Bahnen ziehen zum Kleinhirn?

1. Vom Rückenmark durch den Hirnstamm ohne Schaltung:
- *Tractus spinocerebellaris anterior*: Tiefensensibilität, im Pedunculus cerebellaris superior.
- *Tractus spinocerebellaris posterior*: Tiefensensibilität, im Pedunculus cerebellaris inferior.

2. Von Kernen des Hirnstamms:
- *Tractus olivocerebellaris*: vom Complexus olivaris inferior, im Pedunculus cerebellaris inferior.
- *Fibrae arcuatae externae anteriores + posteriores*: Tiefensensibilität, vom Nucleus cuneatus accessorius, im Pedunculus cerebellaris inferior.
- von Formatio reticularis im Pedunculus cerebellaris inferior: Informationen von vegetativen Zentren und Hirnnervenkernen.
- von Vestibulariskernen im Pedunculus cerebellaris inferior zum Urkleinhirn mit Moosfasern, Gleichgewicht.

3. Großhirn-Brücken-Kleinhirn-Bahn: *Tractus corticopontinus* → *Nuclei pontis* → *Fibrae pontocerebellares*. Sie liegt im Crus cerebri medial und lateral der Pyramidenbahn, bildet den Pedunculus cerebellaris medius und endet als Moosfasern an den Körnerzellen. Sie bringt Bewegungsentwürfe von den Assoziationszentren des Großhirns zum Kleinhirn zur Koordination.

6.4.9c Welche Bahnen kommen vom Kleinhirn?

1. Im Pedunculus cerebellaris superior:
- Vom Nucleus dentatus über den Thalamus zur motorischen Großhirnrinde, beeinflusst die Pyramidenbahn.
- Vom Nucleus dentatus zum Nucleus ruber, Teil des basalen motorischen Systems.

2. Im Pedunculus cerebellaris inferior verlaufen Bahnen von Nucleus fastigii + Kleinhirnrinde zu den Hirnstammkernen (Vestibulariskerne, Formatio reticularis). Von dort werden die Informationen an das Rückenmark weitergegeben.

6.4.9d Welche Bahnen enden oder beginnen im Hirnstamm?

1. Absteigend:
- *Fibrae corticonucleares* der Pyramidenbahn (*Tractus pyramidalis*): Willkürmotorik, vom Gyrus precentralis zu motorischen Hirnnervenkernen, gekreuzt und ungekreuzt, für N. abducens (VI) + unteren Gesichtsbereich des N. facialis (VII) + N. hypoglossus (XII) fast ausschließlich gekreuzt. Sie liegen im medialen Mittelbereich der Crura cerebri, somatotopisch geordnet.

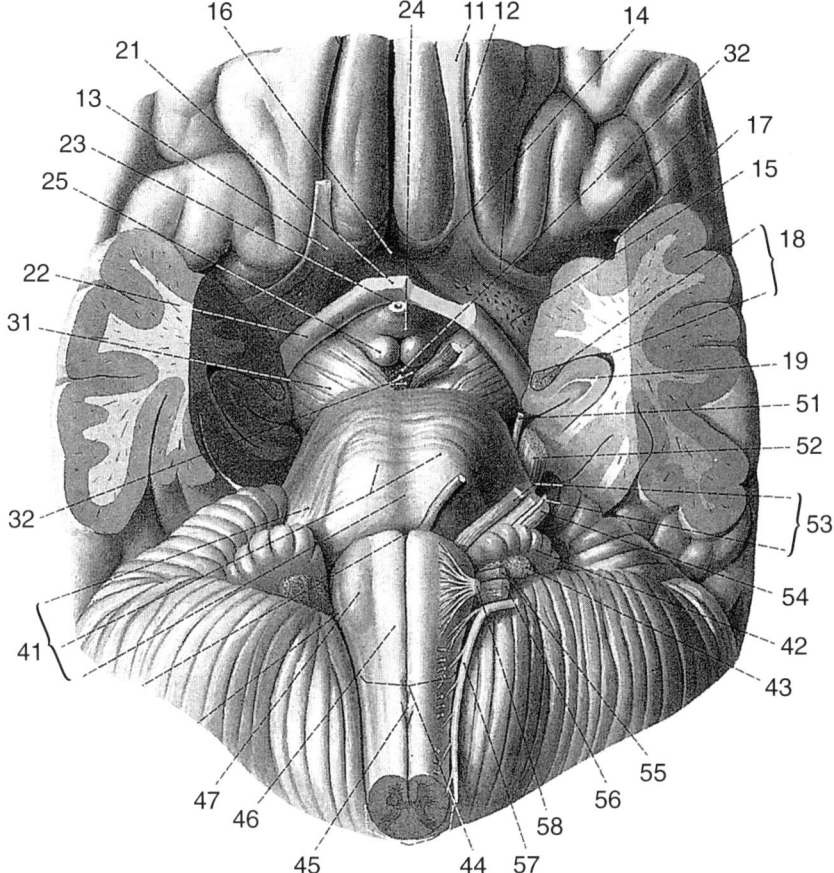

Abb. 6-8. Hirnstamm + Zwischenhirn + kleiner Bereich des Großhirns (vor allem Rhinencephalon) von ventral. Teile des Lobus temporalis sind abgetragen.

1 Telencephalon [Cerebrum]
11 Bulbus olfactorius
12 Tractus olfactorius
13 Trigonum olfactorium
14 Stria olfactoria medialis + lateralis
15 Substantia perforata anterior
16 Lamina terminalis
17 Sulcus lateralis
18 Ventriculus lateralis + Plexus choroideus
19 Hippocampus
2 Diencephalon
21 Chiasma opticum
22 Tractus opticus
23 Infundibulum
24 Tuber cinereum
25 Corpus mammillare
3 Mesencephalon
31 Pedunculus cerebri
32 Fossa interpeduncularis
4 Rhombencephalon
41 Pons
42 Flocculus
43 Plexus choroideus (Ventriculus quartus)
44 Myelencephalon [Medulla oblongata]
45 Decussatio pyramidum
46 Pyramis medullae oblongatae
47 Oliva
5 Nn. craniales
51 N. trochlearis (IV)
52 N. trigeminus (V)
53 N. facialis (VII)
54 N. vestibulocochlearis (VIII)
55 N. glossopharyngeus (IX)
56 N. vagus (X)
57 N. accessorius (XI)
58 N. hypoglossus (XII)

- Von Tractus opticus und Corpus geniculatum laterale zu den Nuclei pretectales und Colliculi superiores: optische Steuerung von Bewegungen der äußeren und inneren Außenmuskeln.
2. Aufsteigend:
- *Lemniscus trigeminalis*: von den Trigeminus-Endkernen zum Thalamus, schließt sich dem Lemniscus medialis an.
- *Lemniscus lateralis* (äußere Schleife): ein Teil der Hörbahn zwischen Trapezkörper und Colliculus inferior.
- *Tractus spinalis nervi trigemini*: Schmerzfasern aus dem Gesichtsbereich.
- Von Formatio reticularis über den Thalamus zur Großhirnrinde: Einflüsse der vegetativen Zentren (Atmung, Nahrungsaufnahme, Raumorientierung usw.) auf die Ursprungsbereiche der Pyramidenbahn u. a. Großhirnzentren.
3. Auf- und absteigend:
- *Fasciculus longitudinalis medialis* (inneres Längsbündel): zwischen den Augenmuskel-, Vestibularis-, Kochlearis- u. a. Hirnnervenkernen. Er vermittelt reflektorische Augenbewegungen auf Schallreize, Lageänderungen usw.
- *Fasciculus longitudinalis posterior [dorsalis]* (hinteres Längsbündel, Schütz-Bündel): im „zentralen Höhlengrau" (Substantia grisea centralis) um den Aqueduc-

tus mesencephali, verbindet den Hypothalamus mit vegetativen Hirnnervenkernen: Okulomotorius-Nebenkern, Speichelkerne, dorsaler Vaguskern usw.
- Von Nucleus ruber und Substantia nigra zu den Basalganglien und Oliven.
- *Tractus mesencephalicus nervi trigemini.*

6.5 Zwischenhirn (Diencephalon)

6.5.1a Welche Teile des Zwischenhirns sind an der Hirnoberfläche zu sehen?

1. Dorsal (oberhalb der Vierhügelplatte des Mittelhirns, vom Großhirn bedeckt):
- vom Epithalamus: *Glandula pinealis [Corpus pineale]* (Zirbeldrüse) + *Habenula.*
- vom Metathalamus: *Corpus geniculatum mediale + laterale.*
2. Ventral nur Hypothalamus:
- *Infundibulum* (Hypophysenstiel) + *Neurohypophyse.*
- *Tuber cinereum* (unpaar) + *Corpus mammillare* (paarig): zwischen den konvergierenden Pedunculi cerebri des Mittelhirns.
- *Chiasma opticum* (Sehnervenkreuzung) + *Tractus opticus* (Sehstrang).

6.5.1b Wo liegt der Thalamus?

Eiförmig mit verbreitertem hinteren Ende (*Pulvinar thalami*) zwischen:
1. Medial: Oberteil des dritten Ventrikels, die beiden Thalami berühren sich manchmal median (*Adhesio interthalamica*).
2. Oben (dorsal): Pars centralis des Seitenventrikels + Nucleus caudatus.
3. Lateral: Crus posterius der Capsula interna.
4. Unten (ventral): Hypothalamus

6.5.1c Was ist der Subthalamus?

Er ist gewissermaßen die Fortsetzung des Tegmentum mesencephali in das Zwischenhirn. Er enthält Kerne des basalen motorischen Systems:
- *Globus pallidus* (unterteilt in Globus pallidus medialis + lateralis).
- *Nucleus subthalamicus* (Luys-Körper): Er erregt den Globus pallidus und hemmt damit die Motorik. Beim Ausfall kommt es zum Hemiballismus mit spontanen Schleuderbewegungen der Arme und Beine der gegenüberliegenden Körperseite.

6.5.2 Wie kann man die Thalamus- und Metathalamuskerne gliedern?

Es gibt viele Möglichkeiten bei über 100 Kernen, z. B. funktionell in:
1. *Spezifische sensorische Schaltkerne* (Relaiskerne) mit „Punkt-zu-Punkt-Projektion" von der Peripherie zur Großhirnrinde:
- Nucleus ventralis posterolateralis: Sensibilität von Rumpf + Extremitäten.
- Nucleus ventralis posteromedialis: Sensibilität des Kopfes, Geschmack.
- Nucleus corporis geniculati medialis: Teil der Hörbahn.
- Nucleus corporis geniculati lateralis: Teil der Sehbahn.
2. *Spezifische motorische Schaltkerne* in Bahnen vom Kleinhirn und vom basalen motorischen System zur Großhirnrinde für die Koordination der Bewegungen:
- Nucleus ventralis anterior + intermedius.
3. *Assoziationskerne*: Wechselbeziehungen zum Assoziationskortex, größter Teil des Thalamus, z. B.:
- Nuclei pulvinares: Integration sensomotorischer Prozesse.
- Nuclei mediales thalami: Hauptverbindung zum Lobus frontalis, „Persönlichkeit".
- Nuclei anteriores thalami: gehören zum limbischen System für Stimmungen und Gefühle.

1. **Epithalamus:**
• *Glandula pinealis [Corpus pineale]* (Zirbeldrüse)
• *Habenula* (Zügel) mit *Nuclei habenulares:* Teile des limbischen Systems
• *Nuclei pretectales:* wichtig für Pupillenreflex
• *Commissura epithalamica [posterior]* (hintere Querverbindung) (Kommissurenbahnen, z. B. für konsensuellen Pupillenreflex
2. **Thalamus**
3. **Subthalamus:**
• Nucleus subthalamicus
• Zona incerta
• Forel-Haubenfelder H, H1, H2
4. **Metathalamus:**
• *Corpus geniculatum mediale:* Teil der Hörbahn
• *Corpus geniculatum laterale:* Teil der Sehbahn
5. **Hypothalamus**

Tab. 6-15. Gliederung des Zwischenhirns.

4. *Unspezifische Schaltkerne*: Wechselbeziehungen zwischen Formatio reticularis + Hypothalamus + Abzweigungen der großen Bahnen und größeren Bereichen der Großhirnrinde. Kleine Kerngebiete, z. B.:
- Nuclei intralaminares thalami (Nucleus centromedianus + parafascicularis u. a.): Teile des retikulären Systems (Bewusstsein).
- Nuclei mediani: sensorische Integration.

6.5.4 Wie kann man die Kerne des Hypothalamus gliedern?

1. *Hypothalamoneurohypophysäres System:* Großzellige Kerne synthetisieren Hormone, die in Axonen zur Neurohypophyse transportiert werden:
- Nucleus supraopticus: Adiuretin (ADH = antidiuretisches Hormon = Vasopressin).
- Nucleus paraventricularis hypothalami: Oxytocin.
2. *Hypothalamoadenohypophysäres System:* Kleinzellige Kerne in Tuber cinereum (Nuclei tuberales) und lateralem Hypothalamus (Nucleus infundibularis u. a.) synthetisieren Hormone (gesteuert über Chemorezeptoren in Regelkreisen), die in Axonen zum Hypophysenstiel transportiert und dort an das Kapillarnetz abgegeben werden. Über die „Hypophysenpfortader" gelangen sie zur Adenohypophyse:
- Releasinghormone = Liberine fördern die Sekretion der Adenohypophyse: Thyroliberin, Corticoliberin, Gonadoliberin (Folliberin = Luliberin), Somatoliberin, Prolactoliberin, Melanoliberin.
- Inhibitinghormone = Statine hemmen die Sekretion der Adenohypophyse: Somatostatin, Prolactostatin, Melanostatin.
3. *Nichthypophysäre Kerne:*
- Zum limbischen System gehören die Nuclei mammillares.
- Übergeordnetes Zentrum des Sympathikus ist der Nucleus posterior hypothalami.
- Übergeordnetes Zentrum des Parasympathikus ist der Nucleus anterior hypothalami.

6.5.6 Welche Hauptverbindungen hat der Hypothalamus?

1. Vorwiegend afferente Bahnen:
- *Fornix*: vom Hippocampus zum Corpus mammillare, Teil des Papez-Kreises des limbischen Systems (⇒ 6.6.8), Kurzzeitgedächtnis.
- *Stria terminalis*: vom Corpus amygdaloideum zum medialen Hypothalamus, emotional bewertete Geruchsinformationen.
- Aus dem Lemniscus medialis usw. abzweigende Fasern: Informationen aus der Oberflächen- und Tiefensensibilität.
2. Wechselseitige Verbindungen:
- *Fasciculus medialis telencephali* (mediales Vorderhirnbündel): vom limbischen Cortex zum lateralen Hypothalamus.
- *Fasciculus longitudinalis posterior [dorsalis]* (hinteres Längsbündel = Schütz-Bündel): mit Hirnstamm und Rückenmark.
3. Vorwiegend efferente Bahnen:
- *Fasciculus mammillothalamicus* (Vicq-d´Azyr-Bündel): Teil des Papez-Kreises des limbischen Systems zum vorderen Thalamus.

1. Von Hirnstamm und Rückenmark, z. B.:
- *Lemniscus medialis:* Hinterstrangbahnen, epikritische Sensibilität Rumpf + Extremitäten
- *Lemniscus spinalis:* Tractus spinothalamicus anterior + lateralis, protopathische Sensibilität
- *Lemniscus trigeminalis:* Sensibilität des Kopfes
- *Lemniscus lateralis:* Hörbahn
- Von Nuclei tractus solitarii: Geschmack
2. Vom Kleinhirn: *im Pedunculus cerebellaris superior,* Motorik
3. Von anderen Teilen des Zwischenhirns:
- *Fasciculus mammillothalamicus:* vom Nucleus corporis mammillaris medialis, Teil des limbischen Systems
4. Von und zu Basalganglien: *Ansa lenticularis* (Linsenschleife)
5. Von und zur Großhirnrinde: Thalamusstrahlung in Capsula interna:
- *Radiatio anterior thalami:* zum Stirnhirn
- *Radiatio centralis thalami:* zu Zentralwindungen
- *Radiatio posterior thalami:* zu Schläfen- + Hinterhauptlappen und Insel
- *Radiatio optica* (Sehstrahlung): vom Corpus geniculatum laterale zur Kalkarinarinde
- *Radiatio acustica* (Hörstrahlung): vom Corpus geniculatum mediale zu Gyri temporales transversi

Tab. 6-16. *Bahnen zum und vom Thalamus (Auswahl).*

1. Nahrungsaufnahme: Esszentrum (Störung: Anorexie – Appetitlosigkeit) und Hemmzentrum (Störung: Hyperorexie = Heißhunger)
2. Wasseraufnahme: Trinkzentrum und Hemmzentrum, Hormon Adiuretin fördert Wasserrückresorption in Niere (Ausfall: Diabetes insipidus)
3. Körpertemperatur: Abkühlungszentrum und Erwärmungszentrum
4. Kreislauf: Anpassung des Kreislaufs an Verhalten, z. B. Erweiterung der Muskelgefäße am Beginn von Bewegungen
5. Sexualität: Gonadoliberin, Oxytocin
6. Schlaf: „Schlafzentrum" umstritten

Tab. 6-17. *Der Hypothalamus dient zum Erhalten des inneren Gleichgewichts (Homöostase) sowie zur Selbst- und Arterhaltung. Er erreicht dies direkt durch Hormone, indirekt über Triebe und Gestimmtheiten (Hunger, Durst usw.).*

A. **Adenohypophyse:**
1. *Acidophile Zellen:*
- somatotrope Zelle (α-Zelle): bildet Somatotropin (STH = Wachstumshormon)
- mammotrope Zelle (ε-Zelle): bildet Prolactin (PRL)
2. *Basophile Zellen:*
- kortikotrope Zelle (β1-Zelle): bildet Corticotropin (ACTH) + β-Lipotropin (β-LPH)
- thyrotrope Zelle (β2-Zelle): bildet Thyrotropin (TSH)
- gonadotrope Zelle (δ-Zelle): bildet Gonadotropine: Follitropin (FSH) + Lutropin (LH)
- Zwischenlappenzelle: bildet Melanotropin (MSH)
3. *Chromophobe Zellen:* γ-Zelle möglicherweise chromophile Zelle nach Hormonabgabe

B. **Neurohypophyse:**
- Marklose Axone neurosekretorischer Zellen des Hypothalamus
- Pituizyten: Gliazellen

Tab. 6-18. Zelltypen der Hypophyse.

- *Fasciculus mammillotegmentalis:* vom Corpus mammillare zur Formatio reticularis des Mittelhirns.
- *Tractus supraopticohypophysialis + paraventriculohypophysialis*: Neurosekrettransport zur Neurohypophyse.

6.5.7 Wo liegt die Hypophyse, wie ist sie gegliedert?

Die etwa bohnengroße Hirnanhangsdrüse = *Hypophysis [Glandula pituitaria]* wiegt etwa 0,7 g. Sie liegt in der Fossa hypophysialis im Türkensattel (Sella turcica) des Keilbeins. Kranial wird sie durch das Diaphragma sellae der Dura mater abgedeckt (mit einem Loch für den Hypophysenstiel = Infundibulum). Kaudal grenzt sie an die Wand des Sinus sphenoidalis (Keilbeinhöhle, operativer Zugang zur Hypophyse). Ventral liegt das Chiasma opticum (deshalb können Hypophysentumoren eine bitemporale Hemianopsie auslösen). Lateral wird sie vom Sinus cavernosus umgeben. Gliederung:
1. Der Vorderlappen (*Adenohypophysis [Lobus anterior]*) entsteht aus der Rathke-Tasche des Rachendachs. Der Hauptteil (*Pars distalis*) synthetisiert und sezerniert Hormone. Der Trichterlappen (*Pars tuberalis*) ist dem Hypophysenstiel angelagert. Der Zwischenlappen (*Pars intermedia*) bildet eine dünne Zone an der Grenze zum Hinterlappen.
2. Der Hinterlappen (*Neurohypophysis [Lobus posterior]*) ist ein Teil des Zwischenhirns. Der Hauptteil (*Lobus nervosus*) sezerniert im Hypothalamus synthetisierte Hormone. Der Hypophysenstiel (*Infundibulum*) stellt die Verbindung zum Hypothalamus her.

6.5.9 Was ist die Zirbeldrüse (Glandula pinealis [Corpus pineale])?

Diese Hormondrüse ist eine dorsale Ausstülpung des Epithalamus, etwa 0,1–0,2 g schwer, und liegt den Colliculi superiores des Mittelhirndachs an. 2 Zelltypen:
1. Die großen neurosekretorischen Pinealozyten bilden Melatonin aus Serotonin abhängig von der Lichteinwirkung. Melatonin hemmt die Sekretion von Lutropin in der Adenohypophyse, daher kommt es bei Ausfall der Zirbeldrüse im Kindesalter zur Pubertas praecox.
2. Die Astrozyten gehören zur Glia.

6.6 Großhirn (Telencephalon [Cerebrum])

6.6.1a Wie ist die Oberfläche des Großhirns gegliedert?

Die Oberfläche ist durch Furchen (*Sulci cerebri*) und zwischen ihnen liegende Windungen (*Gyri cerebri*) vergrößert. Durch markante Furchen, vor allem die Seitenfurche (*Sulcus lateralis*, Sylvius-Spalte) und die Zentralfurche (*Sulcus centralis*, Rolando-Spalte) werden Lappen abgegrenzt:
1. Der Stirnlappen (*Lobus frontalis*) füllt die vordere Schädelgrube: Hauptaufgaben Motorik, „Persönlichkeit".
2. Der Scheitellappen (*Lobus parietalis*) liegt dem Scheitelbein an: Sensibilität.
3. Der Hinterhauptlappen (*Lobus occipitalis*) grenzt an die Hinterhauptschuppe und an das Tentorium cerebelli an: Sehen.
4. Der Schläfenlappen (*Lobus temporalis*) füllt die mittlere Schädelgrube: Hören.
5. Der Insellappen (*Insula [Lobus insularis]*) ist in der Tiefe des Sulcus lateralis verborgen: Geschmack.
6. Der limbische Lappen (*Lobus limbicus*) ist hauptsächlich an der Medialseite der Großhirnhemisphären zu finden: Teil des limbischen Systems.

---

1. Großhirnrinde (*Pallium = Cortex cerebri*): graue Substanz an der Oberfläche
2. Subkortikale Kerne (*Nuclei basales*): graue Substanz in der Tiefe, nahe am Zwischenhirn
3. Großhirnmark: weiße Substanz (Nervenbahnen)

Tab. 6-19. Innere Gliederung des Großhirns.

6.6.1b Welche Typen von Bahnen verlaufen im Großhirnmark?

1. *Assoziationsbahnen* („Längsverbindungen") liegen innerhalb einer Großhirnhemisphäre: Kurze Züge (*Fibrae arcuatae cerebri*) verbinden benachbarte Großhirnwindungen. Lange Züge (*Fasciculi longitudinales*) verbinden Lappen.
2. *Kommissurenbahnen* („Querverbindungen") verbinden die beiden Hemisphären: Größte ist der Balken (*Corpus callosum*) mit der „Balkenstrahlung" (*Radiatio corporis callosi*). Man gliedert ihn in 4 Abschnitte ohne scharfe Grenzen (von vorn nach hinten): Rostrum, Genu, Truncus, Splenium. Die vordere Querverbindung (*Commissura anterior*) liegt in der Vorderwand des 3. Ventrikels. (Weitere Querverbindungen findet man im Zwischenhirn, z. B. Commissura epithalamica [posterior].)
3. *Projektionsbahnen* verbinden mit anderen Teilen des Zentralnervensystems: Wichtigste Ansammlung ist die *Capsula interna*.

6.6.2a Was sind die Basalganglien (Nuclei basales)?

Die subkortikalen Kerne des Großhirns umfassen:
1. *Nucleus caudatus*: Der langgezogene Schweifkern umrundet mit Caput, Corpus und Cauda den Thalamus lateral und bildet einen Teil der Lateralwand des Seitenventrikels.
2. *Putamen*: der äußere, dunklere Teil des keilförmigen Linsenkerns (Nucleus lentiformis, der lateral der Capsula interna liegt. Dessen innerer, hellerer Bereich, der Globus pallidus, gehört zum Zwischenhirn.
1. + 2. Nucleus caudatus + Putamen fasst man unter dem Begriff *Striatum* zusammen, das man zusammen mit dem *Pallidum* (Globus pallidus) auch *Corpus striatum* (Streifenkörper) nennt.
Im weiteren Sinn gehören zu den Basalganglien:
3. Das *Claustrum* ist eine schmale Platte zwischen Linsenkern und Inselrinde.
4. Das *Corpus amygdaloideum* (Mandelkern) wird heute zum limbischen System gerechnet.
Im sehr weitem Sinn, z. B. häufig in der Physiologie, wird der Begriff Basalganglien gleichgesetzt mit dem basalen motorischen System: Striatum + Pallidum + Nucleus subthalamicus + Substantia nigra!

6.6.2b Welche Aufgaben haben Striatum und Pallidum?

Als Teile des basalen motorischen Systems sind sie an Programmerstellung, Programmauswahl und motorischem Gedächtnis beteiligt. Hauptverbindungen:
1. Afferent („Eingänge", hauptsächlich zum Striatum) von der sensomotorischen Großhirnrinde, vom Thalamus (Nucleus centromedianus) und von der Substantia nigra, Pars compacta (Transmitter Dopamin).
2. Efferent („Ausgänge", hauptsächlich vom Pallidum) zum Thalamus (Nuclei ventrales) und zum Nucleus subthalamicus (Transmitter GABA = Gammaaminobuttersäure).

6.6.3a Welche Schichten hat der Isocortex?

Von der Oberfläche zur Tiefe 6 Schichten:
Lamina I: Die Molekularschicht enthält wenig Nervenzellen, hauptsächlich aber Axone und Dendriten. Astrozyten bilden an der Grenze zur Pia mater die äußere Grenzmembran.
Lamina II: Die äußere Körnerschicht enthält die Zellkörper sehr kleiner „Körnerzellen" (Durchmesser nur 4–8 µm).

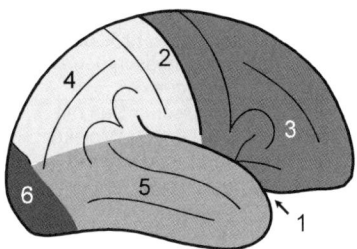
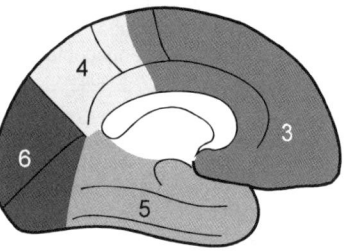

Abb. 6-9. Lappengliederung des Großhirns. Oben: Facies superolateralis der rechten Hemisphäre, unten: Facies medialis der linken Hemisphäre.

1 Sulcus lateralis
2 Sulcus centralis
3 Lobus frontalis
4 Lobus parietalis
5 Lobus temporalis
6 Lobus occipitalis

Je nach Bereich:
1. *Hypokinetisch-hypertonisches Syndrom* (Parkinson-Syndrom):
- Rigor: Muskelsteife
- Hypokinesie: Bewegungsarmut
- Ruhetremor
2. *Hyperkinetisch-hypotonische Syndrome*, z. B. Chorea (Veitstanz):
- Muskelzuckungen
- Grimassieren
- Athetose: wurmartige, bizarre, langsame Bewegungen

Tab. 6-20. Ausfallerscheinungen bei Störungen des basalen motorischen Systems.

1. *Isocortex*: typischer Bau in 6 Zellschichten, etwa 90 % des Pallium, phylogenetisch neue Bereiche (*Neocortex*)
2. *Allocortex*: atypischer Bau mit meist nur 3 Schichten (Molekularschicht + Pyramidenschicht + polymorphe Schicht), etwa 10 %, phylogenetisch alte Teile: • *Paleocortex*: Teile des Riechhirns • *Archicortex*, z. B. Hippocampus + angrenzende Hirnteile
3. *Mesocortex*: Übergangsgebiet zwischen Iso- und Allocortex

Tab. 6-21. Gliederung der Großhirnrinde nach dem Feinbau.

1. *Primärer motorischer Cortex* oder Pyramidenbahn: Willkürlähmung, dabei Reflexe erhalten, meist sogar gesteigert!
2. *Prämotorischer Cortex* oder Stirnhirn-Brücken-Bahn: Symptome ähnlich wie bei Kleinhirnstörungen: • Abasie: Unfähigkeit zu gehen • Astasie: Unfähigkeit zu stehen • Akathisie: Unfähigkeit zu sitzen • Ataxie: unsichere Bewegungen
3. *Supplementär-motorischer Cortex*: • Apraxie: Unfähigkeit, zweckentsprechende Handlungen auszuführen • Greifautomatismen • Echosymptome: Echopraxie (zwanghaftes Nachahmen von Bewegungen), Echolalie (Nachsprechen von Wörtern)
4. *Motorisches Sprachzentrum*: motorische Aphasie: Patient versteht Wörter, kann diese aber nicht nachsprechen
5. *Basale Stirnhirnbereiche* (Orbitalhirn): • Verarmung des Gemüts mit Abbau der „Wertwelt" • Bei vermindertem Antrieb Selbstvernachlässigung • Bei gesteigertem Antrieb oft anstößiges Benehmen, Witzelsucht • Mit fortschreitender Krankheit „affektive Demenz"

Tab. 6-22. Ausfälle bei Läsionen des Stirnhirns.

Lamina III: In der äußere Pyramidenzellschicht liegen kleine und mittlere pyramidenförmige Zellen (Längsdurchmesser 10–40 µm).

Lamina IV: Die innere Körnerschicht besteht aus Körnerzellen.

Lamina V: In der inneren Pyramidenzellschicht findet man mittelgroße bis sehr große Pyramidenzellen (Betz-Riesenpyramidenzellen: Längsdurchmesser bis 100 µm).

Lamina VI: In der multiforme Schicht sind die Zellen vielgestaltig, häufig spindelförmig.

Afferente Bahnen enden überwiegend in I–IV, efferente entspringen in V + VI. Dementsprechend sind in den motorischen Regionen die Körnerschichten 2 + 4 schwach, die inneren Schichten 5 + 6 jedoch stark entwickelt („agranulärer Rindentyp"). In den sensorischen Regionen sind die Körnerschichten 2 + 4 stark und die Pyramidenzellschichten 3 + 5 schwach („granulärer Rindentyp"). Brodmann unterschied nach der Zytoarchitektonik 52 Rindenfelder (Area 1 bis Area 52).

6.6.3b Was kennzeichnet das Altern des Gehirns morphologisch?

Etwa ab dem 60. Lebensjahr nimmt die Zahl der Synapsen ab. Die Gyri werden schmäler, die Sulci breiter, die Liquorräume weiter. Das Hirngewicht sinkt.

6.6.4a Welche Großhirnrindenbereiche steuern die Motorik?

1. *Primärer motorischer Cortex*: Gyrus precentralis (Area 4), Aufgabe: Ausführung des von basalem motorischen System + Kleinhirn + übergeordneten motorischen Zentren erstellten Bewegungsprogramms über die Pyramidenbahn. Im Gyrus precentralis ist der Körper somatotop repräsentiert. Zu einer bestimmten Bewegung gehört ein umschriebener Rindenbezirk: lateral unten Kopf, Mitte Hand, nahe Mantelkante Rumpf, Medialseite oben Bein („Homunkulus"). Die Proportionen entsprechen der biologischen Wertigkeit: Hand und Mund zusammen nehmen mehr als die Hälfte des Gyrus precentralis ein.
2. *Prämotorischer Cortex*: Lobus frontalis vor dem Gyrus precentralis (Area 6 lateral): Orientierung des Körpers am Ziel, enge Beziehung zum Kleinhirn.
3. *Supplementär-motorischer Cortex*: Lobus frontalis vor dem Gyrus precentralis (Area 6 medial): Programmierung komplexer Bewegungen.
4. Motorisches Sprachzentrum (Broca): Gyrus frontalis inferior (Area 44).
5. Unmittelbare Mitwirkung sensorischer Rindenbereiche:
- primärer somatosensorischer Cortex: im Gyrus postcentralis (Area 1–3).
- posteriorer parietaler Cortex (Area 5 + 7).

6.6.4b Sind die Großhirnhemisphären gleichberechtigt?

Nein: Die dominante Hemisphäre (meist die linke) hat eine enge Beziehung zu Bewusstsein und Sprache, zu analytischem, abstrakten Denken. Die nichtdominante Hemisphäre ist stärker an das Unbewusste gebunden, an nonverbales, ganzheitliches, synthetisches, anschauliches Denken.

6.6.5a Welche Großhirnrindenbereiche verarbeiten die Sensibilität?

1. *Primärer somatosensorischer Cortex* (S1): im Gyrus postcentralis. Der Körper ist wie bei der Motorik somatotop repräsentiert („Homunculus"): lateral unten Kopf, Mitte Hand, nahe Mantelkante Rumpf, Medialseite oben Bein. Die Proportionen folgen der biologischen Wertigkeit.

Die Submodalitäten enden in getrennten Bereichen: die Oberflächensensibilität in Area 1 + 3b, die Tiefensensibilität von Gelenken in Area 2, die Tiefensensibilität von Muskeln in Area 3a.
2. *Sekundärer somatosensorischer Cortex* (S2): benachbart zu S1, bilateral somatotope Repräsentation.
3. *Posteriorer parietaler Cortex* (S3): in hinteren Bereichen des Lobus parietalis (Area 5 + 7), Zusammenführen der Submodalitäten.
4. *Parietookzipitotemporaler assoziativer Cortex:* an der Grenze von Lobus parietalis, occipitalis und temporalis. Hier werden taktile mit visuellen, akustischen usw. Informationen zu komplexen Wahrnehmungen verbunden.

6.6.5b Wie sind die Bahnen der Sensibilität neuronal gegliedert?

1. *Epikritische und Tiefensensibilität:*
- 1. Neuron: Die Zellkörper liegen im Spinalganglion. Deren Axone gelangen über die Radix posterior zum Funiculus posterior und steigen als Hinterstrangbahnen (Fasciculus gracilis + cuneatus) auf.
- 2. Neuron: Die Zellkörper liegen im Nucleus gracilis und Nucleus cuneatus des Myelencephalon [Medulla oblongata]. Die Axone kreuzen in der Decussatio lemnisci medialis und steigen in der inneren Schleife (Lemniscus medialis) weiter auf.
- 3. Neuron: Die Zellkörper liegen im Thalamus (Nucleus ventralis posterolateralis + posteromedialis). Die Axone gelangen in der zentralen Thalamusstrahlung zum Gyrus postcentralis.
2. *Protopathische Sensibilität* (Temperatur- und Schmerzempfindung):
- 1. Neuron: Die Zellkörper liegen im Spinalganglion. Ihre Axone gelangen über die Radix posterior in das Rückenmark.
- 2. Neuron: Die Zellkörper liegen in der Columna posterior. Die Axone kreuzen vor dem Canalis centralis und steigen als Tractus spinothalamicus auf. Sie legen sich im Hirnstamm als Lemniscus spinalis der inneren Schleife an.
- 3. Neuron: wie bei epikritischer Sensibilität.
3. *Sensibilität im Kopfbereich:*
- 1. Neuron: Die Zellkörper liegen in sensorischen Kopfganglien (Ganglion trigeminale V, Ganglion superius + inferius IX, X). Die Axone treten als Teile der Hirnnerven in den Hirnstamm ein.
- 2. Neuron: Die Zellkörper liegen im Nucleus spinalis + principalis + mesencephalicus nervi trigemini. Die Axone legen sich als Lemniscus trigeminalis der inneren Schleife an.
- 3. Neuron: wie bei epikritischer Sensibilität.

6.6.5/7 Was sind Agnosien?

Die Erkennungsstörungen beruhen auf dem Unvermögen, Sinnesempfindungen in Bedeutsamkeitsgefüge einzuordnen, sie treten bei Störung höherer sensorischer Zentren auf, z. B.
1. *Taktile Agnosie:* Gibt man dem Patienten (mit geschlossenen Augen) einen Schlüssel in die Hand, so fühlt er die Kühle des Metalls, die Zacken des Bartes usw., erkennt den Schlüssel aber erst beim Öffnen der Augen oder wenn man mit dem Schlüsselbund klappert. Agnosien ziehen häufig Apraxien nach sich, weil die Rückkopplung wegfällt.

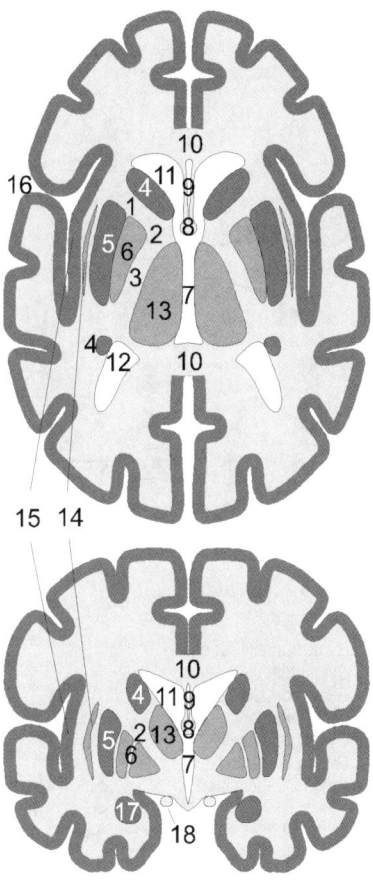

Abb. 6-10. Horizontalschnitt (oben) und Frontalschnitt (unten) durch Groß- und Zwischenhirn.

1 Crus anterius capsulae internae
2 Genu capsulae internae
3 Crus posterius capsulae internae
4 Nucleus caudatus
5 + 6 Nucleus lentiformis
5 Putamen
6 Globus pallidus
7 Ventriculus tertius
8 Fornix
9 Septum pellucidum
10 Corpus callosum
11 + 12 Ventriculus lateralis
11 Cornu frontale [anterius]
12 Cornu occipitale [posterius]
13 Thalamus
14 Capsula externa + Claustrum + Capsula extrema
15 Lobus insularis [Insula]
16 Sulcus lateralis
17 Corpus amygdaloideum
18 Tractus opticus

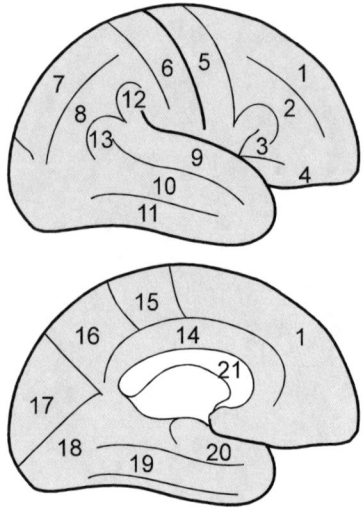

Abb. 6-11. Großhirnwindungen.

1 Gyrus frontalis superior
2 Gyrus frontalis medius
3 Gyrus frontalis inferior
4 Gyri orbitales
5 Gyrus precentralis
6 Gyrus postcentralis
7 Lobulus parietalis superior
8 Lobulus parietalis inferior
9 Gyrus temporalis superior
10 Gyrus temporalis medius
11 Gyrus temporalis inferior
12 Gyrus supramarginalis
13 Gyrus angularis
14 Gyrus cinguli
15 Lobulus paracentralis
16 Precuneus
17 Cuneus
18 Gyrus occipitotemporalis medialis
19 Gyrus occipitotemporalis lateralis
20 Gyrus parahippocampalis
21 Corpus callosum

2. *Optische Agnosien* („Seelenblindheit"):
- Farbenagnosie: Das Benennen von Farben ist gestört.
- Alexie („Buchstabenblindheit"): Die Buchstaben werden gesehen, aber ihre Bedeutung wird nicht erkannt. Eine leichtere Form ist die Wortblindheit: Die Buchstaben werden erkannt, können aber nicht zu Wörtern zusammengefügt werden.
- Asymbolie: Der Symbolgehalt von Zeichen ganz allgemein wird nicht erfasst.
- Prosopagnosie: Gesichter werden nicht wiedererkannt.
- Simultanagnosie: Obzwar Einzelheiten erkannt werden, gelingt die Zusammenschau nicht.
3. *Akustische Agnosien:* z. B. sensorische Aphasie: Der Patient hört Wörter, kann sie aber nicht mit Inhalten verbinden. Dadurch wird auch das Sprechvermögen beeinträchtigt (motorische Aphasie), weil man selbst nicht mehr versteht, was man spricht.

6.6.6a Welche Großhirnrindenbereiche verarbeiten optische Informationen?

1. *Primärer visueller Cortex* („Sehzentrum", V1): um den Sulcus calcarinus (Area 17). Die Gesichtsfelder sind mosaikartig vertreten (retinotope Repräsentanz), dabei nimmt die Macula lutea einen überproportionalen Bereich ein. Die Submodalitäten werden getrennt verarbeitet:
- im parvozellulären System: die Farbe in den cytochromoxidasereichen Säulen („blobs"), die Form in darumliegenden cytochromoxidasearmen Bereichen („interblobs").
- im magnozellulären System: die Bewegung.
2. *Sekundärer visueller Cortex* (V2): Area 18 (benachbart zu V1). Die Submodalitäten sind in Streifen angeordnet: die Form in cytochromoxidasearmen Streifen, die Farbe in schmalen cytochromoxidasereichen Streifen, die Bewegung in breiten cytochromoxidasereichen Streifen.
3. *Höhere visuelle Cortices:* im lateralen und oberen Teil des Lobus occipitalis (Area 18 + 19), z. B. V4 Farbensehen, V5 Stereo- und Bewegungssehen.
4. *Parietookzipitotemporaler assoziativer Cortex:* an der Grenze von Lobus parietalis, occipitalis und temporalis. Hier werden visuelle mit taktilen, akustischen usw. Informationen zu komplexen Wahrnehmungen verbunden.
5. *Frontales Augenfeld:* im Lobus frontalis (Area 8). Steuerung der Augenbewegungen.

6.6.6b Wie ist die Sehbahn neuronal gegliedert?

1. Neuron: Stäbchen- und Zapfenzellen (primäre Sinneszellen).
2. Neuron: Bipolarzellen der inneren Körnerschicht der Netzhaut.
3. Neuron: Die Zellkörper liegen in der Ganglienzellschicht der Netzhaut, die Axone im N. opticus. Im Chiasma opticum kreuzen die Fasern der nasalen Netzhauthälften. Im Tractus opticus versammeln sich somit die Fasern aus den gleichseitigen Netzhauthälften bzw. für das gegenseitige Gesichtsfeld.
4. Neuron: Die Zellkörper liegen im Corpus geniculatum laterale des Metathalamus. Die Axone gelangen in der Pars sublentiformis der Capsula interna als Sehstrahlung (Radiatio optica) zum primären visuellen Cortex (Sehzentrum) in der Kalkarinarinde. Ab dem 3. Neuron werden die Submodalitäten getrennt geleitet: im parvozellulären System (kleine Ganglienzellen) Form und Farbe, im magnozellulären System (große Ganglienzellen) die Bewegung.

6.6.7a Welche Großhirnrindenbereiche verarbeiten akustische Informationen?

1. *Primärer auditorischer Cortex* („Hörzentrum", A1): in den Gyri temporales transversi (Heschl-Querwindungen, Area 41). Hier sind bereits kritischere Aufgaben, wie die Analyse von Tonkombinationen usw., zu erfüllen, da Tonhöhen, Lautstärken, Harmonieempfindungen schon im Corpus geniculatum mediale oder darunter registriert werden.
2. *Sekundärer auditorischer Cortex* (A2): im Gyrus temporalis superior (Area 42 + 22). Hier erfolgt der Vergleich mit dem akustischem Gedächtnis, und es kommt zu Melodie- und Wortwahrnehmungen.
3. *Sensorisches (rezeptives) Sprachzentrum* (Wernicke-Zentrum, Area 22): meist nur in linker Hemisphäre. Wortverständnis.
4. *Parietookzipitotemporaler assoziativer Cortex:* an der Grenze von Lobus parietalis, occipitalis und temporalis (z. B. Area 39). Hier werden akustische mit taktilen, visuellen usw. Informationen zu komplexen Wahrnehmungen verbunden.

6.6.7b Wie ist die Hörbahn neuronal gegliedert?

1. Neuron: Die Zellkörper liegen im Ganglion cochleare. Die Axone gelangen im N. vestibulocochlearis zum Rautenhirn.
2. Neuron: Die Zellkörper liegen im Nucleus cochlearis anterior + posterior im Boden der Fossa rhomboidea. Die Axone steigen in der äußeren Schleife (Lemniscus lateralis) auf, ein Teil der Fasern kreuzt zur Gegenseite.
3. Neuron: Die Zellkörper liegen in den Nuclei corporis trapezoidei, im Nucleus olivaris superior oder in den Nuclei lemnisci lateralis.
4. Neuron: Die Zellkörper liegen im Colliculus inferior, die Axone im Brachium colliculi inferioris.
5. Neuron: Die Zellkörper liegen im Corpus geniculatum mediale des Metathalamus. Die Axone gelangen in der Pars sublentiformis der Capsula interna als Hörstrahlung (Radiatio acustica) zum primären auditorischen Cortex (Hörzentrum) in den Gyri temporales transversi.

6.6.8a Welcher Hirnnerv ist ein Teil des Großhirns?

Der *N. olfactorius* (1. Hirnnerv):
1. Neuron: Die Riechzellen in der Riechschleimhaut der Nase sind primäre Sinneszellen: Die Dendriten sind mit Chemorezeptoren besetzt, die Axone gelangen durch die Lamina cribrosa des Os ethmoidale in die vordere Schädelgrube.
2. Neuron: Die Mitralzellen liegen im *Bulbus olfactorius* (ein schmaler, keulenförmiger Fortsatz des Stirnhirns), die Axone im *Tractus olfactorius*. Sie enden in verschiedenen Bereichen des beim Menschen stark zurückgebildeten *Rhinencephalon* (Riechhirn). Dieses steht in enger Beziehung zum limbischen System.

6.6.8b Was ist der Papez-Kreis?

Ein Funktionskreis innerhalb des limbischen Systems: Hippocampus → Fornix → Corpus mammillare → Fasciculus mammillothalamicus → Nuclei anteriores des Thalamus → thalamozinguläre Projektion → Cingulum → Hippocampus.

6.6.8c Welche Aufgaben hat das limbische System?

1. „Emotionen": Gefühle, Stimmungen, Affekte, Triebe, Strebungen usw.
2. Kontrolle des Hypothalamus, „viszerales Gehirn".
3. Kurzzeitgedächtnis und Lernen.

---

1. „Innerer Ring":
- *Gyrus paraterminalis* vor Lamina terminalis des dritten Ventrikels
- *Indusium griseum* mit Stria medialis + lateralis auf Corpus callosum
- *Gyrus fasciolaris* und *Gyrus dentatus*
- *Hippocampus* (Ammonshorn): im Boden des Unterhorns des Ventriculus lateralis

2. „Äußerer Ring":
- *Gyrus cinguli*: dem Balken anliegend
- *Gyrus parahippocampalis* (Ammonshornwindung): medialster Teil des Schläfenlappens unmittelbar neben Zwischenhirn

3. Nicht zur Großhirnrinde gehörend:
- *Corpus amygdaloideum* (Mandelkern): kirschgroß, vor Unterhorn des Seitenventrikels
- Kerngebiet des *Septum pellucidum*
- *Fornix*
- *Corpora mammillaria*
- *Nuclei habenulares* (Zügelkerne)
- Teile des Thalamus, z. B. Nuclei anteriores + mediales
- Teile der Formatio reticularis

4. Bahnen:
- *Cingulum*: Längszüge in Tiefe des Gyrus cinguli
- *Fornix*: Hippocampus → Corpus mammillare
- *Fasciculus mammillothalamicus*
- *Fasciculus mammillotegmentalis*
- *Stria terminalis*: Corpus amygdaloideum → Hypothalamus
- *Fasciculus medialis telencephali* (mediales Vorderhirnbündel)

Tab. 6-23. Gliederung des limbischen Systems (es gibt unterschiedliche Auffassungen, es ist in der Terminologia Anatomica nicht definiert).

1. Vorderer Schenkel (*Crus anterius capsulae internae*): • Stirnhirn-Brücken-Bahn (Tractus frontopontinus) • vordere Thalamusstrahlung (Radiatio anterior thalami) 2. Knie (*Genu capsulae internae*): Pyramidenbahn zu den motorischen Hirnnervenkernen (Fibrae corticonucleares) 3. Hinterer Schenkel (*Crus posterius capsulae internae*): • Pyramidenbahn zum Rückenmark (Fibrae corticospinales) • von Großhirnrinde zu Nucleus ruber, (Fibrae corticorubrales), Formatio reticularis (Fibrae corticoreticulares) und Thalamus (Fibrae corticothalamicae) • zentrale Thalamusstrahlung (Radiatio centralis thalami) 4. Unter Nucleus lentiformis (*Pars sublentiformis*): • Schläfenhirn-Brücken-Bahn (Fibrae temporopontinae) • vom Großhirn zum Mittelhirndach (Fibrae corticotectales) • Sehstrahlung (Radiatio optica) • Hörstrahlung (Radiatio acustica) 5. Hinter Nucleus lentiformis (*Pars retrolentiformis*): • hinterer Teil der Großhirn-Brücken-Bahnen (Fibrae parietopontinae) • hintere Thalamusstrahlung (Radiatio posterior thalami)

Tab. 6-24. Bahnen der Capsula interna.

6.6.9a Was ist die Capsula interna?

1. Die innere Kapsel ist die wichtigste Ansammlung von Projektionsfasern. Diese konvergieren fächerartig auf dem Weg von der Großhirnrinde zum Zwischenhirn: „Griff" des Fächers ist der Pedunculus cerebri. Die innere Kapsel ist v-förmig geknickt zwischen dem Nucleus caudatus medial vorn, dem Thalamus medial hinten und Globus pallidus + Putamen (Nucleus lentiformis) lateral.
2. Die innere Kapsel wird von mehreren kleinen Gefäßen aus der A. cerebri media und aus der A. choroidea anterior (Ast der A. carotis interna vor der Bildung des Circulus arteriosus cerebri) versorgt.
3. Ärztliche Bedeutung: Durchblutungsstörungen der inneren Kapsel (Minderdurchblutung oder „Massenblutung") führen zum Symptombild des „Schlaganfalls":
- kontralaterale Hemiplegie (Halbseitenlähmung): bei Schädigung der Pyramidenbahnen.
- kontralaterale Empfindungsstörungen: bei Schädigung der Thalamusstrahlung (keine Dissoziation von Temperatur- und Tastempfindung wie bei Querschnittverletzungen des Rückenmarks!).
- Hemianopsie: Ausfall der kontralateralen Gesichtsfeldhälfte bei Schädigung der Sehstrahlung.
- motorische Aphasie: bei Schädigung des motorischen Sprachzentrums (beim linksseitigen Schlaganfall = rechtsseitiger Lähmung).

1. **Äußeres Ohr** (*Auris externa*): • Ohrmuschel • äußerer Gehörgang
2. **Mittelohr** (*Auris media*): • Paukenhöhle mit Trommelfell und Gehörknöchelchen • Hohlraumsystem im Warzenfortsatz • Ohrtrompete
3. **Innenohr** (*Auris interna*): • Vorhoflabyrinth (*Vestibulum*, Gleichgewichtsorgan) • Schneckenlabyrinth (*Cochlea*, Hörorgan)

Tab. 6-25. Hör- und Gleichgewichtsorgan (Organum vestibulocochleare).

6.7 Hör- und Gleichgewichtsorgan

6.7.1a Wie entsteht das Innenohr?

1. *Aus dem Oberflächenektoderm:* Das Ektoderm beidseits des Rautenhirns verdickt sich Anfang der 4. Entwicklungswoche zur *Ohrplakode* und sinkt zur *Ohrgrube* ein. Diese schließt sich zum *Ohrbläschen*, das sich Ende der 4. Entwicklungswoche von der Oberfläche abschnürt und zu den 4 Abschnitten des häutigen Labyrinths differenziert: Vorhofsack + Schneckensack + Verbindungsgang (*Ductus reuniens*) + Endolymphgang. Aus dem Vorhofsack wachsen in der 6. Entwicklungswoche 3 flache Taschen aus, die späteren Bogengänge. Der Schneckensack verlängert sich zu Schneckengang (*Ductus cochlearis*), dieser wickelt sich spiralig auf (2½ Windungen).
2. *Aus dem Mesektoderm:* Das Mesenchym um das Ohrbläschen verdichtet sich zur knorpeligen *Ohrkapsel*, die ab dem 6. Entwicklungsmonat zum Felsenbein verknöchert.

6.7.1b Wie entstehen das äußere Ohr und das Mittelohr?

1. Der *äußere Gehörgang* bildet sich aus der 1. Schlundfurche. Die „Gehörgangplatte" wird erst im 5. Entwicklungsmonat kanalisiert. Die *Ohrmuschel* wächst aus 6 „Ohrhügelchen" zusammen.

2. Die *Paukenhöhlenschleimhaut* und die Warzenfortsatz-Hohlräume gehen aus der 1. Schlundtasche (aus dem Vorderdarm) hervor, durch die Ohrtrompete bleiben sie zeitlebens mit dem Verdauungskanal verbunden. Der *Warzenfortsatz* wächst größtenteils erst nach der Geburt aus, daher entstehen auch die Warzenfortsatzzellen erst im 1. Lebensjahr.
3. Das *Trommelfell* entwickelt sich da, wo die 1. Schlundtasche auf die 1. Schlundfurche trifft. Dementsprechend stammt das äußere Epithel vom Ektoderm, das innere vom Endoderm ab.
4. *Gehörknöchelchen*: Aus dem 1. Schlundbogen entstehen Hammer + Amboss, aus dem 2. Schlundbogen entsteht der Steigbügel.

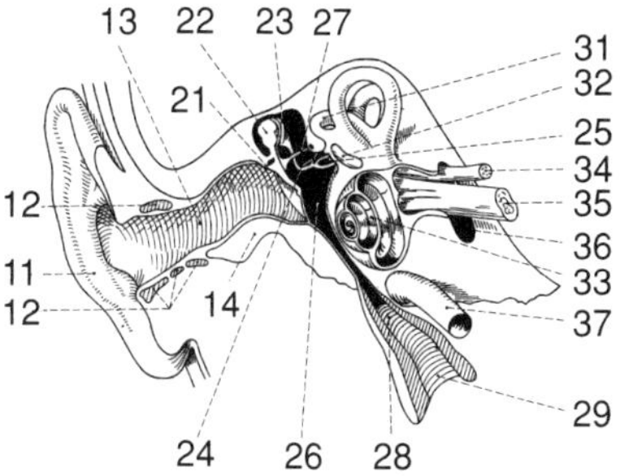

Abb. 6-12. Überblick über das Hör- und Gleichgewichtsorgan (Organum vestibulocochleare). Paukenhöhle schwarz.

1 Auris externa
11 Auricula
12 Cartilago auricularis
13 Meatus acusticus externus
14 Os temporale, Pars tympanica

2 Auris media
21 Membrana tympanica
22 Malleus
23 Incus
24 Articulatio incudostapedialis
25 Basis stapedis
26 Cavitas tympani
27 M. tensor tympani (Tendo)
28 Tuba auditiva [auditoria]
29 Ostium pharyngeum tubae auditivae

3 Auris interna
31 Canales semicirculares ossei
32 Utriculus
33 Labyrinthus cochlearis
34 N. vestibularis
35 N. cochlearis
36 Meatus acusticus internus
37 A. carotis interna

6.7.2 Wie ist das äußere Ohr (Auris externa) gebaut?

1. Ohrmuschel (*Auricula*): Das Skelett aus elastischem Knorpel ist von Gesichtshaut faltenlos überzogen. Das Ohrläppchen ist knorpelfrei.
2. Äußerer Gehörgang (*Meatus acusticus externus*): Er verbindet die Ohrmuschel mit dem Trommelfell, ist 3–4 cm lang und 5–10 mm weit. Die lateralen ⅔ sind durch den elastischen Gehörgangsknorpel (*Cartilago meatus acustici*) versteift. Das Skelett des medialen Drittels bilden die Schläfenschuppe (*Pars squamosa*) und der Gehörgangknochen (*Pars tympanica*, entsteht größtenteils erst nach der Geburt).
- Der Knick zwischen knorpeligem und knöchernem Teil ist bei der Otoskopie (Ohrspiegelung) auszugleichen, wenn man die Ohrmuschel nach hinten oben zieht.
- Die Gehörganghaut trägt ein mehrschichtiges verhorntes Plattenepithel, die Lederhaut ist unverschieblich mit Knorpel bzw. Knochen verbunden (Unterhaut fehlt).
- Sensorische Innervation: *N. auriculotemporalis* (aus V_3) + *N. vagus* (X).
- Das Ohrschmalz (*Cerumen*) besteht hauptsächlich aus Talg + abgeschilferten Epithelzellen + Staub. Das hellgelbe Sekret der apokrinen Ohrschmalzdrüsen (*Glandulae ceruminosae*) hat nur einen kleinen Anteil am Ohrschmalz.

6.7.3 Wie ist das Trommelfell (Membrana tympanica) gebaut?

1. Die ovale bis kreisförmige bindegewebige Membran, etwa 0,1 mm dick, etwa 1 cm Durchmesser, verschließt die Paukenhöhle gegen den äußeren Gehörgang. Sie ist über einen Faserknorpelring im Knochen verankert. Die Gehörgangseite ist mit äußerer Haut, die Paukenhöhlenseite mit Schleimhaut bedeckt. Das Trommelfell ist von außen-oben-hinten nach innen-unten-vorn geneigt. Durch den angelagerten Hammergriff wird die Mitte = *Umbo membranae tympanicae* (Trommelfellnabel) leicht trichterförmig nach innen eingezogen.
- Der straffe Hauptteil (*Pars tensa*) besteht aus straffem Bindegewebe mit innen vorwiegend zirkulären, außen vorwiegend radiären Fasern.
- Der kleine schlaffe Teil (*Pars flaccida*, Shrapnell-Membran) aus lockerem Bindegewebe liegt oberhalb der *Plicae malleares*.

6.7.4a Wie ist die Paukenhöhlenschleimhaut gebaut und innerviert?

1. Die drüsenfreie Schleimhaut der Cavitas tympani liegt dem Periost unmittelbar an und überzieht auch die Gehörknöchelchen. Ein einschichtiges plattes bis kubisches Epithel bedeckt eine zarte Bindegewebeschicht,
2. Regionäre Lymphknoten: *Nodi lymphoidei parotidei profundi*.
3. Sensorische Innervation: *Plexus tympanicus* des *N. glossopharyngeus* (IX).

6.7.4b Welchen Weg nimmt der N. facialis im Felsenbein?

Er durchläuft zusammen mit dem N. vestibulocochlearis (VIII) den inneren Gehörgang und tritt dann in den *Canalis nervi facialis* über. Dieser knickt am Fazialisknie

1. Dach (*Paries tegmentalis*): dünne Knochenlamelle trennt von mittlerer Schädelgrube
2. Boden (*Paries jugularis*): grenzt an V. jugularis interna
3. Mediale Wand (*Paries labyrinthicus*): zum Innenohr • Steigbügelplatte (*Basis stapedis*) verschließt ovales Fenster (*Fenestra vestibuli*) • *Membrana tympanica secundaria* verschließt rundes Fenster (*Fenestra cochleae*) • unterer Schneckengang wölbt *Promontorium* vor
4. Laterale Wand (*Paries membranaceus*): • Trommelfell, darüber • *Recessus epitympanicus*
5. Vorderwand (*Paries caroticus*): grenzt unten an Canalis caroticus, darüber *Ostium tympanicum tubae auditivae*
6. Hinterwand (*Paries mastoideus*): mit *Antrum mastoideum* (Eingang zu *Cellulae mastoideae*)

Tab. 6-26. Wände der Paukenhöhle (Cavitas tympani): Vergleich mit einem schmalen Zimmer (3–6 mm breit, Volumen knapp 1 ml).

1. Äußerer Gehörgang
2. Haut hinter dem Ohr
3. M. sternocleidomastoideus
4. Jochbogen
5. Felsenbein (→ Labyrinthitis, Hirnnervenstörungen)
6. Sinus sigmoideus (→ Sepsis)
7. Schädelhöhle (→ Meningitis, Hirnabszess in Kleinhirn oder Schläfenlappen des Großhirns)
8. Fazialiskanal (→ Gesichtslähmung)

Tab. 6-27. Wohin Eiterungen des Warzenfortsatzes durchbrechen können.

(*Geniculum nervi facialis*) nach hinten ab, verläuft horizontal im Paries labyrinthicus der Paukenhöhle oberhalb des ovalen Fensters (untere Begrenzung des Aditus ad antrum) und geht in einem flachen Bogen in die vertikale Verlaufsstrecke zum *Foramen stylomastoideum* über. Der N. facialis gibt im Felsenbein 3 Äste ab:

1. Der *N. petrosus major* führt sekretorische Fasern für die Tränendrüse (das 2. Neuron beginnt im *Ganglion pterygopalatinum*).
2. Der *N. stapedius* geht zum M. stapedius, bei Ausfall Hyperakusis.
3. Die *Chorda tympani* (Paukensaite) gelangt aus dem vertikalem Teil des Fazialiskanals in einem eigenen Knochenkanal in die Paukenhöhle, zieht dicht am Trommelfell vorbei und legt sich in der Fossa infratemporalis dem N. lingualis (aus V₃) an. Sie führt Geschmacksfasern für die vorderen ⅔ der Zunge (Zellkörper im Ganglion geniculi) und parasympathische sekretorische Fasern für die Glandula submandibularis und sublingualis (das 2. Neuron beginnt im *Ganglion submandibulare*).

6.7.5a Wie sind die Gehörknöchelchen (Ossicula auditus) gebaut?

1. Hammer (*Malleus*): mit Kopf, Handgriff und Fortsätzen. Das *Manubrium mallei* ist mit der Innenseite des Trommelfells verwachsen und zieht dessen „Nabel" (Umbo) ein. Bei der Otoskopie sieht man die *Stria mallearis*. Der Hammer bildet die *Articulatio incudomallearis* mit dem Amboss.
2. Amboss (*Incus*): mit langem und kurzem Schenkel. Er bildet die *Articulatio incudostapedialis* mit dem Steigbügel.
3. Steigbügel (*Stapes*): Die Steigbügelplatte (*Basis stapedis*) ist mit dem Ringband (*Lig. anulare stapediale*) beweglich im ovalen Fenster aufgehängt (*Syndesmosis tympanostapedialis*).

6.7.5b Welche Muskeln setzen an den Gehörknöchelchen an?

1. Der *M. tensor tympani* verläuft im Canalis musculotubarius vom Tubenknorpel zum Hammergriff. Er strafft die Kette der Gehörknöchelchen. Innervation: N. trigeminus.
2. Der *M. stapedius*, Ansatz am hinteren Schenkel des Steigbügels, verkantet die Steigbügelplatte im ovalen Fenster und dämpft dadurch laute Geräusche. Lähmung führt daher zur Hyperakusis. Innervation: N. facialis.

6.7.6 Wie ist die Ohrtrompete (Tuba auditiva [auditoria]) gebaut?

Sie verbindet die Paukenhöhle mit dem Nasenrachenraum, ist etwa 3–4 cm lang und steigt von außen-hinten-oben nach innen-vorn-unten etwa 2 cm ab. Sie beginnt mit dem *Ostium tympanicum tubae auditivae* im *Paries caroticus* der Paukenhöhle und endet mit dem *Ostium pharyngeum tubae auditivae* in der Seitenwand des Nasenrachenraums. Die Schleimhaut entspricht der der Paukenhöhle, trägt aber rachennah allmählich respiratorisches Epithel. 2 Abschnitte:

1. *Pars ossea*: Der paukenhöhlennahe Teil liegt in einem Knochenkanal des Felsenbeins (*Canalis musculotubarius*).
2. *Pars cartilaginea*: Der rachennahe Teil wird durch die hakenförmige elastische *Cartilago tubae auditivae* versteift, die durch eine bindegewebige *Lamina membranacea* zu einem Rohr ergänzt wird. Der M. tensor veli palatini und der M. levator veli palatini entspringen teilweise von der Wand der Ohrtrompete und öffnen die Lichtung. Dadurch wird der Druck zwischen der Paukenhöhle und den Luftwegen ausgeglichen. Verschluss der Ohrtrompete beim Tubenkatarrh führt zu Unterdruck in der Paukenhöhle. Dieser verursacht Schwerhörigkeit, weil das Trommelfell nicht frei schwingen kann.

6.7.7 Wie wird das knöcherne Labyrinth gegliedert?

1. *Cochlea* (Schnecke): Um eine knöcherne Achse (*Modiolus cochleae*) ist der knöcherne *Canalis spiralis cochleae* in 2½ Windungen spiralig aufgerollt. Vom Modiolus cochleae springt die *Lamina spiralis ossea* ähnlich den Windungen einer Holzschraube in den Schneckenkanal vor, an ihr ist die Basilarmembran befestigt. Durchmesser und Höhe der Schnecke betragen je etwa 7 mm.
2. Das *Vestibulum* (Vorhof) ist ein Hohlraum von etwa 5 mm Durchmesser. In ihm liegen die Vorhofsäckchen *Sacculus + Utriculus*. Von ihm entspringen die 3 Knochenkanäle der Bogengänge (*Canales semicirculares ossei*) mit einem Durchmesser von etwa 1 mm und einer Länge von etwa 20 mm.
3. Der *Meatus acusticus internus* (innerer Gehörgang) ist knapp 1 cm lang. Sein Eingang (*Porus acusticus internus*) liegt etwa in der Mitte der Hinterseite des Felsenbeins oberhalb des Foramen jugulare. Durch den inneren Gehörgang verlaufen der *N. vestibulocochlearis* (VIII) mit dem *Ganglion vestibulare*, der *N. facialis* (VII), die *A. labyrinthi* (aus der A. basilaris) und die *Vv. labyrinthi* (diese münden in den Sinus petrosus inferior).

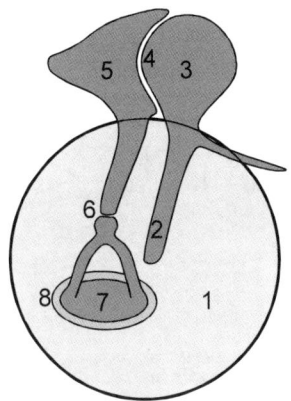

Abb. 6-13. Blick auf das rechte Trommelfell (Membrana tympanica) bei der Otoskopie (Ohrspiegelung) mit Projektion der Gehörknöchelchen.

1 Membrana tympanica
2 Manubrium mallei
3 Caput mallei
4 Articulatio incudomallearis
5 Incus
6 Articulatio incudostapedialis
7 Basis stapedis
8 Lig. anulare stapediale

6.7.8a Wie wird das Gleichgewichtsorgan gegliedert?

1. *Sacculus* und *Utriculus:* 2 Vorhofsäckchen mit Sinnesfeldern (*Maculae*) zum Registrieren geradliniger Beschleunigungen.
2. *Ductus semicircularis anterior + posterior + lateralis:* Die 3 Bogengänge registrieren Winkelbeschleunigungen.
3. *Ductus endolymphaticus:* ein Druckausgleichsgang.

6.7.8b Wie sind die Vorhofsäckchen (Sacculus und Utriculus) gebaut?

Die *Maculae* sind ovale Sinnesfelder von etwa 2–3 mm Durchmesser. Vom Epithel mit Sinneszellen (Haarzellen) und Stützzellen ragen Sinneshaare (40–100 Stereozilien + 1 Kinozilie pro Zelle) in die Statokonienmembran. Diese besteht aus einer Gallertschicht mit Kalkkörnchen von 2–5 µm Durchmesser. Sie biegen die Sinneshaare entsprechend der Schwerkraft seitlich ab und erregen so die Sinneszellen. Die Haarzellen sind teils von einem Nervenfaserkorb umsponnen, teils haben sie basale Synapsen.

1. *Sacculus*: Das vordere Vorhofsäckchen liegt zwischen Utriculus und Schnecke. Es ist mit dem Utriculus durch den *Ductus utriculosaccularis* und mit der Schnecke durch den *Ductus reuniens* verbunden. Die *Macula sacculi* steht vertikal.
2. *Utriculus*: Vom hinteren Vorhofsäckchen zweigen die 3 Bogengänge ab. Die *Macula utriculi* steht horizontal.

6.7.8c Wie sind die Bogengänge (Ductus semicirculares) gebaut?

Sie entspringen mit je 2 Schenkeln aus dem Utriculus. Jeweils ein Schenkel ist zur *Ampulla membranacea* mit Sinneszellen erweitert. Der vordere und der hintere Bogengang haben einen Schenkel gemeinsam (es gibt also insgesamt nur 5 Schenkel). Sie stehen rechtwinklig zu einander. Der vordere und die hintere Bogengang bilden nach lateral einen offenen Winkel. Der laterale Bogengang fällt etwa 30° nach hinten lateral ab.

- Die *Crista ampullaris* (Sinneskamm) besteht aus einem Sinnesepithel auf einem bindegewebigen Hügel. Darüber schwebt die *Cupula gelatinosa* (Gallertkuppel). In diese ziehen die Sinneshaare der Haarzellen.

1. Nach Aufgaben: • *Labyrinthus cochlearis* (Schneckenlabyrinth): Hörorgan • *Labyrinthus vestibularis* (Vorhoflabyrinth): Gleichgewichtsorgan
2. Nach Bau: • *Labyrinthus membranaceus* (häutiges Labyrinth): das Sinnesorgan • *Labyrinthus osseus* (knöchernes Labyrinth): die Hohlräume für das Sinnesorgan im Felsenbein
3. Nach Flüssigkeitsräumen: • *Perilymphraum*: zwischen Knochenwand und häutigem Labyrinth • *Endolymphraum*: innerhalb des häutigen Labyrinths, mit Druckausgleichsgang (*Ductus endolymphaticus*) zu Blindsack (*Saccus endolymphaticus*) unter Dura der Hinterfläche des Felsenbeins

Tab. 6-28. Gliederung des Innenohrs.

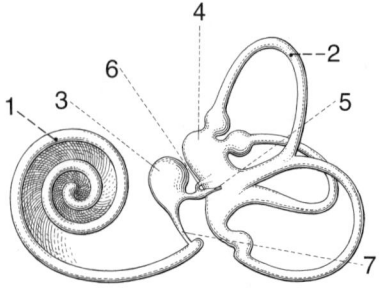

Abb. 6-14. Endolymphräume des Innenohrs (häutiges Labyrinth), schematisch.

1 Ductus cochlearis
2 Ductus semicirculares
3 Sacculus
4 Utriculus
5 Ductus utriculosaccularis
6 Ductus endolymphaticus
7 Ductus reuniens

1. *Ductus cochlearis* (häutiger Schneckengang): Endolymphraum zwischen 2 Perilymphräumen
2. *Scala vestibuli* (Vorhoftreppe): kuppelwärts vom Schneckengang
3. *Scala tympani* (Paukentreppe): hinter bzw. unter Schneckengang, mit Vorhoftreppe in Schneckenkuppel durch *Helicotrema* verbunden

Tab. 6-29. Kompartimente im knöchernen Schneckenkanal.

Die Gallertkuppel wird durch die Endolymphbewegung bei Geschwindigkeitsänderungen des Kopfes abgelenkt.

6.7.9a Welche „Fenster" verbinden Paukenhöhle und Innenohr?

1. Das ovale Fenster (*Fenestra vestibuli*) wird durch die Steigbügelplatte verschlossen. Durch diese werden die Schwingungen des Trommelfells über die Gehörknöchelchen auf die Perilymphe des Vorhofs übertragen. Sie steigen in der Vorhoftreppe auf und kehren in der Paukentreppe zurück.
2. Das runde Fenster (*Fenestra cochleae*) am Ende der Paukentreppe wird durch die *Membrana tympanica secundaria* verschlossen. Diese dient dem Druckausgleich (sonst könnte die Steigbügelplatte nicht im ovalen Fenster schwingen).

6.7.9b Welche Wände hat der häutige Schneckengang (Ductus cochlearis)?

Der Schneckengang endet in der Schneckenkuppel und der Schneckenbasis blind, in der Nähe des basalen Endes ist er durch den *Ductus reuniens* mit dem Sacculus verbunden. Der Querschnitt ist etwa dreieckig, er hat also 3 Wände:
1. *Membrana spiralis*: Die Wand gegen die Paukentreppe ist zwischen dem knöchernen Spiralblatt und dem Bindegewebe an der Außenwand der Schnecke ausgespannt. Radiäre Bindegewebefasern bilden die Basilarmembran (*Lamina basilaris*), die etwa 3–3,5 cm lang ist. Das knöcherne Spiralblatt wird von der Schneckenbasis zur Schneckenkuppel kürzer, dadurch wird die Basilarmembran immer breiter (in der Schneckenbasis etwa 50 µm, in der Schneckenkuppel etwa 500 µm breit) und der Querschnitt des Schneckengangs immer größer. Auf der Spiralmembran ruht das Corti-Organ.
2. *Membrana vestibularis* (Reissner-Membran): Die Wand gegen die Vorhoftreppe besteht aus einer Basalmembran zwischen 2 einschichtigen Plattenepithelien.
3. *Lig. spirale*: Die Außenwand ist kein straffes Band, sondern ein flüssigkeitsgefülltes, von einem Kapillargeflecht durchzogenes Maschenwerk mit einem ein- bis mehrschichtiges Epithel. Es erzeugt die Endolymphe.

6.7.9c Wie ist das Corti-Organ (Organum spirale) gebaut?

Ein auf der Basilarmembran ruhender Epithelhügel mit Sinneszellen, über dessen inneren Teil sich die gallertige Deckmembran (*Membrana tectoria*) wölbt, besteht aus:
1. *Sinneszellen*: Innere und äußere Haarzellen ragen mit je 50–100 Stereozilien in die Deckmembran.
2. *Stützzellen*: Phalangenzellen, Pfeilerzellen, Grenzzellen.
3. *Hohlräumen*: mit Perilymphe gefüllter innerer, mittlerer und äußerer Tunnel.
4. *Nervenfasern* zum Ganglion cochleare [spirale cochleae], das spiralig um den Modiolus cochleae angeordnet ist.

6.7.9d Wie wird das Corti-Organ (Organum spirale) erregt?

1. Die Bewegungen der Steigbügelplatte versetzen die Perilymphe im Vorhof in Schwingungen, diese übertragen sich über die Vorhof- und die Paukentreppe auf die Endolymphe im Schneckengang. Nur im Bereich des Schwingungsmaximums der Basilarmembran reicht die Amplitude aus, um die Haarzellen so stark zu bewegen, dass ihre Sinneshaare an der Deckmembran abgeschert werden.
2. Entsprechend der Breite der Basilarmembran sind hohe Töne in der Schneckenbasis, tiefe Töne in der Schneckenkuppel lokalisiert.

6.8 Augapfel (Bulbus oculi)

6.8.2 Wie entwickelt sich das Auge (Oculus)?

1. *Augenbläschen:* In der 4. Entwicklungswoche wächst auf beiden Seiten des Neuralrohrs auf Höhe des späteren Zwischenhirns ein Hohlraum aus, der über den Augenstiel mit dem Neuralrohr verbunden bleibt.
2. *Augenbecher:* In der 5. Entwicklungswoche stülpt sich das Augenbläschen zum doppelwandigen Becher ein: Aus dem äußeren Blatt des Augenbechers entwickeln sich das Pigmentepithel und die beiden Irismuskeln. Aus dem inneren Blatt geht die Pars nervosa der Netzhaut (die inneren 9 Schichten) hervor. Der Spalt zwischen beiden Blättern (der ursprüngliche Hohlraum des Augenbläschens) verschwindet, kann aber bei Netzhautablösung (Ablatio retinae) wieder auftreten. Im Augenstiel wachsen die Axone der Netzhaut zum Zwischenhirn zurück und bilden den Sehnerv.
3. *Augenbecherspalte:* Die Wand des Augenbechers bleibt auf einer Seite eingeschnitten, hier dringt Mesenchym in den Hohlraum des Augenbechers ein und bildet den Glaskörper. Die *A. hyaloidea* versorgt die sich entwickelnde Linse, ihr frei durch den Glaskörper ziehender Teil atrophiert im 6. Entwicklungsmonat, der Rest wird zur *A. centralis retinae*. Die Ränder der Augenbecherspalte verschmelzen in der 7. Entwicklungswoche, so dass der Augenbecher nur noch nach vorn geöffnet ist (Pupille).
4. *Entwicklung der Linse:* Das Augenbläschen induziert im angrenzenden Oberflächenektoderm eine Zellverdichtung, die *Linsenplakode*. Parallel zum Einstülpen des Augenbechers sinkt die Linsenanlage zur *Linsengrube* ein. In der 5. Entwicklungswoche schnürt sich die Linse als *Linsenbläschen* vom Oberflächenektoderm ab und wird vom Rand des Augenbechers umschlossen. Die Zellen der Hinterwand des Linsenbläschens wachsen als Linsenfasern (*Fibrae lentis*) in die Länge und füllen allmählich die Lichtung des Linsenbläschens. Am Linsenäquator entstehen bis zum 20. Lebensjahr neue Linsenfasern.
5. *Induktion der Hornhaut:* Die abgeschnürte Linse induziert im wieder geschlossenen Oberflächenektoderm die Bildung des vorderen Hornhautepithels.
6. *Äußere und mittlere Augenhaut* entstehen aus dem das Augenbläschen umgebenden Mesenchym. Die Pupille ist zunächst durch die *Membrana pupillaris* verschlossen (diese löst sich gegen Ende der Fetalentwicklung auf). Zwischen dem Hornhautmesenchym und der Pupillenmembran tritt ein Spalt auf, der sich zur vorderen Augenkammer erweitert. Er dehnt sich im 7. Entwicklungsmonat hinter die Iris als hintere Augenkammer aus.
7. *Lider:* Vor dem Hornhautepithel wachsen 2 mesenchymhaltige Ektodermfalten aufeinander zu. Sie verschmelzen im 4. Entwicklungsmonat und trennen sich wieder im 7. Entwicklungsmonat.

6.8.3a Wie ist die Lederhaut des Auges (Sclera) gebaut?

1. Die Lederhaut des Auges hat 3 Schichten:
- *Lamina episcleralis*: lockeres Hüllgewebe liegt außen an.
- *Substantia propria*: die Hauptschicht aus straffem Bindegewebe.
- *Lamina fusca sclerae*: eine Pigmentschicht an der Grenze zur Aderhaut.
2. Die weiße Farbe rührt von der dichten Lage zugfester Fasern her. Eine abnorm dünne Lederhaut erscheint bläulich.
3. Eine seichte Furche (*Sulcus sclerae*) markiert die Grenze gegen die stärker gekrümmte Hornhaut. Benachbart ist der *Sinus venosus sclerae* (Schlemm-Kanal) für den Abfluss des Kammerwassers.
4. Am Austritt des Sehnervs ist die Lederhaut siebartig für die Sehnervenfasern durchbrochen (*Lamina cribrosa sclerae*). Die Lederhaut setzt sich in die äußere Hülle des Sehnervs fort.

---

1. *Tunica fibrosa bulbi*: äußere, straffe Augenhaut:
- *Sclera* (Lederhaut): mittlerer + hinterer Teil, undurchsichtig weiß
- *Cornea* (Hornhaut): vorderes Sechstel, durchsichtig, dient als Frontlinse
2. *Tunica vasculosa bulbi*: mittlere, gefäßführende Augenhaut:
- *Choroidea* (Aderhaut): liegt der Lederhaut an
- *Corpus ciliare* (Strahlenkörper): Aufhängeapparat der Augenlinse
- *Iris* (Regenbogenhaut): umgibt als Ringblende die Pupille
3. *Tunica interna bulbi*: innere Augenhaut = Netzhaut (*Retina*), enthält lichtempfindliche primäre Sinneszellen

Tab. 6-30. Gliederung des Augapfels.

1. *Anophthalmie*: Fehlen des Augapfels
2. *Mikrophthalmie*: zu kleiner Augapfel
3. *Makrophthalmie* = *Buphthalmie*: zu großer Augapfel
4. *Zyklopie* (Zyklopenauge): nur 1 mittelständiges Auge, meist mit Rüsselnase verbunden (über dem Auge)
5. *Kolobom* (Augenspalte): Spalte von Pupille nach medial unten durch Iris
6. *Persistenz der A. hyaloidea*: meist nur einzelne Bindegewebestreifen im Glaskörper
7. *Aphakie*: Fehlen der Linse
8. *Persistenz der Pupillenmembran*: meist nur dünner Schleier
9. *Kryptophthalmie*: fehlende Lidspalte

Tab. 6-31. Fehlbildungen des Auges.

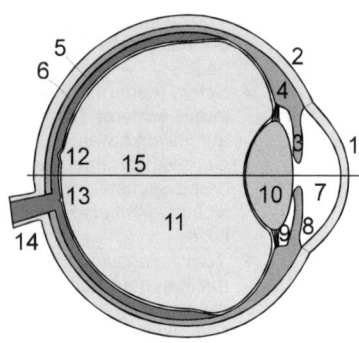

Abb. 6-15. Transversalschnitt durch den Augapfel (Bulbus oculi).

1 + 2 Tunica fibrosa bulbi
1 Cornea
2 Sclera
3–5 Tunica vasculosa bulbi
3 Iris
4 Corpus ciliare
5 Choroidea
6 Retina = Tunica interna bulbi
7 Camera anterior
8 Angulus iridocornealis
9 Camera posterior
10 Lens
11 Corpus vitreum
12 Macula lutea
13 Discus nervi optici
14 N. opticus
15 Axis bulbi

Zellfreie Gallerte:
- fast 99 % Wasser
- Mucopolysaccharide
- Schlieren durch Cholesterinkristalle

Tab. 6-32. Zusammensetzung des Glaskörpers.

6.8.3b Wie ist die Hornhaut (Cornea) gebaut?

1. Fünf Schichten:
   - *Epithelium anterius*: unverhorntes, mehrschichtiges Plattenepithel.
   - *Lamina limitans anterior* (Bowman-Membran): Basalmembran + feinste Fibrillen + Kittsubstanz, etwa 10 μm dick.
   - *Substantia propria*: dichtes kollagenes Bindegewebe.
   - *Lamina limitans posterior* (Descemet-Membran): dünner als vordere Grenzmembran.
   - *Epithelium posterius* (Hornhautendothel): einschichtiges Plattenepithel.
2. Die Grundsubstanz des Hornhautbindegewebes hat den gleichen Brechungsindex wie die Fasern und das Kammerwasser. Die Durchsichtigkeit hängt vom normalen Quellungszustand der gefäßlosen Hornhaut ab, die vorn durch die Tränenflüssigkeit, hinten durch das Kammerwasser befeuchtet wird. Bei Austrocknung oder vermehrtem Eindringen von Kammerwasser trübt sich die Cornea.
3. Die Cornea ist stärker gekrümmt als die Sclera, sie wölbt sich daher vor. Sie ist in der Mitte etwa 0,8 mm, am Rand 1,1 mm dick. Kleine Unebenheiten werden durch die Tränenflüssigkeit ausgeglichen. Auf die Hornhaut entfallen etwa ⅔ der gesamten Brechkraft des Auges von etwa 65 dpt.
4. Die gesunde Hornhaut ist gefäßfrei, bei Entzündungen können Gefäße einsprießen.

6.8.4a Wie ist die Aderhaut (Choroidea) gebaut?

Vier Schichten:
1. *Lamina suprachoroidea*: die pigmentreiche Grenzschicht zur Lederhaut mit Spalträumen (*Spatium perichoroideum*).
2. *Lamina vasculosa*: die Hauptschicht mit großen Blutgefäßen.
3. *Lamina choroidocapillaris*: Sie ernährt die Stäbchen und Zapfen durch Diffusion.
4. *Lamina basalis* (Bruch-Membran): Sie liegt dem Pigmentepithel der Netzhaut an.

6.8.4b Wie ist der Strahlenkörper (Corpus ciliare) gebaut?

1. Drei Schichten:
   - In der Muskelschicht liegen die meridionalen + radiären + zirkulären Fasern des *M. ciliaris* für die Akkommodation der Linse.
   - Die kapillarreiche Gefäßschicht (*Stratum vasculosum*) produziert Kammerwasser.
   - Vom zweischichtigen Epithel gehört die stark pigmentierte Außenschicht zum Pigmentepithel der Netzhaut, die Innenschicht ist pigmentfrei (sie setzt die *Pars nervosa* der Netzhaut fort).
2. Die *Processus ciliares* sind etwa 70 radiäre Falten, an denen die Augenlinse über die *Zonula ciliaris* am Strahlenkörper aufgehängt ist.

6.8.4c Wie ist die Regenbogenhaut (Iris) gebaut?

1. Zwei Muskeln regeln den Lichtdurchtritt durch die Pupille: Der kreisförmig nahe dem Rand der Pupille gelegene kreisförmige *M. sphincter pupillae* verengt die Pupille (Miosis), er wird von parasympathischen Fasern des N. oculomotorius (III) innerviert. Der radspeichenartig angeordnete *M. dilatator pupillae* erweitert die Pupille (Mydriasis), er wird vom Sympathikus innerviert. Auf Lichteinfall wird die Pupille verengt = Pupillenreflex: afferent *N. opticus* (II), efferent *N. oculomotorius* (III), 2. Neuron im *Ganglion ciliare*.
2. Das stark pigmentierte Epithel an der Rückseite (Teil der Netzhaut) schimmert bläulich durch (blaue Augen), beim braunen Auge ist zusätzlich Pigment in das

Stroma aus lockerem, gefäßreichen Bindegewebe eingelagert. Die Struktur des Stroma ist genetisch fixiert (sie ist daher bei eineiigen Zwillingen identisch).

6.8.5a Wie ist die Augenlinse (Lens) gebaut?

1. Die bikonvexe Linse hat einen Durchmesser von etwa 9 mm und ist etwa 4 mm dick. Ihre Hinterfläche ist stärker gekrümmt als ihre Vorderfläche. Den Rand nennt man *Equator lentis*. Sie hängt zwischen hinterer Augenkammer und Glaskörper an den *Fibrae zonulares* des Strahlenkörpers, die vorn und hinten in die Linsenkapsel einstrahlen.
2. Feinbau: Das Epithelbläschen ist frei von Gefäßen und Nerven. Vorn trägt es das einschichtige kubische *Epithelium lentis*. Die hinteren Epithelzellen wachsen zu 7–10 mm langen *Fibrae lentis* aus, die den ursprünglichen Hohlraum füllen. Die Faserenden bilden vorn und hinten einen dreistrahligen Stern (um 60° gegeneinander verdreht). Am Äquator bleiben meist einige Zellkerne erhalten. Die Linsenkapsel (*Capsula lentis*) ist eine kutikulare Abscheidung der Epithelzellen.
3. Die *Katarakt* (der grauer Star) ist eine Trübung der Augenlinse. Sie ist eine häufige Alterserscheinung, kommt aber auch angeboren vor (z. B. bei Rötelnerkrankung der Mutter in der 5.–8. Schwangerschaftswoche).

6.8.5b Wie erfolgt die Akkommodation (Entfernungseinstellung)?

1. Die Augenlinse ist im Strahlenkörper so aufgehängt, dass sie in Ruhe gestreckt ist (Einstellung auf Unendlich). Beim Blick in die Nähe wird der Strahlenkörper aktiv entspannt und die Augenlinse kugelt sich beim Jugendlichen aufgrund ihrer natürlichen Elastizität ab. Ab dem 45. Lebensjahr nimmt die Elastizität der Linse deutlich ab, um das 60. Lebensjahr ist sie praktisch erloschen. Damit ist keine Naheinstellung mehr möglich. Diese *Alterssichtigkeit* (Presbyopie) kann durch eine Lesebrille von etwa +3 dpt ausgeglichen werden.
2. Der Aufhängeapparat der Augenlinse wird durch den Strahlenkörpermuskel (*M. ciliaris*) durch 2 Mechanismen entspannt: Die *meridionalen Fasern* (Brücke-Muskel) setzen an der Bruch-Membran der Aderhaut an und ziehen diese nach vorn. Dabei wird der Strahlenkörper gestaucht. Die *zirkulären Fasern* (Müller-Muskel) umgeben ringförmig den Aufhängeapparat. Bei ihrer Kontraktion wird der Ring verengt. Der M. ciliaris wird von parasympathischen Fasern des *N. oculomotorius* (III) innerviert. Die Zellkörper des 2. Neurons liegen im *Ganglion ciliare*.

6.8.6 Was ist das Kammerwasser (Humor aquosus)?

Eine zellfreie wasserklare Flüssigkeit ähnlich dem Liquor cerebrospinalis füllt die beiden Augenkammern (*Camera anterior + posterior*, durch die Pupille verbunden).
1. Sie wird von den *Processus ciliares* des Strahlenkörpers produziert.
2. Die Resorption erfolgt durch alle Wände der Augenkammern (z. B. Diffusion durch die Cornea). Hauptabflussweg ist der Kammerwinkel (*Angulus iridocornealis*) der vorderen Augenkammer mit dem schwammartigen Balkenwerk des *Lig. pectinatum* und dazwischen dem Fontana-Raum (*Spatia anguli iridocornealis*). Aus ihm fließt das Kammerwasser zum venenähnlichen ringförmigen Schlemm-Kanal (*Sinus venosus sclerae*) im Vorderende der Sclera ab. Von hier wird er in die Vv. ciliares anteriores abgesaugt.
3. Der *Augeninnendruck* beträgt etwa 15 mmHg. Er gilt als erhöht, wenn er 21 mmHg überschreitet: Das Glaukom (grüner Star) ist in Mitteleuropa die häufigste Ursache von Blindheit.

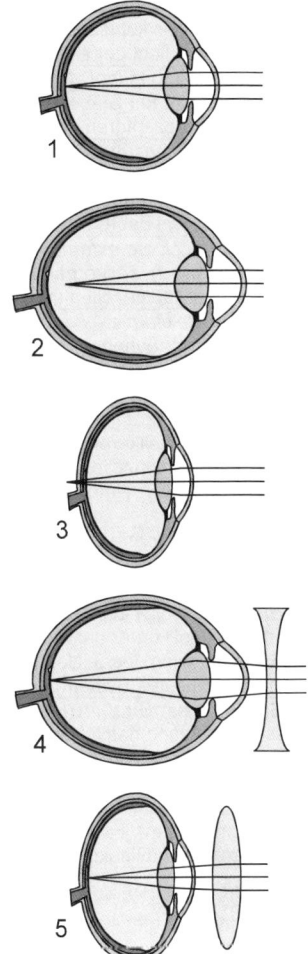

Abb. 6-16. Formfehler (überzeichnet!) des Bulbus oculi, die Brechungsfehler bedingen. Korrektur durch Linsen.

1 Normales Auge
2 Beim Kurzsichtigen ist das Auge zu lang
3 Beim Weitsichtigen ist das Auge zu kurz
4 Korrektur der Kurzsichtigkeit (Myopie) durch eine Zerstreuungslinse
5 Korrektur der Weitsichtigkeit (Hyperopie) durch eine Sammellinse

1. *Stratum pigmentosum* (Pigmentepithel): einschichtiges kubisches Epithel, stark pigmentiert, liegt der Aderhaut fest an
2. *Stratum neuroepitheliale* = photosensorium (Schicht der Stäbchen und Zapfen): Photorezeptoren
3. *Stratum limitans externum* (äußere Grenzmembran): siebartige Platte aus Gliafortsätzen, durchbrochen von den Stäbchen und Zapfen
4. *Stratum nucleare externum* (äußere Körnerschicht): Zellkörper der Stäbchen- und Zapfenzellen (1. Neuron)
5. *Stratum plexiforme externum* (äußere Netzschicht): Synapsen zwischen Axonen des 1. und Dendriten des 2. Neurons
6. *Stratum nucleare internum* (innere Körnerschicht): Zellkerne von Nervenzellen (bipolare Nervenzellen des 2. Neurons, Horizontalzellen, amakrine Zellen) und Stützzellen
7. *Stratum plexiforme internum* (innere Netzschicht): Synapsen zwischen Axone des 2. und Dendriten des 3. Neurons
8. *Stratum ganglionicum* (Ganglienzellschicht): Zellkörper der multipolaren Ganglienzellen des 3. Neurons (parvo-/makrozelluläres System)
9. *Stratum neurofibrarum* (Nervenfaserschicht): Axone des 3. Neurons (im Sehnerv zum *Corpus geniculatum laterale* im Zwischenhirn)
10. *Stratum limitans internum* (innere Grenzmembran): Fasern der Gliazellen, Grenze gegen Glaskörper

Tab. 6-33. Schichten der Netzhaut (Retina) von außen nach innen (dem Weg der Erregung entsprechend, entgegengesetzt zum Weg des Lichts!).

6.8.7a Wie kann man die Netzhaut (Retina) gliedern?

1. Nach der Entwicklung:
- Die *Pars pigmentosa* entsteht aus der äußeren Wand des Augenbechers: nur eine Schicht = Pigmentepithel.
- Die *Pars nervosa* entsteht aus der inneren Wand des Augenbechers: Sie umfasst die 9 übrigen Schichten der Netzhaut, darunter 3 Schichten von Nervenzellkörpern.
2. Nach Funktion und Lage:
- Die *Pars optica retinae* ist der lichtempfindliche = größte Teil mit 10-schichtigem Bau.
- Die *Pars caeca retinae* ist der „blinde" Teil mit 2-schichtigem Bau an der Oberfläche des Strahlenkörpers (*Pars ciliaris retinae*) und an der Hinterseite der Iris (*Pars iridica retinae*).
- Die *Ora serrata* ist der gezackte Rand zwischen sehendem und blindem Teil.
3. Nach Schichten: s. Tab. 6-33.

6.8.7b Wie sind die Rezeptorzellen der Netzhaut gebaut?

1. Die *Stäbchenzelle* ist nur helligkeitsempfindlich. Sie ist schmal und lang (etwa 90 μm) und in 4 Abschnitte zu gliedern:
- Das *Außenglied* enthält den lichtempfindlichen Sehpurpur (vom Vitamin A abgeleiteter Aldehyd 11-cis-Retinal) in geldrollenartig gestapelten Doppelmembran-Scheibchen. An der Spitze des Außenglieds werden die verbrauchten Scheibchen abgestoßen und von den Pigmentepithelzellen phagozytiert.
- Das *Innenglied* ist reich an Zellorganellen, es synthetisiert den Sehpurpur. Der dünne Verbindungsstrang zum Außenglied ist ähnlich wie eine Zilie gebaut: 9 Mikrotubuluspaare, es fehlt jedoch das innere Mikrotubuluspaar.
- Der Kernbereich ist verbreitert.
- Der Endkolben bildet Synapsen mit dem 2. Neuron der Sehbahn.
2. Die *Zapfenzelle* ist farbempfindlich. Sie ist kürzer und dicker als die Stäbchenzelle. Das Außenglied ist konisch. Es gibt 3 Sorten Zapfenzellen für die 3 Grundfarben. In einem Auge liegen etwa 6–7 Millionen Zapfenzellen und etwa 20mal soviel Stäbchenzellen.

6.8.8 Was sieht man beim Augenspiegeln (Ophthalmoskopie) am Augenhintergrund?

1. Der *Discus nervi optici* (Sehnervpapille) ist eine helle Scheibe in der sonst rot aufleuchtenden Netzhaut. Die Nervenfasern des 3. Neurons der Netzhaut verlassen hier das Auge (als Sehnerv zum Zwischenhirn). Da sich hier keine Photorezeptoren befinden, ergibt sich ein „blinder Fleck".
2. Die *Macula lutea,* die Stelle des schärfsten Sehens, ist frei von Blutgefäßen und leicht gelblich („gelber Fleck"). Die inneren Schichten der Netzhaut weichen zur Seite, so dass eine Grube (*Fovea centralis*) entsteht. Sie enthält fast nur farbempfindliche Zapfen. Wegen des Fehlens der helligkeitsempfindlichen Stäbchen kann man im Dunkeln nicht scharf sehen.
3. Die *A. centralis retinae* tritt an der Sehnervpapille in das Auge ein und verzweigt sich an der inneren Oberfläche der Netzhaut. Sie versorgt die 5 inneren Schichten (die äußeren 5 Schichten sind kapillarfrei und werden durch Diffusion von der Aderhaut ernährt).

6.8.9a Wie verläuft der Sehnerv (N. opticus, II)?

1. *Pars intraocularis*: In der Augenwand sind die Nervenfasern marklos und durchsichtig. Sie verlassen in der Sehnervpapille (*Discus nervi optici*) die Netzhaut und sind ab hier von Markscheiden umgeben (deswegen ist die Papille gelb).
2. *Pars orbitalis*: In der Augenhöhle liegt der etwa 4 mm dick Sehnerv innerhalb des Kegels der geraden Augenmuskeln im Fettgewebe. Die *A.* + *V. centralis retinae* treten etwa 1 cm vom Augapfel entfernt von unten her in den Sehnerv ein. Am hinteren Ende der Augenhöhle ist er vom *Anulus tendineus communis* umschlossen (Ursprung der geraden Augenmuskeln).
3. *Pars canalis*: Im Canalis opticus des Keilbeins wird der Sehnerv von der A. ophthalmica begleitet (die V. ophthalmica superior zieht durch die obere Augenhöhlenspalte).
4. *Pars intracranialis*: Die beiden Sehnerven vereinigen sich im Subarachnoidealraum vor dem Hypophysenstiel im *Chiasma opticum* (Sehnervenkreuzung): Es kreuzen nur die Nervenfasern der inneren Netzhauthälften. Ab hier heißt die Sehbahn Sehstrang (*Tractus opticus*). Im linken Sehstrang laufen Nerven von der rechten, im rechten von der linken Gesichtsfeldhälfte zum Corpus geniculatum laterale.

6.8.9b Worin unterscheidet sich der Sehnerv von peripheren Nerven?

Die Augen sind, entwicklungsgeschichtlich gesehen, Teile des Zwischenhirns. Deshalb ist der *N. opticus* eigentlich kein peripherer Nerv, sondern ein Hirnteil. Seine Hüllen entsprechen Hirnhäuten, das Endoneurium fehlt:
1. Die *Vagina externa* gehört zur harten Hirnhaut. Die derbe Röhre bildet ein federndes Widerlager für den Augapfel. Sie ist dorsal mit dem Periost des Canalis opticus verschmolzen, vorn geht sie in die Sclera über.
2. Die *Vagina interna* hat 2 Blätter entsprechend Arachnoidea und Pia mater. Das innere Blatt liegt dem Sehnerv unmittelbar an. Von ihm gehen Bindegewebeplatten zwischen eckig gefelderte Nervenfaserbündeln aus. Das *Spatium intervaginale subarachnoidale [Spatium leptomeningeum]* entspricht dem Subarachnoidealraum (bei peripheren Nerven hingegen fehlt ein Spaltraum, das Epineurium geht bei diesen kontinuierlich in das Perineurium über).

1. Zerstörung des *N. opticus*: das Auge ist blind
2. Zerstörung des Mittelteils des *Chiasma opticum*: das Gesichtsfeld ist auf zentralen Bereich geschrumpft (heteronyme Hemianopsie, Ausfall der temporalen Gesichtsfeldanteile = Halbseitenblindheit vom Scheuklappentyp)
3. Zerstörung des *Tractus opticus*: gegenüberliegende Gesichtsfeldhälfte fällt aus (kontralaterale homonyme Hemianopsie)

Tab. 6-34. Ausfallerscheinungen bei Verletzung eines Sehnervs oder Sehstrangs.

6.9 Augenhöhle (Orbita)

6.9.1 Wie ist die Augenhöhle begrenzt?

1. Dach (*Paries superior*): Stirnbein + kleiner Keilbeinflügel.
2. Boden (*Paries inferior*): Oberkiefer + Jochbein + Gaumenbein.
3. Lateralwand (*Paries lateralis*): Jochbein + großer Keilbeinflügel.
4. Medialwand (*Paries medialis*): Oberkiefer (Stirnfortsatz) + Tränenbein + Siebbein.
5. Eingang (*Aditus orbitalis*): durch bindegewebiges Septum orbitale und Weichteilfalten (Lider) geschlossen.
- *Margo supraorbitalis*: Stirnbein,
- *Margo infraorbitalis*: Oberkiefer und Jochbein.
6. Die Knochenhaut der Augenhöhle (*Periorbita*) ist ein straffer Bindegewebesack, der vom Knochen (ähnlich der Dura) leicht abzulösen ist. Im Sehnervkanal vereinigt sie sich mit der äußeren Hülle des Sehnervs, vorn geht sie in das Septum orbitale über. In der Fissura orbitalis inferior sind glatte Muskelfasern in sie eingelagert (*M. orbitalis*).

1. Oben: vordere Schädelgrube mit Stirnlappen des Großhirns, vorn medial: Stirnhöhle
2. Medial: Siebbeinzellen
3. Unten: Kieferhöhle, dahinter Fossa infratemporalis (durch Fissura orbitalis inferior verbunden)
4. Lateral: Fossa temporalis mit M. temporalis
5. Hinten: mittlere Schädelgrube (durch Fissura orbitalis superior und Canalis opticus verbunden)

Tab. 6-35. Nachbarräume zur Augenhöhle, überwiegend nur durch dünne Knochenplatten von ihr getrennt.

Kanal	Inhalt
1. *Canalis opticus*: im Keilbein	• N. opticus (II) • A. ophthalmica
2. *Fissura orbitalis superior*: zwischen Ala major und minor	• N. oculomotorius (III) • N. trochlearis (IV) • N. abducens (VI) • N. ophthalmicus (V1) • V. ophthalmica superior
3. *Fissura orbitalis inferior*: zwischen Maxilla und Ala major	• V. ophthalmica inferior • N. zygomaticus (aus V2) • N. infraorbitalis (aus V2)
4. *Canalis nasolacrimalis*: im Oberkiefer	• Ductus nasolacrimalis
5. *Foramen ethmoidale anterius*: zwischen Stirnbein und Siebbein	• A. ethmoidalis anterior (aus A. ophthalmica) • N. ethmoidalis anterior (aus V2)
6. *Foramen ethmoidale posterius*: zwischen Stirnbein und Siebbein	• A. ethmoidalis posterior (aus A. ophthalmica) • N. ethmoidalis posterior (aus V2)

Tab. 6-36. Knochenkanäle in die/aus der Augenhöhle (Orbita).

6.9.2 Wie sind die Bindegeweberäume der Augenhöhle gegliedert?

1. Der retrobulbäre Bindegeweberaum mit:
   - *Corpus adiposum orbitae:* es bildet zusammen mit der Vagina externa des Sehnervs ein Widerlager für den Augapfel gegen den Zug der geraden Augenmuskeln.
   - 6 (äußere) Augenmuskeln + Lidheber.
   - Leitungsbahnen: Sehnerv (II), Augenmuskelnerven (III, IV, VI), N. ophthalmicus (V1), Ganglion ciliare, A. + V. ophthalmica.
2. Die *Vagina bulbi* (Augapfelscheide, Tenon-Kapsel) ist der an den Augapfel angrenzende Teil der Faszie, die das Corpus adiposum orbitae einhüllt. Sie ist vorn an der Sclera nahe der Grenze zur Cornea, rückwärts am Austritt des Sehnervs fest angewachsen.
3. Das *Spatium episclerale* (Episkleralraum, Tenon-Raum) ist ein Verschieberaum mit lockerem Bindegewebe zwischen Sclera und Vagina bulbi. Alle äußeren Augenmuskeln treten mit Sehnen hindurch (Zugang bei der Schieloperation). Das Auge wird hier enukleiert.
4. Das *Septum orbitale* ist eine Platte aus zartem Bindegewebe, die am Margo orbitalis befestigt ist. Sie begrenzt den Bindegeweberaum der Augenhöhle nach vorn. Sie ragt auch hinter dem M. orbicularis oculi in die Augenlider.

Muskel	Ursprung	Ansatz	Nerv	Funktion
M. levator palpebrae superioris	Ala minor oberhalb des Anulus tendineus communis	Flache Sehne mit 2 Lamellen: • Lamina superficialis zur Dermis des Oberlids • Lamina profunda zum Tarsus superior	N. oculomotorius (III): R. superior	• Hebt das Oberlid • Antagonist des M. orbicularis oculi
M. rectus superior	Anulus tendineus communis	Sclera: oben vor Äquator des Bulbus oculi		Dreht den Augapfel nach oben und etwas nach innen, stärkste Blickhebung bei leichter Abduktion (Funktionsprüfung: Blick nach oben-außen)
M. rectus inferior	Anulus tendineus communis	Sclera: unten vor Äquator des Bulbus oculi	N. oculomotorius (III): R. inferior	Dreht den Augapfel nach unten und etwas nach innen, stärkste Blicksenkung bei leichter Abduktion (Funktionsprüfung: Blick nach unten-außen)
M. rectus medialis	Anulus tendineus communis	Sclera: medial vor Äquator des Bulbus oculi		Dreht den Augapfel rein nach innen
M. obliquus inferior	Vordere untere Medialwand der Orbita	Sclera: unten lateral hinter Äquator des Bulbus oculi		Dreht den Augapfel nach oben und etwas nach außen, rotiert ihn nach außen, stärkste Blickhebung bei leichter Adduktion (Funktionsprüfung: Blick nach oben-innen)
M. obliquus superior	Kranial-medial des Anulus tendineus communis	Sclera: oben lateral hinter Äquator des Bulbus oculi, Ansatzsehne durch faserknorplige Trochlea abgelenkt	N. trochlearis (IV)	Dreht den Augapfel nach unten und etwas nach außen, rotiert ihn nach innen, stärkste Blicksenkung bei leichter Adduktion (Funktionsprüfung: Blick: nach unten-innen)
M. rectus lateralis	Anulus tendineus communis	Sclera: lateral vor Äquator des Bulbus oculi	N. abducens (VI)	Dreht den Augapfel rein nach außen

Tab. 6-37. Mm. externi bulbi oculi (äußere Augenmuskeln).

6.9.5a Was sollte man über die A. ophthalmica wissen?

Sie entspringt aus der A. carotis interna unmittelbar nach deren Austritt aus dem Sinus cavernosus. Sie zieht mit dem N. opticus durch den Canalis opticus und den Anulus tendineus communis in die Orbita.
- Ihr wichtigster Ast ist die *A. centralis retinae*. Diese tritt etwa 1 cm vom Augapfel entfernt in den Sehnerv ein, gelangt in diesem in das Augeninnere und verzweigt sich an der Innenseite der Netzhaut (ihre Äste sind mit dem Augenspiegel direkt zu beobachten). Weitere Äste der A. ophthalmica gehen zu Choroidea (*Aa. ciliares*), Tränendrüse (*A. lacrimalis*), Lidern (*Aa. palpebrales*), Augenmuskeln (*Aa. musculares*), Siebbeinzellen und Dura (*Aa. ethmoidales*), Nasenrücken (*A. dorsalis nasi*) und Stirn (*A. supratrochlearis*).
- Sie anastomosiert mit Ästen der A. carotis externa am inneren Augenwinkel (A. angularis aus der A. facialis) und an der Dura mater (A. meningea media aus der A. maxillaris).

6.9.5b Welche Nerven durchziehen die Augenhöhle?

1. Der *N. opticus* (II) (⇒ 6.8.9).
2. Die 3 Augenmuskelnerven: *N. oculomotorius* (III), *N. trochlearis* (IV) und *N. abducens* (VI), s. Tab. 6-37.
3. Der *N. ophthalmicus* (V1) mit seinen 3 Endästen:
- Der *N. frontalis* versorgt die Stirn bis zur Scheitelhöhe. Den oberen „Trigeminus-Druckpunkt" findet man am oberen Augenhöhlenrand.
- Der *N. lacrimalis* gelangt durch die Tränendrüse zum lateralen Augenwinkel. Ihm legt sich ein Verbindungsast des N. zygomaticus (aus V2) mit den sekretorischen (parasympathischen) Fasern für die Tränendrüse aus dem N. facialis (VII) an.
- Der *N. nasociliaris* versorgt: Cornea, medialen Teil des Unterlids, Siebbeinzellen, Stirnhöhle, Keilbeinhöhle, vorderen Teil der Nasenhöhle und Nasenrücken.

6.9.5c Was ist das Ganglion ciliare?

Eines der 4 parasympathischen Kopfganglien mit den Zellkörpern des 2. Neurons. Es liegt lateral vom Sehnerv ziemlich weit dorsal in der Augenhöhle.
- Es hat 3 Wurzeln: Die *Radix parasympathica [oculomotoria]* stammt vom N. oculomotorius (nur diese wird auf das 2. Neuron umgeschaltet), die *Radix sympathica* vom sympathischen Plexus caroticus internus um die A. carotis interna und die *Radix sensoria [nasociliaris]* vom N. nasociliaris (aus V1).
- Äste sind die *Nn. ciliares breves*. Sie durchbohren die Sclera in der Umgebung des Sehnervaustritts und gelangen in der Aderhaut nach vorn. Sie versorgen parasympathisch den M. ciliaris + M. sphincter pupillae, sympathisch den M. dilatator pupillae und sensorisch die Cornea und die Bindehaut.

6.9.6a Welche Aufgaben haben die Augenlider (Palpebrae)?

1. *Lichtschutz*: Sie ermöglichen den lichtdichten Verschluss vor dem Augapfel.
2. *Blendschutz*: Bei hellem Licht kneifen wir die Augen zusammen.
3. *Schutz vor Austrocknung*: Mit dem Lidschlag wird die Tränenflüssigkeit über die Cornea verteilt. Bei der peripheren Fazialislähmung kann das Auge nicht mehr fest geschlossen werden, dann trocknet die Cornea aus und wird trüb. Bakterien dringen ein, und es entstehen Hornhautgeschwüre.
4. *Mechanischer Schutz*: Die Lider werden bei Annähern einer Gefahr für das Auge reflektorisch geschlossen (Lidschlussreflexe).

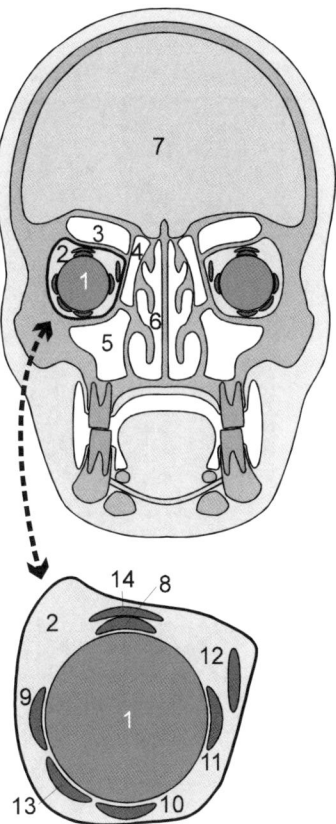

Abb. 6-17. Frontalschnitt durch den Gesichtsschädel. Unten Ausschnittvergrößerung: Orbita mit äußeren Augenmuskeln in natürlicher Größe.

1 Bulbus oculi
2 Orbita
3 Sinus frontalis
4 Cellulae ethmoidales
5 Sinus maxillaris
6 Cavitas nasi
7 Cavitas cranii
8–14 Mm. externi bulbi oculi
8 M. rectus superior
9 M. rectus lateralis
10 M. rectus inferior
11 M. rectus medialis
12 M. obliquus superior
13 M. obliquus inferior
14 M. levator palpebrae superioris

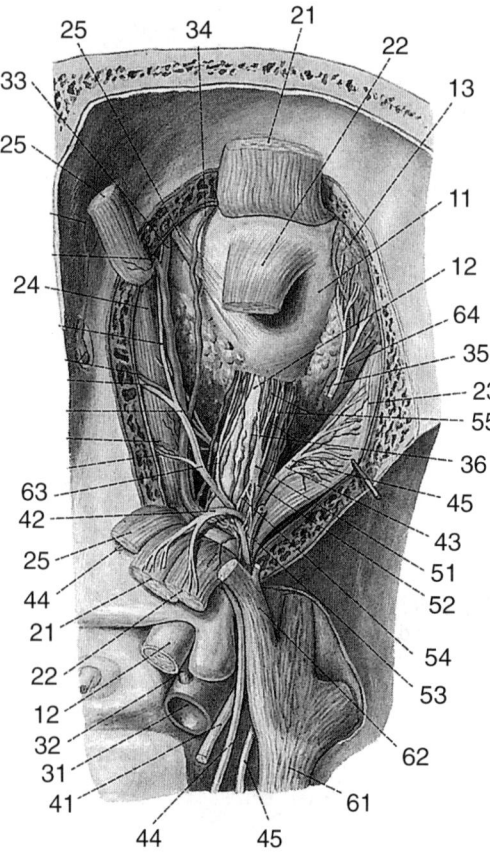

Abb. 6-18. *Blick in die Augenhöhle von oben nach Wegnahme des Augenhöhlendachs.*

1 Augapfel, Sehnerv, Tränendrüse
11 Bulbus oculi
12 N. opticus (II)
13 Glandula lacrimalis
2 Muskeln
21 M. levator palpebrae superioris
22 M. rectus superior
23 M. rectus lateralis
24 M. rectus medialis
25 M. obliquus superior
3 Arterien
31 A. carotis interna
32 A. ophthalmica
33 A. supratrochlearis
34 A. supraorbitalis
35 A. lacrimalis
36 Aa. ciliares

4 Augenmuskelnerven
41 N. oculomotorius (III)
42 R. superior
43 R. inferior
44 N. trochlearis (IV)
45 N. abducens (VI)
5 Ganglion ciliare
51 Ganglion ciliare
52 Radix parasympathica [oculomotoria]
53 Radix sympathica
54 Radix sensoria [nasociliaris]
55 Nn. ciliares breves
6 N. trigeminus (V)
61 Ganglion trigeminale
62 N. ophthalmicus (V$_1$)
63 N. nasociliaris
64 N. lacrimalis

6.9.6b Wie sind die Augenlider gebaut?

Sie sind Bindegewebe-Muskel-Platten, deren Vorderfläche (*Facies anterior palpebrae*) ein mehrschichtiges verhorntes Plattenepithel besonders zarter, fettarmer, verschieblicher äußerer Haut, deren Hinterfläche (*Facies posterior palpebrae*) das mehrschichtige unverhornte Plattenepithel der Bindehaut bedeckt. Die Lidränder haben einen etwa rechteckigen Querschnitt mit vorderer + hinterer Lidkante (*Limbus anterior + posterior palpebrae*). Die Lidspalte (*Rima palpebrarum*) endet in den Augenwinkeln (*Angulus oculi medialis + lateralis*). Bei Entzündungen, Blutungen oder Lidödem können die Lider so stark anschwellen, dass die Lidspalte nicht mehr zu öffnen ist.

- Die Wimpern (*Cilia*) sind 3–4 Reihen kurzer Terminalhaare. Sie entspringen vom Lidrand zwischen vorderer und hinterer Lidkante. Sie haben keine Haarbalgmuskeln.
- Die Lidplatten bestehen aus dicht verfilztem kollagenen Bindegewebe. Ihre Krümmung entspricht der Wölbung des Auges. Sie liegen nahe der Hinterfläche des Lids und enden in der hinteren Lidkante. Der *Tarsus superior* ist etwa 10 mm, der *Tarsus inferior* etwa 5 mm hoch. Die Lidplatten sind mit dem *Lig. palpebrale mediale + laterale* medial und lateral am Margo orbitalis aufgehängt.

6.9.7a Welche Muskeln liegen in den Augenlidern?

1. Quergestreifte Muskeln: *M. levator palpebrae superioris* (hebt das Oberlid, Innervation N. oculomotorius, III, Tab. 6-36) und *M. orbicularis oculi* (schließt die Lidspalte, Innervation *N. facialis*).
2. Glatte Muskeln: Innervation Sympathikus (Ganglion cervicale superius): *M. tarsalis superior*: entspringt an der Faszie des Lidhebers und an der Vagina bulbi und setzt am Tarsus superior an. Er hebt das Lid etwas an und stellt Weite der Lidspalte mit ein. Beim *M. tarsalis inferior* verlaufen die Muskelzellen eher horizontal, das Unterlid wird leicht gehoben.
3. Lidschlussreflexe: Berühren von Cornea oder Bindehaut löst den Lidschluss aus (*Kornealreflex* bzw. *Konjunktivalreflex*). Die afferente Bahn geht über den *N. trigeminus* (V$_1$), die efferente über den *N. facialis* (VII, zum M. orbicularis oculi).

6.9.7b Welche Drüsen liegen in den Augenlidern?

1. Die *Glandulae tarsales* (Meibom-Drüsen) sind langgestreckte holokrine Drüsen, die spalierobstartig in die Lidplatten eingebaut sind. Sie münden nahe der hinteren Lidkante. Ihr talgähnliches Sekret fettet den Lidrand ein und erschwert damit das Überlaufen der Tränenflüssigkeit.

2. Die *Glandulae ciliares* (Moll-Drüsen) sind apokrine Schweißdrüsen.
3. Die *Glandulae sebaceae* sind Talgdrüsen wie auch sonst an der Haut.

6.9.8 Wie ist die Bindehaut (Tunica conjunctiva) gebaut?

1. Gliederung: Die *Tunica conjunctiva bulbi* bedeckt die Vorderfläche der Sclera bis zum Limbus corneae, die *Tunica conjunctiva palpebrarum* die Hinterfläche der Lider. Der Bindehautsack (*Saccus conjunctivalis*) zwischen Lid- und Augapfelbindehaut endet im *Fornix conjunctivae superior* bzw. *inferior*. Er ist etwa doppelt so hoch wie die Lidplatten.
2. Feinbau: Die zweischichtige Schleimhaut kann resorbieren (so werden „Augentropfen" wirksam!). Das Epithel ist an Lid und Auge ein mehrschichtiges unverhorntes Plattenepithel, im Fornix ein mehrschichtiges hochprismatisches Epithel mit Becherzellen. Die faltenlose Bindegewebeschicht (*Tela subconjunctivalis*) ist unverschieblich auf den Lidplatten, aber nur locker am Augapfel befestigt.
3. Die sensorische Innervation teilen sich die Lidäste des *N. frontalis, N. lacrimalis, N. nasociliaris* (V_1) und *N. infraorbitalis* (V_2).

6.9.9a Was sollte man von der Tränendrüse (Glandula lacrimalis) wissen?

1. Lage: Sie liegt seitlich oberhalb des Augapfels und wird durch die Sehne des Lidhebers in die *Pars orbitalis* (zwischen Lidheber und Augenhöhlendach) und die *Pars palpebralis* (zwischen Lidheber und Bindehautsack) geteilt. Die etwa 10 Ausführungsgänge mit zweireihigem Säulenepithel münden lateral oben in den Bindehautsack. *Glandulae lacrimales accessoriae* sind über die Oberlidbindehaut verstreut.
2. Feinbau: Die rein seröse, zusammengesetzte tubulöse Drüse unterscheidet sich von der ähnlich gebauten Parotis und dem exokrinem Pancreas durch das Fehlen von Schalt- und Streifenstücken.
3. Die Tränenflüssigkeit enthält etwa 1 % Kochsalz. Pro Tag werden etwa 0,5 l sezerniert. Die Sekretion versiegt während des Schlafs. Die Tränenflüssigkeit reinigt den Bindehautsack, gleicht kleine Unebenheiten der Cornea aus und befeuchtet die Cornea.
4. Der Tränenfluss wird gefördert durch *Korbzellen* (diese kontraktilen Zellen pressen die Drüsenendstücke aus), den *Lidheber* (seine Sehne komprimiert die Drüse) und den *Lidschlag* (er verteilt die Tränenflüssigkeit über die gesamte Vorderseite des Auges).
6. Die sekretorische Innervation erfolgt durch den Parasympathikus auf folgendem Weg: *Nucleus salivatorius superior* (in der Brücke, mit den Zellkörpern des 1. Neurons) → *N. facialis* (VII) → *N. petrosus major* → *Ganglion pterygopalatinum* (2. Neuron), vereinigt mit sympathischen Fasern vom Halsgrenzstrang → *N. zygomaticus* (aus V_2), über Verbindungsast zum → *N. lacrimalis* (aus V_1).

6.9.9b Wie sind die Tränenwege gegliedert?

Die Tränenflüssigkeit sammelt sich im inneren Augenwinkel im Tränensee (*Lacus lacrimalis*). Die hakenförmigen Tränenröhrchen (*Canaliculi lacrimales*) tauchen mit den *Puncta lacrimalia* in den Tränensee ein. Sie münden in den Tränensack (*Saccus lacrimalis*). Dieser liegt in einer von Oberkiefer und Tränenbein gebildeten Grube an der Medialwand der Augenhöhle. Er setzt sich in den Tränen-Nasen-Gang (*Ductus nasolacrimalis*) fort. Dieser gelangt im knöchernen *Canalis nasolacrimalis* zur Nasenhöhle (die Tränenflüssigkeit feuchtet hier die Atemluft an) und mündet in den unteren Nasengang an dessen lateraler Wand. Die Öffnung ist durch eine Schleimhautfalte (*Plica lacrimalis*) abgedeckt.

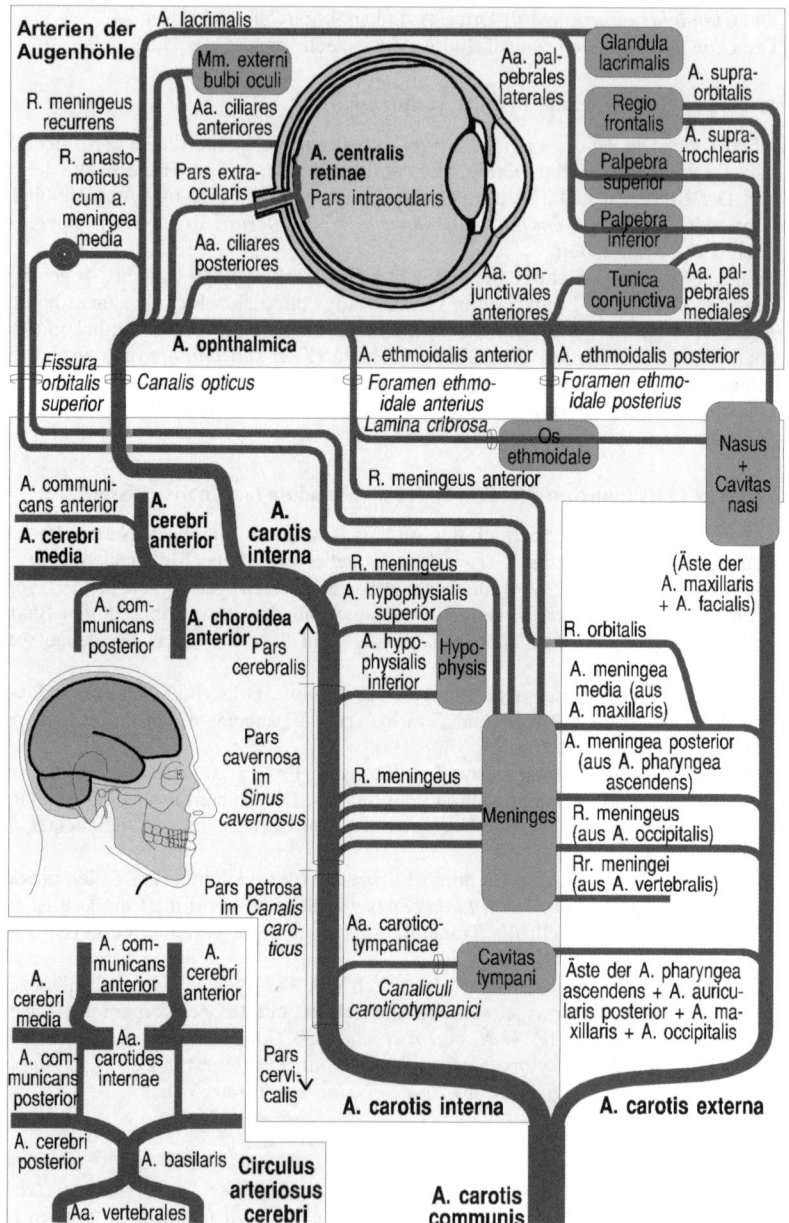

Abb. 6-19. Schema der Verzweigung der A. carotis interna.

7 Kopf II und Hals

7.1 Gebiss und Kiefergelenk

7.1.1 Welche Gewebe kommen nur beim Zahn vor (Zahnhartgewebe)?

1. Beim Zahnbein (*Dentinum*) sind in eine organische Grundsubstanz kollagene Fasern und anorganische Kristalle (Hydroxylapatit) eingelagert. Der Anteil der anorganischen Substanz ist größer als beim Knochen, deswegen ist das Dentin härter. Die zahnbeinbildenden Zellen (Dentinoblasten = Odontoblasten) bleiben am Rand des Zahnbeins liegen und entsenden nur Fortsätze („Tomes-Fasern") in die Dentinröhrchen.
2. Der Zahnschmelz (*Enamelum*) ist das härteste Gewebe des menschlichen Körpers. Der organischer Anteil beträgt nur 1 %. Die schmelzbildenden Zellen (Enameloblasten) liegen außen an und werden nach dem Zahndurchbruch rasch abgekaut, daher kann Zahnschmelz nicht regenerieren.
3. Das Zement (*Cementum*) ist ein grobfaseriger Geflechtknochen mit wenig Zellen.

7.1.2a Welche Zahnformen gibt es?

1. Schneidezähne (*Dentes incisivi*): Die Kontaktflächen sind schneidenähnlich.
2. Eckzähne (*Dentes canini*): Sie sind bei Raubtieren besonders kräftig.
3. Vordere Backenzähne (*Dentes premolares*): Übergangsformen.
4. Mahlzähne (*Dentes molares*): Die okklusalen Flächen sind breitflächig höckerig.

Der Mensch hat die Zahnformel 2–1–2–3, d.h. in jeder Kieferhälfte 2 Schneidezähne, 1 Eckzahn, 2 Prämolaren, 3 Molaren.

7.1.2b Wie werden die Zähne nach der internationalen Formel beziffert?

Mit 2 Ziffern: Die erste Ziffer gibt den Quadranten des Gebisses an: 1 = rechte Oberkieferhälfte, 2 = linke Oberkieferhälfte, 3 = linke Unterkieferhälfte, 4 = rechte Unterkieferhälfte. Die zweite Ziffer ist die Nummer des Zahns (von der Mitte ausgehend 1–8). Beispiel: 46 (gesprochen vier-sechs) = 1. Mahlzahn im Unterkiefer rechts. Bei den Milchzähnen verwendet man die Quadrantenziffern 5–8.

7.1.3a Was ist der Zahnhalteapparat?

Die federnde Aufhängung des Zahns hat 3 Komponenten: Zement, Wurzelhaut und Alveolarknochen. Die Wurzelhaut (*Periodontium*) besteht aus zugfesten Fasern, die im Zement und im Periost der Zahnfächer der Kieferknochen verankert sind.

7.1.3b Was ist das Zahnfleisch (Gingiva)?

Die *Gingiva* ist der drüsenfreie Teil der Mundschleimhaut auf den Alveolarfortsätzen der Kieferknochen: Ihre *Pars fixa* ist durch faserreiches Bindegewebe am Knochen unverschieblich befestigt. Ihre *Pars libera* ragt manschettenartig um die Zahnkrone empor.
- Das *orale Gingivaepithel* auf der vom Zahn abgewandten Seite ist das hohe mehrschichtige Plattenepithel der Mundschleimhaut.
- Beim *oralen Sulkusepithel* auf der dem Zahn zugewandter Seite wird das Epithel zunehmend niedriger. Es heftet sich am Zahnhals an und dichtet als *Saumepithel* mit wenigen Zelllagen die Wurzelhauttasche gegen die Mundhöhle ab (es verhindert das Eindringen von Bakterien). Im Bindegewebe unter dem Epithel findet man reichlich Abwehrzellen, vor allem Lymphozyten.
- Die Zahnfleischpapille (*Papilla gingivalis [interdentalis]*) zwischen 2 Zähnen verhindert das Festsetzen von Speiseresten.

1. Zahnkrone (*Corona dentis*): von Zahnschmelz überzogener Teil
2. Zahnwurzel (*Radix dentis*): von Zement überzogener Teil
3. Zahnhals (*Cervix dentis*): Grenze zwischen Zahnschmelz und Zement
4. Zahnhöhle (*Cavitas dentis*): reicht von Zahnwurzel bis Zahnkrone
5. Zahnmark (*Pulpa dentis*): in Zahnhöhle (Blut- und Lymphgefäße, Nerven, lockeres Bindegewebe, Odontoblasten)
6. Klinische Zahnkrone (*Corona clinica*): aus Zahnfleisch ragender Teil
7. Klinische Zahnwurzel (*Radix clinica*): in Zahnfleisch und Kieferknochen steckender Teil des Zahns

Tab. 7-1. Gliederung des Zahns.

1. *Okklusal:* Kauseite
2. *Lingual:* Zungen- bzw. Gaumenseite
3. *Vestibulär:* Vorhofseite (Lippen- und Wangenseite)
4. *Mesial:* dem vorderen Nachbarzahn zugewandt
5. *Distal:* dem hinteren Nachbarzahn zugewandt

Tab. 7-2. Richtungsbegriffe bei den Zähnen.

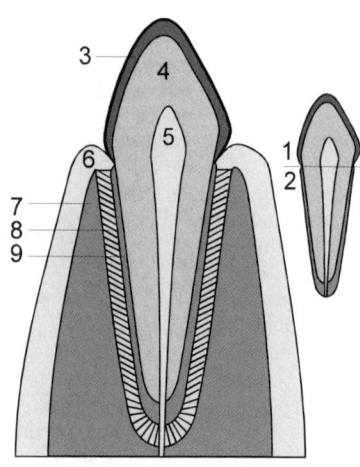

Abb. 7-1. Zahn und Zahnhalteapparat schematisch.

1 Corona dentis
2 Radix dentis
3 Enamelum
4 Dentinum
5 Cavitas dentis mit Pulpa dentis
6 Gingivae
7 Processus alveolaris
8 Periodontium
9 Cementum

1-wurzelig: Zähne 1–5
2-wurzelig: untere Zähne 6–8
3-wurzelig: obere Zähne 6–8

Tab. 7-3. Zahl der Zahnwurzeln. Die Variabilität ist groß, z. B. ist der Zahn 4 im Oberkiefer oft zweiwurzelig. Es gibt zahlreiche Übergangsformen, z. B. 2 oder 3 Wurzelkanäle in 1 Wurzel.

7.1.4 Wie werden die Zähne mit Gefäßen und Nerven versorgt?

Gefäße und Nerven treten an den Spitzen der Zahnwurzeln in die Zahnhöhlen ein. Aus der Pulpa gelangen feine Nervenfasern in das Zahnbein.

1. Alle Zahnarterien sind Äste der *A. maxillaris* (ein Endast der A. carotis externa): die *Aa. alveolares superiores anteriores* zu den vorderen Oberkieferzähnen, die *A. alveolaris superior posterior* zu den hinteren Oberkieferzähnen, die *A. alveolaris inferior* im Canalis mandibulae zu den Unterkieferzähnen.
2. Alle Zahnnerven stammen vom *N. trigeminus* (V):
   - Die *Nn. alveolares superiores* (aus dem N. maxillaris, V_2) gelangen in mehreren Knochenkanälen zu den Zähnen des Oberkiefers.
   - Der *N. alveolaris inferior* (aus dem N. mandibularis, V_3) läuft mit der gleichnamigen Arterie im Canalis mandibulae.

7.1.5a Wie entstehen die Zähne?

1. In der 7. Entwicklungswoche wächst das Mundhöhlenektoderm als *Zahnleiste* der Kieferanlage entgegen. In den Zahnleisten des Ober- und Unterkiefers entstehen je 10 *Zahnknospen*.
2. Es folgt das *Glockenstadium*: Die Zahnknospen werden durch das Mesenchym glockenartig eingestülpt. An der Grenze von epithelialem Schmelzorgan und mesenchymaler Zahnpapille liegen die Enameloblasten des Schmelzorgans und die Odontoblasten der Zahnpapille aneinander. Die Odontoblasten lagern an der Grenze Prädentin, die Enameloblasten Schmelzprismen ab. Das Prädentin verkalkt zu Dentin. Durch die Form der Zahnglocke wird die spätere Zahnform festgelegt.
3. Die *Zahnwurzel* wächst erst nach Vollendung der Zahnkrone beim Zahndurchbruch aus. Durch ihr Wachstum wird der Zahn in Richtung Mundhöhle vorgeschoben.
4. Lingual neben dem durchgebrochenen Milchgebiss entwickeln sich in den Kieferknochen des Kleinkindes die Zähne des *bleibenden Gebisses*.
5. Die Milchzähne brechen meist in der Reihenfolge 1–2–4–3–5 zwischen dem 6. und dem 30. Lebensmonat durch, die bleibenden Zähne in der Reihenfolge 6–1–2–4–5–3–7–8 ab dem 6. Lebensjahr.

7.1.5b Können Zähne regenerieren?

1. *Dentin* könnte theoretisch lebenslang regenerieren, da an der Pulpagrenze Odontoblasten bleiben. Der Anbau ist jedoch nicht auf der Außenseite des Zahns, sondern nur innen möglich und wird daher durch die Größe der Zahnhöhle begrenzt.
2. *Schmelz* kann nicht regenerieren, weil die Enameloblastenschicht an der Oberfläche des Zahnschmelzes beim Durchbruch des Zahns zerstört wird.

7.1.6a Wie ist das Kiefergelenk (Articulatio temporomandibularis) gebaut?

1. Die *Fossa mandibularis* der Schläfenbeinschuppe (Pars squamosa des Os temporale) ist eine flache Höhlung am hinteren Ende des Jochfortsatzes. Vor ihr springt das *Tuberculum articulare* nach unten vor. Der vordere Teil der Höhlung ist mit Faserknorpel überzogen und dient als Gelenkpfanne.
2. Das *Caput mandibulae* am Processus condylaris des Unterkiefers ist eine querstehende Rolle mit viel kleinerem Krümmungsradius als die Pfanne.
3. Ein *Discus articularis* aus Faserknorpel, an der Kapsel befestigt, teilt die Gelenkhöhle in 2 Kammern.
4. Die *Capsula articularis* bezieht vorn das Tuberculum articulare mit ein, rückwärts reicht sie bis zur Fissura petrotympanica. Sie ist weit und reich an elastischen Fasern. Sie wird durch straffe Bindegewebezüge (*Lig. mediale + laterale*) verstärkt.

5. Kapselunabhängige Bänder sind das *Lig. stylomandibulare* zum Kieferwinkel und das *Lig. sphenomandibulare* zur Lingula mandibulae (an der inneren Öffnung des Canalis mandibulae).

7.1.6b Welche Hauptbewegungen sind im Kiefergelenk möglich?

1. *Scharnierbewegung*: Anders als bei typischen Scharniergelenken bewegt sich die transversale Achse beim Öffnen und Schließen des Mundes vor- und rückwärts (die Kieferköpfe gleiten am Discus articularis). Der Unterkiefer wird durch das Lig. sphenomandibulare festgehalten, der Drehpunkt liegt etwa in der Mitte des Unterkieferastes.
2. *Schlittenbewegung*: Ohne den Mund zu öffnen, kann man den Unterkiefer vor- und zurück schieben. Der Spielraum beträgt etwa 15 mm.
3. *Mahlbewegung*: Jeweils ein Kieferkopf gleitet nach vorn, der andere dreht sich um eine vertikale Achse, die beiden Kiefergelenke wechseln mit der Gleit- und Drehbewegung ab.

7.1.7 Was bedeuten Okklusion und Artikulation?

1. *Okklusion = Schlussbissstellung*: Bei geschlossenem Mund mit kontrahierten Kaumuskeln ruhen die Zahnreihen fest aufeinander. Dabei liegen die oberen Schneidezähne vor, auf oder hinter den unteren Schneidezähnen:
- *Psalidodontie* (Überbiss = Vorbiss = Scherenbiss): Die oberen Schneidezähne gleiten scherenartig vor die unteren (in Deutschland verbreitetste Bissform).
- *Labidodontie* (Kopfbiss = Zangenbiss): Die Schneidezähne treffen zangenartig aufeinander (in Deutschland selten).
- *Progenie*: Die unteren Schneidezähne gleiten vor die oberen.
- *Stegodontie* (dachförmiger Überbiss): Die obere Schneidezähne stehen schräg nach vorn (bei Chinesen und Japanern häufig).
2. *Artikulation:* die Bewegungen der Kauflächen der Zähne aneinander. Jeder Zahn steht 2 Zähnen gegenüber (ausgenommen Zahn 8 oben, 1 unten), 1 oben ist breiter als 1 unten, deswegen sind die Oberkieferzähne nach distal verschoben. Jeder Zahn hat einen Haupt- und einen Nebenantagonisten.

1. *Kieferschließer:*
   M. masseter + temporalis + pterygoideus medialis
2. *Kieferöffner:*
   - M. pterygoideus lateralis
   - obere und untere Zungenbeinmuskeln (ziehen den Unterkiefer herab)
   - Nackenmuskeln (heben Oberkiefer)
   - (Schwerkraft)
3. *Schlitten- und Mahlbewegung:*
   Wechselspiel von
   - M. pterygoideus lateralis (zieht nach vorn) und
   - M. temporalis (zieht nach hinten)

Tab. 7-4. Muskeln der Kieferbewegungen.

Muskel	Ursprung	Ansatz	Nerv	Funktion
M. masseter	• Pars superficialis: Arcus zygomaticus (Unterrand) • Pars profunda: Arcus zygomaticus (Innenfläche)	• Angulus mandibulae (Außenseite) • Tuberositas masseterica	N. massetericus (aus V₃)	• Kieferschließer (Kaudruck) • *„Masseterreflex"* (mitbeteiligt sind die anderen Kieferschließer): Auslösung: Schlag auf Kinn oder Spatel auf Unterkieferzähnen bei leicht geöffnetem Mund, Reaktion: Kieferschluss
M. temporalis	Planum temporale	• Processus coronoideus • Crista temporalis der Mandibula	Nn. temporales profundi (aus V₃)	• Stärkster Kaumuskel • Kieferschließer • zieht Mandibula bei Mahlbewegung nach hinten • Antagonist des M. pterygoideus lateralis
M. pterygoideus medialis	Fossa pterygoidea	• Angulus mandibulae (Innenseite) • Tuberositas pterygoidea	N. pterygoideus medialis (aus V₃)	Kieferschließer
M. pterygoideus lateralis	• Processus pterygoideus (Lamina lateralis) • Ala major (Unterseite)	• Processus condylaris der Mandibula (Fovea pterygoidea) • Discus articularis	N. pterygoideus lateralis (aus V₃)	• Kieferöffner • zieht Mandibula bei Mahlbewegung nach vorn und zur Gegenseite • spannt den Discus articularis, drückt dabei Kieferkopf aus der Pfanne und erleichtert sein Aufgleiten auf Tuberculum articulare • Antagonist des M. temporalis

Tab. 7-5. Mm. masticatorii (Kaumuskeln).

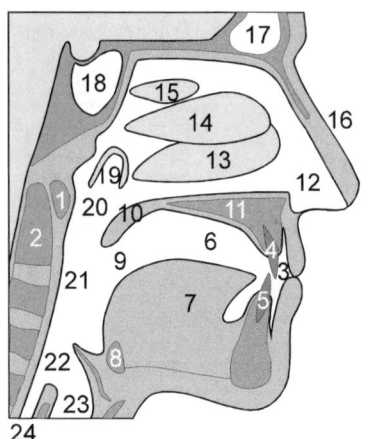

Abb. 7-2. Medianschnitt durch Mund- und Nasenhöhle.

1 Arcus anterior atlantis
2 Axis
3 Vestibulum oris
4 Arcus dentalis maxillaris [superior]
5 Arcus dentalis mandibularis [inferior]
6 Cavitas oris propria
7 Lingua
8 Os hyoideum
9 Isthmus faucium
10 Palatum molle [Velum palatinum]
11 Palatum osseum
12 Nares
13 Concha nasalis inferior
14 Concha nasalis media
15 Concha nasalis superior
16 Dorsum nasi
17 Sinus frontalis
18 Sinus sphenoidalis
19 Ostium pharyngeum tubae auditivae
20 Pars nasalis pharyngis
21 Pars oralis pharyngis
22 Pars laryngea pharyngis
23 Vestibulum laryngis
24 Oesophagus

7.1.9a Welche Mechanismen wirken beim Kauakt zusammen?

Durch die *Scherenbewegung der Schneidezähne* (3 Kieferschließmuskeln) wird nach vorherigem Kieferöffnen abgebissen. Durch die *Mahlbewegungen der Kiefer* wird die Nahrung zwischen den Mahlzähnen zerrieben. *Zunge und Wangen* schieben im Wechselspiel den Bissen immer wieder zwischen die Zahnreihen. Die Kaubewegungen fördern den *Speichelfluss* (z. B. Kompression der Parotis zwischen Ramus mandibulae und Processus mastoideus), dabei ist der *Lippenschluss* nötig, damit der Speichel nicht aus dem Mund läuft. Der Geschmackssinn nimmt eine *chemische Überprüfung* des Bissens vor.

7.1.9b Welche Nerven sind am Kauakt beteiligt?

1. *N. trigeminus* (V): motorisch zu Kaumuskeln und Mundboden, sensorisch von Lippen, Zunge, Gaumen und Zähnen.
2. *N. facialis* (VII): motorisch zu Lippen- und Wangenmuskeln, M. stylohyoideus und hinterem Bauch des M. digastricus, sensorisch (Geschmack) von den vorderen ⅔ der Zunge, sekretorisch zu Glandula sublingualis + submandibularis und den kleinen Drüsen der Mundhöhle.
3. *N. glossopharyngeus* (IX): sensorisch (Geschmack) vom hinteren Zungendrittel, sekretorisch zur Glandula parotidea.
4. *N. hypoglossus* (XII): motorischer Zungennerv.
5. *Plexus cervicalis*: motorisch zum M. geniohyoideus und zu den unteren Zungenbeinmuskeln (Mundöffner).
6. *Dorsale Halsnerven*: motorisch zu den Nackenmuskeln (Mundöffner).

7.2 Mundhöhle (Cavitas oris)

7.2.1 Wie ist die Mundhöhle (Cavitas oris) zu gliedern?

1. *Vestibulum oris* (Vorhof der Mundhöhle): außerhalb der Zahnbogen.
2. *Cavitas oris propria* (Mundhöhle i.e.S.): innerhalb der Zahnbogen.

7.2.1 Wie ist die Mundschleimhaut (Tunica mucosa oris) geschichtet?

1. Das unverhornte mehrschichtige Plattenepithel ist an mechanisch besonders beanspruchten Stellen (Zungenrücken, Zahnfleisch, harter Gaumen) leicht verhornt.
2. Die bindegewebige *Lamina propria* ist mit dem Epithel verzahnt. Sie enthält Blutgefäße und Lymphozyten. Sie geht ohne scharfe Grenze in die Submukosa über.
3. Die *Tela submucosa* enthält reichlich Drüsen. Sie ist größtenteils locker gebaut, aber dort, wo sie Knochen aufliegt, mit straffen Fasern an ihm befestigt (Zahnfleisch, harter Gaumen).

7.2.2a Wie sind die Lippen (Labia oris) gebaut?

Die eigenbeweglichen Weichteilfalten dienen dem gas- und flüssigkeitsdichten Verschluss der Kieferspalte. Die Oberfläche ist von einem mehrschichtigen Plattenepithel bedeckt, darunter liegt Bindegewebe. In der Tiefe folgen quergestreifte Muskeln: der M. orbicularis oris als Schließmuskel und mehrere mimische Muskeln als Öffner der Mundspalte. Man unterscheidet 3 Abschnitte:

- Die *Pars cutanea* auf der Außenseite trägt behaarte Haut.
- Bei der *Pars intermedia*, dem unbehaarten Lippenrot am freien Rand, schimmert die gefäßreiche Lederhaut durch ein nur leicht verhorntes unpigmentiertes Epithel rötlich durch. Sie ist frei von Schweißdrüsen und enthält nur kleine freie Talgdrüsen. Sie muss ständig mit Speichel befeuchtet werden, damit sie nicht austrocknet. Sie gehört zu den berührungsempfindlichsten Teilen des Körpers.
- Die *Pars mucosa* auf der Innenseite trägt das unverhornte hohe mehrschichtige Plattenepithel der Mundschleimhaut. Die bis linsengroßen seromukösen *Glandulae labiales* kann man leicht tasten. Die Lippenbändchen (*Frenulum labii superioris* + *inferioris*) sind mediane Schleimhautfalten zum Zahnfleisch.

Versorgung: Die Arterien kommen aus der *A. facialis*, die motorischen Nerven vom *N. facialis* (VII), die sensorischen Nerven für die Oberlippe vom *N. maxillaris* (V2) und für die Unterlippe vom *N. mandibularis* (V3).

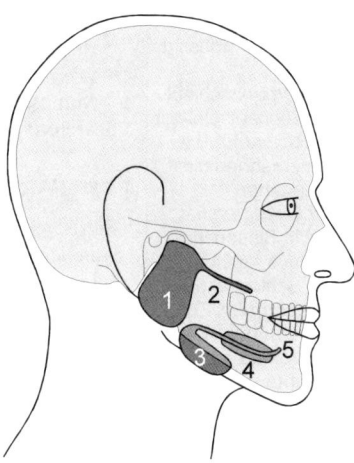

Abb. 7-3. *Große Speicheldrüsen.*
1 Glandula parotidea
2 Ductus parotideus
3 Glandula submandibularis
4 Glandula sublingualis
5 Caruncula sublingualis

7.2.2b Wie ist die Wange (Bucca) gebaut?

Grundsätzlich wie die Lippen (abgesehen vom Lippenrot):
1. Außenschicht: behaarte Haut, darunter Wangenfettpfropf.
2. Mittelschicht: M. buccinator.
3. Innenschicht: Mundschleimhaut mit Wangendrüsen.

7.2.3 Wie ist die Ohrspeicheldrüse (Glandula parotidea) gebaut?

Die Parotis hat keine Eigenform. Sie füllt den Raum zwischen Unterkiefer und Warzenfortsatz bis zu den Griffelfortsatzmuskeln und breitet sich flach auf den hinteren Abschnitt des M. masseter aus (sie umgreift hakenförmig den Ramus mandibulae). Sie wiegt 20–30 g. Die *Fascia parotidea* umgrenzt die „Parotisloge". Durch den Plexus intraparotideus des N. facialis und die V. retromandibularis wird die Parotis in eine *Pars superficialis* und eine *Pars profunda* zerlegt.

- Feinbau: Bei der rein serösen, zusammengesetzten azinösen Drüse sind die Schaltstücke und die Streifenstücke gut ausgebildet. Sie enthält reichlich Fettzellen. *Differenzialdiagnose* beim mikroskopischen Präparat: Die *Glandula lacrimalis* hat weder Schalt-, noch Streifenstücke, das *Pancreas* keine Streifenstücke, aber Schaltstücke, zentroazinäre Zellen und Inseln.
- Der stricknadeldicke Ohrspeichelgang (*Ductus parotideus*) ist etwa 4 cm lang. Er läuft fingerbreit kaudal des Arcus zygomaticus gut tastbar über die Oberfläche des M. masseter und mündet in das Vestibulum oris gegenüber dem 2. oberen Mahlzahn (Zahn 17 + 27).
- Die sekretorische Innervation erfolgt durch parasympathische Fasern des *N. glossopharyngeus* (IX). Die Zellkörper des 1. Neurons liegen im *Nucleus salivatorius inferior* des verlängerten Marks, die des 2. Neurons im *Ganglion oticum*.

7.2.4a Wie ist die Glandula sublingualis gebaut?

Die Unterzungenspeicheldrüse ist eine gemischte, zusammengesetzte tubuloazinöse Drüse, bei der die mukösen Anteile überwiegen. Sie füllt die Rinne zwischen Unterkiefer und Zungenmuskeln auf dem M. mylohyoideus. Sie wiegt etwa 5 g. Sie besteht aus einer großen und 5–12 kleinen Einzeldrüsen mit gesonderten Ausführungsgängen:

1. *Glandulae salivariae majores* (große Speicheldrüsen): • Glandula parotidea (Ohrspeicheldrüse) • Glandula submandibularis (Unterkieferspeicheldrüse) • Glandula sublingualis (Unterzungenspeicheldrüse)
2. *Glandulae salivariae minores* (kleine Speicheldrüsen): in Submukosa der Mundschleimhaut, meist gemischt (seröse + muköse Anteile), Gaumendrüsen und hintere Zungendrüsen rein mukös • Glandulae labiales (Lippendrüsen) • Glandulae buccales (Wangendrüsen) • Glandulae molares: 4–5 größere Wangendrüsen im Bereich der Mahlzähne • Glandulae palatinae (Gaumendrüsen) • Glandulae linguales (Zungendrüsen): vordere Gruppe = Glandula lingualis anterior (Zungenspitzendrüse)

Tab. 7-6. *Gliederung der Speicheldrüsen.*

1. Als Muskel:
• *Saugorgan*: Flüssigkeiten!
• *Mahlorgan*: schiebt im Wechselspiel mit M. buccinator Bissen zwischen die Zahnreihen
• *Schluckorgan*: drückt Bissen in Isthmus faucium, löst Schluckakt aus
• *Sprechorgan*: Zungenform bei Bildung der Vokale + Konsonanten wichtig
• *Greiforgan*: bei vielen Tieren
2. Als Sinnesorgan:
• *Geschmacksorgan*: Geschmacksrezeptoren in Zungenschleimhaut
• *Tastorgan*: Zungenspitze berührungsempfindlichster Teil des Körpers
3. *Abwehrorgan*: lymphatisches Gewebe am Zungengrund („Zungenmandel")

Tab. 7-7. Aufgaben der Zunge.

- Der *Ductus sublingualis major* mündet gemeinsam mit dem Ductus submandibularis auf der Caruncula sublingualis.
- Die *Ductus sublinguales minores* münden auf der Plica sublingualis, einer Falte der Mundschleimhaut in der Rinne zwischen Zunge und Unterkiefer.

Sekretorische Innervation: wie Glandula submandibularis.

7.2.4b **Wie ist die Unterkieferspeicheldrüse (Glandula submandibularis) gebaut?**

Sie ist eine gemischte, zusammengesetzte tubuloazinöse Drüse, bei der die serösen Anteile überwiegen. Sie wiegt etwa 10–15 g. Sie füllt eine Faszienloge im Trigonum submandibulare zwischen Unterkieferkörper, M. digastricus und M. mylohyoideus. Der Hauptstamm der A. facialis zieht durch diese Faszienloge.

- Der *Ductus submandibularis* biegt um den Hinterrand des M. mylohyoideus haarnadelförmig nach vorn um und läuft dann kranial des Muskels zur Caruncula sublingualis (vorderes Ende der Plica sublingualis neben dem Frenulum linguae).
- Die sekretorische Innervation erfolgt durch parasympathische Fasern des *N. facialis* (VII): Die Zellkörper des 1. Neurons liegen im *Nucleus salivatorius superior* der Brücke, die des 2. Neurons im *Ganglion submandibulare*. Die präganglionären Fasern legen sich (zusammen mit Geschmacksfasern) als *Chorda tympani* dem *N. lingualis* (aus V3) an.

7.2.5a **Was sieht man an der Zungenoberfläche?**

1. Der Zungenrücken (*Dorsum linguae*) erscheint matt, weil die Schleimhautoberfläche durch die Zungenpapillen vergrößert ist: Häufigste Form sind die *Papillae filiformes* (Fadenpapillen) mit rein mechanischer Funktion. Die *Papillae fungiformes* (Pilzpapillen) kommen an Zungenspitze und Zungenrand vor, die *Papillae foliatae* (Blattpapillen) nur am Zungenrand. Die *Papillae vallatae* (Wallpapillen) sind von einem rundem Graben umgeben. 7–12 von ihnen sind v-förmig an der Grenze zur Zungenwurzel (*Radix linguae*) angeordnet. Sie sind mit Geschmacksknospen bestückt.
2. Die Zungenunterseite (*Facies inferior linguae*) erscheint glänzend und glatt. Median springt das *Frenulum linguae* vor.

Muskel	*Ursprung*	*Ansatz*	*Nerv*	*Funktion*
M. genioglossus	Mandibula (Spina mentalis)	Aponeurosis linguae + Nebenansätze an Os hyoideum und Epiglottis	N. hypoglossus (XII)	• Zieht Zunge nach vorn unten • zieht Epiglottis (schwach) nach vorn
M. hyoglossus	Corpus ossis hyoidei + Cornu majus	Aponeurosis linguae		Zieht Zunge nach hinten unten
M. styloglossus	Processus styloideus des Os temporale	Seitenrand der Zunge		Zieht Zunge nach hinten oben
M. longitudinalis superior	Aponeurosis linguae	Aponeurosis linguae		• Verkürzt die Zunge und verbreitert sie • hebt die Zungenspitze
M. longitudinalis inferior	Corpus linguae	Corpus linguae		• Verkürzt die Zunge und verbreitert sie • senkt die Zungenspitze
M. transversus linguae	Aponeurosis linguae	Aponeurosis linguae		Verschmälert und verlängert die Zunge, streckt zusammen mit M. verticalis linguae die Zungenspitze aus dem Mund (Beispiel für aktive Verlängerung eines Muskels)
M. verticalis linguae	Aponeurosis linguae + Facies inferior linguae	Aponeurosis linguae + Facies inferior linguae		• Flacht die Zunge ab und verlängert sie • streckt zusammen mit M. transversus linguae die Zungenspitze aus dem Mund

Tab. 7-8. Mm. linguae (Zungenmuskeln).

7.2.5b Aus welchen Elementen besteht das „Geschmacksorgan"?

1. Die *Geschmackszellen* sind helle sekundäre Sinneszellen mit Synapsen an der Basis. Sie leben nur etwa 2 Wochen. Die Chemorezeptoren sitzen auf Microvilli.
2. Die Geschmacksknospe (*Caliculus gustatorius*) besteht aus Geschmackszellen + Stützzellen + Basalzellen. Sie öffnet sich mit dem *Porus gustatorius* an der Schleimhautoberfläche. Einige tausend Geschmacksknospen findet man am Zungenrücken und am weichen Gaumen, vor allem in der Wand der Ringgräben der Wallpapillen, auf Blatt- und Pilzpapillen. Ihre Zahl nimmt mit dem Alter ab.
3. Das Sekret der rein serösen Geschmacksdrüsen (*Glandulae gustatoriae*) am Boden des Ringgrabens dient als Lösungsmittel für Geschmacksstoffe und als Spülmittel („Spüldrüsen").
4. Die Geschmacksqualitäten sind lokalisiert: süß an der Zungenspitze, sauer am Zungenrand, salzig an Zungenspitze + Zungenrand, bitter in den Wallpapillen.

7.2.6 Wie wird die Zunge mit Gefäßen und Nerven versorgt?

1. Die *A. lingualis* (aus der A. carotis externa) gelangt medial vom M. hyoglossus zur Zunge. Ihre Hauptäste sind die *A. sublingualis, Rr. dorsales linguae* und die *A. profunda linguae*. Das Blut fließt über die *V. lingualis* zur V. jugularis interna ab.
2. Die Lymphgefäßnetze der beiden Zungenseiten sind eng verbunden. Die regionären Lymphknoten sind die *Nodi lymphoidei submentales* für die Zungenspitze, die *Nodi lymphoidei submandibulares* für Zungenmitte + Zungenrand und die *Nodi lymphoidei cervicales laterales profundi* für die Zungenwurzel.
3. Die Berührungsempfindung für den Zungenrücken vor den Wallpapillen und die Zungenunterseite vermittelt der *N. lingualis* (aus V3), für die Wallpapillen und den Großteil der Zungenwurzel der *N. glossopharyngeus* (IX) und für die kehldeckelnahen Bereiche der Zungenwurzel der *N. vagus* (X).
4. Die Geschmacksempfindung läuft von den Pilz- und Blattpapillen über die *Chorda tympani* (aus VII, Zellkörper im *Ganglion geniculi*) und von den Wallpapillen über den *N. glossopharyngeus* (IX, Zellkörper im *Ganglion superius + inferius*). Die Geschmacksfasern enden in den *Nuclei tractus solitarii* des verlängerten Marks.

Muskel	Ursprung	Ansatz	Nerv	Funktion
M. tensor veli palatini	• Processus pterygoideus (Lamina medialis) • Ala major • Lamina membranacea der Tuba auditoria	Aponeurosis palatina (als Hypomochlion: Hamulus pterygoideus)	N. trigeminus (V3)	• Spannt das Gaumensegel, z. B. beim Schlucken und Sprechen • öffnet Ohrtrompete (Druckausgleich für die Paukenhöhle) • verändert Länge des schwingenden Teils des Gaumensegels bei der Lautbildung
M. levator veli palatini	• Facies inferior der Pars petrosa • Cartilago tubae auditoriae	Aponeurosis palatina	N. vagus (X)	• Hebt und spannt das Gaumensegel • öffnet Ohrtrompete (Druckausgleich für die Paukenhöhle) • schließt zusammen mit M. constrictor pharyngis superior (Passavant-Ringwulst) den Nasenrachenraum beim Schlucken
M. uvulae	Aponeurosis palatina	Schleimhaut der Spitze der Uvula palatina	Radix cranialis des N. accessorius (IX) über N. vagus (X)	Verkürzt das Gaumenzäpfchen
M. palatoglossus	Abspaltung aus M. transversus linguae	Aponeurosis palatina		• Senkt das Gaumensegel • schließt die Schlundenge (schneidet vor dem Schlucken Bissen vom in der Mundhöhle verbleibenden Rest ab)
M. palatopharyngeus	• Dorsale Pharynxwand • Schildknorpel	Aponeurosis palatina		• Senkt das Gaumensegel • hebt den Rachen

Tab. 7-9. Mm. palati et faucium (Gaumenmuskeln).

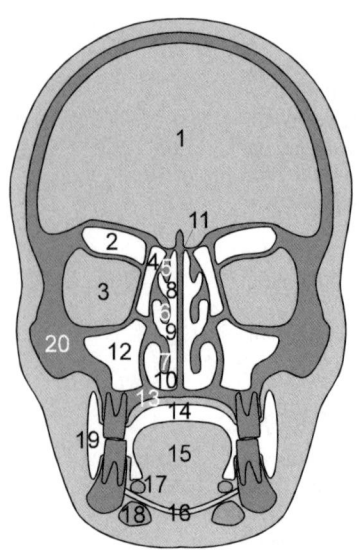

Abb. 7-4. Frontalschnitt durch den Gesichtsschädel.

1 Cavitas cranii
2 Sinus frontalis
3 Orbita
4 Cellulae ethmoidales
5 Concha nasalis superior
6 Concha nasalis media
7 Concha nasalis inferior
8 Meatus nasi superior
9 Meatus nasi medius
10 Meatus nasi inferior
11 Septum nasi
12 Sinus maxillaris
13 Palatum osseum
14 Cavitas oris propria
15 Lingua
16 M. mylohyoideus
17 Glandula sublingualis
18 Glandula submandibularis
19 Vestibulum oris
20 Os zygomaticum

5. Alle Zungenmuskeln werden vom *N. hypoglossus* (XII) innerviert. Bei Hypoglossuslähmung weicht die herausgestreckte Zunge zur gelähmten Seite ab.

7.2.7a Wie entsteht Schnarchen?

Im Tiefschlaf oder bei Bewusstlosigkeit erschlaffen die Gaumenmuskeln. Dann flottiert das Gaumensegel bei geöffnetem Mund im Atemstrom, vor allem in Rückenlage.

7.2.7b Wie ist die Gaumenschleimhaut gebaut und innerviert?

1. Sie ist ein Teil der Mundschleimhaut mit mehrschichtigem Plattenepithel, mukösen Gaumendrüsen und reichlich Lymphozyten. Am harten Gaumen (*Palatum durum*) ist sie unverschieblich fixiert und weist Querfalten (*Plicae palatinae transversae[Rugae palatinae]*) auf. Am weichen Gaumen (*Palatum molle*) = Gaumensegel (*Velum palatinum*) ist sie verschieblich und kann stark anschwellen. Die Rachenseite bedeckt respiratorisches Epithel mit gemischten Rachendrüsen.
2. Die sensorischen Nerven kommen vom *N. maxillaris* (V_2) aus der Fossa pterygopalatina: der *N. nasopalatinus* durch den Canalis incisivus zum vordersten Abschnitt, der *N. palatinus major* durch den Canalis palatinus major zum Hauptteil des harten Gaumens, die *Nn. palatini minores* durch die Canales palatini minores zum Gaumensegel.

7.2.8 Was bezeichnet man als Schlundenge (Isthmus faucium)?

Der Übergang von der Mundhöhle zum Rachen wird begrenzt:
1. oben vom Gaumensegel (*Velum palatinum*) mit dem Gaumenzäpfchen (*Uvula palatina*).
2. seitlich vom vorderen (*Arcus palatoglossus [Plica anterior faucium]*) und hinteren Gaumenbogen (*Arcus palatopharyngeus [Plica posterior faucium]*). Dazwischen sinkt die Mandelgrube (*Fossa tonsillaris*) mit der Gaumenmandel (*Tonsilla palatina*) ein. In den Gaumenbogen liegen der *M. palatoglossus* + *M. palatopharyngeus*.
3. unten von der Zungenwurzel.

7.2.9a Wie entwickelt sich das Gesicht?

1. Beim 4–5 Wochen alten Embryo wird die ektodermale Mundbucht (*Stomatodeum*) von 5 Wülsten umgeben, die durch Furchen abgegrenzt sind: dem unpaarigen Stirnwulst sowie den paarigen Oberkiefer- und Unterkieferwülsten.
2. Am Stirnwulst sinken seitlich die Nasengruben ein. Sie teilen ihn in 2 mediale und 2 laterale Nasenwülste. Die medialen Nasenwülste verschmelzen mit den Oberkieferwülsten und bilden die Oberlippe. Die lateralen Nasenwülste werden zu den Nasenflügeln.
3. In der Tiefe der medialen Nasenwülste verdichtet sich das Gewebe zum Zwischenkiefersegment des Oberkiefers (das später die Schneidezähne trägt). Es bildet den vorderen, dreieckigen, unpaarigen Abschnitt des Gaumens (primärer Gaumen). Zum sekundären Gaumen wachsen von den Oberkieferwülsten die lateralen Gaumenfortsätze aufeinander zu und verschmelzen.

7.2.9b Wie sind Lippen-, Kiefer- und Gaumenspalten zu erklären?

1. Bei der lateralen Lippenspalte = Hasenscharte (*Cheiloschisis*) wird die Furche zwischen dem medialen Nasenwulst und dem Oberkieferwulst zur Spalte. Sie liegt am Rand des Philtrum und kann bis zum Nasenloch reichen.

2. Die Kieferspalte (*Gnathoschisis*) ist eine Spalte im Oberkiefer zwischen den Schneidezähnen und dem Eckzahn, also am Rand des Zwischenkiefersegments.
3. Die Lippen-Kiefer-Spalte (*Cheilognathoschisis*) ist die Kombination von Hasenscharte und Kieferspalte.
4. Die schräge Gesichtsspalte (*Fissura facialis obliqua*) entsteht zwischen lateralem Nasenwulst und Oberkieferwulst.
5. Die Gaumenspalte (*Palatoschisis*) liegt immer median. Sie beruht auf der unvollständigen Vereinigung der lateralen Gaumenfortsätze. Vom zweigeteilten Zäpfchen (*Uvula bifida*) kann sie unterschiedlich weit nach vorn reichen. Eine komplette Gaumenspalte behindert das Schlucken erheblich und muss sogleich nach der Geburt geschlossen werden (Uranoplastik).
6. Die Lippen-Kiefer-Gaumen-Spalte (*Cheilognathopalatoschisis*) wird auch als „Wolfsrachen" bezeichnet, wenn sie beidseitig ist.

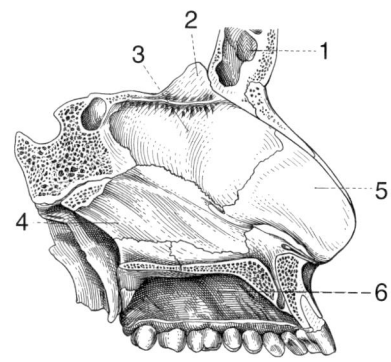

Abb. 7-5. Nasenscheidewand.

1 Sinus frontalis
2 Crista galli
3 Os ethmoidale, Lamina perpendicularis
4 Vomer
5 Cartilago septi nasi
6 Palatum durum

7.3 Nasenhöhle (Cavitas nasi)

7.3.1a Wozu dient die Nasenhöhle?

Sie bereitet die Atemluft für die Lunge vor:
1. *Anwärmen*: die Nasenmuscheln als „Warmwasserheizkörper".
2. *Anfeuchten*: Transsudation seröser Flüssigkeit aus der gefäßreichen Schleimhaut.
3. *Reinigen*: Das Flimmerepithel bewegt auf der feuchter Schleimhaut niedergeschlagene Staubteilchen in Richtung Rachen. Dort dient reichlich lymphatisches Gewebe zur Bakterienabwehr.
4. *Chemische Prüfung*: durch den Geruchssinn.
5. Nebenaufgabe: Mitwirkung bei der Lautbildung (Nasenlaute = Nasale).

7.3.1b Wie ist die Nasenhöhle (Cavitas nasi) umgrenzt?

1. Die Lamina cribrosa des Siebbeins bildet das 2–3 mm breite Dach.
2. Den 12–15 mm breiten Boden stellt der Gaumen (*Palatum*).
3. Die Nasenscheidewand (*Septum nasi*) steht meist nicht genau median: Ihr hinterer Teil ist knöchern (*Pars ossea*): Lamina perpendicularis des Siebbeins + Vomer (Pflugscharbein). Ihr vorderer Teil ist knorpelig (*Pars cartilaginea*): Cartilago septi nasi + Cartilagines alares majores.
4. An der Seitenwand beteiligen sich der Oberkiefer, das Gaumenbein (vertikale Platte) und die Siebbeinzellen. Die Oberfläche wird durch 3 Nasenmuscheln vergrößert: Die Concha nasalis [nasi] superior + media sind Teile des Siebbeins, die Concha nasalis [nasi] inferior ist ein selbstständiger Knochen.
5. Die Vorderwand springt zur äußeren Nase (*Nasus*) mit dem Nasenbein (*Os nasale*) und den Nasenknorpeln (*Cartilagines nasi*) vor.
6. Hinten ist der Übergang zum Rachen offen (Choane).

7.3.1c Welche Bereiche unterscheidet man an der Nasenschleimhaut?

1. Die respiratorische Schleimhaut (*Pars respiratoria* der *Tunica mucosa*) bedeckt den größten Teil der Nasenhöhle: mehrreihiges Flimmerepithel mit Becherzellen, deutliche Basalmembran, verzweigte gemischte Nasendrüsen (*Glandulae nasales*). Sie ist straff am Knochen befestigt.

1. Nasenvorhof (*Vestibulum nasi*): an Nasenlöcher (*Nares*) angrenzend, noch äußere Haut (verhorntes mehrschichtiges Plattenepithel), kräftige Terminalhaare (*Vibrissae*)
2. Nasengänge:
 * *Meatus nasi inferior*: zwischen Gaumen und unterer Nasenmuschel, mit Mündung des Ductus nasolacrimalis
 * *Meatus nasi medius*: zwischen mittlerer und unterer Nasenmuschel, mit Mündung von Kieferhöhle + Stirnhöhle + vorderen Siebbeinzellen (meist gemeinsam im *Hiatus semilunaris*)
 * *Meatus nasi superior*: zwischen oberer und mittlerer Nasenmuschel, mit Mündung der hinteren Siebbeinzellen
3. *Recessus sphenoethmoidalis*: oberhalb der oberen Muschel, mit Mündung der Keilbeinhöhle
4. *Meatus nasopharyngeus*: zwischen Hinterenden der 3 Nasenmuscheln und Choane
5. Choane: Grenze zwischen Nasenhöhle und Nasenrachenraum, etwa 3 cm hoch, 1,2 cm breit

Tab. 7-10. Gliederung der Nasenhöhle.

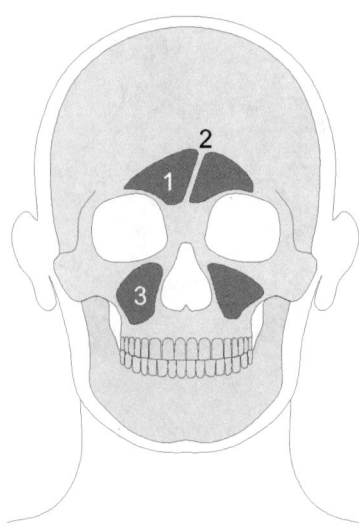

Abb. 7-6. Projektion großer Nasennebenhöhlen auf den Schädel.

1 Sinus frontalis
2 Septum sinuum frontalium
3 Sinus maxillaris

Schwellkörper aus Venengeflechten (*Plexus cavernosus conchae*) findet man besonders auf der unteren und mittleren Nasenmuschel sowie an einer Stelle der Nasenscheidewand.

2. Die Riechschleimhaut (*Pars olfactoria*) ist auf den Recessus sphenoethmoidalis beschränkt. Sie wird von serösen Riechdrüsen (*Glandulae olfactoriae*) befeuchtet. Das extrem hohe mehrreihige Epithel weist 3 Zelltypen auf:
- Die *Riechzellen* sind primäre Sinneszellen. Der Dendrit endet an der Oberfläche des Epithels mit einer kolbigen Anschwellung, aus der etwa 12 unbewegliche Riechhaare entspringen. Vom anderen Zellende gelangt ein markloses Axon durch die Siebplatte zum *Bulbus olfactorius* (2. Neuron). Die Lebensdauer beträgt nur etwa 60 Tage. Die Riechzellen sind vermutlich die einzigen Nervenzellen, die sich beim Erwachsenen regelmäßig teilen. Ihre Zahl nimmt im Laufe des Lebens ab.
- Die *Stützzellen* erstrecken sich über die ganze Höhe des Epithels.
- Die kleinen, kugelförmigen *Basalzellen* sind Vorläufer der Riech- und Stützzellen.

7.3.1d Woher kommen die Gefäße und Nerven der Nasenhöhle?

1. Die Arterien sind vorn oben Äste der *A. ophthalmica* (aus der A. carotis interna), hinten unten Äste der *A. maxillaris* (aus der A. carotis externa). Der Hauptabfluss des Blutes führt zu den *Vv. maxillares*, ein kleiner Teil gelangt über die *V. ophthalmica superior* zum *Sinus cavernosus* (Infektionsweg von der Nase zum Schädelinnern!). Von der äußeren Nase fließt das Blut über die *V. facialis* ab.
2. Regionäre Lymphknoten: Ein kleiner Teil der Lymphe strömt zu submandibulären Lymphknoten, der größere Teil zu tiefen Halslymphknoten, besonders den *Nodi lymphoidei retropharyngeales*.
3. Der vordere Teil der Nasenhöhle wird von Ästen des *N. ophthalmicus* (V1), der mittlere und hintere Teil von Ästen des *N. maxillaris* (V2) innerviert.

7.3.3 Welche Aufgaben haben die Nasennebenhöhlen (Sinus paranasales), wie entstehen sie?

1. Sie dienen der Gewichtsersparnis (Leichtbauprinzip), als Resonanzräume für die Stimme und zur Oberflächenvergrößerung der Nasenschleimhaut.
2. Sie entstehen durch Abbau von Knochen: Die Nasenschleimhaut wächst in den Knochen ein. Dies vollzieht sich hauptsächlich erst nach der Geburt. Das Neugeborene hat sehr kleine Nebenhöhlen. Die Endgröße ist erst um das 25. Lebensjahr erreicht. Die „Pneumatisation" geht unterschiedlich weit: Häufig sind die Nebenhöhlen asymmetrisch und überschreiten sie Knochengrenzen.

7.3.4 Warum sind Nasennebenhöhleneiterungen so hartnäckig?

Wegen des ungünstigen Sekretabflusses:
1. Der *Hiatus maxillaris* liegt am oberen Ende der Kieferhöhle. Eiter kann nur in Seitenlage des Kopfes abfließen.
2. Der Stirnhöhlengang ist durch die Schleimhautschwellung bald verschlossen.
3. Die vielen kleinen Siebbeinzellen bilden ein Labyrinth (*Labyrinthus ethmoidalis*), in dem auch Bakterien Schlupfwinkel finden.

1. Aus der Kieferhöhle (*Sinus maxillaris*): • Augenhöhle (→ Orbitalphlegmone, Neuritis optica) • Fossa pterygopalatina • obere Zahnwurzeln
2. Aus der Stirnhöhle (*Sinus frontalis*): • vordere Schädelgrube (→ Meningitis, Hirnabszess im Stirnlappen des Großhirns) • Augenhöhle
3. Aus den Siebbeinzellen (*Cellulae ethmoidales*): • Augenhöhle • vordere Schädelgrube
4. Aus der Keilbeinhöhle (*Sinus sphenoidalis*): • Türkensattel (→ Hypophyse, Sinus cavernosus) • mittlere Schädelgrube • Nasenrachenraum

Tab. 7-11. Durchbruchsrichtungen bei Nasennebenhöhleneiterungen.

7.4 Rachen (Pharynx)

7.4.1 Wie ist der Rachen gegliedert?

Der Pharynx hat 3 Stockwerke:
1. Der Nasenrachenraum (*Pars nasalis pharyngis*) liegt hinter den Choanen. Das Rachendach mit der Rachendachmandel (*Tonsilla pharyngea [pharyngealis]*) grenzt an die Keilbeinhöhle. An der Seitenwand öffnet sich das *Ostium pharyngeum tubae auditivae* etwa 1 cm hinter dem Hinterende der unteren Nasenmuschel. Es ist vom Tubenwulst (*Torus tubarius*) mit der *Tonsilla tubaria* umgeben. Dahinter sinkt der *Recessus pharyngeus* ein. Die *Plica salpingopharyngea* mit lymphatischem Gewebe („Seitenstrang") wölbt sich vom Tubenwulst nach unten vor.
2. Der Mundrachenraum (*Pars oralis pharyngis*) liegt hinter dem Isthmus faucium. 3 Falten verbinden die Zungenwurzel mit dem Kehldeckel: die unpaarige *Plica glossoepiglottica mediana* und die paarige *Plica glossoepiglottica lateralis*, dazwischen sinken die *Valleculae epiglotticae* ein.
3. Der Unterrachenraum = „Kellerrachen" (*Pars laryngea pharyngis*) steht auf Höhe des 3.–6. Halswirbels. Der *Recessus piriformis* neben dem Kehldeckel ist der Hauptspeiseweg zum Ösophagusmund. Der *Aditus laryngis* wird oben vom Kehldeckel, seitlich und unten von der *Plica aryepiglottica* begrenzt.

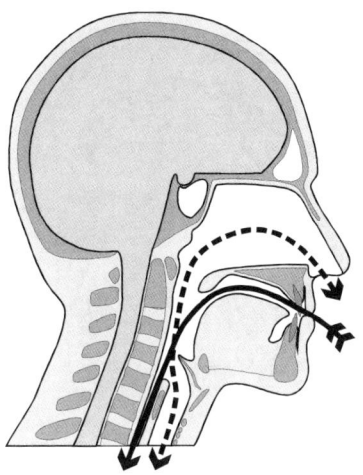

Abb. 7-7. *Überkreuzung von Speise- und Luftweg im Rachen.*

7.4.2a Wie ist die Rachenwand gebaut?

1. Die Schleimhaut trägt im Nasenrachenraum respiratorisches Epithel, sonst unverhorntes mehrschichtiges Plattenepithel. Die *Glandulae pharyngeales* sind seromukös oder rein mukös. Das lymphatische Gewebe ist ein Teil des „lymphatischen Rachenrings".

Muskel	Ursprung	Ansatz	Nerv	Funktion
M. constrictor pharyngis superior	• *Pars pterygopharyngea*: Processus pterygoideus • *Pars buccopharyngea*: Raphe pterygomandibularis • *Pars mylopharyngea*: Mandibula • *Pars glossopharyngea*: M. transversus linguae	Raphe pharyngis	Radix cranialis des N. accessorius (XI) über N. vagus (X)	• Verengt die Pars nasalis pharyngis (Nasenrachenraum) • wölbt beim Schlucken die Rachenwand (Passavant-Ringwulst) dem Gaumensegel entgegen, um dem Speisebrei den Weg in die Nasenhöhle zu verwehren
M. constrictor pharyngis medius	• *Pars chondropharyngea*: Cornu minus des Os hyoideum • *Pars ceratopharyngea*: Cornu majus des Os hyoideum	Raphe pharyngis		• Verengt die Pars oralis pharyngis (Mundrachenraum) • schiebt beim Schlucken den Bissen in Richtung Speiseröhre
M. constrictor pharyngis inferior	• *Pars thyropharyngea*: Cartilago thyroidea • *Pars cricopharyngea*: Cartilago cricoidea	Raphe pharyngis		• Verengt die Pars laryngea pharyngis (Unterrachenraum) • schiebt beim Schlucken den Bissen in Richtung Speiseröhre
M. salpingopharyngeus	Cartilago tubae auditoriae	Laterale Pharynxwand		Hebt den Rachen
M. stylopharyngeus	Processus styloideus des Os temporale	Laterale Pharynxwand zwischen M. constrictor pharyngis superior und medius	N. glossopharyngeus (IX)	Hebt und erweitert Rachen und Schlundenge

Tab. 7-12. Mm. pharyngis [Tunica muscularis pharyngis] (Muskeln der Rachenwand).

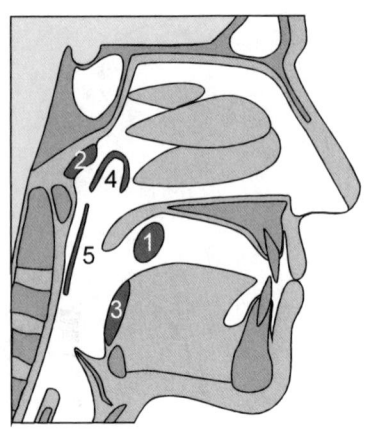

Abb. 7-8. Lymphatischer Rachenring.

1 Tonsilla palatina
2 Tonsilla pharyngea [pharyngealis]
3 Tonsilla lingualis
4 Tonsilla tubaria
5 „Seitenstrang"

1. Afferente Bahn:
   N. glossopharyngeus (IX) + *N. vagus* (X) zum Schluckzentrum im Myelencephalon [Medulla oblongata]
2. Efferente Bahn:
   - *Radix cranialis des N. accessorius* (XI) über N. vagus (X)
   - *N. glossopharyngeus* (IX)
   - *N. mandibularis* (V3, Mundbodenmuskeln)
   - *N. hypoglossus* (XII, Zungenmuskeln)
   - *Plexus cervicalis* (Unterzungenbeinmuskeln)

Tab. 7-13. Schluckreflex: Berühren der Rachenwand löst den Schluckakt aus. Schluckstörungen sind ein Leitsymptom bei Erkrankungen des Myelencephalon [Medulla oblongata] (Bulbärparalyse).

2. Die *Tela submucosa* ist im muskelfreien Teil der Rachenwand oberhalb des oberen Schlundschnürers zur *Fascia pharyngobasilaris* verstärkt. Im Unterrachenraum enthält sie ein dichtes Venengeflecht (*Plexus pharyngeus*).
3. Die Muskelwand besteht aus 2 quergestreiften Muskelsystemen: Die hufeisenförmig angeordneten „Schlundschnürer" (*M. constrictor pharyngis superior + medius + inferior*) enden hinten median in der *Raphe pharyngis* (ein Sehnenstreifen zur Schädelbasis). Die „Schlundheber" (*M. stylopharyngeus + M. palatopharyngeus + M. salpingopharyngeus*) strahlen in Längsrichtung in die Rachenwand innen und außen ein.
4. Die sensorische Innervation teilen sich der:
   - *N. maxillaris* (V3): Rachendach und Mündung der Ohrtrompete.
   - *N. glossopharyngeus* (IX): Zungenwurzel, Gaumenmandel, unterer Teil des Nasenrachenraums, Mundrachenraum.
   - *N. vagus* (X): Valleculae epiglotticae, Unterrachenraum, evtl. auch Teile des Mundrachenraums.

7.4.2b **Wodurch ist der Eingang in die Speiseröhre gekennzeichnet?**

1. Am „Ösophagusmund" (auf Höhe des Ringknorpels) wird die Muskulatur umgeordnet: Im Unterrachenraum liegt die Längsschicht innen und die Ringschicht außen, in der Speiseröhre ist es umgekehrt. An muskelschwachen Stellen der Hinterwand stülpen sich bevorzugt Divertikel aus.
2. Ab hier markiert eine dünne *Lamina muscularis mucosae* die Grenze zwischen Mukosa und Submukosa.
3. Die *Vv. pharyngeae* bilden im Unterrachenraum den *Plexus pharyngeus*. Sie wölben die Schleimhaut in Nähe des Speiseröhrenmundes in Längsfalten vor und verschließen damit die Lichtung „tabaksbeutelartig" gasdicht.

7.4.3 **Welche Teilvorgänge laufen beim Schluckakt ab?**

1. *Transport des Bissens* aus der Mundhöhle durch den Rachen in die Speiseröhre: Anspannen der Mundbodenmuskeln hebt das Zungenbein, dadurch wird die Zunge gegen den knöchernen Gaumen gepresst. Dann wird die Zunge von *M. hyoglossus* + *M. styloglossus* kolbenartig nach hinten gezogen und damit der Speisebrei durch den Isthmus faucium in den Rachen befördert. Links und rechts an der Epiglottis vorbei gelangt er durch die *Recessus piriformes* in die Speiseröhre. Dort befördert ihn eine peristaltische Welle in Richtung Magen.
2. *Verschluss des Nasenrachenraums*: Das Gaumensegel wird durch den M. levator veli palatini und den M. tensor veli palatini angehoben. Der M. constrictor pharyngis superior wölbt den Passavant-Ringwulst der Rachenwand entgegen.
3. *Verschluss des Kehlkopfeingangs*: Der M. thyrohyoideus zieht den Kehlkopf an das Zungenbein nach oben. Dabei wird das Corpus adiposum preepiglotticum hinter der Membrana thyrohyoidea zusammengestaucht und die Epiglottis über den Aditus laryngis geklappt.

7.4.4 **Wie ist die Gaumenmandel (Tonsilla palatina) gebaut?**

Das mandelförmige Organ liegt in der *Fossa [Sinus] tonsillaris* zwischen Arcus palatoglossus und Arcus palatopharyngeus auf dem M. constrictor pharyngis superior (durch die bindegewebige *Capsula tonsillae* von ihm abgegrenzt). Die Oberfläche ist zerklüftet: 10–15 Mandelgrübchen (*Fossulae tonsillae*) sinken zu Mandelkrypten (*Cryptae tonsillae*) ein. Sie ist von mehrschichtigem Plattenepithel bedeckt, darunter liegt lymphoretikuläres Gewebe mit *Noduli lymphatici*. Lymphozyten findet man auch im Epithel. Die Gaumenmandel ist stark durchblutet: *Rr. tonsillares* der *A. palatina ascendens* (aus der *A. facialis*) + *A. palatina descendens* (aus der *A. maxillaris*) + *A. pharyngea ascendens*. Sie hat nur wegführende, keine zuführenden Lymphgefäße. Regionärer Lymphknoten ist der *Nodus lymphoideus jugulodigastricus* unter dem Kieferwinkel an der Kreuzung des M. digastricus über die V. jugularis interna. Die sensorische Innervation leistet der *N. glossopharyngeus* (IX).

7.4.5a Wie entsteht der Rachen?

Der *Pharynx primitivus* bildet das Vorderende des endodermalen Vorderdarms. Er ist von der ektodermalen primitiven Mundhöhle (*Stomatodeum*) durch die Rachenmembran (Membrana oropharyngealis) getrennt. Diese reißt am Ende der 3. Entwicklungswoche ein, damit hat der Vorderdarm Anschluss an die Mundhöhle. In der 4. + 5. Entwicklungswoche stülpen sich auf jeder Seite des Rachens 5 „Schlundtaschen" aus, ihnen wachsen vom Ektoderm 5 Schlundfurchen („Kiemenfurchen") entgegen. Das Mesenchym dazwischen wird zu den Schlundbogen (Kiemenbogen) verdichtet.

7.4.5b Was sind Halsfisteln?

Mündungen blind endender Gänge an einer äußeren oder inneren Oberfläche: *Laterale branchiogene Halsfisteln* am Vorderrand des M. sternocleidomastoideus sind Reste von Schlundfurchen. *Mediane Halsfisteln*, meist in Nähe des Zungenbeins, sind Reste des Ductus thyroglossalis. *Innere branchiogene Halsfisteln*, Reste der Schlundtaschen, münden meist in die Fossa tonsillaris.

7.4.6a Wie groß ist die Schilddrüse (Glandula thyroidea), wo liegt sie?

1. Die Schilddrüse wiegt etwa 20–50 g. Sie hat die Form eines H: 2 Lappen (etwa 6 cm hoch, 4 cm breit, 2 cm dick) sind durch den fingerdicken querliegenden *Isthmus glandulae thyroideae* verbunden. Bei etwa der Hälfte der Menschen zieht ein *Lobus pyramidalis* (Rest des *Ductus thyroglossalis*) vom Isthmus unterschiedlich weit nach oben.
2. Sie ist von einer bindegewebigen Doppelkapsel umgeben: Die äußere Kapsel („chirurgische" Kapsel) ist ein Teil des mittleren Blatts (*Lamina pretrachealis*) der Halsfaszie. Sie hängt seitlich mit der *Vagina carotica* zusammen. Die innere Kapsel ist die eigentliche Organkapsel (*Capsula fibrosa*). Die Schilddrüse ist bei Operationen leicht auszuschälen, da innere und äußere Kapsel durch einen präviszeralen Verschiebespalt getrennt sind. Die Nebenschilddrüsen und der N. laryngeus recurrens liegen außerhalb der inneren Kapsel.
3. Die Schilddrüse befindet sich normalerweise vollständig kranial der Apertura thoracis superior. Die Lappen füllen den Raum neben Luftröhre und Speiseröhre, der Isthmus steht vor dem 3. Luftröhrenknorpel. Rückwärts berührt die Schilddrüse das tiefe Blatt (*Lamina prevertebralis*) der Halsfaszie, seitlich den Gefäß-Nerven-Strang. Die A. carotis communis kann eine Rinne in die Schilddrüse eindellen. Der N. laryngeus recurrens liegt meist den Schilddrüsenlappen hinten an. Bei Operationen ist er häufig zwischen den Ästen der A. thyroidea inferior zu finden.

7.4.6b Welche Gewebeanteile hat die Schilddrüse?

1. Das bindegewebige Stützgerüst (*Stroma*) führt reichlich Blutgefäße.
2. Das Drüsengewebe (*Parenchyma*) ist in Form der Schilddrüsenfollikel angeordnet: Die mit einem einschichtigen kubischen Epithel ausgekleideten Hohlräume von 0,05–0,5 mm Durchmesser sind außen von einer Basalmembran umgeben.
- Die Schilddrüsenfollikel enthalten 2 Arten von Drüsenzellen: Die *Follikelzellen* sind je nach Funktionszustand höher oder niedriger. Sie sezernieren die jodhaltigen Hormone Thyroxin (Tetrajodthyronin, T_4) und Trijodthyronin (T_3).

1. Schlundtasche: <ul><li>Ohrtrompete</li><li>Paukenhöhle (Trommelfell bildet Grenze zu 1. Schlundfurche)</li><li>Warzenfortsatzzellen</li></ul>
2. Schlundtasche: <ul><li>Fossa tonsillaris</li><li>epitheliale Anteile der Gaumenmandel</li></ul>
3. Schlundtasche: <ul><li>Thymus</li><li>untere Nebenschilddrüsen</li></ul>
4. Schlundtasche: <ul><li>(Thymus)</li><li>obere Nebenschilddrüsen</li></ul>
5. Schlundtasche: <ul><li>ultimobranchialer Körper → C-Zellen der Schilddrüse</li></ul>
Schlundboden (Vorderwand des primitiven Rachens): <ul><li>Zungenschleimhaut</li><li>Speicheldrüsen</li><li>Schilddrüse (vom späteren Foramen caecum des Zungengrunds wächst Ductus thyroglossalis kaudal)</li></ul>

Tab. 7-14. Abkömmlinge des Schlunddarms.

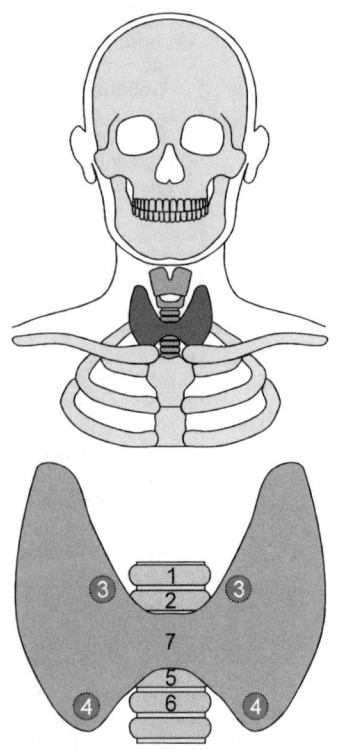

Abb. 7-9. Schilddrüse und Nebenschilddrüsen (Epithelkörperchen).

1, 2, 5, 6 Cartilagines tracheales
3 Glandula parathyroidea superior
4 Glandula parathyroidea inferior
7 Isthmus glandulae thyroideae

Diese steigern die Intensität der Stoffwechselvorgänge. Die *parafollikulären Zellen* (C-Zellen) gehören zu den APUD-Zellen. Sie sezernieren das Polypeptidhormon Calcitonin (ein Gegenspieler des Parathormons der Nebenschilddrüsen).

- Die Schilddrüse ist die einzige Hormondrüse, die größere Mengen der synthetisierten Hormone außerhalb der Zellen speichert (als Kolloid in den Follikelhohlräumen). Das Glycoprotein Thyroglobulin wird im granulierten endoplasmatischen Retikulum synthetisiert, im Golgi-Apparat in Membranen verpackt und durch Exozytose in die Follikellichtung ausgeschleust. Mit Hilfe der „Jodidpumpe" wird Jodid aus dem Blutplasma in die Follikelzelle aufgenommen, zu Jod oxidiert und an das Kolloid abgegeben. Dort lagert es sich an das Thyroglobulin zu Tri- und Tetrajodthyronin an.
- Stimuliert durch das Thyrotropin (TSH) der Adenohypophyse wird der Thyroglobulin-Hormon-Komplex in Zytoplasmavakuolen wieder in die Follikelzelle aufgenommen. Die Vakuolen verschmelzen mit Lysosomen. Durch hydrolytische Lysosomenenzyme wird das Hormon vom Thyroglobulin abgespalten und durch Exozytose basal abgegeben. Es diffundiert dann in die Blutbahn.

7.4.8 Wie wird die Schilddrüse mit Blut versorgt?

1. Die *A. thyroidea superior* aus der A. carotis externa und die *A. thyroidea inferior* aus dem Truncus thyrocervicalis der A. subclavia sind zu einem sehr guten Kollateralkreislauf verbunden. Als Varietät kann eine *A. thyroidea ima* aus dem Truncus brachiocephalicus oder dem Aortenbogen zum Isthmus gelangen (etwa 6 %).
2. Die Venen sind luftemboliegefährdet: Die *V. thyroidea superior* und die *Vv. thyroideae mediae* ziehen nach oben bzw. lateral zur V. jugularis interna. Das Blut aus dem *Plexus thyroideus impar* im Bereich des Isthmus fließt über die *V. thyroidea inferior* zur linken V. brachiocephalica.

7.4.9 Wo liegen die Nebenschilddrüsen(Epithelkörperchen), wie sind sie gebaut?

1. Sie liegen dorsal medial den Schilddrüsenlappen an, durch die innere Schilddrüsenkapsel von der Schilddrüse getrennt: die *Glandula parathyroidea superior* meist auf Höhe des Ringknorpels, die *Glandula parathyroidea inferior* meist in Nähe der unteren Pole. Die Lagevariabilität ist groß, sie können mit dem Thymus (gemeinsame Entwicklung!) bis in Brusthöhle absteigen. Der Durchmesser der rundlichen Drüsen beträgt 3–9 mm, ihre Dicke etwa 2 mm. Sie heben sich beim Lebenden durch ihre braune Farbe von der blauroten Schilddrüse ab.
2. Es gibt 2 Typen von Parathyrozyten: Die *Hauptzellen* überwiegen weitaus. Sie sind klein und synthetisieren das Parathormon (PTH). Es fördert die Calciumresorption im Darm und den Calciumabbau aus dem Skelett. Die großen *oxyphilen (= acidophilen) Zellen* bilden kleine Grüppchen. Ihre Aufgabe ist unklar.

7.5 Kehlkopf (Larynx)

7.5.1 Wozu dient der Kehlkopf, wie kann man ihn nach Stockwerken gliedern?

Der Kehlkopf verschließt den Luftweg beim Schlucken, Husten und zum Erzeugen von Lauten. Man kann 3 Stockwerke abgrenzen:

1. Der Vorhof des Kehlkopfs (*Vestibulum laryngis*) reicht vom Kehlkopfeingang (*Aditus laryngis*) bis zur Vorhofspalte (*Rima vestibuli*) zwischen den beiden Taschenfalten (*Plicae vestibulares*).
2. Das Zwischenstockwerk (*Cavitas laryngis intermedia* = „*Glottis*") zwischen Vorhofspalte und Stimmritze ist lateral zur Kehlkopftasche (*Ventriculus laryngis*, Morgagni-Tasche) erweitert. Die Stimmritze (*Rima glottidis*) liegt zwischen den Stimmlippen (*Plicae vocales*).
3. Der subglottische Raum (*Cavitas infraglottica*) reicht von der Stimmritze bis zum Beginn der Luftröhre.

7.5.1/5 Wie kann man den Kehlkopf nach Wandschichten gliedern?

1. Kehlkopfknorpel (*Cartilagines laryngis*): Hyaline Knorpel sind Schildknorpel, Ringknorpel und die Hauptteile der Stellknorpel. Elastische Knorpel sind der Kehldeckel, die Stimmfortsätze der Stellknorpel und die meisten kleinen Knorpel.
2. Kehlkopfmuskeln (*Mm. laryngis*): Zu den äußeren Kehlkopfmuskeln (Innervation: N. laryngeus superior) gehört nur der *M. cricothyroideus* („Externus"). Die inneren Kehlkopfmuskeln (Innervation: N. laryngeus recurrens) sind alle übrigen.
3. Schleimhaut (*Tunica mucosa*): Sie kleidet die *Cavitas laryngis* aus.

7.5.3a Welche Bänder und Membranen findet man am Kehlkopf?

1. Das Stimmband (*Lig. vocale*) verläuft von der Innenfläche des Schildknorpels zu den Stimmfortsätzen der Stellknorpel. Es ist etwa 3 mm hoch und 2 mm breit. Es besteht überwiegend aus elastischen Fasern. Mit der bedeckenden Kehlkopfschleimhaut bildet es die Stimmlippe (*Plica vocalis*).
2. Die *Membrana fibroelastica laryngis* unter der Kehlkopfschleimhaut hat 2 Abschnitte: Der *Conus elasticus* erstreckt sich in der Wand des subglottischen Raums von der Innenseite des Ringknorpels zu den Stimmbändern (die sein verstärktes oberes Ende bilden). Die *Membrana quadrangularis* zieht in der Vorhofwand vom Kehldeckel zu den Taschenbändern (*Ligg. vestibularia*).
3. Die *Membrana thyrohyoidea* verbindet Schildknorpel und Zungenbein.

7.5.3b Welche Formen kann die Stimmritze (Rima glottidis) einnehmen?

1. Die Stimmritze hat 2 veränderliche Abschnitte: die *Pars intermembranacea* zwischen den Stimmlippen und die *Pars intercartilaginea* zwischen den Processus vocales der Stellknorpel.
2. Die Bewegungen der Stellknorpel sind von 2 Bändern abhängig: vorn dem elastisches Stimmband (*Lig. vocale*), hinten dem kollagenen Ringknorpel-Stellknorpel-Band (*Lig. cricoarytenoideum*).
3. Die Stellungen der Stellknorpel bestimmen die Form der Stimmritze:
- *Intermediärstellung*: Die Stimmbänder bilden in Ruhe mit den hinteren Bändern eine Gerade, die Stimmritze ist ein dreieckiger Spalt.
- *Respirationsstellung*: Die Stimmfortsätze der Stellknorpel sind nach außen geschwenkt, die Stimmritze ist weit.
- *Phonationsstellung*: Die Stimmfortsätze sind nach innen geschwenkt, die Stimmritze ist geschlossen.

7.5.4a Was sieht man im Kehlkopfspiegelbild (indirekte Laryngoskopie)?

1. Oben den Kehldeckel.

---

1. **Schildknorpel** (*Cartilago thyroidea*):
   - rechte und linke Schildknorpelplatte (*Lamina dextra + sinistra*)
   - oberes und unteres Horn (*Cornu superius + inferius*)
   - oberer Einschnitt (*Incisura thyroidea superior*)
   - Adamsapfel (*Prominentia laryngea*)
2. **Ringknorpel** (*Cartilago cricoidea*), siegelringförmig:
   - Ringknorpelspange (*Arcus cartilaginis cricoideae*) vorn
   - Ringknorpelplatte (*Lamina cartilaginis cricoideae*) hinten
3. **Stellknorpel** = Gießbeckenknorpel = Aryknorpel (*Cartilago arytenoidea*), pyramidenförmig:
   - Stimmfortsatz (*Processus vocalis*) nach vorn
   - Muskelfortsatz (*Processus muscularis*) nach lateral
   - Spitze (*Apex cartilaginis arytenoideae*)
4. **Kehldeckel** (*Epiglottis*): mit Stiel (*Petiolus epiglottidis*)
5. **Kleine Kehlkopfknorpel**:
   - Spitzenknorpel (*Cartilago corniculata*, Santorini-Knorpel) auf der Spitze des Stellknorpels
   - Kegelknorpel (*Cartilago cuneiformis*, Wrisberg-Knorpel) neben dem Spitzenknorpel
   - Weizenkornknorpel (*Cartilago tritícea*) im Lig. thyrohyoideum laterale
   - Sesamknorpel (*Cartilagines sesamoideae*) variabel
6. **Gelenke**:
   - *Articulatio cricothyroidea* zwischen unterem Horn des Schildknorpels und Seitenfläche des Ringknorpels, reine Scharnierbewegung
   - *Articulatio cricoarytenoidea* zwischen Basis des Stellknorpels und Oberrand der Ringknorpelplatte, Roll-, Gleit- und Schwenkbewegungen (um *Lig. cricoarytenoideum*)

Tab. 7-15. *Wichtige Einzelheiten der Kehlkopfknorpel (Cartilagines laryngis).*

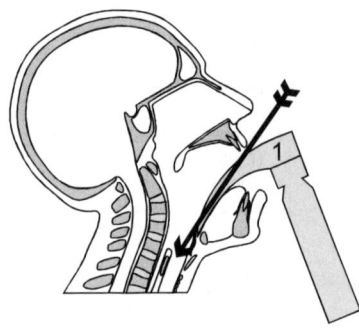

Abb. 7-10. Intubation. Bei nach hinten überstrecktem Kopf wird die Zunge mit dem Leuchtspatel (1) herabgedrückt und der Trachealtubus unter Sicht in das Vestibulum laryngis eingeführt. Er darf keinesfalls über die Bifurcatio tracheae nach kaudal geschoben werden.

2. Unten lateral die *Plica aryepiglottica* mit 2 Hügelchen, dem *Tuberculum corniculatum* und dem *Tuberculum cuneiforme* über den gleichnamigen Knorpeln.
3. Unten Mitte die *Incisura interarytenoidea*.
4. In der Mitte die Stimmlippen (*Plicae vocales*), an ihrer weißlichen Farbe gut zu erkennen, daneben die Taschenfalten (*Plicae vestibulares*).

7.5.4b Was ist kennzeichnend für die Kehlkopfschleimhaut?

1. Mehrschichtiges Plattenepithel am Kehlkopfeingang und an den Stimmlippen (mechanisch stark beansprucht), mehrreihiges Flimmerepithel = respiratorisches Epithel in alle übrigen Bereichen.
2. Lymphatisches Gewebe kommt in kleinen Knötchen vor, besonders reich im Ventriculus laryngis („Kehlkopfmandel").
3. Die Glandulae laryngeales sind überwiegend mukös.
4. Die Kehlkopfschleimhaut ist vor allem im Vorhofbereich sehr locker gebaut und kann daher stark anschwellen, wodurch der Luftweg verengt wird („Glottisödem").

7.5.5 Wie kann man die Kehlkopfmuskeln gliedern?

Prinzip: Schild-, Ring- und 2 Stellknorpel sind „jeder mit jedem" durch Muskeln verknüpft: crico-thyro, crico-ary, thyro-ary, ary-ary.
1. Die *Stellmuskeln* verändern die Weite der Stimmritze über die Stellung der Stellknorpel: M. cricoarytenoideus lateralis, M. arytenoideus transversus + obliquus, M. cricoarytenoideus posterior.
2. Die *Spannmuskeln* verändern die Spannung, die Dicke und die Länge der schwingenden Saite: M. vocalis, M. thyroarytenoideus, M. cricothyroideus.

Muskel	Ursprung	Ansatz	Nerv	Funktion
M. crico-thyroideus „Externus"	Arcus cartilaginis cricoideae	Cartilago thyroidea (Unterrand, Cornu inferius)	N. laryngeus superior	Kippt den Schildknorpel über dem Ringknorpel nach vorn, spannt dabei das Stimmband (daher auch äußerer Stimmbandspanner genannt)
M. crico-arytenoideus posterior „Postikus"	Lamina cartilaginis cricoideae	Processus muscularis des Stellknorpels	N. laryngeus recurrens	• Öffnet Pars intermembranacea der Rima glottidis • einziger Erweiterer des Hauptteils der Stimmritze
M. crico-arytenoideus lateralis „Lateralis"	Arcus cartilaginis cricoideae	Processus muscularis des Stellknorpels		Schließt Pars intermembranacea der Rima glottidis
M. vocalis „Vokalis"	Innenseite des Schildknorpels	Processus vocalis des Stellknorpels		Verändert Dicke und Spannung der Stimmlippe
M. thyro-arytenoideus	Innenseite des Schildknorpels	• Processus muscularis des Stellknorpels • Pars thyroepiglottica: Epiglottis		• Zieht Stellknorpel nach vorn, verkürzt dadurch Stimmlippe • schließt Pars intercartilaginea der Rima glottidis
M. aryteno-ideus obliquus	Processus muscularis des Stellknorpels	• Apex cartilaginis arytenoideae der Gegenseite • Pars aryepiglottica: Epiglottis		Schließt Pars intercartilaginea der Rima glottidis
M. aryteno-ideus transversus	Facies posterior des Stellknorpels	Facies posterior des Stellknorpels der Gegenseite		Schließt Pars intercartilaginea der Rima glottidis

Tab. 7-16. Mm. laryngis (Kehlkopfmuskeln).

7.5.6 Wie wird der Kehlkopf mit Blut versorgt, wo liegen die regionären Lymphknoten?

1. Die *A. laryngea superior* (Ast der A. thyroidea superior) gelangt meist durch ein Loch in der Membrana thyrohyoidea (oder ein Loch im Schildknorpel), der *R. cricothyroideus* zwischen Schildknorpel und Ringknorpel in den Kehlkopf.
2. Die *A. laryngea inferior* (Ast der A. thyroidea inferior) versorgt hauptsächlich die Hinterwand des Kehlkopfs = Vorderwand des Unterrachenraums.
3. Die Venen folgen den Arterien und bilden auf der Hinterwand des Kehlkopfs ein Geflecht.
4. Vom oberen Kehlkopfbereich fließt die Lymphe zu den *Nodi lymphoidei jugulares anteriores* (tiefe Halslymphknoten kaudal des Zungenbeins in der Umgebung der V. jugularis interna), vom unteren Kehlkopfbereich zu den *Nodi lymphoidei prelaryngei + pretracheales* (tiefe Halslymphknoten vor Kehlkopf und Luftröhre).

7.5.7 Wie wird der Kehlkopf innerviert?

Vom *N. vagus* (X), dem sich sympathische Fasern aus dem Halssympathikus anlagern:
1. Der *N. laryngeus superior* löst sich im Ganglion inferius vom N. vagus, steigt mit dem Gefäß-Nerven-Strang ab und teilt sich im Trigonum caroticum in seine beiden Endäste:
- Der *R. externus* zieht auf der Seitenwand des M. constrictor pharyngis inferior kaudal und innerviert diesen und den M. cricothyroideus („Externus").
- Der *R. internus* durchbohrt mit der A. laryngea superior die Membrana thyrohyoidea, wirft im Recessus piriformis die *Plica nervi laryngei superioris* auf und verzweigt sich dann an der Kehlkopfschleimhaut. Sein *R. communicans cum nervo laryngeo recurrente* (Galen-Anastomose) führt dem N. laryngeus recurrens sensorische Fasern zu.
2. Der *N. laryngeus recurrens* geht in der Nähe der oberen Brustkorböffnung vom N. vagus ab, schlingt sich rechts um die A. subclavia, links um den Aortenbogen, steigt in der Rinne zwischen Luftröhre und Speiseröhre auf und gibt Äste zu diesen und zum Rachen ab. Sein Endast tritt zwischen Ringknorpel und Schildknorpel in den Kehlkopf ein. Er ist bei Schilddrüsenoperationen besonders gefährdet. Bei vollständiger „Rekurrenslähmung" fallen alle Kehlkopfmuskeln mit Ausnahme des M. cricothyroideus aus: Die Folge sind Heiserkeit und Atemnot (die Stimmritze kann nicht über die Intermediärstellung erweitert werden).
- Varietät: Entspringt die rechte A. subclavia als letzter Ast des Aortenbogens (1 %), dann bildet sich rechts kein rücklaufiger Kehlkopfnerv aus, sondern die entsprechenden Nervenfasern wählen den direkten Weg vom N. vagus zum Kehlkopf.

7.5.8a Wo liegt der Kehlkopf?

1. Kaudal vom Zungenbein hinter dem mittleren Blatt (*Lamina pretrachealis*) der Halsfaszie. Der Schildknorpel bestimmt die vordere Halskontur beim Mann als „Adamsapfel".

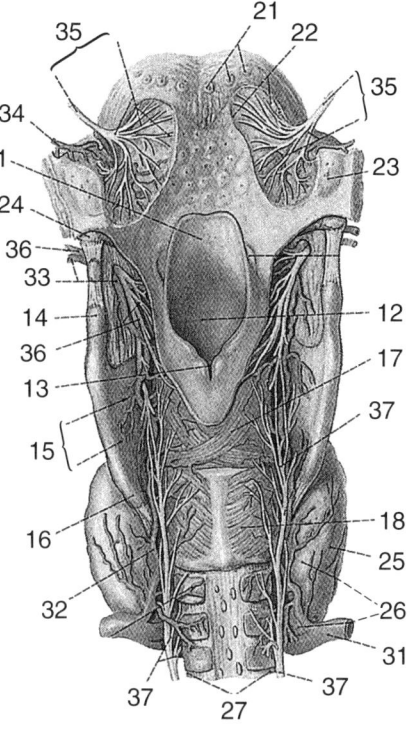

Abb. 7-11. Kehlkopf und Zungengrund mit Leitungsbahnen von dorsal.

1 Kehlkopf (Larynx)	
11 Epiglottis	22 Tunica mucosa linguae
12 Aditus laryngis	23 Tonsilla palatina
13 Incisura interarytenoidea	24 Os hyoideum
14 Cartilago thyroidea, Cornu superius	25 Glandula thyroidea
15 Cartilago thyroidea, Lamina sinistra	26 Glandula parathyroidea
16 Cartilago thyroidea, Cornu inferius	27 Trachea
17 M. arytenoideus obliquus	**3 Leitungsbahnen**
18 M. cricoarytenoideus posterior	31 A. thyroidea inferior
2 Übrige Eingeweide und Skelett	32 A. laryngea inferior
21 Papillae vallatae	33 A. laryngea superior
	34 A. palatina ascendens
	35 N. glossopharyngeus (IX)
	36 N. laryngeus superior (aus X)
	37 N. laryngeus recurrens (aus X)

	Motorisch	Sensorisch
N. laryngeus superior	M. cricothyroideus	Oberer Kehlkopfbereich bis Stimmritze
N. laryngeus recurrens	Übrige Kehlkopfmuskeln	Subglottischer Raum

Tab. 7-17. Innervation des Kehlkopfs.

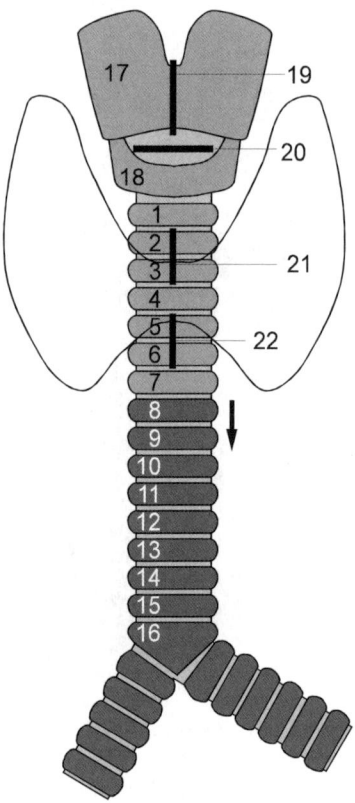

2. Projektion auf die Wirbelsäule: beim Neugeborenen C_3–C_4, beim erwachsenen Mann C_5–C_6, bei der Frau um einen halben Wirbel höher, im hohen Alter weiteres Absinken (Laryngoptose).
3. Nachbarschaft: vorn und vorn seitlich die Unterzungenbeinmuskeln und evtl. ein Lobus pyramidalis, seitlich die oberen Enden der Schilddrüsenlappen und die A. thyroidea superior, hinten und hinten seitlich der Unterrachenraum (die Hinterwand des Kehlkopfs ist zugleich Vorderwand der Pars laryngea pharyngis), weiter lateral der Gefäß-Nerven-Strang (die A. carotis communis teilt sich etwa auf Höhe des Oberrandes des Schildknorpels in die A. carotis externa und interna).

7.5.8b Wie findet man operativ Zugang zum Luftweg?

1. *Endolaryngealer Zugang*: Kleine Eingriffe können bei der direkten Kehlkopfspiegelung ausgeführt werden.
2. *Laryngotomie*: Der Schildknorpel wird median gespalten, dann werden die beiden Hälften wie ein Buch aufgeklappt.
3. *Koniotomie*: Der Conus elasticus wird zwischen Schildknorpel und Ringknorpel als Noteingriff bei Lebensgefahr quer durchgetrennt.
4. *Tracheotomie*: Ein Längsschnitt durch Haut und Luftröhre kann in 3 verschiedenen Höhen vorgenommen werden: als *obere Tracheotomie* zwischen Ringknorpel und Isthmus der Schilddrüse, als *mittlere Tracheotomie* nach Durchtrennen des Isthmus der Schilddrüse und als *untere Tracheotomie* unterhalb des Isthmus der Schilddrüse.

Abb. 7-12. Operative Zugänge zu den unteren Luftwegen (↓ intrathorakal): 1–16 Cartilagines tracheales, 17 Cartilago thyroidea, 18 Cartilago cricoidea, 19 Mediane Laryngotomie, 20 Koniotomie, 21 obere Tracheotomie, 22 untere Tracheotomie.

7.6 Muskeln

Muskel	Ursprung	Ansatz	Innervation	Funktion
M. digastricus	• Corpus mandibulae (Fossa digastrica) • Incisura mastoidea	Über Schlaufe für Zwischensehne am Os hyoideum	• Venter anterior: N. trigeminus (V_3): N. mylohyoideus • Venter posterior: N. facialis	• Hebt das Zungenbein • Teil einer Muskelschlinge für die Kieferöffnung
M. mylohyoideus	Corpus mandibulae (Linea mylohyoidea)	• Corpus ossis hyoidei • mediane Raphe zwischen Zungenbein und Kinn	N. trigeminus (V_3): N. mylohyoideus	• Spannt und hebt den Mundboden • zieht das Zungenbein nach vorn • Teil einer Muskelschlinge für die Kieferöffnung
M. geniohyoideus	Corpus mandibulae (Spina mentalis)	Corpus ossis hyoidei	Ansa cervicalis	• Zieht das Zungenbein nach vorn • Teil einer Muskelschlinge für die Kieferöffnung
M. stylohyoideus	Processus styloideus des Os temporale	Mit gespaltener Sehne (um Zwischensehne des M. digastricus) zu • Corpus ossis hyoidei • Cornu majus	N. facialis (VII)	• Hebt das Zungenbein und damit indirekt den Kehlkopf, passiver Verschluss des Kehlkopfeingangs beim Schlucken • Teil einer Muskelschlinge für die Kieferöffnung

Tab. 7-18. Mm. suprahyoidei (obere Zungenbeinmuskeln).

Muskel	Ursprung	Ansatz	Nerv	Funktion
M. sternohyoideus	• Manubrium sterni (Dorsalseite) • Kapsel der Articulatio sternoclavicularis	Corpus ossis hyoidei	Ansa cervicalis aus Plexus cervicalis	• Zieht das Zungenbein nach kaudal • Hilfsmuskel beim Schlucken, Sprechen und Singen
M. omohyoideus	• Margo superior der Scapula • Lig. transversum scapulae superius	Corpus ossis hyoidei		Spannt die Lamina pretrachealis der Fascia cervicalis
M. sternothyroideus	• Manubrium sterni (Dorsalseite) • Rippenknorpel 1	Linea obliqua des Schildknorpels		• Zieht den Kehlkopf nach kaudal • Hilfsmuskel beim Schlucken, Sprechen und Singen
M. thyrohyoideus	Linea obliqua des Schildknorpels	Corpus ossis hyoidei		Verkürzt den Abstand von Zungenbein und Kehlkopf, dadurch Corpus adiposum preepiglotticum gegen Epiglottis gepresst und Kehlkopfeingang geschlossen (wichtig beim Schluckakt)

Tab. 7-19. Mm. infrahyoidei (untere Zungenbeinmuskeln).

Muskel	Ursprung	Ansatz	Nerv	Funktion
Platysma	Mandibula, Hautmuskeln der Unterlippe und Gesichtshaut	Haut von Brust und Schulter	N. facialis (VII): R. colli	• Spannt Haut des Halses (z. B. beim Rasieren) • zieht Mundwinkel herab („zähnefletschen")
M. sternocleidomastoideus	2 Köpfe: • Manubrium sterni • Extremitas sternalis der Clavicula	• Processus mastoideus • Linea nuchalis superior	N. accessorius (XI) + Plexus cervicalis	• HWS + Kopfgelenke: neigt den Kopf zur Seite und nach hinten und dreht ihn zur Gegenseite • Sternoklavikulargelenk: hebt die Clavicula • Kostovertebralgelenke: hebt den Thorax (Hilfseinatemmuskel!)
M. trapezius	• Os occipitale (Linea nuchalis superior, Protuberantia occipitalis externa) • Lig. nuchae + Processus spinosi aller Hals- und Brustwirbel	• *Pars descendens*: Extremitas acromialis der Clavicula • *Pars transversa*: Acromion • *Pars ascendens*: Spina scapulae		• *Pars descendens*: hebt den Schultergürtel und neigt den Kopf zur Seite • *Pars transversa*: zieht die Scapula nach medial • *Pars ascendens*: senkt die Scapula und schwenkt deren Angulus inferior nach vorn (wichtig für das Heben des Arms)
M. longus colli	• Lig. longitudinale anterius vor unteren Hals- und oberen Brustwirbeln • Tubercula anteriora der Querfortsätze der Halswirbel	• Längsfasern: Lig. longitudinale anterius vor oberen Halswirbeln • Schrägfasern: Tubercula anteriora der Querfortsätze der Halswirbel	Nn. cervicales: Rr. anteriores	• Neigt den Hals zur Seite und nach vorn • Schrägfasern geringe Drehkomponente
M. longus capitis	Tubercula anteriora der Querfortsätze der Halswirbel	Os occipitale (lateral des Tuberculum pharyngeum)		• Neigt den Kopf zur Seite und nach vorn • nur geringe Drehkomponente
M. scalenus anterior	Tubercula anteriora der Querfortsätze der mittleren Halswirbel	1. Rippe (Tuberculum musculi scaleni anterioris)		• Hebt 1. Rippe und damit den Thorax (wichtiger Einatemmuskel) • neigt Hals zur Seite und nach vorn
M. scalenus medius	Tubercula anteriora der Querfortsätze aller Halswirbel	1. Rippe (dorsal des Sulcus arteriae subclaviae)		• Hebt 1. Rippe und damit den Thorax (wichtiger Einatemmuskel) • neigt Hals zur Seite
M. scalenus posterior	Tubercula posteriora der Querfortsätze der unteren Halswirbel	2. Rippe		• Hebt 2. Rippe und damit den Thorax (wichtiger Einatemmuskel) • neigt Hals zur Seite

Tab. 7-20. Mm. colli [cervicis] (Halsmuskeln).

Abb. 7-13. Mimische Muskeln. Rechte Seite des Präparats oberflächliche, linke Seite tiefe Schicht (hier sind auch 2 Kaumuskeln und die Ohrspeicheldrüse mit Ausführungsgang zu sehen).

1 Mimische Muskeln, Obergesicht
11 Galea aponeurotica [Aponeurosis epicranialis]
12 Venter frontalis des M. epicranius
13 M. procerus
14 M. depressor supercilii
15 M. corrugator supercilii
16 M. orbicularis oculi

2 Mimische Muskeln, Mittelgesicht
21 M. nasalis
22 M. levator labii superioris alaeque nasi
23 M. levator labii superioris
24 M. zygomaticus minor
25 M. zygomaticus major

3 Mimische Muskeln, Untergesicht
31 M. orbicularis oris
32 M. levator anguli oris
33 M. risorius
34 M. depressor anguli oris
35 M. depressor labii inferioris
36 M. mentalis
37 Platysma
38 M. buccinator

4 Sonstiges
41 Os nasale
42 Foramen mentale
43 M. masseter
44 M. sternocleidomastoideus
45 Fascia cervicalis, Lamina superficialis
46 Glandula parotidea
47 Ductus parotideus
48 Corpus adiposum buccae
49 Lig. palpebrale mediale

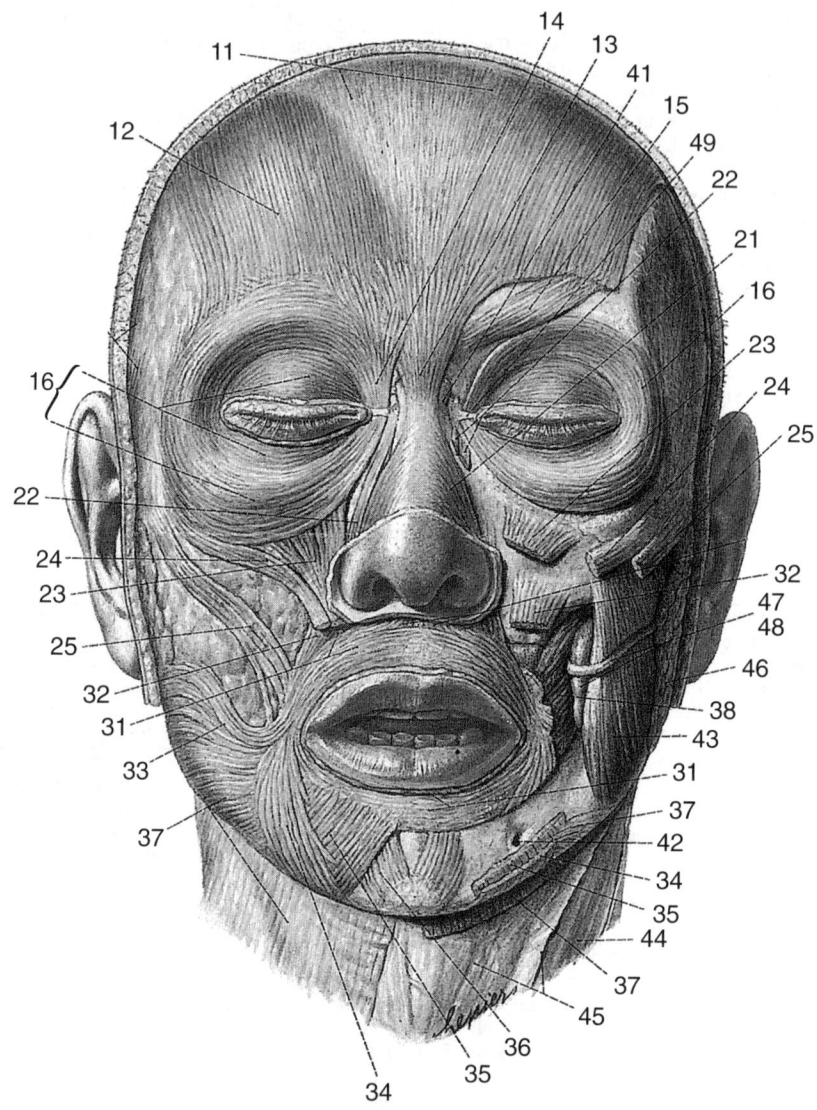

7.6.1a Wie ist das Zungenbein (Os hyoideum) gebaut und aufgehängt?

Der hufeisenförmige Knochen mit dickerem Mittelstück (*Corpus*) sowie großem und kleinem Horn (*Cornu majus + minus*) ist der einzige Knochen, der nicht durch synoviale Gelenke oder Nähte mit Nachbarknochen verbunden, sondern nur an Muskeln und Bändern aufgehängt ist:
- Das *Lig. stylohyoideum* verbindet den Processus styloideus des Felsenbeins mit dem kleinen Zungenbeinhorn.
- Die *Membrana thyrohyoidea,* vom Oberrand der Cartilago thyroidea zum Zungenbein, wird von der A. + V. laryngea superior und vom N. laryngeus superior durchbohrt. In ihrem Hinterrand vom oberen Horn des Schildknorpels zur Spitze des langen Zungenbeinhorns (*Lig. thyrohyoideum laterale*) liegt die *Cartilago triticea.*

Muskel	Ursprung	Ansatz	Funktion
M. orbicularis oris	• Mundwinkel (Übergang zu M. buccinator) • Maxilla + Mandibula (im Schneidezahnbereich)	In Ober- und Unterlippe zur Gegenseite: • *Pars labialis:* in ganzer Höhe der Lippe • *Pars marginalis:* hakenförmig unter Lippenrot nach vorn umgeschlagen	• Lippenschluss • verkürzt Mundspalte • verhindert Auslaufen von Speichel und Speisebrei beim Kauen • bei Kontraktion einzelner Abschnitte schiebt er z. B. Lippen rüsselartig nach vorn (beim Pfeifen und Küssen) oder stülpt sie ein
M. depressor labii inferioris	Mandibula (Unterrand)	Haut der Unterlippe	• Zieht Unterlippe herab • stülpt sie leicht nach außen, erhöht dadurch Lippenrot
M. mentalis	Mandibula (Juga alveolaria der Zähne 1–3)	Kinnhaut	• Zieht Kinnhaut nach oben, hilft damit bei der Bildung einer „Schnute" • zieht Kinngrübchen ein
M. depressor anguli oris	Mandibula (Unterrand)	Haut des Mundwinkels	• Zieht Mundwinkel nach unten • verlängert dadurch Nasolabialfurche
M. risorius	Mundwinkel (Muskelknoten)	• Wangenhaut • Fascia masseterica	• Zieht Lachgrübchen in Wange ein • verbreitert Mundspalte
M. levator labii superioris	• Maxilla (Margo infraorbitalis) • Os zygomaticum	• Haut der Oberlippe • z. T. in M. orbicularis oris einschwenkend	• Zieht Oberlippe nach oben, vertieft dabei Nasolabialfurche • beim Zusammenwirken mit M. depressor labii inferioris nimmt Mund rechteckige Form an (Heulen kleiner Kinder)
M. levator labii superioris alaeque nasi	Maxilla (Processus frontalis)	Haut von Oberlippe und Nasenflügel	• Hebt Nasenflügel • erweitert Nasenöffnung
M. zygomaticus minor	Os zygomaticum	Haut der Oberlippe	• Zieht Oberlippe nach lateral-oben • entblößt dabei Eckzahn beim Lachen • staucht Haut über Jochbein („Krähenfüße")
M. zygomaticus major	Os zygomaticum	Mundwinkel	• Zieht Mundwinkel nach lateral-oben • Nasolabialfurche wird s-förmig gebogen
M. levator anguli oris	Maxilla (Fossa canina)	Haut des Mundwinkels	Hebt den Mundwinkel
M. buccinator	Hufeisenförmig: • Maxilla (Processus alveolaris) • Raphe pterygomandibularis • Mandibula (Innenseite des Processus coronoideus, Außenseite der Pars alveolaris)	Mundwinkel	• Schmiegt Wangenschleimhaut an Zahnreihe an • schiebt beim Kauen Bissen aus der Wangentasche zwischen die Zahnreihen (Gegenspieler der Zunge) • verhindert Einklemmen der Wangen zwischen die Zähne beim Kauen • Blasen (wenn vorgedehnt durch Luftfüllung der Wangentasche)
M. nasalis	Maxilla (Fossa canina + Rand der Apertura piriformis)	• *Pars alaris:* Nasenflügel • *Pars transversa:* mit flacher breiter Sehne über Nasenrücken zur Gegenseite	• *Pars alaris:* zieht Nasenflügel nach lateral-unten, verändert dadurch Form der Nasenöffnung, vertieft Nasenflügelfurche • *Pars transversa:* zieht weichen Teil des Nasenrückens zurück, senkt Nasenspitze, verursacht manchmal feine Fältchen auf dem Nasenrücken

Tab. 7-21. Muskeln der Mundspalte und der Nasenöffnung. Alle mimischen Muskeln werden vom N. facialis (VII) innerviert.

7.6.1b **Welche Skeletteile sind im vorderen Halsbereich zu tasten?**

In der Linea mediana anterior folgen von oben nach unten:
1. Die *Protuberantia mentalis* (Kinnvorsprung).

Muskel	Ursprung	Ansatz	Nerv	Funktion
M. corrugator supercilii	Os frontale: Glabella + Margo supraorbitalis	• Haut der Augenbraue • Galea aponeurotica [Aponeurosis epicranialis]	N. facialis (VII)	• Vorwölben der Augenbraue (gewissermaßen als Sonnenblende, daher Kontraktion bei Blendung) • Vertikalfalten der Stirn
M. depressor supercilii	Os frontale: Glabella + Margo supraorbitalis	Haut der Augenbraue		Unterstützt Pars orbitalis des M. orbicularis oculi beim Herabziehen der Augenbrauen
M. procerus	• Os nasale • Sehne des M. nasalis	Haut über Glabella		• Zieht Stirnhaut herab • erzeugt Querfalten auf Nasenwurzel
M. orbicularis oculi	• Os frontale: Pars nasalis • Maxilla: Processus zygomaticus + frontalis • Os lacrimale	• Lig. palpebrale mediale • Lig. palpebrale laterale		Mit Pars palpebralis in den Lidern und Pars orbitalis vor dem Orbitarand: • Lidschluss • verteilt Tränenflüssigkeit über Vorderfläche des Auges
M. epicranius	1. *M. occipitofrontalis:* • Venter frontalis: Haut der Augenbraue • Venter occipitalis: Linea nuchalis suprema 2. *M. temporoparietalis:* Fascia temporalis superficialis	Galea aponeurotica [Aponeurosis epicranialis]		• Bewegt die Sehnenhaube und Kopfschwarte vor und zurück sowie zur Seite • Venter frontalis (Stirnmuskel), legt die Stirnhaut in Querfalten ("Stirnrunzler") und zieht dabei das Oberlid ein wenig hoch (Stirnfalten bei Ermüdung: der Venter frontalis unterstützt den M. levator palpebrae superioris bei der Lidöffnung)

Tab. 7-22. Muskeln der Lidspalte und Sehnenhaubenmuskel.

Muskel	Ursprung	Ansatz	Innervation	Funktion
M. rectus capitis anterior	Massa lateralis atlantis	Os occipitale: vor Foramen magnum	N. cervicalis I: R. anterior	Neigt den Kopf nach vorn
M. rectus capitis lateralis	Processus transversus des Atlas	Os occipitale: Processus jugularis		Neigt den Kopf zur Seite
M. rectus capitis posterior major	Processus spinosus des Axis	Linea nuchalis inferior (mittleres Drittel)	N. cervicalis I: R. posterior (N. suboccipitalis)	Neigt den Kopf nach hinten
M. rectus capitis posterior minor	Tuberculum posterior des Atlas	Planum occipitale unter Linea nuchalis inferior		Neigt den Kopf nach hinten
M. obliquus capitis superior	Processus transversus des Atlas	Linea nuchalis inferior (laterales Drittel)		Neigt den Kopf nach hinten und dreht ihn zur Gegenseite
M. obliquus capitis inferior	Processus spinosus des Axis	Processus transversus des Atlas	N. cervicalis I + II: R. posterior	Dreht Atlas (und damit Kopf) zur gleichen Seite

Tab. 7-23. Mm. suboccipitales (kleine Nackenmuskeln).

2. Das *Os hyoideum* (Zungenbein).
3. Die *Cartilago thyroidea* (Schildknorpel) steht beim Mann als „Adamsapfel" (*Prominentia laryngea*) vor. Die *Incisura thyroidea superior* zwischen den beiden Schildknorpelplatten ist manchmal schon durch die Haut zu sehen.
4. Der *Arcus cartilaginis cricoideae* (Spange des Ringknorpels).
5. Die *Incisura jugularis* des Manubrium sterni bildet die untere Begrenzung der „Drosselgrube" zwischen den sternalen Enden der Schlüsselbeine.

7.6.2 Wie liegen die Halsmuskeln zur Halsfaszie (Fascia cervicalis [colli])?

1. Oberflächlich zur Halsfaszie: der Hautmuskel *Platysma*.
2. Im oberflächlichen Blatt (*Lamina superficialis*) der Halsfaszie: M. sternocleidomastoideus + M. trapezius.
3. Im mittleren Blatt (*Lamina pretrachealis*) der Halsfaszie: die Unterzungenbeinmuskeln (Mm. infrahyoidei).

4. Bedeckt von tiefem Blatt (*Lamina prevertebralis*) der Halsfaszie: Mm. scaleni, M. levator scapulae, die prävertebralen Halsmuskeln (M. longus colli + M. longus capitis) und die Nackenmuskeln.

1. *Vorneigen:*
• M. longus capitis
• M. longus colli
• Mm. infrahyoidei
2. *Rückneigen:*
• M. sternocleidomastoideus
• Nackenmuskeln
3. *Seitneigen:*
• M. sternocleidomastoideus
• Mm. scaleni
• Nackenmuskeln
4. *Drehen:*
• M. sternocleidomastoideus
• Nackenmuskeln (Schrägzüge).
• M. longus capitis + colli
• Mm. scaleni

Tab. 7-24. Für Kopf- und Halsbewegungen wichtige Muskeln.

7.7 Blutgefäße und Lymphbahnen

7.7.2a Was sollte man von der A. carotis communis wissen?

1. Verlauf: Sie entspringt rechts aus dem *Truncus brachiocephalicus*, links aus dem Aortenbogen. Sie steigt ohne Seitenzweige hinter dem M. sternocleidomastoideus auf und teilt sich (*Bifurcatio carotidis*) auf Höhe des Oberrandes des Schildknorpels (etwa C4) in ihre Endäste A. carotis externa + interna.
2. Ihr Puls ist neben dem Kehlkopf am Vorderrand des M. sternocleidomastoideus leicht zu tasten, Abdrücken ist gegen die Querfortsätze der Halswirbel möglich. Bei doppelseitigem Abdrücken (z. B. Erhängen) ist die Sauerstoffzufuhr zum Gehirn erheblich beeinträchtigt: Das Bewusstsein schwindet in wenigen Sekunden.
3. Feinbau: Arterie vom elastischen Typ.
4. Sie bildet mit der V. jugularis interna und dem N. vagus den Gefäß-Nerven-Strang, der von der bindegewebigen *Vagina carotica* (ein Teil der Fascia cervicalis [colli]) umhüllt ist. Die Arterie liegt medial, die Vene lateral vorn, der Nerv in der Rinne hinter beiden.

7.7.2b Was sind der Sinus caroticus und das Glomus caroticum?

1. Karotissinus (*Sinus caroticus*): Die A. carotis communis ist nahe ihrer Teilung etwas erweitert. In der Arterienwand liegen Pressorezeptoren, die durch überhöhten Blutdruck erregt werden. Die afferente Bahn läuft über den *N. glossopharyngeus* (IX) zu den Kreislaufzentren im Myelencephalon [Medulla oblongata] und löst dort blutdrucksenkende Reaktionen aus: Parasympathikuserregung führt zu langsamerem Herzschlag, Sympathikushemmung erweitert die Gefäße.
2. *Glomus caroticum*: Im Teilungswinkel liegt ein wenige Millimeter langer Körper mit epithelähnlichen Zellen. Er gehört zu den nichtchromaffinen Paraganglien. Er enthält Chemorezeptoren, die auf den Abfall von Sauerstoff-Partialdruck (pO_2) und pH sowie auf den Anstieg des CO_2-Partialdrucks (pCO_2) ansprechen. Die afferente Bahn läuft im *N. glossopharyngeus* (IX). Über das Myelencephalon [Medulla oblongata] wird die Atmung angeregt.

7.7.6 Was ist der Circulus arteriosus cerebri?

Die rechte und die linke A. carotis interna sowie die A. basilaris schließen sich durch die A. communicans anterior und 2 Aa. communicantes posteriores zu einem Arterienring zusammen. Aus diesem Ring entspringen 3 Paare von Großhirnarterien:
1. Die *A. cerebri anterior* aus der A. communicans anterior verläuft nach vorn und dann auf der Medialseite der Großhirnhemisphäre über dem Corpus callosum nach rückwärts. Versorgungsgebiete sind die mediale Flächen von Stirn- und Scheitellappen und die daran anschließenden oberen Abschnitte deren Seitenflächen.

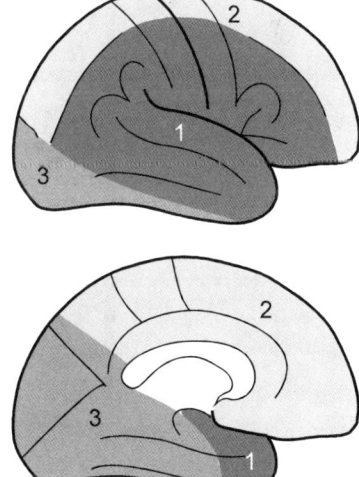

Abb. 7-14. Versorgungsbereiche der 3 Großhirnarterien.

1 A. cerebri media
2 A. cerebri anterior
3 A. cerebri posterior

Abb. 7-15. Schema der Verzweigung der A. carotis externa. Ein etwas schwachsinniger, aber seit langem bewährter Merkspruch für die Hauptäste lautet: „__Theo__ __L__ingen __f__abriziert __ph__antastische __O__chsenschwanzsuppe __aus__ __t__oten __M__äusen":

1. A. thyroidea superior
2. A. lingualis
3. A. facialis
4. A. pharyngea ascendens
5. A. occipitalis
6. A. auricularis posterior
7. A. temporalis superficialis
8. A. maxillaris

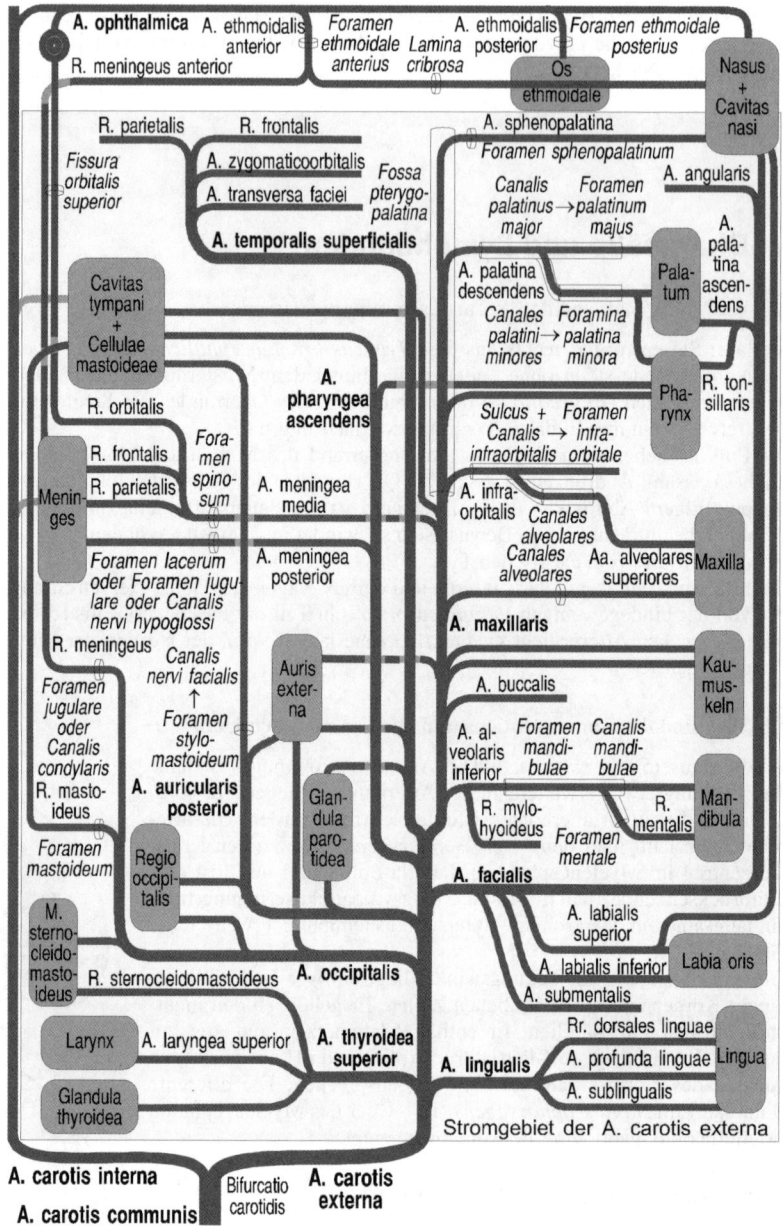

2. Die *A. cerebri media* ist die stärkste der 3 Großhirnarterien. Sie setzt die Richtung der A. carotis interna fort. Deswegen gelangen Blutgerinnsel aus dem großem Kreislauf häufiger in die mittlere als in die anderen Großhirnarterien (die Aa. centrales sind am häufigsten betroffen). Sie verzwegt sich in der Fossa lateralis cerebri in zahlreiche Äste zur Seitenfläche von Stirn-, Scheitel- und Schläfenlappen des Großhirns.

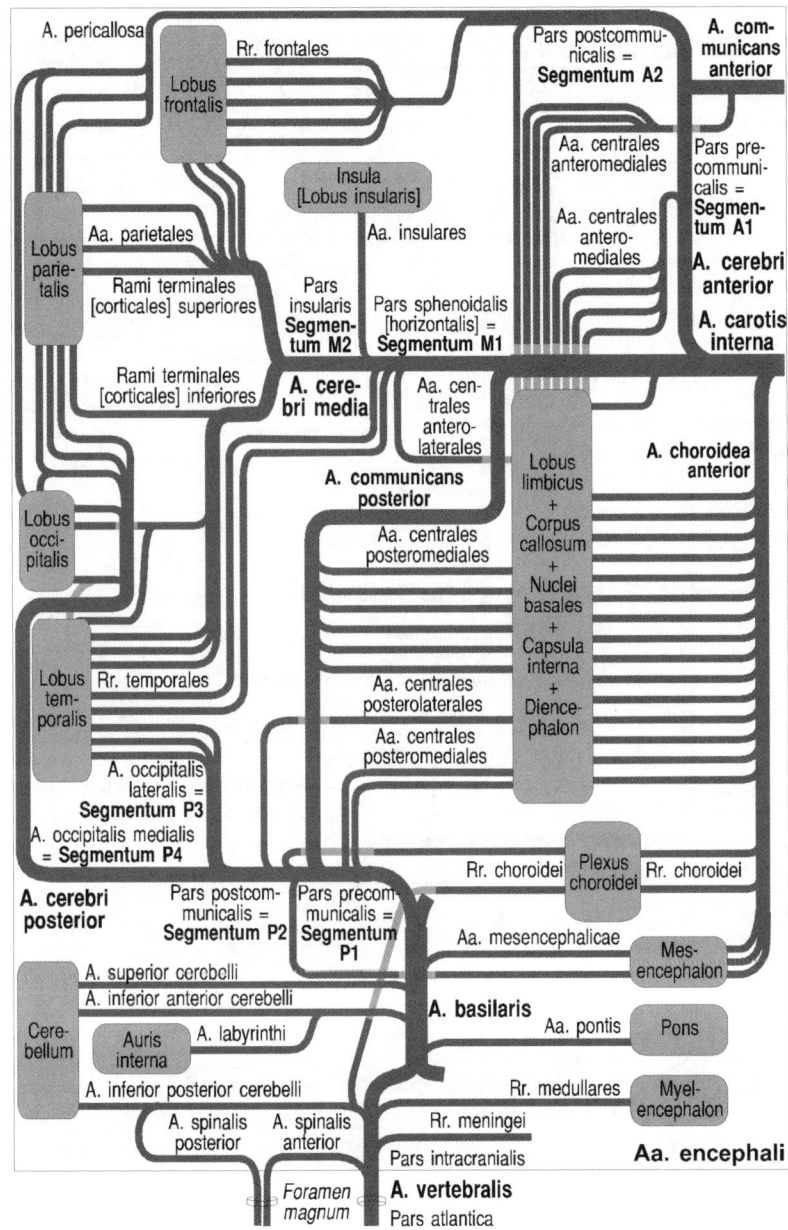

Abb. 7-16. *Schema der Verzweigung der Hirnarterien. Die eingezeichneten Äste sind alle benannt, es wurden jedoch nur die wichtigeren beschriftet.*

3. Die *A. cerebri posterior* umrundet das Mittelhirn und verzweigt sich an der Unterfläche des Schläfenlappens und am gesamten Hinterhauptlappen.

7.7.3 Was ist der Venenwinkel?

Als „Angulus venosus" bezeichnet man üblicherweise die Vereinigung von V. jugularis interna, V. subclavia und V. jugularis externa zur *V. brachiocephalica* hinter dem

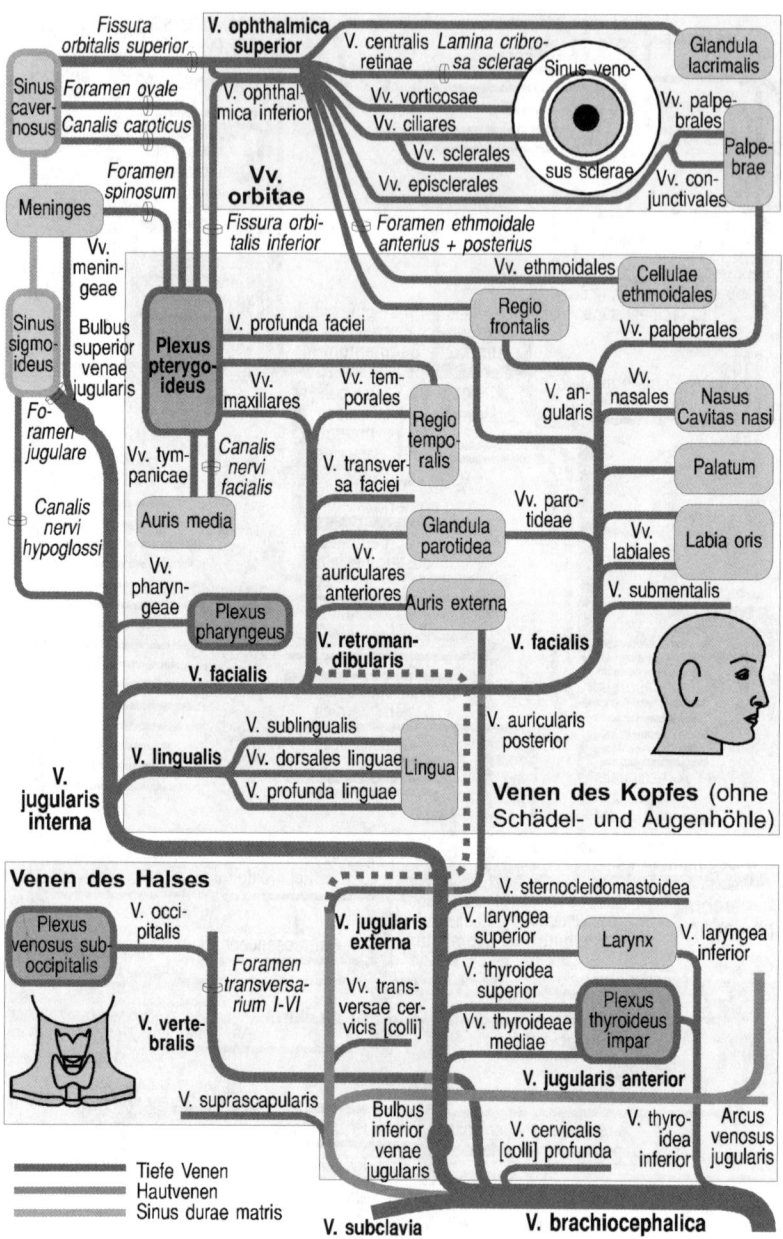

Abb. 7-17. Schema der Verzweigung der Venen von Hals und Kopf (ohne Schädelhöhle).

sternalen Ende der Clavicula vor dem M. scalenus anterior. Die linke V. brachiocephalica ist etwa dreimal so lang (etwa 5 cm) wie die rechte (etwa 1,5 cm), da die Vereinigung zur V. cava superior nicht median, sondern rechts vom Brustbein erfolgt. In den Venenwinkel münden die großen Lymphgänge: links der *Ductus thoracicus*, rechts der *Ductus lymphaticus dexter*.

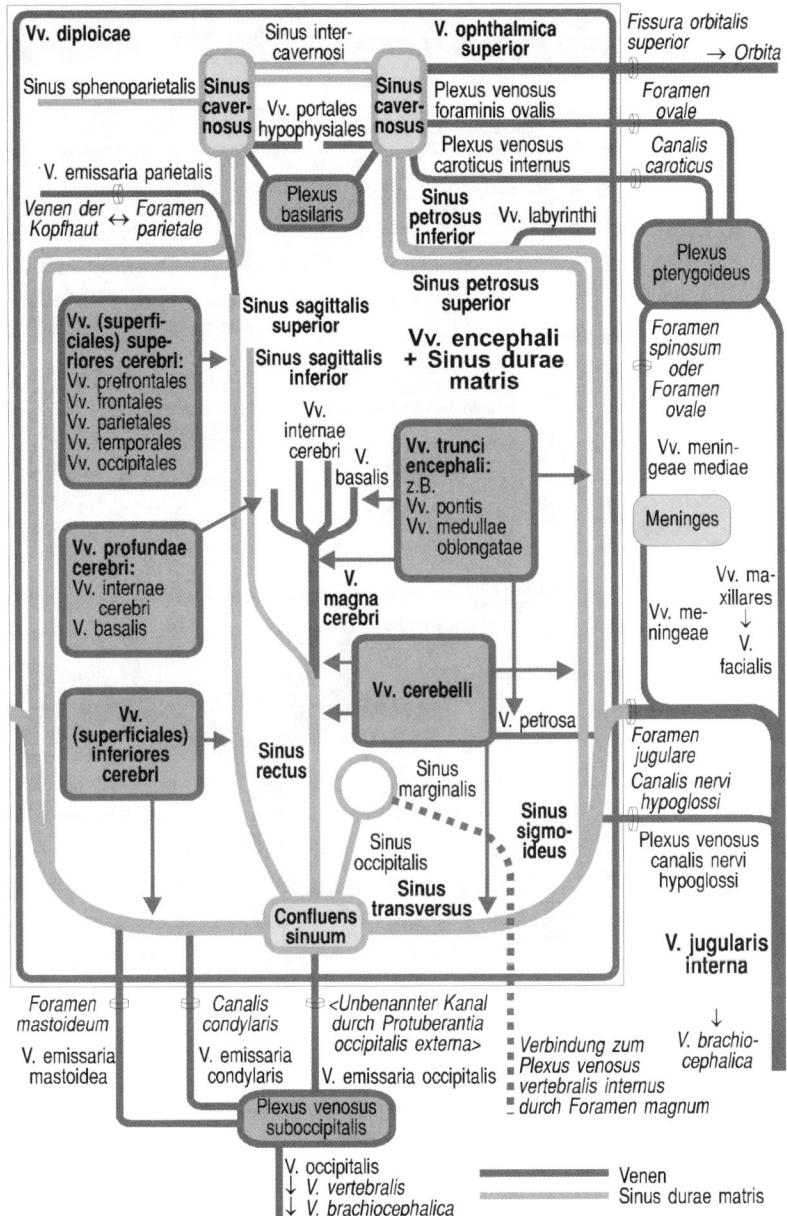

Abb. 7-18. Schema der Verzweigung der Venen und Blutleiter der Schädelhöhle).

7.7.6 Wie fließt das Blut vom Gehirn ab?

Die oberflächlichen Großhirnvenen münden teils in den *Sinus sagittalis superior*, teils wie die Kleinhirnvenen in den *Sinus transversus*. Die Venen aus den Basalganglien und dem Großhirnmark sammeln sich im Dach des 3. Ventrikels zu *Vv. internae cerebri*. Diese vereinigen sich nahe der Zirbeldrüse zur unpaaren *V. magna cerebri* (Galen-Vene). Diese setzt sich im Tentorium cerebelli als *Sinus rectus* fort.

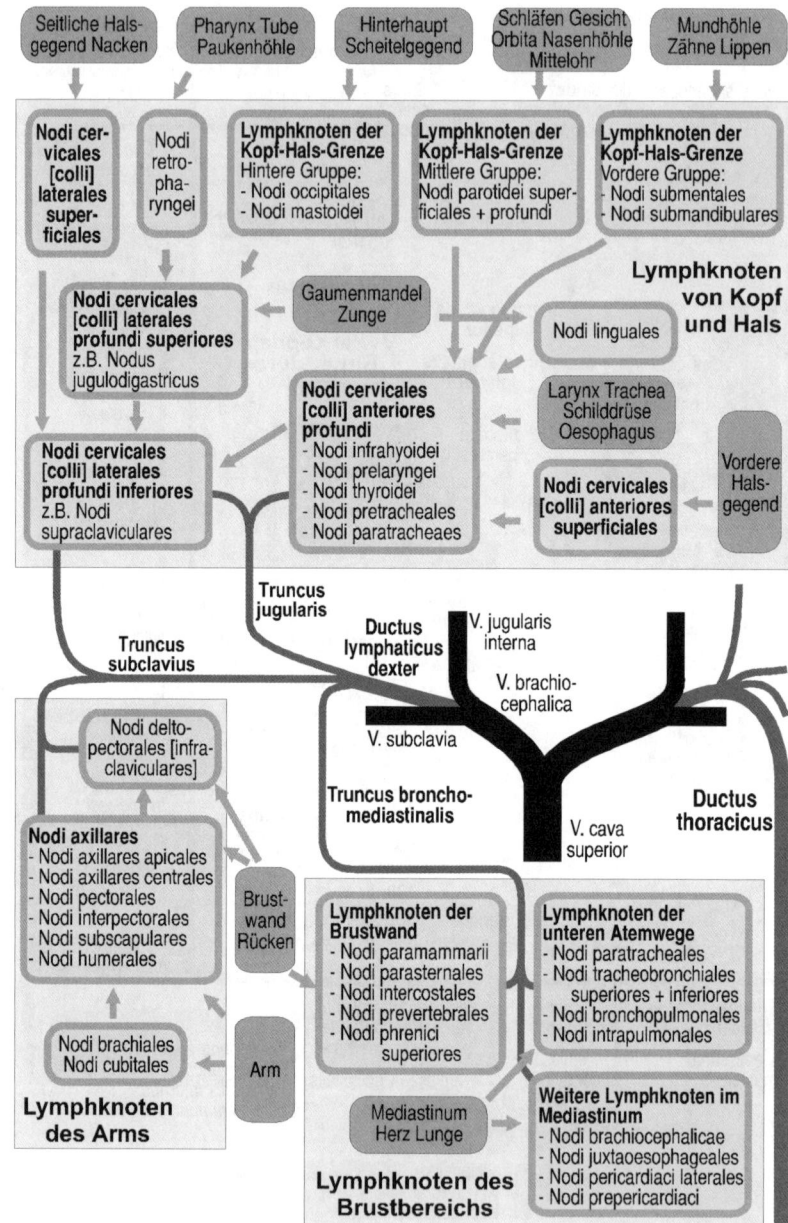

Abb. 7-19. Schema der Lymphwege der oberen Körperhälfte. Die Lymphe aus den Kopf- und Halslymphknoten fließt über 2 große Lymphstämme (Truncus jugularis + Truncus subclavius) ab. Diese vereinigen sich vor der Mündung in den Venenwinkel mit dem Truncus bronchomediastinalis rechts zum Ductus lymphaticus dexter. Links münden sie in den Ductus thoracicus. (Nodi = Abkürzung für Nodi lymphoidei, Nodus = Nodus lymphoideus.)

7.8 Nerven

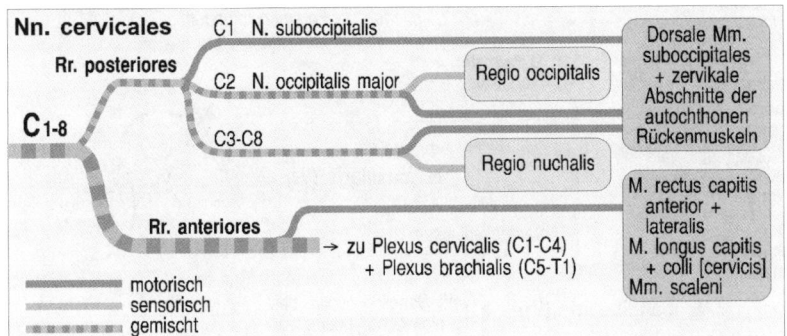

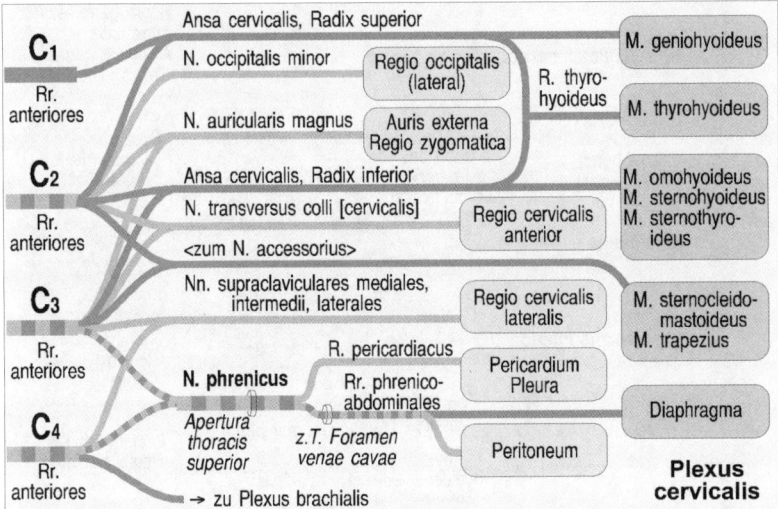

Abb. 7-20. Schema der Verzweigung der Halsnerven allgemein (oben) und speziell des Plexus cervicalis (unten).

7.8.3/6 Wie verlaufen die 12 Hirnnerven intrakraniell?

1. Der *N. olfactorius* zieht von der Pars olfactoria der Nasenschleimhaut durch die Lamina cribrosa zum Bulbus olfactorius.
2. Der *N. opticus* verlässt am Discus nervi optici die Netzhaut und gelangt durch den Anulus tendineus communis in den Canalis opticus. Die von den nasalen Netzhauthälften kommenden Nervenfasern kreuzen im *Chiasma opticum* vor dem Hypophysenstiel, die temporalen Fasern bleiben ungekreuzt. Ab hier ändert sich der Name in *Tractus opticus*.
3. Der *N. oculomotorius* tritt neben dem Dorsum sellae in die Dura mater ein, läuft in der Lateralwand des Sinus cavernosus zur Fissura orbitalis superior und verzweigt sich in der Augenhöhle zu 5 äußeren Augenmuskeln und zum *Ganglion ciliare*.
4. Der *N. trochlearis* kommt als einziger Hirnnerv von der Dorsalseite des Hirnstamms, tritt am Rand des Tentorium cerebelli in die Dura mater ein und zieht lateral vom N. oculomotorius zur Fissura orbitalis superior.
5. Der *N. trigeminus* kommt mit einer dicken *Radix sensoria* und einer dünnen *Radix motoria* zur Cavitas trigeminalis der Dura mater und schwillt dort zum *Ganglion trigeminale* (Gasser-Ganglion, entspricht einem Spinalganglion) an.

Abb. 7-21. Schema des N. trigeminus (V): Hauptverzweigung und 3. Hauptast.

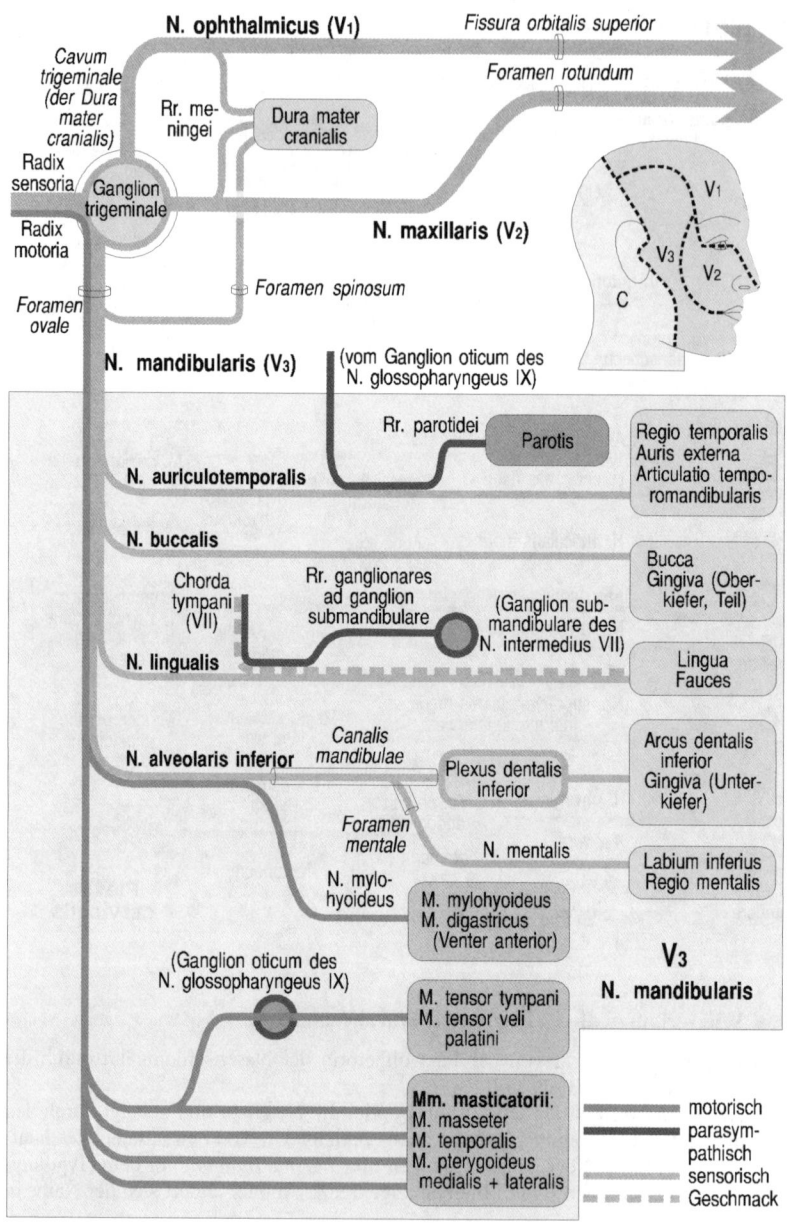

Das *Ganglion trigeminale* verlassen 3 Hauptäste: Der sensorische *N. ophthalmicus* zieht durch die Fissura orbitalis superior zur Augenhöhle, der sensorische *N. maxillaris* durch das Foramen rotundum zur Fossa pterygopalatina und weiter in mehreren Knochenkanälen zu Gesichtshaut, Nasen- und Mundhöhle. Der *N. mandibularis* (sensorisch + motorisch) erreicht durch das Foramen ovale die Fossa infratemporalis. Ein Ast durchläuft den Canalis mandibulae zu Zähnen und Kinn.

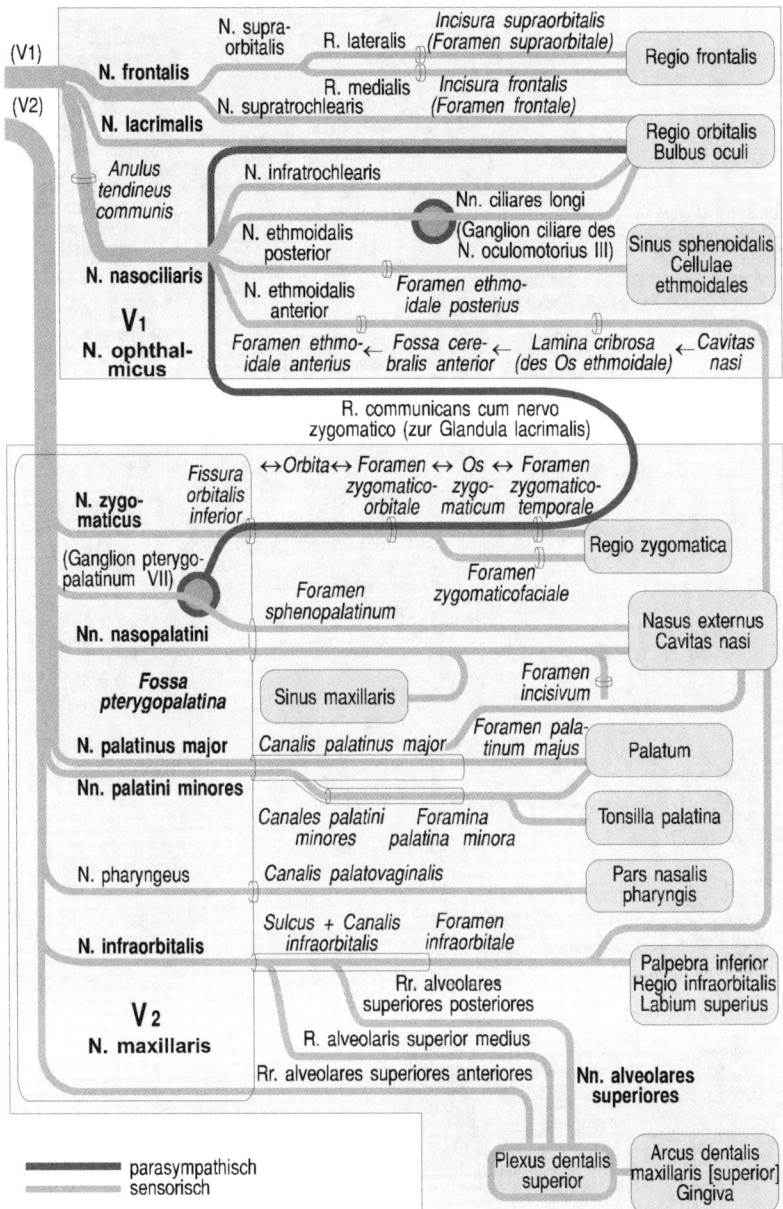

Abb. 7-22. Schema der Verzweigung des 1. und 2. Hauptastes des *N. trigeminus (V).*

6. Der *N. abducens* hat einen langen Verlauf in der Dura mater vom Clivus zur Fissura orbitalis superior (er wird bei Schädelbasisbrüchen besonders häufig verletzt).
7. Der *N. facialis* gelangt vom Kleinhirn-Brücken-Winkel zum Meatus acusticus internus, dann im Canalis nervi facialis zum Foramen stylomastoideum. Am Beginn des Fazialiskanals liegt das *Ganglion geniculi* für die Geschmacksfasern. Aus dem Fazialiskanal gehen der *N. stapedius* zum gleichnamigen Muskel und die *Chorda tympani* mit sensorischen (Geschmack) und sekretorischen Fasern ab.

Abb. 7-23. Schema der Verzweigung des N. facialis (VII).

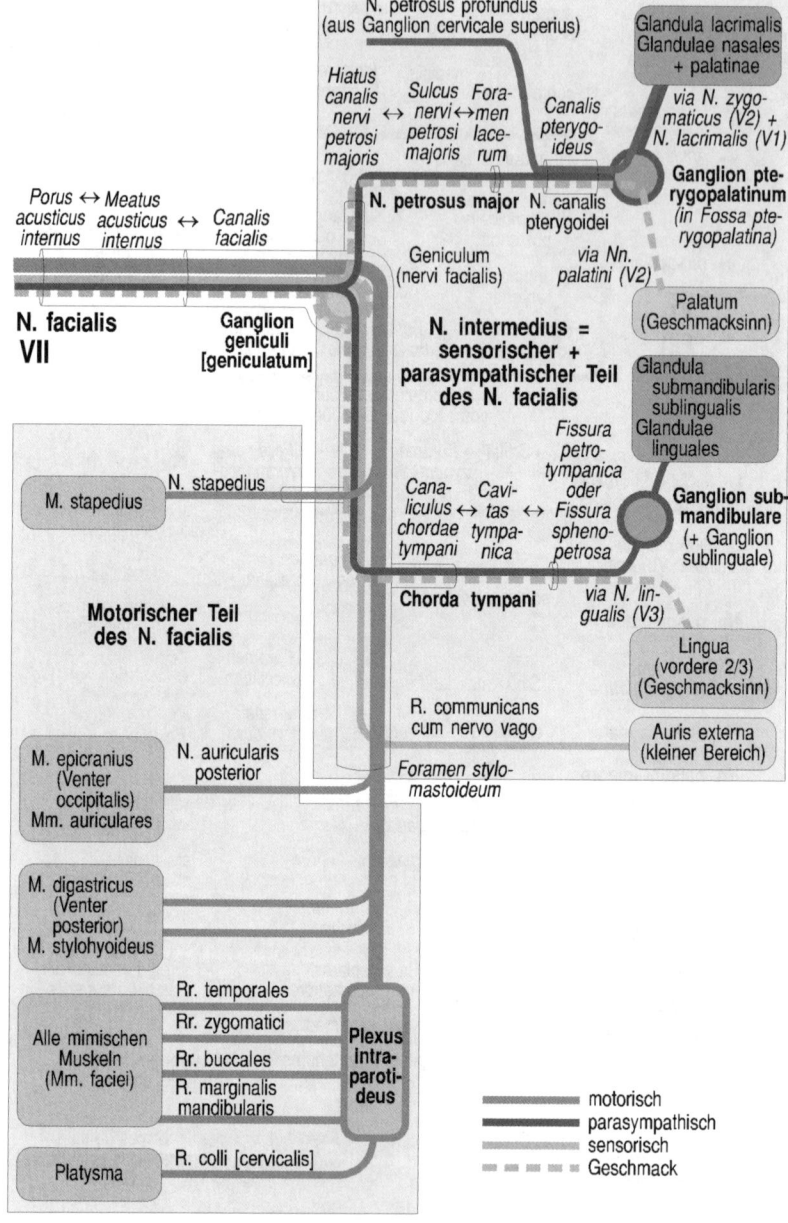

8. Der *N. vestibulocochlearis* kommt vom Kleinhirn-Brücken-Winkel zum Meatus acusticus internus. Er zweigt sich im Felsenbein in den *N. vestibularis* zum Gleichgewichtsapparat und den *N. cochlearis* zum Hörorgan auf.
9. Der *N. glossopharyngeus* durchquert das Foramen jugulare. Sein sensorisches *Ganglion superius* liegt noch innerhalb des Schädels, das sensorische und parasympathische *Ganglion inferius* unmittelbar unter dem Foramen jugulare.

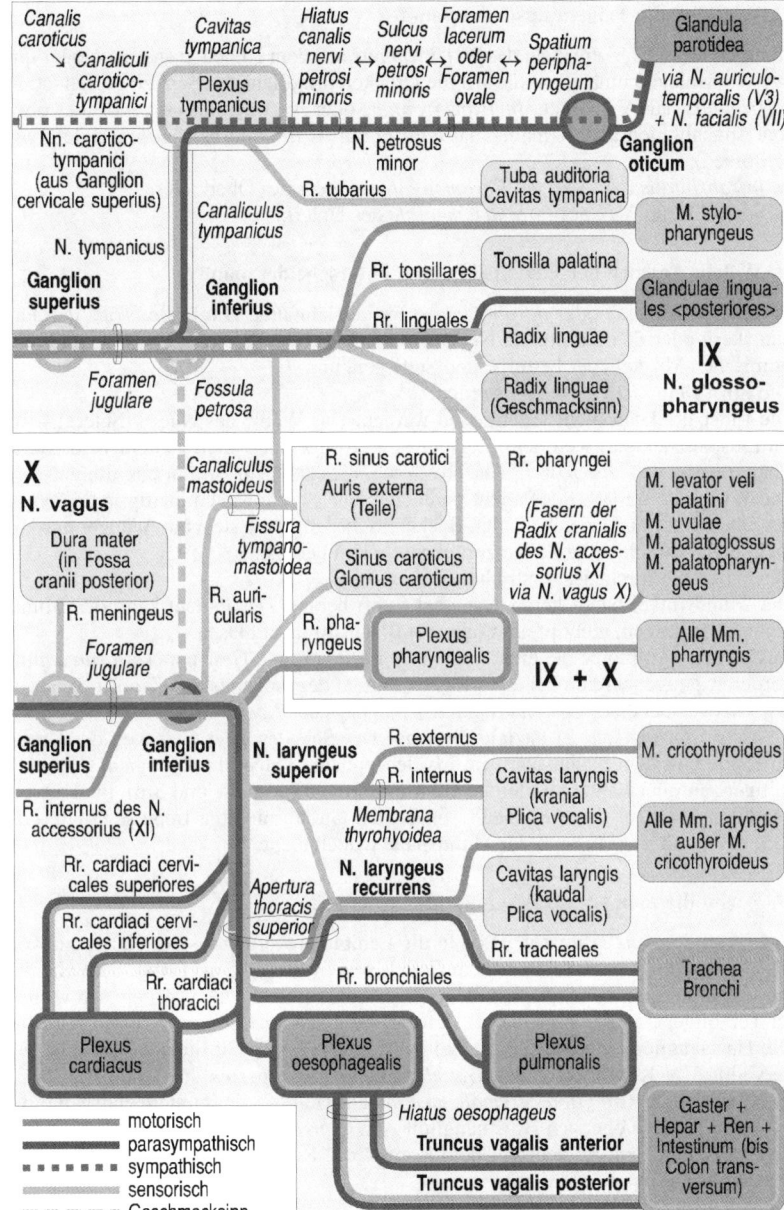

Abb. 7-24. Schema der Verzweigung des N. glossopharyngeus (IX) und des N. vagus (X).

10. Der *N. vagus* durchquert ebenfalls das Foramen jugulare. Sein *Ganglion superius* liegt im Foramen jugulare, sein *Ganglion inferius* darunter.
11. Der *N. accessorius* entsteht aus 2 Wurzeln: Die *Radix cranialis* entspringt anschließend an den N. vagus aus dem Myelencephalon [Medulla oblongata], die *Radix spinalis* steigt aus dem Halsmark (bis C6/C7) durch das Foramen magnum auf. Sie verlassen die Schädelhöhle gemeinsam durch das Foramen jugulare.
12. Der *N. hypoglossus* durchläuft den Canalis nervi hypoglossi.

1. Vom Foramen jugulare:
- V. jugularis interna
- N. glossopharyngeus (IX)
- N. vagus (X)
- N. accessorius (XI)

2. Vom Canalis nervi hypoglossi:
- N. hypoglossus (XII)

3. Zum Canalis caroticus:
- A. carotis interna

4. Ganglion cervicale superius des Truncus sympathicus

Tab. 7-25. Eng benachbarte große Leitungsbahnen im Spatium lateropharyngeum [parapharyngeum].

7.8.4 Was sind die Trigeminusdruckpunkte?

Stellen, an denen stärkere Äste des *N. trigeminus* aus dem Knochen austreten oder um eine Knochenkante umbiegen und wo die Druckempfindlichkeit leicht zu prüfen ist:
1. *N. frontalis* (aus V_1): an der *Incisura frontalis* oder *Incisura supraorbitalis* des oberen Augenhöhlenrandes (manchmal zum Foramen frontale bzw. supraorbitale geschlossen).
2. *N. infraorbitalis* (aus V_2): am *Foramen infraorbitale* des Oberkiefers.
3. *N. mentalis* (aus V_3): am *Foramen mentale* des Unterkiefers.

7.8.5 Welche Formen der Fazialislähmung unterscheidet man?

1. Periphere (*nukleare* oder *infranukleare*) Fazialislähmung: Die Läsion trifft den Fazialiskern oder den peripheren Nerv. Bei kompletter peripherer Lähmung sind alle mimischen Muskeln der betreffenden Seite gelähmt:
- Die Stirn kann nicht gerunzelt werden.
- Die Lidspalte kann nicht geschlossen werden: Das Weiße des Auges (Sclera) wird im Lidspalt sichtbar, weil beim Lidschluss das Auge nach oben gedreht wird (Bell-Phänomen). Die Cornea droht auszutrocknen, dies kann zur Erblindung führen.
- Die Wange ist schlaff, der Patient beißt sich daher beim Kauen häufig in die Wange. Speisen sammeln sich in der Backentasche an, weil sie vom Wangenmuskel nicht mehr zwischen die Zähne zurückgeschoben werden.
- Die Nasolabialfurche ist verstrichen.
- Der Mundwinkel hängt herab. Speichel tropft heraus. Der Patient kann den Mund nicht mehr spitzen, nicht pfeifen oder ein Blasinstrument blasen.
- Zusätzliche Symptome bei einer Läsion im Fazialiskanal: *Geschmacksstörungen* im vorderen Zungenbereich bei einer Läsion kranial des Abgangs der *Chorda tympani*, *Hyperakusis* bei einer Läsion kranial des Abgangs des *N. stapedius*.
2. Zentrale (*supranukleare*) Fazialislähmung: Der Schaden liegt zwischen der Großhirnrinde und dem Fazialiskern im Myelencephalon [Medulla oblongata]. Bei einseitiger zentraler Lähmung bleiben die Muskeln von Lidspalte und Stirn intakt, weil das Kerngebiet für diese Muskeln von beiden Großhirnhälften Impulse erhält, das Kerngebiet für die Muskeln der Mundspalte jedoch nicht.

7.8.7 Was sollte man vom Halssympathikus wissen?

1. Lage: Der *Truncus sympathicus* ist in die Lamina prevertebralis der Halsfaszie vor M. longus colli + capitis hinter dem Gefäß-Nerven-Strang eingebettet. Sein Hauptteil tritt hinter der A. subclavia aus der Brusthöhle in den Hals über, ein schwächerer Teil bildet eine Schlinge um die Arterie (*Ansa subclavia*).
2. Die Halsganglien enthalten die Zellkörper des 2. Neurons für die sympathische Innervation der Kopforgane: das *Ganglion cervicale superius* auf Höhe des 2.–3. Halswirbels, das *Ganglion cervicale medium* auf Höhe C_6. Das untere Halsganglion ist meist mit dem obersten Brustganglion zum *Ganglion cervicothoracicum [stellatum]* verschmolzen. Es liegt vor dem Kopf der 1. Rippe, nahe dem Abgang der A. vertebralis aus der A. subclavia.
3. Äste:
- *Rr. communicantes grisei* zu den Halsnerven für Schweißdrüsen, Haarbalgmuskeln und Gefäßwandmuskeln.
- Nervengeflechte um die Kopfarterien: *Plexus caroticus communis + externus + internus*, z. B. zu M. dilatator pupillae, M. tarsalis superior + inferior, Tränendrüse und Speicheldrüsen.
- Herznerven (*Nn. cardiaci*): Von jedem Halsganglion zieht ein Nerv zum Herzen: *N. cardiacus cervicalis superior + medius + inferior*. Diese vereinigen sich mit den Herzästen des *N. vagus* zum *Plexus cardiacus*.

- *Miosis* (enge Pupille)
- *Ptosis* (enge Lidspalte)
- *Enophthalmus* (tief liegender Augapfel)

Tab. 7-26. Horner-Syndrom bei Ausfall des Halssympathikus.

7.9 Regionen

7.9.2 Wie ist die Halsfaszie (Fascia cervicalis [colli]) gegliedert?

1. Das oberflächliche Blatt (*Lamina superficialis*) ist ein Teil der allgemeinen Körperfaszie und schließt die Nackenfaszie (*Fascia nuchae*) mit ein. Es umhüllt den M. sternocleidomastoideus und den M. trapezius (das Platysma ist als Hautmuskel faszienfrei).
2. Das mittlere Blatt (*Lamina pretrachealis*) umscheidet die Halseingeweide und die Unterzungenbeinmuskeln. Es endet seitlich am M. omohyoideus. Es ist oben am Zungenbein, unten an der Hinterseite von Schlüsselbein und Brustbein befestigt. Es grenzt den Eingeweideraum des Halses nach vorn ab. Unter dem mittleren Blatt

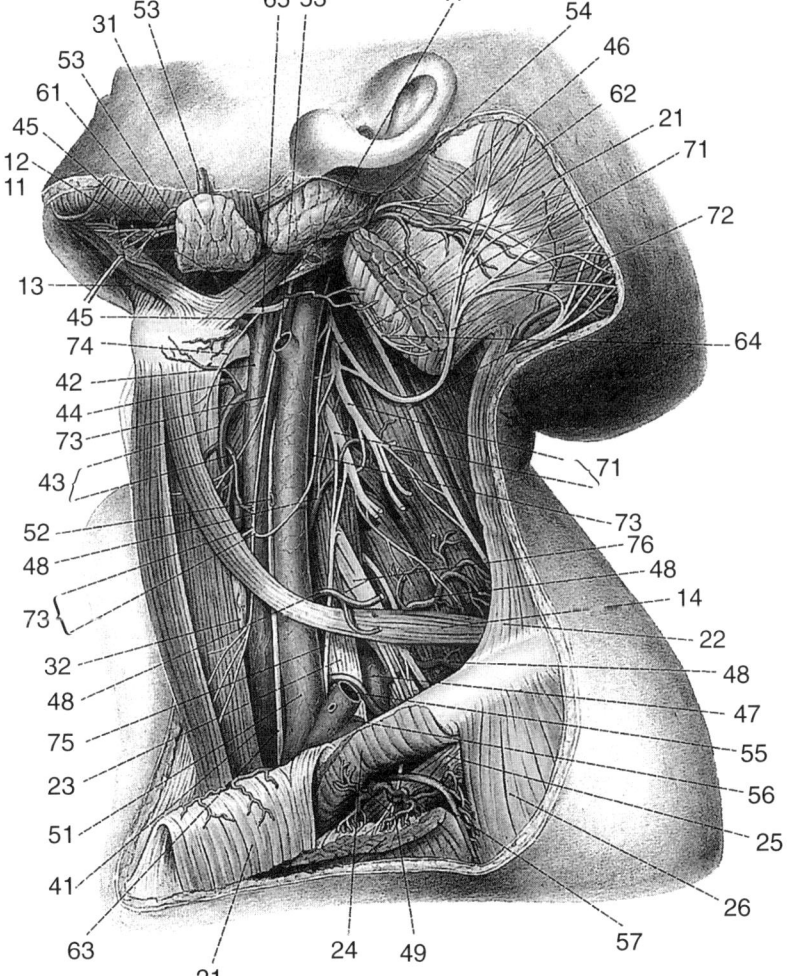

Abb. 7-25. Trigonum caroticum, Regio sternocleidomastoidea und Regio cervicalis lateralis [Trigonum cervicale posterius] nach Wegnahme von Platysma, oberflächlichem und mittlerem Blatt der Fascia cervicalis [colli] und Auseinanderklappen des M. sternocleidomastoideus. Verzweigung des Plexus cervicalis.

1 Zungenbeinmuskeln
11 M. digastricus
12 M. stylohyoideus
13 M. mylohyoideus
14 M. omohyoideus

2 Übrige Muskeln
21 M. sternocleidomastoideus
22 M. trapezius
23 M. scalenus anterior
24 M. pectoralis major
25 M. pectoralis minor
26 M. deltoideus

3 Eingeweide
31 Glandula submandibularis
32 Glandula thyroidea

4 Arterien
41 A. carotis communis
42 A. carotis externa
43 A. thyroidea superior + Äste
44 A. laryngea superior
45 A. lingualis + Äste
46 Äste der A. auricularis posterior
47 A. subclavia
48 Äste der A. subclavia
49 Äste der A. axillaris

5 Venen
51 V. jugularis interna
52 V. thyroidea superior
53 V. facialis + Äste
54 V. retromandibularis
55 V. jugularis externa
56 V. subclavia
57 V. cephalica

6 Hirnnerven
61 Äste des N. mandibularis (V3)
62 Äste des N. facialis (VII)
63 N. vagus (X)
64 N. accessorius (XI)
65 N. hypoglossus (XII)

7 Halsnerven
71 Wurzeln des Plexus cervicalis
72 N. occipitalis minor
73 Ansa cervicalis
74 R. thyrohyoideus
75 N. phrenicus
76 Plexus brachialis

1. Vordere Halsgegend (*Regio cervicalis anterior*) = vorderes Halsdreieck (*Trigonum cervicale [colli] anterius*): Grenzen: Vorderränder der Mm. sternocleidomastoidei und Unterrand des Unterkiefers, Teilregionen: • *Trigonum submandibulare*: zwischen Unterkiefer-Unterrand lateral und M. digastricus medial • *Trigonum submentale*: Grenzen: Kinn, Vorderbäuche der beiden Mm. digastrici, Zungenbeinkörper • *Trigonum caroticum*: zwischen Venter posterior des M. digastricus, Vorderrand des M. sternocleidomastoideus und M. omohyoideus, enthält Gabelung der A. carotis communis in A. carotis externa + interna sowie starke Äste der A. carotis externa • *Trigonum musculare [Trigonum omotracheale]*: zwischen M. omohyoideus, Vorderrand des M. sternocleidomastoideus und Medianlinie, unteres Ende = „Drosselgrube"
2. *Regio sternocleidomastoidea*: dem gleichnamigen Muskel entsprechend
3. Seitliche Halsgegend (*Regio cervicalis lateralis*) = seitliches Halsdreieck (*Trigonum colli laterale*) = hinteres Halsdreieck (*Trigonum cervicale posterius*): zwischen Hinterrand des M. sternocleidomastoideus, Vorderrand des M. trapezius und Clavicula
4. Hintere Halsgegend (*Regio cervicalis posterior*) = Nackengegend: dorsal vom Vorderrand des M. trapezius

Tab. 7-27. Regionengliederung des Halses.

1. Oberflächliche seitliche Gesichtsregion von Haut bis Ramus mandibulae: • *Regio buccalis* (Wangengegend): ventral vom Ramus mandibulae • *Regio parotideomasseterica*: gemeinsame Faszie, Parotisloge
2. Tiefe seitliche Gesichtsregion medial vom Ramus mandibulae: • *Fossa infratemporalis*: mit M. pterygoideus medialis + lateralis, setzt sich in Tiefe in *Fossa pterygopalatina* fort • *Spatium lateropharyngeum [parapharyngeum]*: Bindegeweberaum seitlich des Rachens, dorsal an Unterschläfengrube anschließend, Teil des *Spatium peripharyngeum*

Tab. 7-28. Gliederung der seitlichen Gesichtsgegend.

wirkt sich noch der Unterdruck des Brustraums aus, daher besteht bei der Eröffnung von Venen Luftemboliegefahr.
3. Das tiefe Blatt (*Lamina prevertebralis*) umschließt vorn den M. longus colli + capitis, seitlich die Mm. scaleni + M. levator scapulae, hinten die autochthonen Nackenmuskeln.
4. Die Scheide des Gefäß-Nerven-Strangs (*Vagina carotica*) umgibt die A. carotis communis, die V. jugularis interna und den N. vagus.

7.9.3 Wie viel „Schlüsselbeingruben" gibt es?

1. Die *Fossa supraclavicularis minor* sinkt zwischen den Ursprüngen des M. sternocleidomastoideus an Brustbein und Schlüsselbein ein.
2. Die *Fossa supraclavicularis major* entspricht dem *Trigonum omoclaviculare*, dem kaudalen Teil der Regio cervicalis lateralis zwischen M. omohyoideus und Clavicula.
3. Die *Fossa infraclavicularis* (Mohrenheim-Grube) entspricht dem Trigonum clavipectorale [deltopectorale] zwischen M. pectoralis major und M. deltoideus.
4. Die Drosselgrube sinkt kranial der Incisura jugularis des Sternum zwischen den beiden Schlüsselbeinen ein.

7.9.4 Was ist der Mundboden?

Der Weichteilbereich zwischen Unterkieferkörper und Zungenbein (ohne offizielle lateinische Bezeichnung):
1. Muskeln: von oben nach unten folgen:
• *M. genioglossus*, Innervation: *N. hypoglossus* (XII).
• *M. geniohyoideus*, Innervation: *Plexus cervicalis* (C2).
• *M. mylohyoideus*: er teilt die Region in 2 Stockwerke, Innervation: *N. mylohyoideus* (aus V3).
• *Venter anterior* des *M. digastricus*, Innervation: *N. mylohyoideus* (aus V3).
• *Platysma* (in der Unterhaut), Innervation: *N. facialis* (VII).
2. Eingeweide: *Glandula sublingualis + submandibularis*.
3. Oberflächensensibilität:
• *N. lingualis* (aus V3): Mundhöhlenschleimhaut.
• *N. transversus colli* (aus Plexus cervicalis): Haut des Mundbodens
4. Leitungsbahnen unteres Stockwerk:
• *A. facialis*: Sie entspringt im Trigonum caroticum aus der A. carotis externa, durchquert die Submandibularisloge und biegt am Vorderrand des M. masseter um die Unterkante des Unterkiefers (ihr Puls ist hier zu tasten!) in die seitliche Gesichtsgegend um. Sie gibt im Trigonum submandibulare Äste zu Gaumen, Gaumenmandel, Unterkieferspeicheldrüse und Mundboden ab.
• *Nodi lymphoidei submentales + submandibulares*.
5. Leitungsbahnen oberes Stockwerk:
• Medial vom M. hyoglossus: *A. lingualis* + Äste.
• Lateral vom M. hyoglossus: *N. lingualis* (aus V3), *N. hypoglossus* (XII).

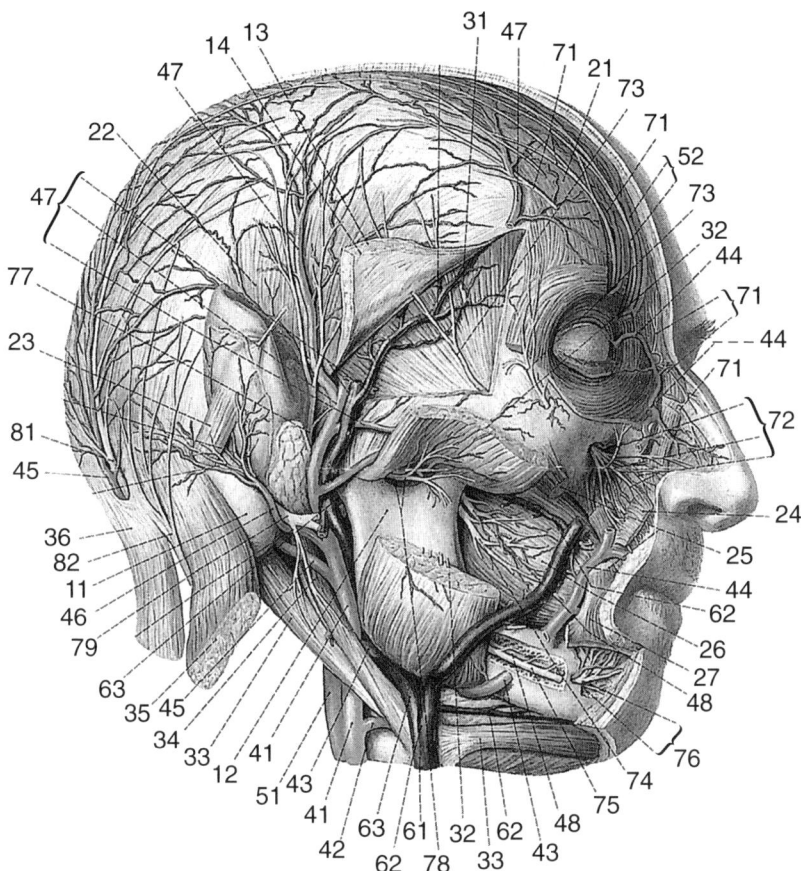

Abb. 7-26. *Oberflächliche Leitungsbahnen des Kopfes.*

1 Knochen + Faszien
11 Processus mastoideus
12 Ramus mandibulae
13 Fascia temporalis, Lamina superficialis
14 Fascia temporalis, Lamina profunda

2 Mimische Muskeln
21 Venter frontalis des M. epicranius
22 M. temporoparietalis des M. epicranius
23 M. auricularis posterior
24 M. levator labii superioris
25 M. zygomaticus major
26 M. buccinator
27 M. orbicularis oris

3 Andere Muskeln
31 M. temporalis
32 M. masseter
33 M. digastricus
34 M. stylohyoideus
35 M. sternocleidomastoideus
36 M. trapezius

4 A. carotis externa + Äste
41 A. carotis externa
42 A. lingualis
43 A. facialis
44 A. angularis
45 A. occipitalis
46 A. auricularis posterior
47 A. temporalis superficialis + Äste
48 Äste der A. maxillaris

5 A. carotis interna + Äste
51 A. carotis interna
52 Äste der A. carotis interna

6 Venen
61 V. jugularis externa
62 V. facialis + Äste
63 V. retromandibularis

7 Nn. craniales]
71 Äste des N. ophthalmicus (V₁)
72 N. infraorbitalis
73 Weitere Äste des N. maxillaris (V₂)
74 N. buccalis
75 N. alveolaris inferior
76 N. mentalis
77 N. auriculotemporalis
78 Weitere Äste des N. mandibularis (V₃)
79 N. facialis (VII)

8 Nn. cervicales
81 N. occipitalis major
82 N. occipitalis minor

7.9.6 Was enthält die Regio buccalis?

1. Muskeln: Den Boden der Region bildet der *M. buccinator.* Er ist teilweise von Muskeln des Mundwinkels und vom Platysma überlagert.
2. Der Wangenfettpfropf (*Corpus adiposum buccae*) ist ein faszienumgrenzter Fettkörper. Er versteift die Wange und ist vor allem für den („pausbäckigen") Säugling wichtig, damit die Wange beim Saugen nicht einfällt (Bichat-Fettpfropf).
3. Die *Fascia buccopharyngea* geht vom M. buccinator auf den Rachen weiter.
4. Die *A. facialis* biegt am Vorderrand des M. masseter um die Basis des Unterkiefers (hier ist der Puls zu tasten) und zieht schräg nach oben zum inneren Augenwinkel. Stärkere Äste gehen zu Unter- und Oberlippe ab. Die A. facialis ist stark geschlängelt (Reservestrecken zum Ausgleich der Dehnung bei der Kieferöffnung).
5. Die *A. transversa faciei* (Ast der *A. temporalis superficialis*) läuft parallel zum Jochbogen in der Wangengegend.
6. Die *V. facialis*, dorsal der A. facialis, mündet meist gemeinsam mit der *V. retromandibularis* auf Höhe des Zungenbeins in die V. jugularis interna. Sie anastomosiert mit der V. ophthalmica superior im Augenwinkelbereich (Infektionsweg zum Sinus cavernosus).

7. Regionäre Lymphknoten sind die *Nodi lymphoidei submandibulares.*
8. Motorische Nerven: Äste des *N. facialis* (VII) ziehen fächerförmig aus der Ohrspeicheldrüse zu den mimischen Muskeln.
9. Sensorische Nerven: Der *N. buccalis* (aus dem N. mandibularis, V3) versorgt die Wangenschleimhaut und einen Teil des Zahnfleisches.
10. Der *Ductus parotideus* biegt um den Vorderrand des M. masseter in die Wangengegend ein, durchbohrt den M. buccinator und mündet in den Vorhof der Mundhöhle etwa auf Höhe des 2. oberen Mahlzahns.

7.9.7 Was enthält die Parotisloge?

1. Die Ohrspeicheldrüse (*Glandula parotidea*) wird durch den Plexus intraparotideus des N. facialis, die V. retromandibularis und Bindegewebe in eine *Pars superficialis* und eine *Pars profunda* zerlegt. Der Ohrspeichelgang (*Ductus parotideus*) läuft etwa fingerbreit unter dem Arcus zygomaticus nach vorn (er ist bei Anspannen des M. masseter als etwa kugelschreiberminendicker Strang leicht zu tasten).
2. Die *Fascia parotidea* umhüllt die Glandula parotidea:
   - Ihr oberflächliches Blatt ist ein Teil der oberflächlichen Körperfaszie. Es geht oben in die *Lamina superficialis* der *Fascia temporalis*, vorn in die *Fascia masseterica*, unten und hinten in die *Lamina superficialis* der *Fascia cervicalis* über.
   - Ihr tiefes Blatt vereinigt sich mit den Faszien der Griffelfortsatzmuskeln.
3. Die *A. carotis externa* zweigt sich in ihre Endäste *A. maxillaris* und *A. temporalis superficialis* auf.
4. Die *V. retromandibularis* entsteht aus Oberkiefer- und Schläfenvenen und mündet direkt oder über die V. facialis in die V. jugularis interna.
5. Die *Nodi lymphoidei parotidei superficiales + profundi* sind zum Teil vom Drüsengewebe umschlossen.
6. Der *N. facialis* tritt von dorsal aus dem Foramen stylomastoideum in die Parotisloge ein. Er bildet dort den *Plexus intraparotideus*, von dem fächerförmig Äste nach vorn zu mimischen Muskeln ziehen.
7. Der *N. auriculotemporalis* (aus V3) durchquert den oberen Teil der Parotisloge und biegt in die Schläfengegend ein. Er gibt die ihm angelagerten sekretorischen Fasern vom *Ganglion oticum* (IX) an die Ohrspeicheldrüse ab.

7.9.8 Was liegt in der Fossa infratemporalis (Unterschläfengrube) und im Spatium lateropharyngeum [parapharyngeum]?

1. Muskeln und Bänder:
   - Oberflächliche Schicht: Der *M. pterygoideus lateralis* verläuft mehr horizontal, der *M. pterygoideus medialis* mehr vertikal. Zwischen ihnen klafft ein dreieckiger Spalt für den Durchtritt von Gefäßen und Nerven.
   - In der mittleren Schicht liegen die Griffelfortsatzmuskeln (*M. styloglossus* zur Zunge, *M. stylohyoideus* zum Zungenbein, *M. stylopharyngeus* zum Rachen), der *Venter posterior* des *M. digastricus*, das *Lig. stylomandibulare* und das *Lig. sphenomandibulare*.
   - Den Boden bildet der *M. constrictor pharyngis superior*.
2. Faszien: Vom M. constrictor pharyngis superior gehen die *Fascia buccopharyngea* zum M. buccinator und die *Fascia pharyngobasilaris* zur Schädelbasis. Die *Lamina prevertebralis* der *Fascia cervicalis* grenzt den Bereich dorsal ab.
3. Arterien: Ganz tief steigt die *A. carotis interna* astlos zum Karotiskanal des Felsenbeins auf. Hauptgefäß der Region ist die A. maxillaris (Endast der A. carotis externa): Der Hauptstamm läuft in etwa ⅔ der Menschen lateral vom unteren Kopf des M. pterygoideus lateralis, in ⅓ medial von ihm zur Fossa pterygopalatina. Die A. maxillaris gibt zahlreiche Äste zu Kaumuskeln, Zähnen, Gaumen, Nase, Ohr ab. Die wichtigsten sind die *A. meningea media* (medial vom M. pterygoideus lateralis

1. *Spatium retropharyngeum*: retroviszeraler Verschiebespalt zwischen Rachen + Speiseröhre und tiefem Blatt der Halsfaszie	
2. *Spatium lateropharyngeum [parapharyngeum] [pharyngeum laterale]*: Hauptversorgungsraum der Halseingeweide mit zahlreichen großen Blutgefäßen und Nerven	

Tab. 7-29. Gliederung des Bindegeweberaums um den Rachen (Spatium peripharyngeum).

zum Foramen spinosum, sie versorgt den größten Teil der harten Hirnhaut) und die *A. alveolaris inferior* (zum Foramen mandibulae und weiter im Canalis mandibulae zu den unteren Zähnen und zum Kinn.
4. Venen: Die *V. jugularis interna* (oft mehr als 1 cm Durchmesser) steigt vom Foramen jugulare dorsolateral der *A. carotis interna* ab. Die *Vv. maxillares* bilden ein Geflecht (*Plexus pterygoideus*) und stehen mit der *V. ophthalmica inferior* in Verbindung (Infektionsweg zum Schädelinnern).
5. Die vorderen Nerven sind Äste des *N. mandibularis* (V3): Der aus dem Foramen ovale kommende kurze Stamm zweigt sich medial der Mm. pterygoidei auf:
- Der *N. alveolaris inferior* läuft im Canalis mandibulae mit der gleichnamigen Arterie zu den unteren Zähnen und zur Haut des Kinns.
- Der *N. lingualis* versorgt sensorisch die vorderen ⅔ der Zunge. Ihm lagert sich die *Chorda tympani* (aus dem N. facialis, VII) mit Geschmacksnerven und sekretorischen parasympathischen Fasern für die Mundbodendrüsen an.
- Der *N. auriculotemporalis* gelangt durch die Parotisloge zum Ohr und zur Schläfengegend.
- Der *N. buccalis* zieht zur Wangenschleimhaut.
- Motorische Äste versorgen alle Kaumuskeln.
6. Die hinteren Nerven im *Spatium lateropharyngeum* sind der 9.–12. Hirnnerv:
- Der *N. glossopharyngeus* (IX) verzweigt sich zu Mittelohr, Rachen, Mandeln und Zunge.
- Der *N. vagus* (X) steigt mit den großen Gefäßen zum Mediastinum ab.
- Der *N. accessorius* (XI) biegt unter dem Ohr nach dorsal ab.
- Der *N. hypoglossus* (XII) schwenkt am Kieferwinkel in den Mundboden ein.

7.9.9 Was liegt in der Fossa pterygopalatina (Flügelgaumengrube)?

1. Das parasympathische *Ganglion pterygopalatinum* (VII).
2. Die Endverzweigung der *A. maxillaris*.
3. Äste des *N. maxillaris* (V2).

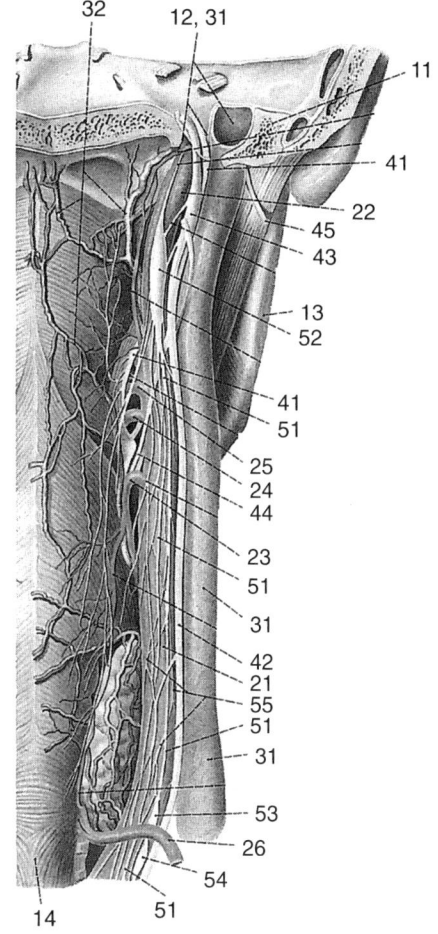

Abb. 7 27. Hinterwand des Pharynx und Leitungsbahnen des Spatium lateropharyngeum [parapharyngeum].

1 Knochen und Eingeweide	4 Hirnnerven
11 Os temporale	41 N. glossopharyngeus (IX)
12 Foramen jugulare	42 N. vagus (X)
13 Ramus mandibulae	43 Ganglion inferius (X)
14 Oesophagus	44 N. laryngeus superior (aus X)
2 Arterien	45 N. accessorius (XI)
21 A. carotis communis	
22 A. carotis interna	5 Sympathikus
23 A. thyroidea superior	51 Truncus sympathicus
24 A. lingualis	52 Ganglion cervicale superius
25 A. facialis	
26 A. thyroidea inferior	53 Ganglion cervicale medium
3 Venen	54 Ganglion cervicothoracicum [stellatum]
31 V. jugularis interna	
32 Vv. pharyngeae	55 Plexus caroticus communis

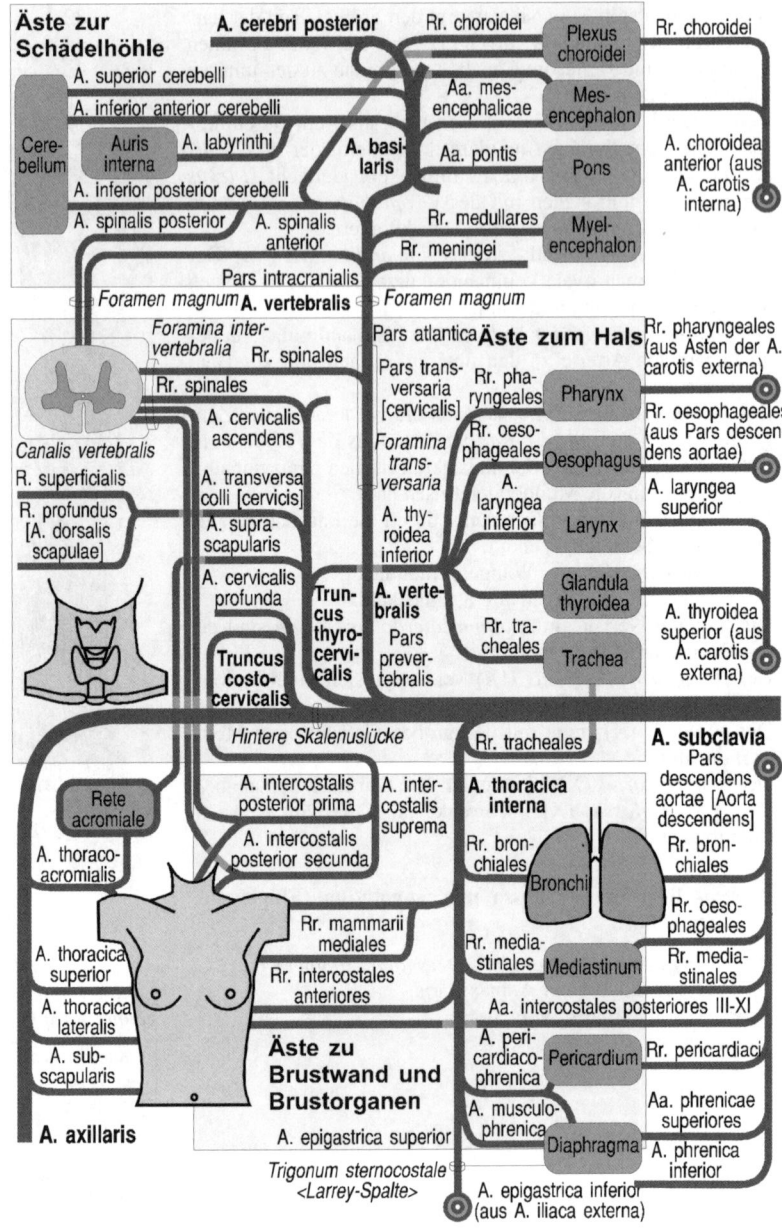

Abb. 7-28. Schema der Verzweigung des A. subclavia).

8 Arm (Membrum superius)

8.1 Schultergürtel (Cingulum membri superioris)

8.1.2 Welche Teilbezeichnungen sind bei Clavicula und Scapula wichtig?

1. Das Schlüsselbein ist der einzige Extremitätenknochen mit desmaler Ossifikation. Es hat ein mediales (*Extremitas sternalis*) und ein laterales (*Extremitas acromialis*) Ende.
2. Das Schulterblatt hat:
- 2 Seiten: *Facies costalis* + *posterior* (durch die *Spina scapulae* in die *Fossa supraspinata* + *infraspinata* unterteilt).
- 3 Ränder: *Margo medialis* + *lateralis* + *superior* (mit der *Incisura scapulae*).
- 3 Winkel: *Angulus inferior* + *superior* + *Cavitas glenoidalis* (Schulterpfanne).
- 2 vorspringende Muskel- und Bandansätze: *Processus coracoideus* (Rabenschnabelfortsatz) + *Acromion* (Schultereck).

8.1.3 Was sollte man von den Schlüsselbeingelenken wissen?

1. Brustbein-Schlüsselbein-Gelenk (*Articulatio sternoclavicularis*):
- Gelenkkörper: *Incisura clavicularis* des Manubrium sterni und die *Extremitas sternalis* der Clavicula.
- Bänder: *Lig. sternoclaviculare anterius* + *posterius*, *Lig. costoclaviculare*, *Lig. interclaviculare*.
- Bewegungen: Heben – Senken 60° – 0° – 10° (Achselzucken), Vorführen – Rückführen 20° – 0° – 20° (Arme vor und hinter dem Rumpf verschränken). Kleine Rotationen sind an die anderen Bewegungen gekoppelt.
2. Schultereck-Schlüsselbein-Gelenk (*Articulatio acromioclavicularis*):
- Gelenkkörper: *Extremitas acromialis* der Clavicula und *Acromion* der Scapula.
- Bänder: *Lig. acromioclaviculare* an die Gelenkkapsel anliegend, *Lig. coracoclaviculare* völlig getrennt vom Gelenk.
- Bewegungen: Das Schulterblatt ist beim Gesunden nicht vom Rumpf abzuheben, sondern nur vor- und rückwärts zu schwenken. Dies verändert die Ausgangsstellung der Schulterpfanne und erweitert damit den Bewegungsspielraum des Arms.

NB: Funktionsstörungen der Schlüsselbeingelenke beeinträchtigen die Schulterbeweglichkeit erheblich.

- 2 Knochen:
  - Schlüsselbein (*Clavicula*)
  - Schulterblatt (*Scapula*)
- 3 Gelenke:
  - Brustbein-Schlüsselbein-Gelenk (*Articulatio sternoclavicularis*)
  - Schultereck-Schlüsselbein-Gelenk (*Articulatio acromioclavicularis*)
  - Schultergelenk (*Articulatio humeri*)
- 3 Muskelgruppen:
  - Rumpf-Schultergürtel-Muskeln
  - Rumpf-Oberarm-Muskeln
  - Schultergürtel-Oberarm-Muskeln

Tab. 8-1. Gliederung des Schultergürtels.

Muskel	Ursprung	Ansatz	Nerv	Funktion
M. subclavius	1. Rippenknorpel	Clavicula: Extremitas acromialis	N. subclavius	• Senkt die Clavicula • stemmt sie im Sternoklavikulargelenk fest
M. pectoralis minor	3.–5. Rippe	Processus coracoideus der Scapula	N. pectoralis medialis/lateralis	• Senkt die Scapula • hebt den Thorax (Hilfseinatemmuskel)
M. serratus anterior	1.–9. Rippe	Scapula: Angulus superior + Margo medialis + Angulus inferior	N. thoracicus longus	• Zieht Scapula nach vorn • schwenkt deren Angulus inferior nach lateral (wichtig für Heben des Arms über Horizontale) • presst die Scapula an den Thorax
M. levator scapulae	Processus transversi C_1–C_4	Angulus superior der Scapula	N. dorsalis scapulae	• Hebt den Angulus superior der Scapula und schwenkt den Angulus inferior nach medial • neigt den Hals zur Seite
M. rhomboideus minor	Processus spinosi C_6+C_7	Gemeinsam am Margo medialis der Scapula		• Heben die Scapula und ziehen sie nach medial • schwenken den Angulus inferior nach medial • pressen zusammen mit dem M. serratus anterior die Scapula an den Thorax
M. rhomboideus major	Processus spinosi T_1–T_4			

Tab. 8-2. Muskeln vom Rumpf zum Schultergürtel. M. sternocleidomastoideus und M. trapezius s. Tab. 7-20.

8.1.7 Welche Ausfälle verursachen Nervenläsionen der Schultergürtelmuskeln?

1. *N. accessorius* (XI): Schultergürtel und Arm können nicht mehr kräftig gehoben werden. Die Schulter hängt nach unten. Einseitiger Ausfall des M. sternocleidomastoideus allein führt zum „Schiefhals".
2. *N. thoracicus longus*: Der Arm kann nicht mehr kraftvoll gehoben werden, weil die Schwenkbewegung des Schulterblatts geschwächt ist.
3. *N. dorsalis scapulae*: Das Schulterblatt steht flügelartig ab (Scapula alata). Der hochgehobene Arm hat keine feste Position.

8.2 Schultergelenk und Achselgegend

8.2.1 Welche Einzelheiten sind beim proximalen Teil des Humerus wichtig?

1. *Caput humeri* (Oberarmkopf = Schulterkopf): Gelenkkörper für das Schultergelenk.
2. *Collum anatomicum*: unmittelbar an das Caput angrenzend, Wachstumszone.
3. *Collum chirurgicum*: Einziehung distal der Tubercula, häufige Bruchstelle.

Muskel	Ursprung	Ansatz	Nerv	Funktion
M. pectoralis major	• *Pars clavicularis*: mediale Hälfte der Clavicula • *Pars sternocostalis*: Sternum + 2.–7. Rippe • *Pars abdominalis*: Lamina anterior der Vagina musculi recti abdominis	Crista tuberculi majoris	N. pectoralis medialis + lateralis	• Schultergelenk: Anteversion, Adduktion, Innenrotation • Kostovertebralgelenke: kaudaler Teil der Pars sternocostalis hebt den Thorax bei festgestelltem Arm (Hilfseinatemmuskel)
M. latissimus dorsi	• Über Fascia thoracolumbalis von Processus spinosi T7–L5 • Crista iliaca • 10.–12. Rippe	Crista tuberculi minoris	N. thoracodorsalis	• Schultergelenk: Retroversion, Adduktion, Innenrotation • Sternoklavikulargelenk: senkt Schultergürtel • Kostovertebralgelenke: hebt unterste Rippen (hilft bei ruckartiger Ausatmung, „Hustenmuskel") • Wirbelsäule: neigt zur Seite

Tab. 8-3. Muskeln vom Rumpf zum Oberarm.

Muskel	Ursprung	Ansatz	Innervation	Funktion
M. deltoideus	• *Pars clavicularis*: laterales Drittel der Clavicula • *Pars acromialis*: Acromion • *Pars spinalis*: Spina scapulae	Tuberositas deltoidea am Corpus humeri	N. axillaris	• *Pars clavicularis*: Anteversion + Innenrotation • *Pars acromialis*: Abduktion • *Pars spinalis*: Retroversion + Außenrotation
M. teres minor *	Margo lateralis der Scapula	Tuberculum majus		Außenrotation + Adduktion
M. supraspinatus *	Fossa supraspinata	Tuberculum majus	N. suprascapularis	Abduktion
M. infraspinatus *	Fossa infraspinata	Tuberculum majus		Außenrotation
M. teres major	Angulus inferior der Scapula	Crista tuberculi minoris	N. thoracodorsalis + Nn. subscapulares	Adduktion + Retroversion + Innenrotation
M. subscapularis *	Facies costalis der Scapula	Tuberculum minus	Nn. subscapulares	Innenrotation
M. coracobrachialis	Processus coracoideus	Medial am Corpus humeri	N. musculocutaneus	Anteversion + Adduktion + Innenrotation

*Tab. 8-4. Muskeln vom Schultergürtel zum Oberarm. * Die 4 der Gelenkkapsel des Schultergelenks anliegenden Muskeln werden in der Klinik gewöhnlich unter dem Begriff „Rotatorenmanschette" zusammengefasst.*

4. *Tuberculum majus*: Ansatz der hinteren Schulterblattmuskeln.
5. *Tuberculum minus*: Ansatz des M. subscapularis.
6. *Crista tuberculi majoris*: Ansatz des M. pectoralis major.
7. *Crista tuberculi minoris*: Ansatz von M. latissimus dorsi + M. teres major.

8.2.1/3 Was sollte man vom Schultergelenk (Articulatio humeri) wissen?

1. Gelenkkörper: Die *Cavitas glenoidalis* (Schulterpfanne) ist kleiner als das *Caput humeri* (Oberarmkopf). Ihr Rand wird durch eine faserknorpelige Gelenklippe (*Labrum glenoidale*) erhöht und verbreitert.
2. Die Gelenkkapsel ist wegen des großen Bewegungsspielraums sehr weit, sie bildet Reservefalten. Die Sehne des langen Bizepskopfs wird durch eine Sehnenscheide aus dem Gelenk geschleust.
3. Bänder: Die *Ligg. glenohumeralia* liegen der Gelenkkapsel vorn an. Das *Lig. coracohumerale* zieht vom Rabenschnabelfortsatz zu Tuberculum majus + minus. Das *Lig. coracoacromiale* spannt sich wie ein Dach über das Schultergelenk aus.
4. Von den Schleimbeuteln sind besonders wichtig:
- Die *Bursa subacromialis* zwischen „Dach" (Acromion + Lig. coracoacromiale + Processus coracoideus) und Oberarmkopf verteilt den Druck und vermindert die Reibung zwischen Dach und Gelenkkapsel.
- Die *Bursa subdeltoidea* liegt zwischen M. deltoideus und Tuberculum majus.
5. Verrenkung: Wegen der kleinen Kontaktfläche, der schlaffen Kapsel und unzureichender Bänder ist das Schultergelenk das häufigst verrenkte Gelenk (etwa 50 % aller Luxationen). Der Humeruskopf tritt meist nach unten vorn (Luxatio subcoracoidea), seltener nach unten hinten aus (Luxatio infraspinata).
6. Das Schultergelenk ist ein Kugelgelenk. Sein Bewegungsumfang wird durch die Schlüsselbeingelenke erweitert (Werte bei festgehaltener Scapula in Klammern):
- Abduktion – Adduktion 180° – 0° – 40° (90° – 0° – 20°),
- Anteversion – Retroversion 180° – 0° – 40° (90° – 0° – 30°),
- Außenrotation – Innenrotation 90° – 0° – 90° (70° – 0° – 70°).

8.2.6 Welche Ausfälle entstehen bei Läsion von Nerven der Schultermuskeln?

1. *N. axillaris*: Der stärkste Abduktor des Schultergelenks (M. deltoideus) fällt aus. Daher ist keine kräftige Abduktion mehr möglich. Der N. axillaris ist bei proximalen Humerusfrakturen und Schulterluxationen in der lateralen Achsellücke besonders gefährdet.
2. *N. thoracicus longus*: Der gehobene Arm hat keine feste Position, weil das Schulterblatt nach hinten schwenkt (Ausfall des M. serratus anterior).
3. *N. thoracodorsalis*: Der Arm kann nicht mehr kräftig retrovertiert werden. Das Kratzen am Gesäß ist behindert.
4. *Nn. subscapulares*: Der stärkste Innenrotator (M. subscapularis) fällt aus, dadurch werden erfahrungsgemäß Handbewegungen am Rücken gestört.
5. *N. suprascapularis*: Die Außenrotation ist geschwächt.

8.2.7 Wie ist die Achselgegend (Regio axillaris) umgrenzt?

1. Wände (Vergleich mit vierseitiger Pyramide = Tetraeder):
- vorn: M. pectoralis major + minor,
- hinten: Scapula mit M. subscapularis, M. teres major, M. latissimus dorsi,
- medial: Thoraxwand mit M. serratus anterior,
- lateral: Haut der Fossa axillaris.
2. Achselfalten:
- Die vordere Achselfalte wird durch den Unterrand des M. pectoralis major aufgeworfen,
- die hintere durch den Vorderrand des M. latissimus dorsi.

1. *Abduktion*:
• M. deltoideus (Pars acromialis)
• M. supraspinatus
2. *Adduktion*:
• M. latissimus dorsi
• M. pectoralis major
• M. teres major
• M. teres minor
3. *Anteversion*:
• M. pectoralis major
• M. coracobrachialis
• M. deltoideus (Pars clavicularis)
• M. biceps brachii (Caput breve)
4. *Retroversion*:
• M. latissimus dorsi
• M. teres major
• M. deltoideus (Pars spinalis)
5. *Innenrotation*:
• M. subscapularis
• M. pectoralis major
• M. latissimus dorsi
• M. coracobrachialis
• M. deltoideus (Pars clavicularis)
• M. teres major
6. *Außenrotation*:
• M. infraspinatus
• M. teres minor
• M. deltoideus (Pars spinalis)

Tab. 8-5. Muskeln der Hauptbewegungen des Schultergelenks.

Abb. 8-1. Plexus brachialis und A. axillaris nach Durchtrennen der Clavicula und weitem Eröffnen der Regio axillaris.

1 Plexus brachialis, Äste zum Arm
11 N. radialis
12 N. axillaris
13 N. musculocutaneus
14 N. medianus
15 N. ulnaris
16 N. cutaneus antebrachii medialis

2 Plexus brachialis, Äste zu Schulter + Brustwand
21 N. suprascapularis
22 N. thoracodorsalis
23 N. thoracicus longus
24 N. pectoralis medialis + lateralis

3 Übriges
31 M. sternocleidomastoideus
32 M. levator scapulae
33 A. subclavia
34 A. brachialis
35 V. subclavia
36 N. accessorius (XI)
37 N. phrenicus
38 Nn. intercostobrachiales
39 N. intercostalis, R. cutaneus lateralis

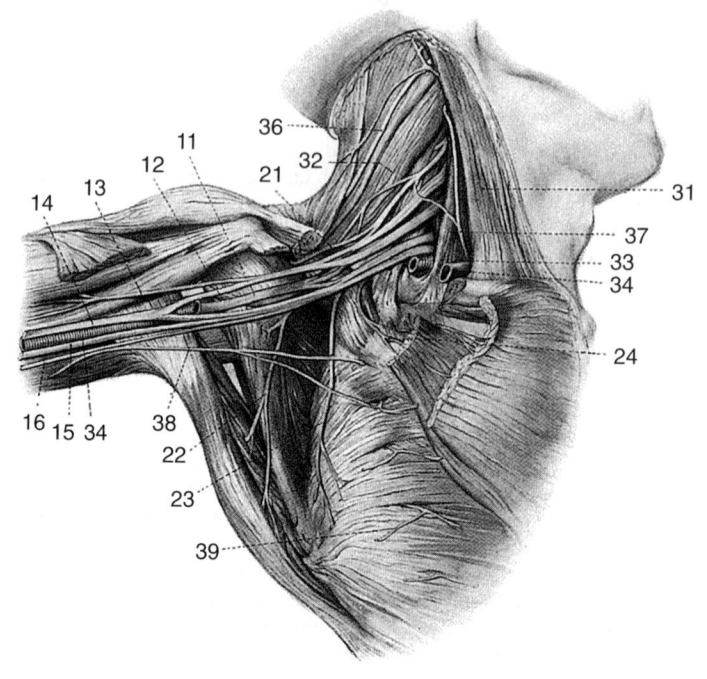

3. Faszien:
- Die *Fascia axillaris* ist ein Teil der allgemeinen oberflächlichen Körperfaszie. Sie begrenzt den Bindegeweberaum der Achselpyramide gegen die Unterhaut und setzt sich nach vorn in die *Fascia pectoralis*, nach lateral in die *Fascia brachii* fort.
- Die tiefe Brustfaszie (*Fascia clavipectoralis*) umscheidet den M. pectoralis minor und bildet damit die Vorderwand des Bindegeweberaums der Achselpyramide.
- Entsprechend stellt die Faszie des M. subscapularis die Hinterwand und die äußere Brustkorbfaszie (*Fascia thoracica*) die Medialwand des Bindegeweberaums der Achselpyramide dar.
4. Die „Achsellücken" sind Lücken zwischen den Muskeln der Hinterwand, die von Gefäßen und Nerven durchquert werden: die dreieckige *mediale Achsellücke* zwischen M. teres major, M. teres minor und Caput longum des M. triceps brachii von der A. circumflexa scapulae (Ast der A. subscapularis), die viereckige *laterale Achsellücke* zwischen M. teres major, M. teres minor, Caput longum des M. triceps brachii und Humerus vom N. axillaris + A. circumflexa humeri posterior.

8.2.8 Welche größeren Blutgefäße liegen in der Achselgegend?

1. Die *A. axillaris* ist die Fortsetzung der *A. subclavia* und setzt sich am Arm ihrerseits in die *A. brachialis* fort. Wichtigste Seitenäste sind:
- die *A. thoracoacromialis* zu M. pectoralis major + minor, M. deltoideus, Processus coracoideus und Schlüsselbein.
- die *A. thoracica lateralis* auf dem M. serratus anterior für die seitliche Brustwand und die Brustdrüse (Rr. mammarii laterales).
- Die *A. subscapularis* teilt sich in die *A. thoracodorsalis* zu den Muskeln der hinteren Achselfalte und die *A. circumflexa scapulae* zur Schulterblattgegend.

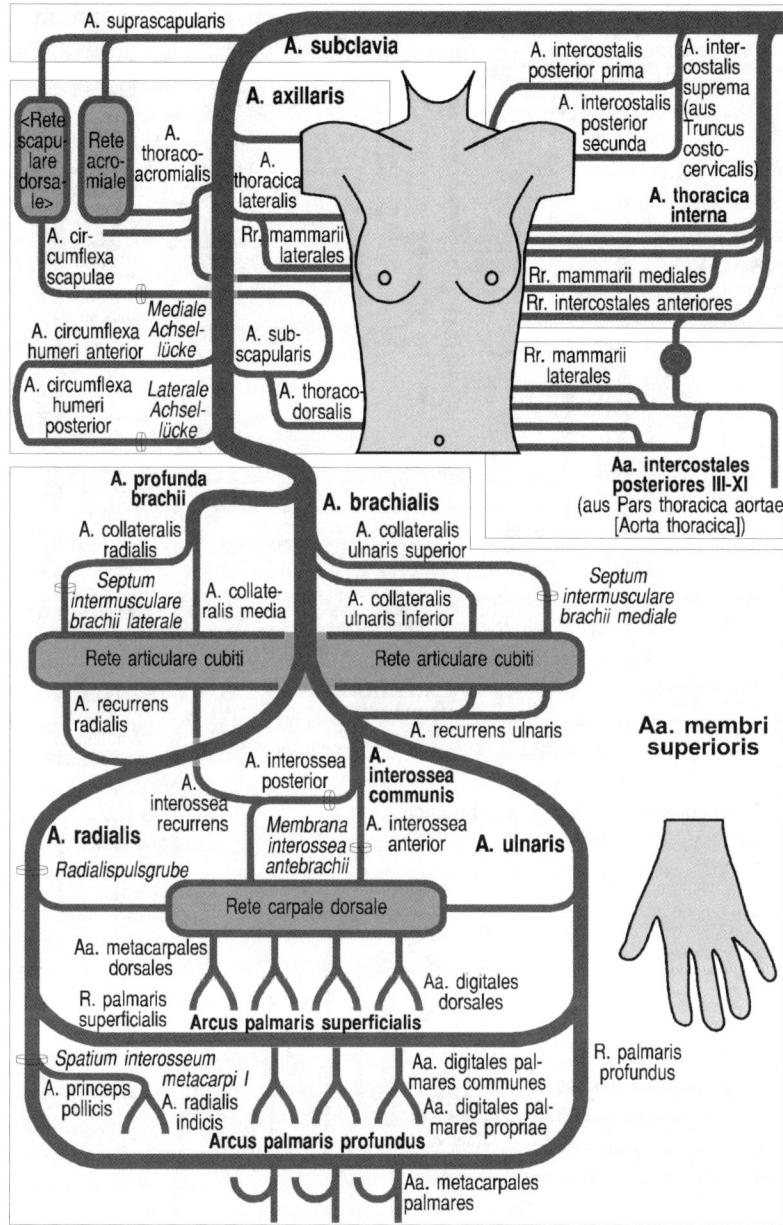

Abb. 8-2. Schema der Verzweigung der A. axillaris und der A. brachialis. Man achte auf die gut ausgebildeten Kollateralkreisläufe!

- Die *A. circumflexa humeri posterior* + *anterior* bilden einen Arterienring um das Collum chirurgicum des Humerus.
2. Wichtige Kollateralkreisläufe:
- A. subclavia → A. suprascapularis → Rete acromiale + Rete scapulare dorsale → A. thoracoacromialis + A. circumflexa scapulae → A. axillaris.
- Pars descendens aortae [Aorta descendens]→ Aa. intercostales posteriores → A. thoracica lateralis + A. thoracodorsalis → A. axillaris.

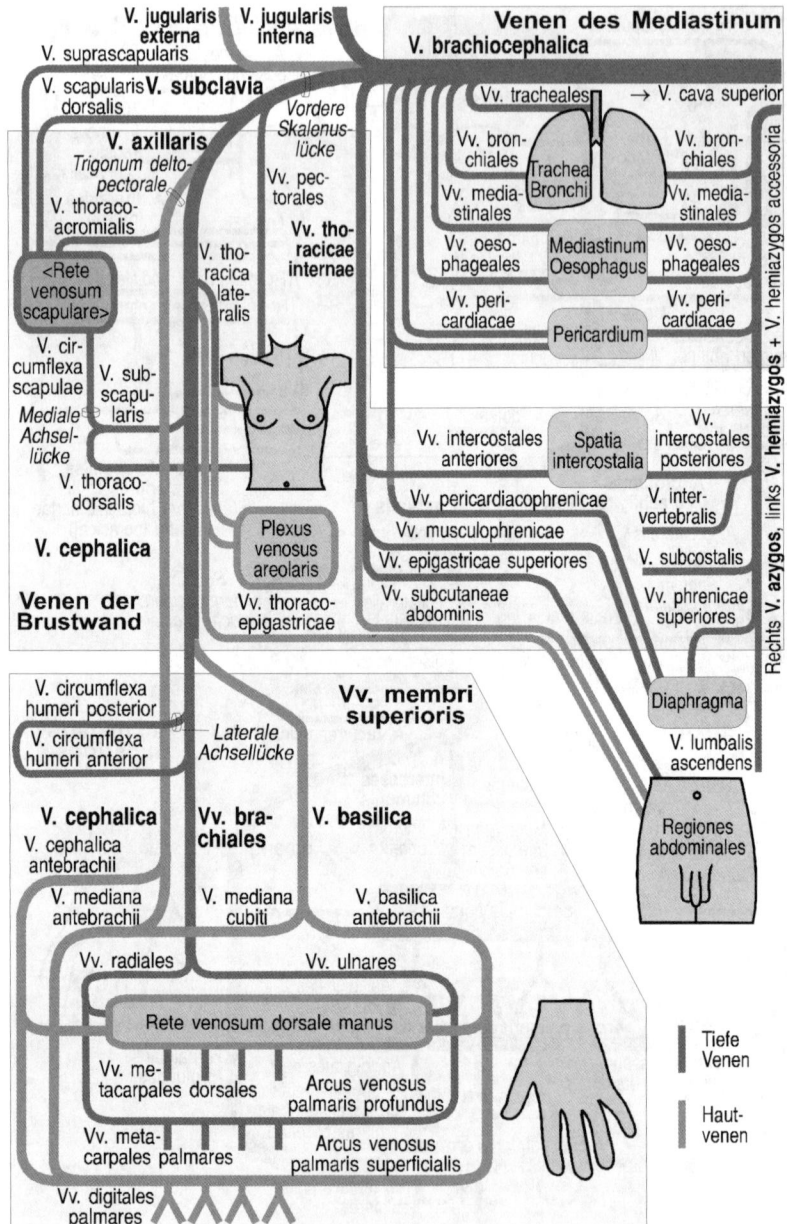

Abb. 8-3. Schema der Verzweigung der V. axillaris und der V. brachialis mit den Kollateralkreisläufen zu Brust- und Bauchwand.

3. In die *V. axillaris* münden:
- die Begleitvenen der genannten Arterien.
- *V. cephalica*.
- *V. basilica*.
- *Vv. thoracoepigastricae* mit Verbindungen zu Venen der unteren Bauchwand (⇒ 4.9.3c, „kavokavale Anastomosen").

8.2.9 Welche größeren Nerven liegen in der Achselgegend?

Faszikel und Äste des Plexus brachialis. Die Namen der Faszikel beziehen sich auf ihre Lage zur A. axillaris:
1. Der *Fasciculus lateralis* teilt sich in den *N. musculocutaneus* (tritt in den M. coracobrachialis ein) und die Radix lateralis des *N. medianus* (laterale „Medianuszinke").
2. Der *Fasciculus medialis* verzweigt sich in:
   - die Radix medialis des *N. medianus:* An der „Medianusgabel" ist der N. medianus im Präparat leicht zu erkennen.
   - den *N. ulnaris:* Er wendet sich nach dorsal und durchbricht das Septum intermusculare brachii mediale.
   - den *N. cutaneus brachii medialis:* Er verbindet sich oft mit den *Nn. intercostobrachiales* (aus den Nn. intercostales T2 + T3).
   - den *N. cutaneus antebrachii medialis:* Er teilt sich am Oberarm in seinen R. anterior + posterior.
3. Der *Fasciculus posterior* spaltet sich in den *N. axillaris* (zur lateralen Achsellücke) und den *N. radialis* (nach lateral zur Dorsalseite des Oberarms) auf.
4. Rumpfwandnerven aus dem supraklavikulären Teil des Plexus brachialis:
   - *N. pectoralis medialis + lateralis*: zu M. pectoralis major + minor.
   - *N. thoracicus longus*: mit langem Verlauf auf dem M. serratus anterior.
   - *N. thoracodorsalis*: mit der gleichnamigen Arterie zu M. teres major + M. latissimus dorsi.
   - *Nn. subscapulares*: zum gleichnamigen Muskel.
   - *N. suprascapularis*: durch die Incisura scapulae zu M. supraspinatus + infraspinatus.

1. *Nodi lymphoidei pectorales [axillares anteriores]:* auf und zwischen M. pectoralis major + minor, Einzugsgebiet: vordere Brustwand (Brustdrüse!)
2. *Nodi lymphoidei humerales [axillares laterales]:* Einzugsgebiet Arm
3. *Nodi lymphoidei subscapulares [axillares posteriores]:* vor Schulterblatt. Einzugsgebiet: Rücken
4. *Nodi lymphoidei axillares centrales:* nehmen Lymphe aus Gruppen 1–3 auf
5. *Nodi lymphoidei axillares apicales:* in Spitze der Achselpyramide, Sammelstation der Gruppen 1–4

Tab. 8-6. Gliederung der Achsellymphknoten (Nodi lymphoidei axillares). Von diesen fließt die Lymphe zu tiefen Halslymphknoten und über den Truncus lymphaticus subclavius zum Venenwinkel weiter.

8.3 Oberarm, Ellbogenbereich

8.3.1a Welche Einzelheiten sind beim mittleren und distalen Teil des Humerus wichtig?

1. *Corpus humeri* (Humerusschaft):
   - *Sulcus nervi radialis*: Der N. radialis liegt dem Humerus eng an. Er wird daher bei Oberarmschaftbrüchen häufig geschädigt: beim Bruch durch scharfe Bruchkanten oder bei der Bruchheilung durch den ihn einmauernden knöchernen Kallus.
   - *Fossa olecrani*: die Grube für den Ellbogen.
   - *Epicondylus medialis*: die Ursprungsstelle einiger Muskeln der „Flexorengruppe" (Insertionstendinopathie „Werferellbogen" durch Überlastung der Beugerursprünge bei Speerwerfern und Baseballspielern).
   - *Epicondylus lateralis*: die Ursprungsstelle einiger Muskeln der „Extensorengruppe" („Tennisellbogen" durch Überlastung der Streckerursprünge).
2. *Condylus humeri*: Der Gelenkkörper für das Ellbogengelenk hat 2 Teile: das *Capitulum humeri* (Oberarmköpfchen) gegenüber dem Radius, die *Trochlea humeri* (Oberarmrolle) gegenüber der Ulna.

	Radius (Speiche)	**Ulna** (Elle)
1. Proximal	• *Caput radii* (Speichenkopf, mit flacher Delle für Capitulum humeri) • *Collum radii* (Speichenhals)	• *Olecranon* (Ellbogen) • *Processus coronoideus* (Kronenfortsatz) • *Tuberositas ulnae* (Ansatz des M. brachialis) • *Incisura radialis* (für Caput radii) • *Incisura trochlearis* (für Trochlea humeri)
2. Hauptteil	• *Corpus radii* (Speichenschaft) • *Tuberositas radii* (Ansatz der Bizepssehne)	• *Corpus ulnae* (Ellenschaft) • *Margo posterior* (hintere Ellenkante)
3. Distal	• *Facies articularis carpi* (Gelenkfläche für proximales Handgelenk) • *Incisura ulnaris* (für Caput ulnae) • *Processus styloideus radii* (Griffelfortsatz)	• *Caput ulnae* (Ellenkopf) • *Processus styloideus ulnae* (Griffelfortsatz)

Tab. 8-7. Wichtige Einzelheiten bei Radius und Ulna.

1. *Articulatio radioulnaris proximalis*: zwischen Caput radii und Incisura radialis der Ulna, Teil des Ellbogengelenks
2. *Syndesmosis radioulnaris*: Membrana interossea antebrachii
3. *Articulatio radioulnaris distalis*: zwischen Caput ulnae und Incisura ulnaris der Speiche

Tab. 8-8. Die Radioulnargelenke bilden eine funktionelle Einheit von 3 Gelenken, mit nur einer Bewegungsachse.

8.3.1b Welche Knochenteile kann man beim Ellbogengelenk tasten?

1. Lateral (von proximal nach distal):
   - *Epicondylus lateralis*.
   - *Capitulum humeri*.
   - Gelenkspalt des Ellbogengelenks.
   - *Caput radii*: Bei Pronations-Supinations-Bewegungen ist die Drehung des Speichenkopfes unter dem tastendem Finger zu fühlen.
2. Medial: Der *Epicondylus medialis* springt stärker vor als der laterale. Dorsal ist der *N. ulnaris* in seiner Rinne gut hin und her zu rollen („Musikantenknochen").
3. Mitte dorsal: Das *Olecranon* bildet in Streckstellung mit den Epikondylen eine Gerade, bei Beugung ein gleichschenkliges Dreieck (bei Verrenkung oder Abbrüchen ist diese Lagebeziehung gestört).

8.3.2/3 Was sollte man vom Ellbogengelenk (Articulatio cubiti) wissen?

1. Drei Teilgelenke: Die *Articulatio humeroulnaris* ist das Scharniergelenk zwischen Trochlea humeri und Incisura trochlearis der Elle. Die *Articulatio humeroradialis* ist das Drehscharniergelenk zwischen Capitulum humeri und Caput radii. Die *Articulatio radioulnaris proximalis* ist das Radgelenk zwischen Caput radii und Incisura radialis der Elle.
2. Die Gelenkkapsel umschließt alle Teilgelenke gemeinsam. Die Punktion ist von hinten lateral möglich (medial liegt der N. ulnaris!).
3. Zwei Kollateralbänder und ein Ringband:
   - *Lig. collaterale ulnare*: von der Basis des Epicondylus medialis fächerförmig zur Elle medial der Incisura trochlearis.
   - *Lig. collaterale radiale*: von der Basis des Epicondylus lateralis zum Ringband der Speiche.
   - *Lig. anulare radii*: von der Elle vorn um das Collum radii zur Elle hinten. Die Radiusluxation aus dem Ringband ist die häufigste Verrenkung im Kleinkindesalter („nurse luxation").
4. Bewegungen:
   - Strecken (Extension) – Beugen (Flexion) 5° – 0° – 150° (das Ausmaß der Beugung hängt von der Höhe der Weichteile von Ober- und Unterarm ab).
   - Supinieren – Pronieren 90° – 0°– 90°.

Muskel	Ursprung	Ansatz	Nerv	Funktion
M. biceps brachii	• *Caput longum*: Tuberculum supraglenoidale (Sehne läuft durch Cavitas articularis des Schultergelenks) • *Caput breve*: Processus coracoideus	• Hauptsehne: Tuberositas radii • Nebensehne (Aponeurosis musculi bicipitis brachii [Aponeurosis bicipitalis] [Lacertus fibrosus]): Fascia antebrachii	N. musculocutaneus	• Ellbogengelenk: Flexion („Schnelligkeitsbeuger") + Supination • Schultergelenk: geringe Anteversion + Abduktion
M. brachialis	• Distale Vorderfläche des Corpus humeri • Septum intermusculare brachii mediale/laterale	Tuberositas ulnae		Ellbogengelenk: Beugen („Kraftbeuger")
M. triceps brachii	• *Caput longum*: sehnig vom Tuberculum infraglenoidale • *Caput laterale*: Humerus lateral des Sulcus nervi radialis • *Caput mediale*: Humerus distal des Sulcus nervi radialis	Sehnig am Olecranon	N. radialis	• Ellbogengelenk: Extension • Schultergelenk: geringe Adduktion (nur Caput longum)
M. anconeus	• Epicondylus lateralis (humeri) • Lig. collaterale laterale	Facies posterior der Ulna (proximales Viertel)		Ellbogengelenk: Extension + spannt Gelenkkapsel

Tab. 8-9. Oberarmmuskeln.

8.3.4 Wie ist der Oberarm in Muskellogen gegliedert?

1. Beuger und Strecker sind durch Bindegewebeplatten (*Septum intermusculare brachii mediale + laterale*) getrennt. Sie bilden mit der *Fascia brachii* 2 Muskellogen:
   - Flexorenloge (Compartimentum brachii anterius [flexorum]),
   - Extensorenloge (Compartimentum brachii posterius [extensorum]).
2. Oberflächenrelief: Auf beiden Seiten des M. biceps brachii sinkt die Haut zu einer Rinne ein: *Sulcus bicipitalis medialis + lateralis*. In der medialen Bizepsrinne verläuft die A. brachialis mit dem N. medianus.

8.3.5b Welche Ausfälle entstehen bei Läsion von Nerven der Oberarmmuskeln?

1. *N. radialis*: Das Ellbogengelenk kann nicht aktiv gestreckt werden, da alle Strecker ausfallen. Beugen und Supinieren sind etwas geschwächt.
2. *N. musculocutaneus*: Wegen des Ausfalls der beiden stärksten Beuger ist das Beugen im Ellbogengelenk erheblich beeinträchtigt. Die Supination ist stark geschwächt.

8.3.6 In welche Hautvenen des Arms darf man injizieren?

Im Grunde in alle. Bei häufigen Injektionen sollte man möglichst weit distal beginnen, damit bei örtlichen Verschlüssen noch proximal Venen für die Injektion offen bleiben:
1. *Rete venosum dorsale manus*: das Venennetz am Handrücken.
2. Am Unterarm gibt es 3 größere benannte Hautvenen auf der Palmarseite: radial die *V. cephalica antebrachii*, in der Mitte die *V. mediana antebrachii*, ulnar die *V. basilica antebrachii*.
3. In der Ellenbeuge ordnen sich die 3 größeren Unterarm-Hautvenen zu 2 Venen am Oberarm um („Venen-M"). Bei der Injektion in die Ellenbeugenvenen besteht die Gefahr der versehentlichen Injektion in die A. brachialis, besonders wenn diese (als Varietät) oberflächlich liegt. Man sollte unbedingt auf etwaige Pulsationen achten!
4. Am Oberarm gibt es 2 große Hautvenen:
   - Die *V. cephalica* läuft zunächst im Sulcus bicipitalis lateralis oder auf dem Bizeps, weiter proximal zwischen M. deltoideus und M. pectoralis major zur Fossa infraclavicularis und mündet dort in die V. axillaris. Über die V. cephalica kann ein Katheter in das rechte Herz eingeführt werden (sofern man nicht die V. subclavia oder die V. jugularis interna bevorzugt).
   - Die *V. basilica* liegt im Sulcus bicipitalis medialis zunächst oberflächlich zum Gefäß-Nerven-Strang, tritt dann meist in der Mitte des Oberarms durch die Faszie und mündet in die V. brachialis oder läuft mit ihr parallel zur Achselhöhle.

8.3.7 Welche Gefäß-Nerven-Straßen liegen am Oberarm (Brachium)?

1. Die Hauptversorgungsstraße liegt in der Tiefe des Sulcus bicipitalis medialis:
   - Die *A. brachialis* bleibt von der Achselgegend bis zur Ellenbeuge unbedeckt von Muskeln, daher ist ihr Puls im gesamten Verlauf gut zu tasten. Zur ersten Hilfe kann man sie gegen den Humerus abdrücken. Als Varietät kann sie sich schon am Oberarm in die A. radialis und die A. ulnaris teilen (sog. „hohe Teilung").
   - Der *N. medianus* überkreuzt die A. brachialis von der Lateral- zur Medialseite und durchbohrt den M. pronator teres. Der N. medianus hat am Oberarm keine Äste.
   - Die *V. basilica* tritt meist in der Mitte des Oberarms durch die Fascia brachialis und schließt sich dem Gefäß-Nerven-Strang an. Sie wird von zahlreichen Lymphgefäßen begleitet.
   - Der *N. cutaneus antebrachii medialis* folgt etwa dem Verlauf der V. basilica. Er teilt sich noch am Oberarm in seinen R. anterior + R. posterior.

1. *Strecken:*
• M. triceps brachii
• M. anconeus
2. *Beugen:*
• M. biceps brachii
• M. brachialis
• M. brachioradialis
• M. extensor carpi radialis longus
• M. pronator teres
• M. flexor carpi radialis
3. *Supinieren:*
• M. biceps brachii (stärkster Supinator bei rechtwinklig gebeugtem Arm)
• M. supinator
• M. brachioradialis
4. *Pronieren:*
• M. pronator teres
• M. pronator quadratus
• M. flexor carpi radialis

Tab. 8-10. Muskeln der Hauptbewegungen des Ellbogengelenks.

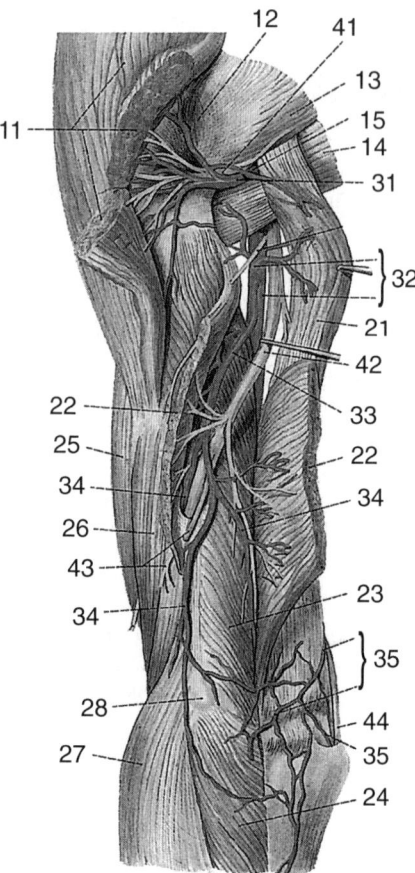

Abb. 8-4. Linke Regio brachii posterior. Das Caput laterale des M. triceps brachii ist durchgetrennt, um den N. radialis und die A. profunda brachii zu zeigen.

1 Schultermuskeln	28 Epicondylus lateralis
11 M. deltoideus	3 Arterien
12 M. infraspinatus	31 A. circumflexa humeri posterior
13 M. teres minor	32 A. brachialis
14 M. teres major	33 A. profunda brachii
15 Laterale Achsellücke	34 Aa. collaterales
2 Armmuskeln	35 Rete articulare cubiti
21–23 M. triceps brachii	4 Nerven
21 Caput longum	41 N. axillaris
22 Caput laterale	42 N. radialis
23 Caput mediale	43 N. cutaneus antebrachii posterior
24 M. anconeus	44 N. ulnaris
25 M. biceps brachii	
26 M. brachialis	
27 M. extensor carpi radialis longus + brevis	

2. Die dorsale Versorgungsstraße löst sich distal der Sehne des M. latissimus dorsi von der Hauptversorgungsstraße, zieht in einer Schraubenwindung dorsal um den Humerus (im Sulcus nervi radialis zwischen den Ursprüngen des Caput laterale und mediale des M. triceps brachii) und gelangt distal durch das Septum intermusculare brachii laterale zwischen M. brachialis und M. brachioradialis in die Ellenbeuge:
   - Die *A. profunda brachii* ist der stärkste Ast der A. brachialis.
   - Der *N. radialis* aus dem Fasciculus posterior gibt motorische Äste zum M. triceps brachii sowie 3 Hautäste (*N. cutaneus brachii posterior + brachii lateralis inferior + antebrachii posterior*) ab.
3. Nebenstraßen:
   - Der *N. ulnaris* aus dem Fasciculus medialis durchbricht das Septum intermusculare brachii mediale, wendet sich dorsal um den Epicondylus medialis im Sulcus nervi ulnaris und liegt am Unterarm wieder auf der Palmarseite. Er hat am Oberarm keine Äste.
   - Der *N. musculocutaneus* durchbohrt den M. coracobrachialis, liegt dann zwischen Bizeps und M. brachialis und gibt motorische Äste zur Flexorengruppe des Oberarms ab. Sein sensorischer Endast *N. cutaneus antebrachii lateralis* durchbricht lateral der Bizepssehne die Armfaszie und versorgt die Lateralseite des Unterarms.

8.3.8 Welche Gefäße und Nerven liegen in der Fossa cubitalis?

1. Die Hautvenen bilden das „Venen-M" ($\Rightarrow$ 8.3.6).
2. Die *A. brachialis* tritt unter der Aponeurosis musculi bicipitis brachii [Lacertus fibrosus] in die Ellenbeuge ein und teilt sich in ihre Endäste *A. radialis + A. ulnaris*. Wichtige Varietät ist ihr oberflächlicher Verlauf (*A. brachialis superficialis*): Vor einer intravenösen Injektion ist auf etwaige Pulsationen zu achten!
   - Kollateralkreisläufe: Am Rete articulare cubiti beteiligen sich 4 *Aa. collaterales* vom Oberarm und 3 *Aa. recurrentes* vom Unterarm.
3. Hautnerven: der *N. cutaneus antebrachii medialis* mit 2 Ästen auf der Medialseite, der *N. cutaneus antebrachii lateralis* (der Endast des N. musculocutaneus) auf der Lateralseite.
4. Der *N. radialis* gelangt zwischen M. brachialis und M. brachioradialis in die Ellenbeuge und teilt sich dort in seine Endäste:
   - Der *R. profundus* ist motorisch, er läuft um das Collum radii zu den Extensoren.
   - Der *R. superficialis* ist sensorisch, er begleitet die A. radialis am medialen Rand des M. brachioradialis zur Hand.

8.3.9 Welche Nerven sind an Ober- und Unterarm gefährdet?

1. Der *N. radialis* kann beim Oberarmschaftbruch durch Knochenbruchstücke angerissen oder eingeklemmt oder bei der Bruchheilung in den Kallus eingemauert werden. Leitsymptom ist die „Fallhand" (alle „Strecker" am Unterarm sind gelähmt).
2. Der *R. profundus* des *N. radialis* kann beim proximalen Speichenbruch verletzt werden, da er dem Collum radii anliegt.

3. Der *N. ulnaris* liegt dorsal des Epicondylus medialis im Sulcus nervi ulnaris nahezu ungeschützt unmittelbar unter der Haut (er ist dort leicht zu tasten). Er ist durch Druck und Unterkühlung gefährdet („Musikantenknochen"), ferner bei Abbruch des Epicondylus medialis durch Bruchstücke oder Kallus. Hier ist auch eine Leitungsanästhesie möglich: Die Sensibilität fällt am gesamten Kleinfinger aus.
4. Die Schädigung der Hautnerven *N. cutaneus antebrachii medialis* und *lateralis* bei „paravenöser" Injektion gehört zu den häufigsten „iatrogenen" Nervenschäden.
5. Nervenlähmungen kommen bei Narkose vor, wenn z. B. ein Arm über den Rand des Operationstisches hängt. Besonders häufig ist der *N. ulnaris* betroffen.

8.4/6 Unterarm (Antebrachium) und Hand (Manus)

8.4.1 Wo bricht die Speiche (Radius) am häufigsten?

1–3 cm proximal des distalen Endes bei Sturz auf die vorgestreckte Hand („klassischer" Speichenbruch, Colles-Fraktur): Neben dem Schlüsselbeinbruch ist dies der häufigste Knochenbruch des Erwachsenen.

8.4.2 Wie ist das Handskelett (Ossa manus) zu gliedern?

1. Handwurzel (*Carpus*): mit 8 Ossa carpi [carpalia] in 2 Reihen.
- Proximale Reihe (von radial nach ulnar): *Os scaphoideum* (das Kahnbein der Hand ist der am häufigsten brechende Handwurzelknochen mit sehr langer Bruchheilungsdauer), *Os lunatum* (das Mondbein ist bei Pressluftarbeitern gefährdet), *Os triquetrum* (Dreieckbein), *Os pisiforme* (das Erbsenbein ist als Sesambein in die Sehne des M. flexor carpi ulnaris eingelagert).
- Distale Reihe: *Os trapezium* (großes Vieleckbein), *Os trapezoideum* (kleines Vieleckbein), *Os capitatum* (Kopfbein), *Os hamatum* (Hakenbein).
- Überzählige Handwurzelknochen: Etwa 20 Typen kommen vor. Sie sind funktionell weitgehend belanglos, können aber im Röntgenbild zur Fehldiagnose eines Knochenbruchs führen.
2. Mittelhand (*Metacarpus*): mit 5 *Ossa metacarpi [metacarpalia]*, typische Röhrenknochen mit Basis (*Basis ossis metacarpi*), Schaft (*Corpus ossis metacarpi*) und Kopf (*Caput ossis metacarpi*).
3. Finger (*Digiti manus*): *Pollex, Index, Digitus medius, Digitus anularis, Digitus minimus*. Die *Ossa digitorum [Phalanges]* sind Röhrenknochen: *Phalanx proximalis* (Fingergrundglied), *Phalanx media* (Fingermittelglied, es fehlt beim Daumen) und *Phalanx distalis* (Fingerendglied).
4. Die Sesambeine liegen den Köpfen der Mittelhandknochen palmar an. Sie sind variabel, konstant sind nur 2 am Daumen vorhanden.

8.4.4/5 Wie sind die Gelenke der Handwurzel gegliedert?

Es gibt 3 Hauptgelenklinien und mehrere Nebengelenke:
1. Das proximale Handgelenk (*Articulatio radiocarpalis*) ist ein Eigelenk. Es liegt zwischen Radius und proximaler Reihe der Handwurzelknochen. Die Ulna ist durch einen *Discus articularis* vom Os triquetrum getrennt (auch der Gelenkraum des distalen Radioulnargelenks ist meist von dem des Handgelenks getrennt!).
2. Das distale Handgelenk (*Articulatio mediocarpalis*) liegt zwischen proximaler und distaler Reihe der Ossa carpi [carpalia]. Der Bewegungsumfang beider Handgelenke zusammen beträgt: Dorsalextension – Palmarflexion 90° – 0° – 90°, Radialabduktion – Ulnarabduktion 20° – 0° – 40°.

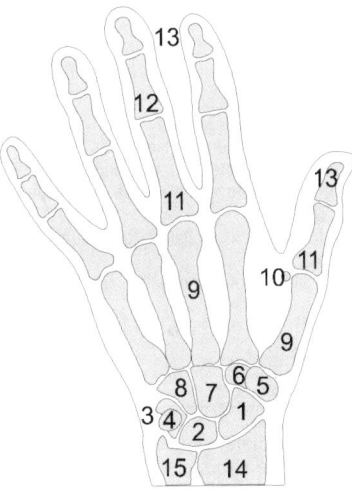

Abb. 8-5. Handskelett.

1–8 Ossa carpi [carpalia]
  1–4 proximale Reihe
  5–8 distale Reihe
1 Os scaphoideum
2 Os lunatum
3 Os triquetrum
4 Os pisiforme
5 Os trapezium
6 Os trapezoideum
7 Os capitatum
8 Os hamatum
9 Ossa metacarpi [metacarpalia]
10 Os sesamoideum
11–13 Ossa digitorum
11 Phalanx proximalis
12 Phalanx media
13 Phalanx distalis
14 Radius
15 Ulna

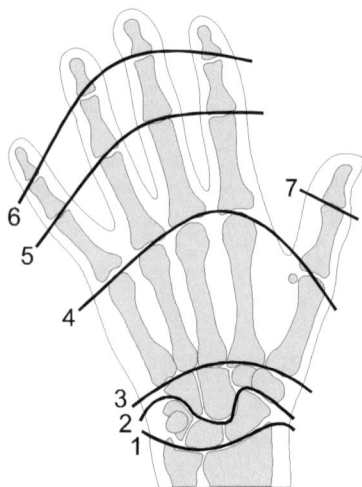

Abb. 8-6 Hauptgelenklinien der Hand.

1 Articulatio radiocarpalis
2 Articulatio mediocarpalis
3 Articulationes carpometacarpales
4 Articulationes metacarpophalangeae
5 Articulationes interphalangeae manus (proximales)
6 Articulationes interphalangeae manus (distales)
7 Articulatio interphalangea manus I (pollicis)

1. „Strecker" (Extensoren): radiale, ulnare und tiefe Gruppe. Innervation *N. radialis*
2. „Beuger" (Flexoren): oberflächliche, mittlere und tiefe Schicht. Innervation *N. medianus* oder *N. ulnaris*
3. Kurze Handmuskeln: Innervation *N. medianus* oder *N. ulnaris* • Muskeln der Hohlhand • Muskeln des Daumenballens • Muskeln des Kleinfingerballens

Tab. 8-11. Gliederung der Muskeln von Unterarm und Hand.

3. Die Handwurzel-Mittelhand-Gelenke (*Articulationes carpometacarpales*) II–V, zwischen der distalen Reihe der Handwurzelknochen und den Basen der Mittelhandknochen, lassen wegen straffer Bänder nur geringe Bewegungen zu. Hingegen hat das Daumensattelgelenk (*Articulatio carpometacarpalis pollicis*), zwischen Os trapezium und Os metacarpi I einen großen Bewegungsumfang: Abduktion – Adduktion 60° – 0° – 0°, Opposition – Reposition 30°– 0°– 30°.
4. Die Nebengelenke zwischen benachbarten Handwurzelknochen (*Articulationes intercarpales*) und zwischen Mittelhandknochen (*Articulationes intermetacarpales*) dienen der feinen Anpassung der Handform.

8.4.4 Wie verlaufen die Bänder der Handwurzel?

1. Vom Radius zu Handwurzelknochen: *Lig. radiocarpale dorsale + palmare, Lig. collaterale carpi radiale.*
2. Von der Ulna zu Handwurzelknochen: *Lig. ulnocarpale palmare, Lig. collaterale carpi ulnare.*
3. Zwischen Handwurzelknochen: *Ligg. intercarpalia dorsalia + palmaria, Lig. carpi radiatum.*
4. Zwischen Handwurzel- und Mittelhandknochen: *Ligg. carpometacarpalia dorsalia + palmaria.*
5. Zwischen Basen der Mittelhandknochen: *Ligg. metacarpalia dorsalia + palmaria + interossea).*

8.4.6 Wie sind die Fingergelenke zu gliedern?

1. Die Fingergrundgelenke (*Articulationes metacarpophalangeae*, abgekürzt MCP) II–V, zwischen Caput ossis metacarpi und Basis des Fingergrundglieds, sind Kugelgelenke, haben aber keine Muskeln für die aktive Rotation. Bewegungsumfänge: Strecken – Beugen 30° – 0° – 90°, Abspreizen – Anziehen 20° – 0° – 10°. Das Daumengrundgelenk (MCP I) ist ein reines Scharniergelenk: Strecken – Beugen 0° – 0° – 50°.
2. Die Fingermittelgelenke (*Articulationes interphalangeae proximales*, PIP), zwischen Kopf des Fingergrundglieds und Basis des Fingermittelglieds (fehlt am Daumen), sind Scharniergelenke. Bewegungsumfang: Strecken – Beugen 0° – 0° – 100°.
3. Die Fingerendgelenke (*Articulationes interphalangeae distales*, DIP): zwischen Kopf des Fingermittelglieds (beim Daumen des Daumengrundglieds) und Basis des Fingerendglieds, sind Scharniergelenke. Bewegungsumfang: Strecken – Beugen DIP II–V: 0° – 0° – 50°, DIP I: 10° – 0° – 80°.

NB: Alle Fingergelenke haben Kollateralbänder (*Ligg. collateralia*). Bei den Grundgelenken sind diese in Streckstellung entspannt, deshalb werden Abduktion und Rotation möglich.

8.5.4a Welche Sehnen liegen unter dem Retinaculum musculorum extensorum?

6 Sehnenscheidenfächer (von radial nach ulnar):
1. M. abductor pollicis longus + M. extensor pollicis brevis.
2. M. extensor carpi radialis longus + brevis.
3. M. extensor pollicis longus.
4. M. extensor digitorum, M. extensor indicis.
5. M. extensor digiti minimi.
6. M. extensor carpi ulnaris.

8.5.4b Was ist die Tabatiere?

Eine Grube der Haut über dem Os scaphoideum bei Abduktion und Reposition des Daumens, in deren Tiefe die A. radialis liegt. Die radiale Begrenzung bilden die Sehnen des M. abductor pollicis longus und M. extensor pollicis brevis, die ulnare Begrenzung die Sehne des M. extensor pollicis longus.

Muskel	Ursprung	Ansatz	Nerv	Funktion
M. brachioradialis	• Margo lateralis (humeri) • Septum intermusculare brachii laterale	Processus styloideus (radii)	N. radialis	• Ellbogengelenk: Flexion • Radioulnargelenke: je nach Ausgangsstellung Pro- oder Supination
M. extensor carpi radialis longus	• Margo lateralis (humeri) • Epicondylus lateralis (humeri)	Basis ossis metacarpi II		• Handgelenke: Dorsalextension + Radialabduktion • Ellbogengelenk: schwache Beugung
M. extensor carpi radialis brevis	Epicondylus lateralis (humeri)	Basis ossis metacarpi III		Handgelenke: starke Dorsalextension + schwache Radialabduktion

Tab. 8-12. Radiale Extensorengruppe.

Muskel	Ursprung	Ansatz	Nerv	Funktion
M. extensor digitorum	• Epicondylus lateralis (humeri) • Lig. collaterale laterale • Lig. anulare radii	Dorsalaponeurosen der Finger 2–5	N. radialis	• Fingergrundgelenke 2–5: kräftige Dorsalextension + schwache Ab- oder Adduktion (je nach Ausgangsstellung) • Fingermittel- und -endgelenke 2–5: nur schwache Dorsalextension • Handgelenke: Dorsalextension
M. extensor digiti minimi	Epicondylus lateralis (humeri)	Dorsalaponeurose des Kleinfingers		Kleinfingergrundgelenk (und schwächer in den Handgelenken): Dorsalextension
M. extensor carpi ulnaris	• Epicondylus lateralis (humeri) • Margo posterior (ulnae)	Basis ossis metacarpi V		Handgelenke: Dorsalextension + Ulnarabduktion

Tab. 8-13. Ulnare Extensorengruppe.

Muskel	Ursprung	Ansatz	Nerv	Funktion
M. supinator	• Epicondylus lateralis (humeri) • Lig. collaterale laterale • Lig. anulare radii • Crista musculi supinatoris der Ulna	Radius (distal der Tuberositas radii)	N. radialis	Supination
M. abductor pollicis longus	• Facies posterior (ulnae) • Membrana interossea antebrachii (dorsal) • Facies posterior (radii)	Basis ossis metacarpi I		• Daumensattelgelenk: Reposition + Abduktion • Handgelenke: Radialabduktion
M. extensor pollicis brevis	• Facies posterior (ulnae) • Membrana interossea antebrachii (dorsal) • Facies posterior des Radius	Basis der Phalanx proximalis I		• Daumengrundgelenk: Extension • Daumensattelgelenk: Reposition + Abduktion • Handgelenke: Radialabduktion
M. extensor pollicis longus	• Facies posterior (ulnae) • Membrana interossea antebrachii (dorsal)	Basis der Phalanx distalis I		• Daumengrund- + -endgelenk: Extension • Daumensattelgelenk: Reposition + Abduktion • Handgelenke: Radialabduktion + Dorsalextension
M. extensor indicis	Facies posterior (ulnae)	Dorsalaponeurose des Zeigefingers		Zeigefingergrundgelenk (und schwächer in den Handgelenken): Dorsalextension

Tab. 8-14. Tiefe Extensorengruppe.

8.5.4c Was ist der Karpaltunnel (Canalis carpi)?

Der *Canalis carpi* ist der Raum zwischen dem Retinaculum flexorum und der u-förmig angeordneten proximalen Reihe der Handwurzelknochen. Er enthält die Sehnen (in Sehnenscheiden) von M. flexor digitorum superficialis + profundus und M. flexor pollicis longus sowie den N. medianus (dieser kann beim Karpaltunnelsyndrom gequetscht werden).

8.5.4d Wozu dient die Aponeurosis palmaris (Palmaraponeurose)?

Dem festen Zugriff. Die Hohlhandfaszie ist durch straffes Bindegewebe zu einer Sehnenplatte verstärkt. Die überwiegenden Längszüge sind durch Fasciculi transversi verbunden. Die Haut ist durch straffe Retinacula cutis unverschieblich auf der Palmaraponeurose fixiert („Matratzenkonstruktion"). Sie wird beim Faustschluss durch den *M. palmaris longus* (aus der oberflächlichen Schicht der Flexorengruppe) und den *M. palmaris brevis* (von der Haut des Kleinfingerballens quer in die Palmaraponeurose einstrahlend) gespannt.

Muskel	Ursprung	Ansatz	Innervation	Funktion
M. pronator teres	• *Caput humerale:* Epicondylus medialis (humeri) • *Caput ulnare:* Tuberositas ulnae	Facies lateralis (radii) (Mitte)	N. medianus	• Ellbogengelenk: Flexion • Radioulnargelenke: Pronation
M. flexor carpi radialis	Epicondylus medialis (humeri)	Basis ossis metacarpi II		• Ellbogengelenk: Flexion • Radioulnargelenke: Pronation • Handgelenke: Palmarflexion + Radialabduktion
M. palmaris longus	Epicondylus medialis (humeri)	Aponeurosis palmaris		• Ellbogengelenk: Flexion • Radioulnargelenke: Pronation • Handgelenke: Palmarflexion • Spannen der Aponeurosis palmaris
M. flexor digitorum superficialis	• *Caput humeroulnare:* Epicondylus medialis (humeri) + Processus coronoideus (ulnae) • *Caput radiale:* Radius	Phalanges mediae II–V (Mitte)		Palmarflexion in den • Fingermittelgelenken 2–5 • Fingergrundgelenken 2–5 • Handgelenken
M. flexor pollicis longus	• Facies anterior (radii) • Membrana interossea antebrachii (palmar)	Phalanx distalis I (Basis)		• Daumenendgelenk, Daumengrundgelenk, Handgelenke: Palmarflexion • Daumensattelgelenk: Opposition
M. pronator quadratus	Facies anterior (ulnae) (distales Viertel)	Facies anterior des Radius (distales Viertel)		Radioulnargelenke: Pronation
M. flexor digitorum profundus	• Facies anterior (ulnae) • Membrana interossea antebrachii (palmar)	Phalanges distales II–V (Bases)	• Finger 2–3: N. medianus • Finger 4–5: N. ulnaris	Palmarflexion in den • Fingerendgelenken 2–5 • Fingermittelgelenken 2–5 • Fingergrundgelenken 2–5 • Handgelenken
M. flexor carpi ulnaris	• *Caput humerale:* Epicondylus medialis (humeri) • *Caput ulnare:* Olecranon + Margo posterior (ulnae)	• Os pisiforme (als Sesambein) • Basis ossis metacarpi V (über Lig. pisometacarpale) • Hamulus ossis hamati (über Lig. pisohamatum)	N. ulnaris	Handgelenke: Palmarflexion + Ulnarabduktion

Tab. 8-15. Flexoren des Unterarms.

8.5.4e Welche Sehnen sind palmar in Handgelenknähe sicht- und tastbar?

1. Die Sehne des *M. palmaris longus* läuft oberflächlich über das Retinaculum flexorum und ist daher sehnenscheidenfrei. Sie wird bei Opposition des Daumens deutlich sichtbar (kann aber fehlen!).
2. Die Sehne des *M. flexor carpi radialis* liegt radial neben der Sehne des M. palmaris longus.
3. Die Sehne des *M. flexor carpi ulnaris* findet man leicht proximal vom Erbsenbein.
4. Die durch den Karpaltunnel laufenden Sehnen der Fingerbeuger sind vor dem Eintritt in den Tunnel bei abwechselndem Beugen und Strecken der Finger zu tasten.

8.5.5 Wo liegen an der Hand Sehnen in Sehnenscheiden?

Sehnenscheiden dienen zur Reibungsminderung, wo Sehnen von Haltebändern gehalten werden: um die Extensorensehnen unter dem Retinaculum extensorum, um die Flexorensehnen unter dem Retinaculum flexorum im Karpaltunnel und um die Fingerbeugersehnen in den osteofibrösen Sehnenkanälen der Finger (*Vaginae fibrosae* digitorum *manus*). Blutgefäße treten über die *Vincula tendinum* in die Sehnen ein. Die Sehnenscheiden von Daumen und Kleinfinger laufen bis zum Karpaltunnel durch: Deshalb kann eine Eiterung vom Daumen auf den Kleinfinger (und umgekehrt) übergreifen (V-Phlegmone).

8.5.7a Welche Muskeln wirken auf die Radioulnargelenke?

1. *Pronieren*: M. pronator teres, M. pronator quadratus, M. flexor carpi radialis,
2. *Supinieren*: M. biceps brachii (bei gebeugtem Ellbogengelenk), M. supinator, M. brachioradialis (aus Pronation).

8.5.7b Welche Muskeln sind an den Hauptbewegungen der Handgelenke beteiligt?

1. *Palmarflexion*: alle Flexoren (außer M. pronator teres + quadratus), die Fingerbeuger nur bei gestreckten Fingern (sonst sind sie aktiv insuffizient).
2. *Dorsalextension*: alle Extensoren (außer M. brachioradialis und M. supinator). Die Randmuskeln wirken nur schwach (M. abductor pollicis longus, M. extensor pollicis brevis, M. extensor carpi ulnaris).
3. *Radialabduktion*: M. extensor carpi radialis longus + brevis, M. abductor pollicis longus, M. extensor pollicis brevis, M. flexor carpi radialis.
4. *Ulnarabduktion*: M. extensor carpi ulnaris, M. flexor carpi ulnaris.

8.5.7d Welche Ausfälle entstehen bei Schädigung von Nerven der Unterarm- und Handmuskeln?

1. *N. radialis*: „Fallhand" wegen des Ausfalls aller Dorsalextensoren der Handgelenke. Dabei ist auch der Faustschluss gestört (aktive Insuffizienz der Fingerbeuger)!

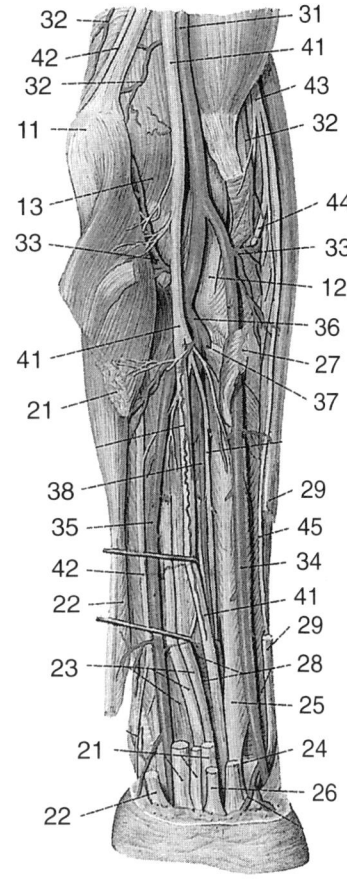

Abb. 8-7. Linke Regio antebrachii anterior nach Wegnahme der oberflächlichen Muskelschicht.

1 Knochen und Oberarmmuskeln	3 Arterien
11 Epicondylus medialis	31 A. brachialis
12 M. biceps brachii	32 Aa. collaterales
13 M. brachialis	33 Aa. recurrentes
2 Unterarmmuskeln	34 A. radialis
21 M. flexor digitorum superficialis	35 A. ulnaris
22 M. flexor carpi ulnaris	36 A. interossea communis
23 M. flexor digitorum profundus	37 A. interossea posterior
24 M. flexor carpi radialis	38 A. interossea anterior
25 M. flexor pollicis longus	4 Nerven
26 M. palmaris longus	41 N. medianus
27 M. pronator teres	42 N. ulnaris
28 M. pronator quadratus	43 N. radialis
29 M. brachioradialis	44 N. radialis, R. profundus
	45 N. radialis, R. superficialis

2. *N. ulnaris*: „Krallenhand" wegen des Ausfalls aller Mm. interossei und der ulnaren Hälfte der Mm. lumbricales: Fingergrundgelenke gestreckt, Mittel- und Endgelenke gebeugt, Daumen abduziert und reponiert.
3. *N. medianus*: „Schwurhand" wegen des Ausfall der Beuger im Mittel- und Endgelenk der Finger 1– 3. Hingegen können die Finger 4 + 5 (ulnarer Teil des M. flexor digitorum profundus) und die Grundgelenke aller Finger (Mm. interossei + Thenar- und Hypothenarmuskeln) über den *N. ulnaris* gebeugt werden.

Muskel	Ursprung	Ansatz	Innervation	Funktion
Mm. lumbricales	Sehnen des M. flexor digitorum profundus	Dorsalaponeurosen der Finger 2–5 (radial)	• Finger 2–3: N. medianus • Finger 4–5: N. ulnaris	• Fingergrundgelenke: Flexion • Fingermittel- und -endgelenke: Extension
Mm. interossei palmares	Ossa metacarpi II, IV und V	Dorsalaponeurosen der Finger 2, 4, 5	N. ulnaris	• Fingergrundgelenke: Flexion + Adduktion • Fingermittel- und -endgelenke: Extension
Mm. interossei dorsales	Ossa metacarpi I–V	Dorsalaponeurosen der Finger 2–4		• Fingergrundgelenke: Flexion + Abduktion • Fingermittel- und -endgelenke: Extension

Tab. 8-16. Tiefe Hohlhandmuskeln.

Muskel	Ursprung	Ansatz	Innervation	Funktion
M. abductor pollicis brevis	• Retinaculum flexorum • Os scaphoideum	Über radiales Sesambein an Phalanx proximalis I	N. medianus	• Daumensattelgelenk (Karpometakarpalgelenk I): Abduktion + Opposition • Daumengrundgelenk (Metakarpophalangealgelenk I): Flexion
M. opponens pollicis	• Retinaculum flexorum • Os trapezium	Os metacarpi I		Daumensattelgelenk: Abduktion + Opposition
M. flexor pollicis brevis	• *Caput superficiale*: Retinaculum flexorum • *Caput profundum*: Os trapezium + Os trapezoideum + Os capitatum + Os metacarpi I	Über radiales Sesambein an Phalanx proximalis I	• *Caput superficiale*: N. medianus • *Caput profundum*: N. ulnaris	• Daumensattelgelenk: Adduktion + Opposition • Daumengrundgelenk: Flexion
M. adductor pollicis	• *Caput obliquum*: Ossa metacarpi II + III + Os capitatum • *Caput transversum*: Os metacarpi III	Über ulnares Sesambein an Phalanx proximalis I	N. ulnaris	• Daumensattelgelenk: Adduktion + Opposition • Daumengrundgelenk: Flexion

Tab. 8-17. Muskeln des Daumenballens (Thenar).

Muskel	Ursprung	Ansatz	Innervation	Funktion
M. abductor digiti minimi	• Retinaculum flexorum • Os pisiforme	Phalanx proximalis V (ulnar)	N. ulnaris	Grundgelenk des Kleinfingers (Metakarpophalangealgelenk V): Abduktion
M. flexor digiti minimi brevis	• Retinaculum flexorum • Hamulus ossis hamati	Phalanx proximalis V (palmar)		Grundgelenk des Kleinfingers (Metakarpophalangealgelenk V): Palmarflexion
M. opponens digiti minimi	• Retinaculum flexorum • Hamulus ossis hamati	Os metacarpi V		Karpometakarpalgelenk: (geringe) Opposition des Os metacarpi V
M. palmaris brevis	• Aponeurosis palmaris • Retinaculum flexorum	Haut des Hypothenar		Querspannen der Aponeurosis palmaris

Tab. 8-18. Muskeln des Kleinfingerballens (Hypothenar).

8.6.1 Welche großen Arterien liegen im Unterarm?

1. Die *A. radialis* verläuft relativ oberflächlich an der Grenze zwischen der Beuger- und Streckerloge, meist bedeckt vom ulnaren Rand des M. brachioradialis. In der „Radialispulsgrube" radial neben der Sehne des M. flexor carpi radialis liegt sie unmittelbar unter der Haut und kann dem tastenden Finger nicht ausweichen, weil unter ihr der Radius liegt.
2. Die *A. ulnaris* zieht aus der Ellenbeuge zwischen M. flexor digitorum superficialis und profundus handwärts, oberflächlich zum Retinaculum flexorum. Der Ulnarispuls ist radial neben der Sehne des M. flexor carpi ulnaris (Ansatz am Os pisiforme) zu tasten.
3. Die *A. interossea communis* geht etwa 3 Fingerbreit distal der Teilung der A. brachialis von der A. ulnaris ab. Der kurze Stamm teilt sich in die
   - *A. interossea anterior* palmar der Membrana interossea antebrachii und die
   - *A. interossea posterior* dorsal der Zwischenknochenmembran. Sie ist meist wesentlich stärker als die anterior und versorgt die Extensoren. Ihre Äste verlaufen oft mit Ästen des R. profundus des N. radialis.
4. Die *A. mediana* ist eine in etwa 10 % vorkommende Varietät. Sie entspringt meist aus der A. ulnaris und begleitet den N. medianus durch den Karpaltunnel.

8.6.2 Wie verlaufen die großen Nerven am Unterarm?

1. Der *N. radialis* teilt sich in der Ellenbeuge in seine Endäste:
   - Der sensorische *R. superficialis* läuft neben der A. radialis am Rand des M. brachioradialis handwärts und gelangt oberflächlich zu den Sehnen der Tabatiere (auf diesen leicht zu tasten) zum Handrücken.
   - Der motorische *R. profundus* wendet sich durch den M. supinator auf die Dorsalseite und verzweigt sich zu den Extensoren.
2. Der *N. medianus* durchbohrt den M. pronator teres und gibt dann zwischen M. flexor digitorum superficialis und profundus Äste zu der Mehrzahl der Flexoren ab. Distal liegt er unter der Sehne des M. palmaris longus. Mit den Sehnen der Fingerbeuger durchsetzt er den Karpaltunnel.
3. Der *N. ulnaris* biegt dorsal um den Epicondylus medialis und ist dann vom M. flexor carpi ulnaris bedeckt. Ab der Mitte des Unterarms läuft er neben der A. ulnaris und schließlich radial neben dem Os pisiforme oberflächlich zum Retinaculum flexorum zur Hohlhand. Am Unterarm gibt er Äste zum M. flexor carpi ulnaris und zu den ulnaren Bäuchen des M. flexor digitorum profundus (für die Finger 4 + 5) ab.
4. Hautnerven:
   - Der *N. cutaneus antebrachii medialis*, ein direkter Ast des medialen Faszikels, teilt sich schon am Oberarm in 2 Äste: der R. anterior zum palmar-medialen und der R. posterior zum dorsal-medialen Viertel des Unterarms.
   - Der *N. cutaneus antebrachii lateralis* ist ein Ast des *N. musculocutaneus* zum palmar-lateralen Viertel des Unterarms.
   - Der *N. cutaneus antebrachii posterior* ist ein Ast des *N. radialis* zum dorsal-lateralen Viertel des Unterarms.

---

1. Fingergrundgelenke 2–5:
   - *Palmarflexion*: Mm. interossei, Mm. lumbricales, M. flexor digiti minimi brevis, M. flexor digitorum superficialis + profundus (wenn Handgelenke dorsalflektiert)
   - *Dorsalextension*: M. extensor digitorum, M. extensor digiti minimi, M. extensor indicis
   - *Abduktion*: Mm. interossei dorsales, M. abductor digiti minimi
   - *Adduktion*: Mm. interossei palmares, schwach: M. flexor digitorum superficialis + profundus
2. Fingermittel- und -endgelenke 2–5:
   - *Beugen*: M. flexor digitorum profundus + superficialis (nur Mittelgelenk)
   - *Strecken*: Mm. interossei, Mm. lumbricales, schwach: M. extensor digitorum
3. Daumensattelgelenk:
   - *Abduktion*: M. abductor pollicis longus + brevis
   - *Adduktion*: M. adductor pollicis + M. interosseus dorsalis I
   - *Opposition*: alle Thenarmuskeln
   - *Reposition*: M. extensor pollicis longus + brevis, M. abductor pollicis longus
4. Daumengrundgelenk:
   - *Beugen*: alle Thenarmuskeln (außer M. opponens pollicis), M. flexor pollicis longus
   - *Strecken*: M. extensor pollicis longus + brevis
5. Daumenendgelenk:
   - *Beugen*: M. flexor pollicis longus
   - *Strecken*: M. extensor pollicis longus

Tab. 8-19. Muskeln der Hauptbewegungen der Fingergelenke.

8.6.3a Was sind die Hohlhandbogen (Arcus palmares)?

2 starke Verbindungen zwischen der A. radialis und der A. ulnaris in der Palma zur optimalen Blutversorgung der Finger:

1. Im *Arcus palmaris superficialis* vereinigen sich der Endast der *A. ulnaris* mit dem *R. palmaris superficialis* der *A. radialis*. Er liegt zwischen der Aponeurosis palmaris und den Sehnen der Fingerbeuger auf Höhe der Hautfalte zwischen Daumen und Zeigefinger. Aus ihm entspringen die *Aa. digitales palmares communes*, die sich auf Höhe der Fingergrundgelenke in je 2 *Aa. digitales palmares propriae* teilen.
2. Im *Arcus palmaris profundus* vereinigen sich der Endast der *A. radialis* (der von der Radialispulsgrube über die Tabatiere und durch das Spatium interosseum I zur Palma gelangt) mit dem *R. palmaris profundus* der *A. ulnaris*. Er liegt unter den Sehnen der Fingerbeuger auf Höhe des distalen Endes des Karpaltunnels. Aus ihm entspringen die *Aa. metacarpales palmares*. Diese anastomosieren meist mit den Aa. digitales palmares communes und geben Rr. perforantes zum Handrücken ab.

8.6.3b Wie wird der Handrücken (Dorsum manus) mit Blut versorgt?

1. Das Arteriennetz des Handrückens (*Rete carpale dorsale*) liegt unter den Strecksehnen. Aus ihm entspringen die *Aa. metacarpales dorsales*, die sich in *Aa. digitales dorsales* fortsetzen. Das Netz bilden der *R. carpalis dorsalis* der *A. radialis*, der Endast der *A. interossea posterior* und der *R. carpalis dorsalis* der *A. ulnaris*.
2. Das Venennetz des Handrückens (*Rete venosum dorsale manus*) liegt oberflächlich zu den Strecksehnen.

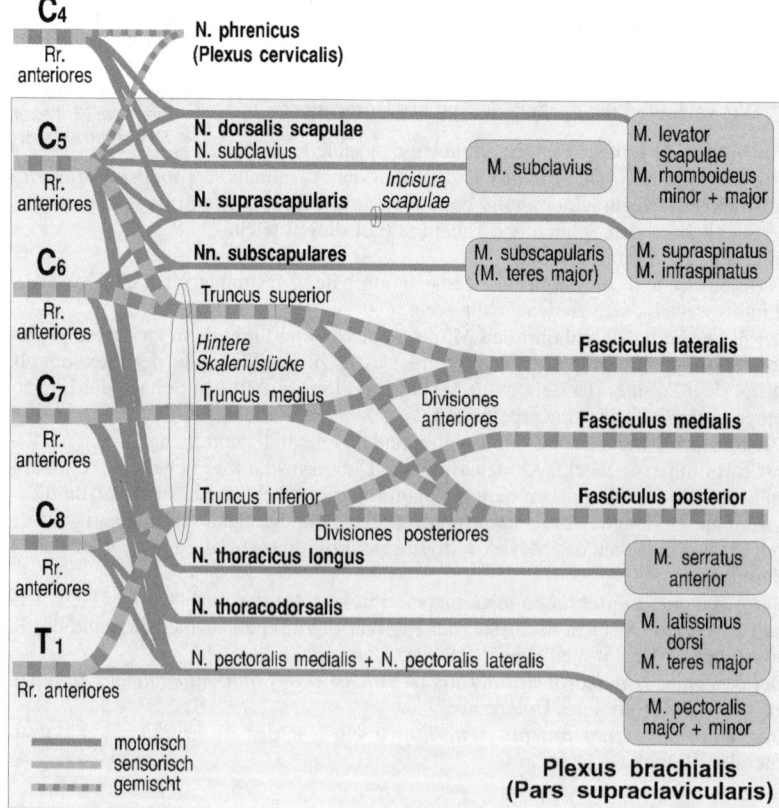

Abb. 8-8. Schema der supraklavikulären Äste des Plexus brachialis.

8.6.4a **Welche Schichten liegen in der Hohlhand (Palma [Vola]) übereinander?**

1. Palmaraponeurose.
2. Arcus palmaris superficialis + Fingernerven.
3. Sehnen der Fingerbeuger + Mm. lumbricales.
4. Arcus palmaris profundus + motorische Äste des *N. ulnaris*
5. Ossa metacarpi [metacarpalia] + Mm. interossei palmares.

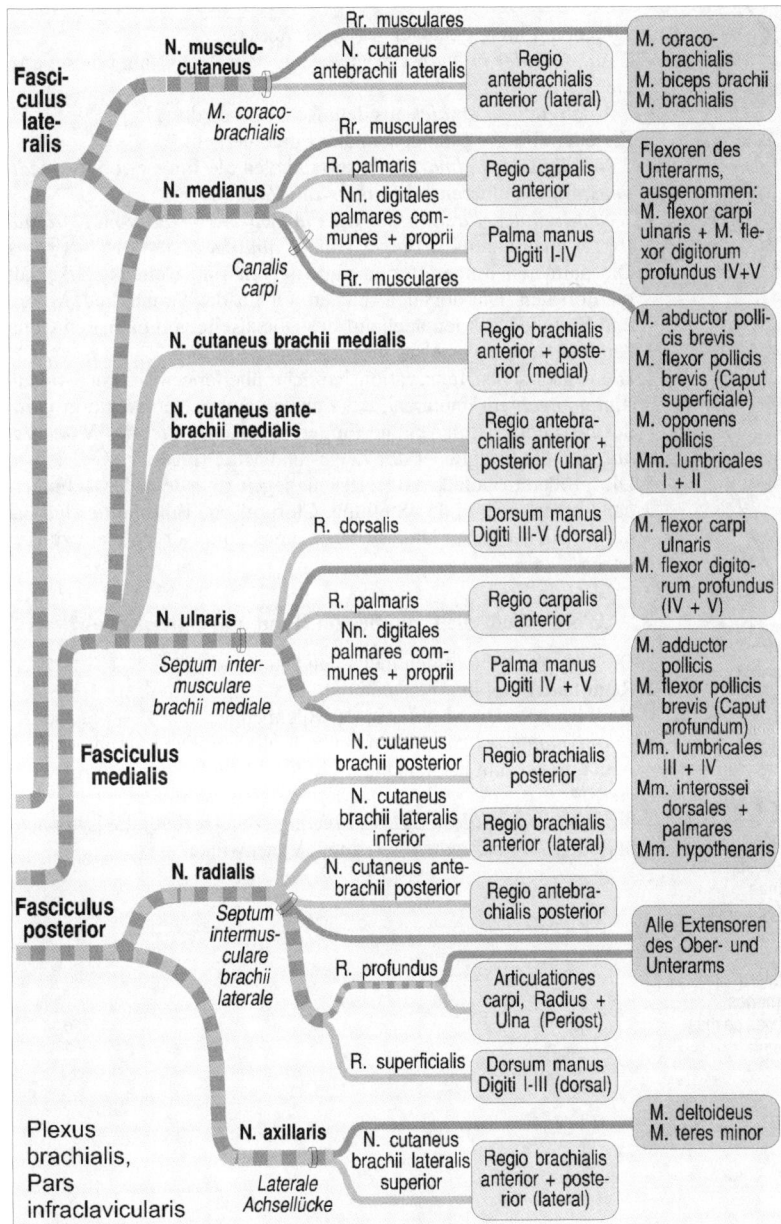

Abb. 8-9. Schema der infraklavikulären Äste des Plexus brachialis.

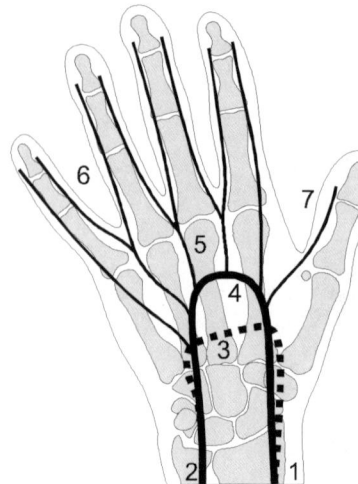

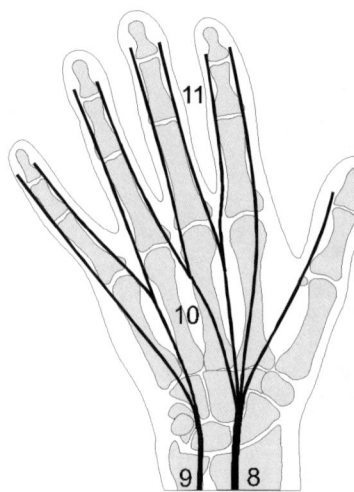

Abb. 8-10. Leitungsbahnen der Palma: Arterien (oben), Nerven (unten).

1 A. radialis
2 A. ulnaris
3 Arcus palmaris profundus
4 Arcus palmaris superficialis
5 Aa. digitales palmares communes
6 Aa. digitales palmares propriae
7 A. princeps pollicis
8 N. medianus
9 N. ulnaris
10 Nn. digitales palmares communes
11 Nn. digitales palmares proprii

8.6.4b **Welche Schichten liegen am Handrücken übereinander?**

1. Rete venosum dorsale manus + Hautnerven.
2. Fascia dorsalis manus.
3. Extensorensehnen.
4. Rete carpale dorsale (Arteriennetz).
5. Ossa metacarpi [metacarpalia] + Mm. interossei dorsales.

8.6.5 **Wie verlaufen die Blutgefäße und Nerven der Finger?**

1. Zu jedem Finger gelangen 4 Fingerarterien:
   - 2 *Aa. digitales palmares propriae* aus dem Arcus palmaris superficialis.
   - 2 *Aa. digitales dorsales* aus dem Rete carpale dorsale.
2. Zu jedem Finger gelangen auch 4 Fingernerven:
   - 2 *Nn. digitales palmares*, für die radialen 3½ Finger vom *N. medianus,* für die ulnaren 1½ Finger vom *N. ulnaris.*
   - 2 *Nn. digitales dorsales*, für die radialen 2½ Finger vom *N. radialis,* für die ulnaren 2½ Finger vom *N. ulnaris.*
3. Die palmaren Fingerarterien und -nerven sind weitaus stärker als die dorsalen. Die dorsalen reichen nur für das Grundglied. Mittel- und Endglied werden auch auf der Dorsalseite von palmaren Gefäßen und Nerven versorgt.
4. Die sensorischen Innervationsbereiche überlappen sich meist weit. *Autonomgebiet* (Hautareal, das nur von einem Nerv versorgt wird) des *N. ulnaris* ist der kleine Finger. Autonomgebiet des *N. medianus* sind die Endglieder des Zeige- und Mittelfingers.
5. Die größeren Gefäße und Nerven liegen in jedem der 4 Fingerquadranten etwa in 45°-Stellung. Chirurgische Einschnitte sind daher möglichst genau lateral vorzunehmen, um Nerven nicht zu verletzen.

8.6.6 **Wohin fließt die Lymphe von Hand und Unterarm ab?**

1. Die Lymphgefäße folgen meist den Hautvenen.
2. Regionäre Lymphknoten sind die
   - *Nodi lymphoidei cubitales* in der Ellenbeuge.
   - *Nodi lymphoidei axillares* in der Achselhöhle. Die Lymphe vom Arm durchströmt nacheinander die *Nodi lymphoidei axillares humerales [laterales]*, die *Nodi lymphoidei axillares centrales* und die *Nodi lymphoidei axillares apicales*. Zuletzt fließt die Lymphe über den *Truncus subclavius* zum „Venenwinkel".

9 Bein (Membrum inferius)

9.1 Hüfte (Coxa)

9.1.1a Wie ist die Hüftpfanne (Acetabulum) gebaut?

1. An der Hüftpfanne sind alle 3 Knochen des Os coxae (Hüftbein) beteiligt: Beim Kind sind *Os ilium* (Darmbein), *Os ischii* (Sitzbein) und *Os pubis* (Schambein) noch durch eine knorpelige Wachstumsfuge („Y-Fuge") getrennt.
2. Die *Facies lunata* ist die halbmondförmige Kontaktfläche für das Femur um die *Fossa acetabuli*. Die *Incisura acetabuli* wird vom überknorpelten *Lig. transversum acetabuli* überbrückt.
3. Eine faserknorpelige Gelenkklippe (*Labrum acetabuli*) umgreift den Hüftkopf noch über dessen Äquator hinaus (Nussgelenk).
4. Bei etwa 2 % der Neugeborenen ist das Pfannendach mangelhaft ausgebildet: Die Hüftdysplasie muss schon im frühen Säuglingsalter behandelt werden, um schweren Gelenkschäden vorzubeugen (eine Spreizhose induziert die Nachreifung der Hüftpfanne).

9.1.1b Wie ist der proximale Teil des Femur (Oberschenkelbein) gebaut?

1. Das *Caput femoris* (Hüftkopf) ist die halbkugelige proximale Femurepiphyse. Sie hat eine Delle (*Fovea capitis*) für den Ansatz des Lig. capitis femoris.
2. Das *Collum femoris* (Schenkelhals) spreizt den Hüftkopf von der Diaphyse (*Corpus femoris*, Schenkelschaft) ab.
3. Der Kollum-Diaphysen-Winkel (CCD-Winkel) beträgt beim Neugeborenen etwa 150°, beim Erwachsenen 125-130°. Er ist vergrößert bei der Coxa valga, verkleinert bei der Coxa vara.
4. Der Antetorsionswinkel des Schaftes beträgt beim Neugeborenen etwa 30°, beim Erwachsenen etwa 10°. Deshalb ist bei der sagittalen Röntgenaufnahme eine Innenrotation des Beins nötig, um den Schenkelhals unverkürzt darzustellen!
5. *Trochanter major + minor* (großer + kleiner Rollhügel) sind hüftgelenknahe Muskelansatzhöcker. Sie sind dorsal durch die *Crista intertrochanterica* verbunden.
6. Die *Linea aspera* ist eine Muskelansatzleiste dorsal am Schenkelschaft.

9.1.1/2 Was sollte man vom Hüftgelenk (Articulatio coxae) wissen?

1. Die Gelenkkörper sind das Acetabulum und das Caput femoris.
2. Die Gelenkkapsel ist relativ weit (großer Bewegungsumfang!) und schließt große Teile des Schenkelhalses mit ein.
3. Bänder:
- Von jedem Teilknochen des Hüftbeins zieht ein Band zum Schenkelhals: *Lig. iliofemorale* (stärkstes Band des Körpers) + *Lig. ischiofemorale* + *Lig. pubofemorale*. Sie entspannen sich bei Beugung und spannen sich beim Strecken an.
- Die *Zona orbicularis* (Ringzone) umgreift den Schenkelhals.
- Das *Lig. capitis femoris* hat keine mechanische Bedeutung. Es führt Blutgefäße zum Hüftkopf.
4. Gelenktyp: Kugelgelenk:
5. Bewegungsumfang: Extension – Flexion 10° – 0° – 130°, Abduktion – Adduktion 40° – 0° – 30°, Außenrotation – Innenrotation 50° – 0° – 40°.
6. Blutversorgung: Die *A. circumflexa femoris medialis + lateralis* (aus der A. profunda femoris) umgreifen den Schenkelhals ventral und dorsal. Der Hüftkopf erhält zusätzliche Blutgefäße aus der *A. obturatoria* über das Lig. capitis femoris (sie reichen allein nicht aus, bei der Epiphysenlösung droht die Hüftkopfnekrose).

9.1.4 Welche Muskeln bewirken die 6 Hauptbewegungen des Hüftgelenks?

1. *Flexion* (Anteversion): M. iliopsoas, M. rectus femoris, M. tensor fasciae latae, M. sartorius, M. pectineus.
2. *Extension* (Retroversion): M. gluteus maximus, ischiokrurale Muskeln (M. semitendinosus, M. semimembranosus, M. biceps femoris).
3. *Abduktion:* M. gluteus medius, M. gluteus minimus, M. tensor fasciae latae.
4. *Adduktion:* Adduktorengruppe (M. adductor longus, M. adductor brevis, M. adductor magnus, M. gracilis, M. pectineus).
5. *Außenrotation:* M. gluteus maximus, kleine Außenroller (M. piriformis, M. gemellus superior, M. obturatorius internus, M. gemellus inferior), M. quadratus femoris, M. obturatorius externus, M. adductor longus, M. adductor brevis, M. adductor magnus.
6. *Innenrotation:* M. gluteus medius, M. gluteus minimus.

9.1.5a Welche Hüftmuskeln sind beim Gehen wichtig?

1. Das Spielbein wird durch die Flexoren (M. iliopsoas, M. rectus femoris u. a.) nach vorn bewegt.
2. Das Standbein wird durch die Extensoren (M. gluteus maximus, ischiokrurale Muskeln) zurückgezogen. Die Strecker sind etwa 5mal so stark wie die Beuger, weil beim Bergaufgehen die Beuger nur das Gewicht des Beins, die Strecker aber das Gewicht des restlichen Körpers heben müssen.
3. Die Kontraktion der Abduktoren (M. gluteus medius + minimus) auf der Standbeinseite hebt das Becken auf der Spielbeinseite an: Der Fuß des Spielbeins schleift deshalb nicht auf dem Boden.

Muskel	Ursprung	Ansatz	Nerv	Funktion
M. iliopsoas	2 getrennte Ursprünge: • **M. psoas major**: Seitenflächen der Wirbelkörper und Querfortsätze T_{12}-L_5 • **M. iliacus**: Fossa iliaca	Gemeinsamer Ansatz am Trochanter minor	N. femoralis + Äste des Plexus lumbalis	• Flexion im Hüftgelenk (stärkster Beuger des Hüftgelenks, entscheidend wichtig für das Gehen!) • Seitneigen und Inklination der Lendenwirbelsäule (nur M. psoas)
M. sartorius	Spina iliaca anterior superior	Über „Pes anserinus" an Facies medialis der Tibia	N. femoralis	• Flexion, Abduktion und Außenrotation im Hüftgelenk • Flexion und Innenrotation im Kniegelenk (Schneidersitz!)

Tab. 9-1. Ventrale Hüftgelenkmuskeln.

Muskel	Ursprung	Ansatz	Nerv	Funktion
M. gluteus maximus	• Os ilium dorsal der Linea glutea posterior • Os sacrum • Os coccygis • Lig. sacrotuberale	• Tuberositas glutea am Femurschaft • Tractus iliotibialis	N. gluteus inferior	• Extension, Adduktion und Außenrotation im Hüftgelenk (stärkster Strecker des Hüftgelenks, z. B. entscheidend wichtig beim Treppensteigen) • Extension im Kniegelenk (über Tractus iliotibialis)
M. gluteus medius	Os ilium zwischen Crista iliaca, Linea glutea anterior und posterior	Trochanter major	N. gluteus superior	• Abduktion im Hüftgelenk (Hauptwirkung) • ventraler Teil Innenrotation und Flexion • dorsaler Teil Außenrotation und Extension
M. gluteus minimus	Os ilium zwischen Linea glutea anterior und inferior			
M. tensor fasciae latae	Spina iliaca anterior superior und anschließende Crista iliaca	• Fascia lata • Tractus iliotibialis		• Flexion, Abduktion und Innenrotation im Hüftgelenk • Extension im Kniegelenk

Tab. 9-2. Gesäßmuskeln.

9.1.5b Welche Aufgaben hat der Tractus iliotibialis?

In den Sehnenstreifen von der Crista iliaca zur fibularen Seite der Tibia strahlen 2 Muskeln ein: vorn der *M. tensor fasciae latae*, hinten der *M. gluteus maximus*.
1. Beim Femur weichen Knochenachse und Lastachse (Schenkelhalswinkel!) voneinander ab. Deshalb wird das Femur stark auf Biegung beansprucht. Ein Teil der Biegekräfte wird durch die „Zuggurtung" auf der Außenseite aufgefangen.
2. Die leichte Extension im Kniegelenk wirkt stabilisierend im Stehen.

9.1.6 Welche Ausfälle entstehen bei Schädigung von Nerven der Hüftmuskeln?

1. *N. gluteus inferior*: Ausfall des M. gluteus maximus. Das Strecken ist entscheidend geschwächt. Behindert ist vor allem das Treppensteigen.
2. *N. gluteus superior*: Ausfall von M. gluteus medius + minimus + M. tensor fasciae latae. Die Abduktion ist entscheidend geschwächt: Beim Stehen auf dem kranken Bein kann das Becken nicht im Gleichgewicht gehalten werden, es sinkt auf der gesunden Seite ab (Trendelenburg-Zeichen). Beim Gehen schleift das gesunde (!) Bein am Boden nach. Bei beidseitiger Lähmung kommt es zum „Watschelgang".
3. *N. ischiadicus*: Der Ausfall der ischiokruralen Muskeln ist für das Hüftgelenk unbedeutend (er trifft Knie- und Fußgelenke!).
4. *N. femoralis*: Der Ausfall der wesentlichen Beuger (M. iliopsoas + M. rectus femoris + M. sartorius) schwächt die Beugung erheblich.
5. *N. obturatorius*: Ausfall der Adduktorengruppe schwächt die Adduktion erheblich.

Muskel	Ursprung	Ansatz	Nerv	Funktion
M. piriformis	Os sacrum (Facies pelvica)	Trochanter major	Plexus sacralis	• Außenrotation (in Streckstellung) • Abduktion (in Beugestellung)
M. gemellus superior	Spina ischiadica	Fossa trochanterica		Außenrotation (deshalb manchmal auch „Rotator triceps" genannt)ı
M. obturatorius internus	Innenseite der Membrana obturatoria und angrenzende Teile des Os coxae			
M. gemellus inferior	Tuber ischiadicum			
M. obturatorius externus	Außenseite der Membrana obturatoria und angrenzende Teile des Os coxae		N. obturatorius	• Außenrotation • stützt das Caput femoris von unten her ab, wirkt damit einer Luxation entgegen
M. quadratus femoris	Tuber ischiadicum	Crista intertrochanterica	N. ischiadicus	Außenrotation (zweitstärkster Außenroller nach dem M. gluteus maximus)

Tab. 9-3. Kleine Außenroller (in kraniokaudaler Reihenfolge).

Muskel	Ursprung	Ansatz	Nerv	Funktion
M. pectineus	Pecten ossis pubis	• Linea pectinea • Linea aspera des Femur	N. femoralis + N. obturatorius	Flexion und Adduktion im Hüftgelenk
M. adductor longus	Corpus ossis pubis	Linea aspera des Femur (mittleres Drittel des Labium mediale)	N. obturatorius	Adduktion (und schwächer Flexion und Außenrotation) im Hüftgelenk
M. gracilis	Ramus inferior ossis pubis	Über „Pes anserinus" an der Facies medialis der Tibia (lange Ansatzsehne)		• Adduktion im Hüftgelenk • Flexion und Innenrotation im Kniegelenk
M. adductor brevis	Os pubis (Vorderfläche)	Linea aspera des Femur (oberes Drittel des Labium mediale)		Adduktion (und schwächer Außenrotation) in Hüftgelenk
M. adductor magnus	• Ramus ischiopubicus • Tuber ischiadicum	• Linea aspera (Labium mediale) • Epicondylus medialis des Femur (sehnig)		Adduktion und Außenrotation im Hüftgelenk (stärkster Adduktor)

Tab. 9-4. Adduktoren (Anordnung in 3 Schichten).

9.2 Gesäß (Nates [Clunes]) und Oberschenkel (Femur)

9.2.1a Welche Verbindungen hat die Gesäßgegend (Regio glutealis) zur Beckenhöhle und zur Dammgegend?

1. Das *Foramen ischiadicum majus* verbindet mit der Beckenhöhle. Es wird dorsal vom Kreuzbein, ventral vom Hüftbein, kranial vom Sakroiliakalgelenk, kaudal vom Lig. sacrospinale begrenzt. Der *M. piriformis* zieht hindurch und lässt oben („Foramen suprapiriforme") und unten („Foramen infrapiriforme") Lücken für Blutgefäße und Nerven frei.
2. Das *Foramen ischiadicum minus* verbindet über die *Fossa ischioanalis* mit der Dammgegend (Regio perinealis). Es wird kranial vom *Lig. sacrospinale*, kaudal vom *Lig. sacrotuberale*, lateral vom Os ischii begrenzt.

9.2.1b Wie verlaufen die Gefäß-Nerven-Straßen in der Gesäßgegend?

1. Vom „Foramen suprapiriforme" etwa horizontal nach lateral zwischen M. gluteus medius und minimus: *A. glutea superior + Vv. gluteae superiores* (aus A. + V. iliaca interna) + *N. gluteus superior*.
2. Vom „Foramen infrapiriforme" verzweigen sich ventral des M. gluteus maximus: *A. glutea inferior + Vv. gluteae inferiores* (aus A. + V. iliaca interna) + *N. gluteus inferior*.
3. Vom „Foramen infrapiriforme" ziehen zur Regio femoris posterior: *N. ischiadicus* (etwa 1 cm breit, manchmal schon in *N. tibialis* und *N. fibularis [peroneus] communis* geteilt) + *N. cutaneus femoris posterior*.
4. Vom „Foramen infrapiriforme" gelangen durch das Foramen ischiadicum minus zum Canalis pudendalis (Alcock-Kanal) in der Fossa ischioanalis: *A. + V. pudenda interna* (aus A. + V. iliaca interna) + *N. pudendus*.

1 Knochen, Bänder, Schleimbeutel
11 Crista iliaca
12 Spina iliaca posterior superior (+ Schleimbeutel)
13 Tuber ischiadicum + Lig. sacrotuberale
14 Articulatio coxae + Lig. ischiofemorale
15 Trochanter major
16 Bursa trochanterica musculi glutei maximi
17 Trochanter minor
18 Linea aspera

2 Gesäßmuskeln
21 M. gluteus maximus
22 M. gluteus medius
23 M. gluteus minimus
24 M. piriformis
25 M. gemellus superior
26 M. obturatorius internus
27 M. gemellus inferior
28 M. quadratus femoris

3 Oberschenkelmuskeln
31 M. gracilis
32 M. adductor magnus
33 M. semimembranosus
34 M. semitendinosus
35 M. biceps femoris, Caput longum
36 M. biceps femoris, Caput breve
37 Tractus iliotibialis

4 Leitungsbahnen
41 A. glutea superior
42 A. pudenda interna
43 A. glutea inferior
44 N. ischiadicus
45 N. gluteus inferior

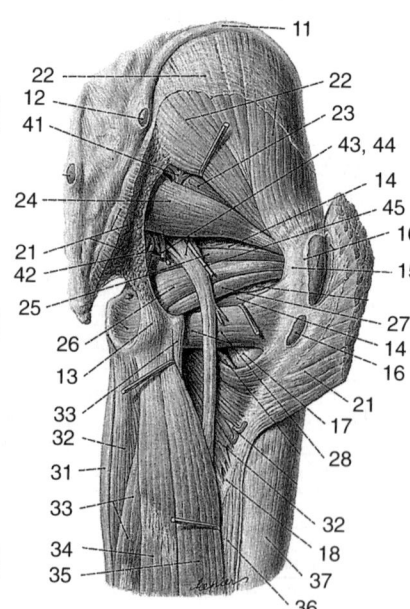

Abb. 9-1. Muskeln der Gesäßgegend, mittlere Schicht, und N. ischiadicus.

9.2.2a Wo kann man relativ risikoarm intramuskulär injizieren?

1. In der Gesäßgegend in den *M. gluteus medius*.
2. Am Oberschenkel in den *M. vastus lateralis*.
3. Am Oberarm in den *M. deltoideus* oder *M. triceps brachii*.

9.2.2b Welche Risiken hat die intragluteale Injektion?

1. Verletzung des *N. ischiadicus*: Das Bein kann vom Knie abwärts gelähmt sein.
2. Verletzung des *N. gluteus superior*: Die Lähmung der Abduktoren behindert das Gehen erheblich.
3. Intraarterielle Injektion in die *A. glutea superior* oder *inferior*: Es können große Gewebebereiche absterben und tiefe Geschwüre entstehen.

9.2.2c Wie projizieren sich die „Nervenaustrittstellen" auf die Haut der Gesäßgegend?

1. Das „Foramen suprapiriforme" entspricht etwa dem medialen Drittelpunkt der Verbindungslinie von Spina iliaca posterior superior (seitlicher Eckpunkt der Lendenraute) und Spitze des Trochanter major.
2. Das „Foramen infrapiriforme" entspricht etwa dem Halbierungspunkt der Verbindungslinie von Spina iliaca posterior superior und Tuber ischiadicum.
3. Ein Druckpunkt des N. ischiadicus beim Verlassen der Gesäßgegend liegt am medialen Drittelpunkt der Verbindungslinie von Tuber ischiadicum und Trochanter major.

9.2.2d Wo darf man intragluteal injizieren?

1. *Laterale Injektion* (nach von Hochstetter): zwischen Zeigefinger und Mittelfinger, wenn die Handfläche auf dem Trochanter major ruht, ein Finger die Spina iliaca anterior superior tastet und der andere nach dorsal abgespreizt ist. Vorteil: dicke Muskelschicht (M. gluteus medius + minimus), man kann kaum zu tief stechen. Nachteil: Der Ast des N. gluteus superior zum M. tensor fasciae latae kann verletzt werden.
2. *Kraniale Injektion* (nach von Lanz und Wachsmuth): zwischen Crista iliaca und Verbindungslinie von Spina iliaca anterior superior und Spina iliaca posterior superior. Vorteil: Es liegen keine wesentlichen Blutgefäße und Nerven im Injektionsfeld. Nachteil: Die Muskelschicht ist nicht sehr dick.

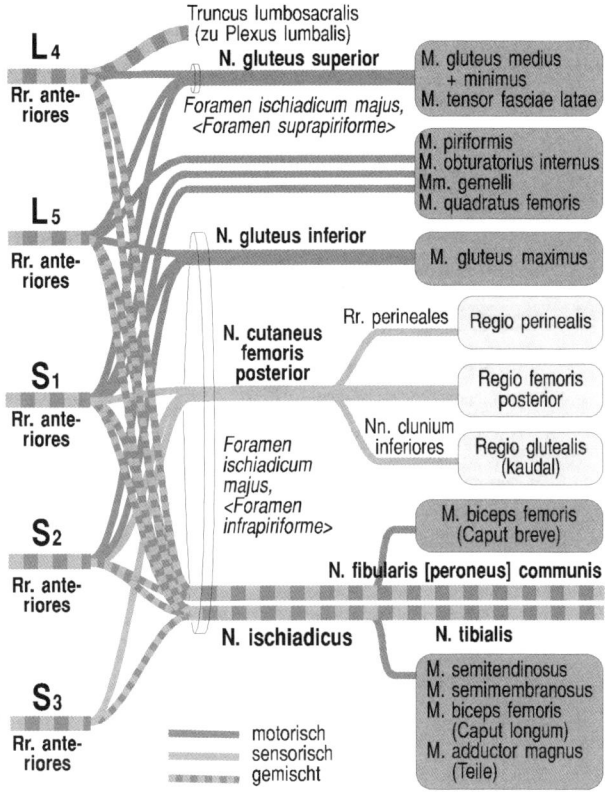

Abb. 9-2. Schema der Äste des Plexus sacralis kranial des Knies.

9.2.3 Wie ist die Versorgungsstraße hinter dem Leistenband gegliedert?

Das *Lig. inguinale* ist ein verstärkter Randzug der Aponeurose des M. obliquus externus abdominis von der Spina iliaca anterior superior zum Tuberculum pubicum. Der *Arcus iliopectineus* der *Fascia iliaca* teilt den Raum zwischen Leistenband und Beckenknochen in 2 Durchgangsstraßen: lateral die *Lacuna musculorum*, medial die *Lacuna vasorum*.

1. Die *Lacuna musculorum* durchqueren der M. iliopsoas, der N. femoralis und der N. cutaneus femoris lateralis.
2. In der *Lacuna vasorum* liegen (von lateral nach medial):
- *A. femoralis*: Ihr Puls ist über der Mitte des Leistenbandes zu tasten. Die Punktion ist technisch relativ einfach (z. B. für einen Linksherzkatheter!).
- *V. femoralis*.
- *Anulus* femoralis (Schenkelring): mit Lymphbahnen und Lymphknoten aus der Gruppe der Nodi lymphoidei inguinales profundi. Er kann zur Bruchpforte der Schenkelhernien werden. Schenkelhernien sind bei Frauen häufiger, weil das Becken bei ihnen breiter und der Anulus femoralis weiter ist als bei Männern. Vom

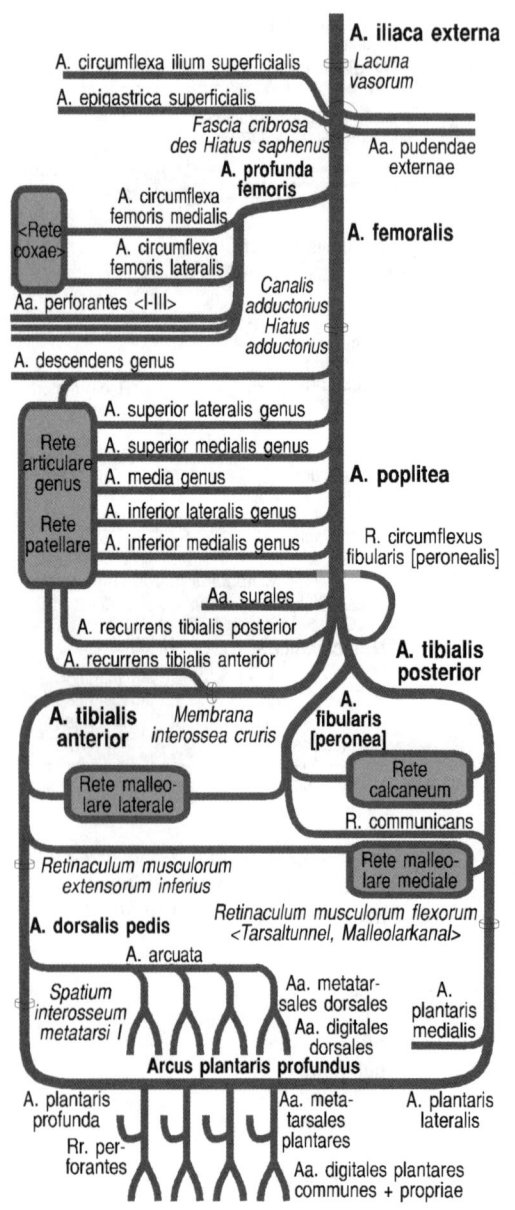

Abb. 9-3. Schema der Verzweigung der A. femoralis.

Anulus femoralis zieht eine Bindegewebestraße zum Hiatus saphenus. Sie kann durch Schenkelhernien zum Schenkelkanal (*Canalis femoralis*) erweitert werden.

9.1.4 + 9.2.4 Was ist das Trigonum femorale (Scarpa-Dreieck)?

Der Teil der Oberschenkelvorderseite zwischen Lig. inguinale, M. sartorius und M. adductor longus. Im kranialen Teil des Dreiecks sinkt die Haut zur „Fossa iliopectinea" (über M. iliopsoas und M. pectineus) ein.

9.2.4a Welche Blutgefäße versorgen den Oberschenkel?

1. Die *A. + V. femoralis* ziehen von der Lacuna vasorum durch den Adduktorenkanal zur Fossa poplitea. Etwa 4 Fingerbreit distal des Leistenbandes gehen von ihnen die *A. + V. profunda femoris* ab. Deren Äste versorgen den größten Teil des Oberschenkels: Die *A. + V. circumflexa femoris medialis + lateralis* umgreifen das Femur medial und lateral und anastomosieren miteinander im Bereich des Trochanter major. *Aa. + Vv. perforantes* durchbrechen die Adduktorengruppe zur Oberschenkelrückseite.

2. Die *A. obturatoria* ist ein parietaler Ast der A. iliaca interna. Sie gelangt durch den Canalis obturatorius (am oberen Rand der Membrana obturatoria) zu den Adduktoren.

9.2.4b Welche Nerven durchziehen den Oberschenkel?

1. Der *N. femoralis* aus dem Plexus lumbalis durchquert die Lacuna musculorum und zweigt sich in zahlreiche Äste auf: motorische zum M. quadriceps femoris + M. sartorius (+ M. pectineus), sensorische zur Oberschenkelvorderseite. Der *N. saphenus* begleitet die A. + V. femoralis in den Adduktorenkanal, durchbricht dann die Sehnenplatte zwischen M. adductor magnus und M. vastus medialis und schließt sich der V. saphena magna an. Er versorgt einen medialen Hautstreifen an Unterschenkel und Fuß.

2. Der *N. obturatorius* aus dem Plexus lumbalis begleitet die A. obturatoria durch den Canalis obturatorius. Er innerviert alle Adduktoren (M. pectineus gemeinsam mit N. femoralis, M. adductor magnus gemeinsam mit N. ischiadicus). Sensorisch versorgt er ein kleines Hautgebiet an der Oberschenkelmedialseite.

3. Der *N. ischiadicus* aus dem Plexus sacralis zieht von der Gesäßgegend zur Kniekehle. Er gibt Äste zu den ischiokruralen Muskeln ab und teilt sich in den *N. tibialis* und den *N. fibularis [peroneus] communis*.

9.2.4c Was ist der Hiatus saphenus?

Der Hiatus saphenus ist die Durchbruchstelle der *V. saphena magna* durch die *Fascia lata* (Oberschenkelfaszie) am Ende des Canalis femoralis. Sein lateraler Rand ist scharf begrenzt. Vom Hiatus saphenus ziehen Blut- und Lymphgefäße sternförmig zu Oberschenkel, Hüfte, Bauchwand und äußeren Geschlechtsorganen.

9.2.5 Wo liegen die Lymphknoten des Beins?

Die Lymphbahnen folgen hauptsächlich den großen Hautvenen (V. saphena magna + parva). Filterstationen sind:
1. *Nodi lymphoidei poplitei* in der Kniekehle.
2. *Nodi lymphoidei inguinales superficiales* (oberflächliche Leistenlymphknoten) in 3 Gruppen: *superomediales* für die äußeren Geschlechtsorgane und den Unterbauch, *superolaterales* für den seitlichen Oberschenkel, die Gesäßgegend und den Unterbauch, *inferiores* mit Einzugsgebiet Bein. Abfluss zu den
3. *Nodi lymphoidei inguinales profundi* (tiefe Leistenlymphknoten): meist 2-3, einer davon liegt oft in Anulus femoralis.

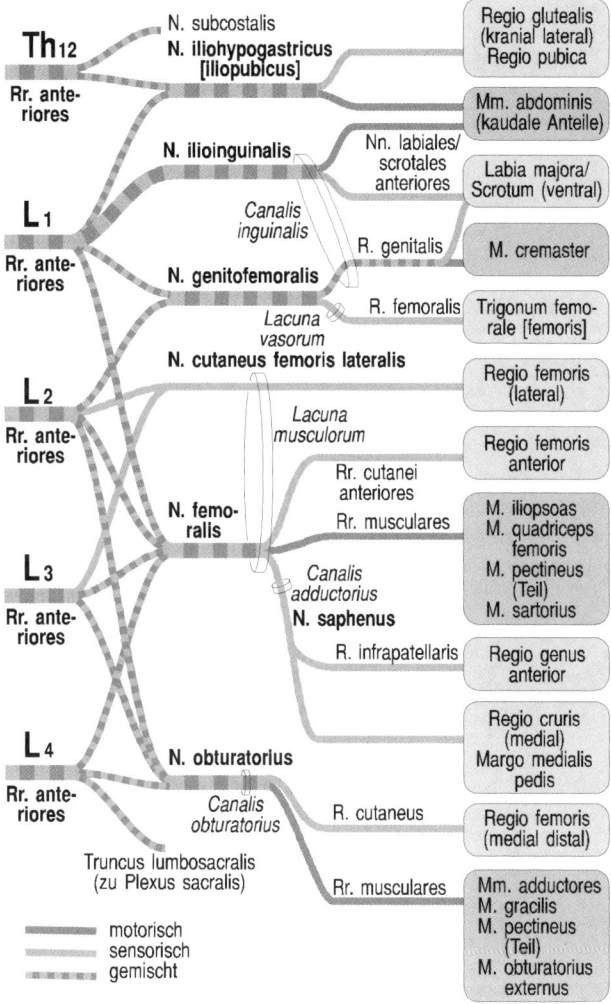

Abb. 9-4. Schema der Verzweigung des Plexus lumbalis.

9.3 Knie (Genu)

9.3.1a Welche Knochen bilden das Kniegelenk (Articulatio genus)?

3 Knochen:
1. Das distale Ende des *Femur* hat 3 Gelenkflächen: *Condylus medialis* + *Condylus lateralis* + *Facies patellaris*. In der *Fossa intercondylaris* liegen die Kreuzbänder. An *Epicondylus medialis* + *lateralis* entspringen die Kollateralbänder.
2. Das proximale Ende der *Tibia* hat 2 flache Gelenkflächen: *Condylus medialis* + *lateralis*. Dazwischen erhebt sich die *Eminentia intercondylaris* mit dem *Tuberculum intercondylare mediale* + *laterale* (Ansatz der Kreuzbänder). An der *Tuberositas tibiae* setzt das Lig. patellae an.
3. Die *Patella* (Kniescheibe) ist das größte Sesambein des Menschen. Sie liegt in der Sehne des M. quadriceps femoris und hat 3 Hauptaufgaben: Sie mindert die Reibung zwischen Sehne und Knochen, sie führt die Sehne (verhindert deren seitliches Abgleiten) und hebt die Sehne von der Unterlage ab (sie erhöht damit das Drehmoment).

9.3.1b Kann man den Gelenkspalt des Kniegelenks tasten?

Ja, medial und lateral des Lig. patellae auf Höhe des Distalrandes der Patella. Hier ist auch eine Gelenkpunktion möglich (außerdem kranial der Patella).

9.3.1c Was sind O- und X-Beine?

1. Beim geraden Bein berühren sich Knie und Innenknöchel beim aufrechten Stand mit geschlossenen Füßen.
2. Beim O-Bein (Genu varum) klaffen in dieser Stellung die Knie auseinander (beim Säugling sind O-Beine normal).
3. Beim X-Bein (Genu valgum) haben die Innenknöchel keinen Kontakt.
4. O- und X-Beine führen zu ungleichmäßiger Belastung der beiden Teilgelenke des Kniegelenks und damit zu vorzeitigem Verschleiß (Gonarthrose). Häufige Ursache ist der frühkindliche Vitamin-D-Mangel (Rachitis).

9.3.2 Wozu dienen die Menisken, wie sind sie gebaut?

1. Die Tibiakondylen sind sehr flach, sie bieten den Femurkondylen bei Dreh- und Gleitbewegungen nur eine kleine Kontaktfläche. Die Menisken als „bewegliche Gelenkpfannen" vergrößern die druckübertragende Fläche.
2. Die Menisken sind Faserknorpel-Halbringe. Ihr Querschnitt ist keilförmig (hohe Kante außen, niedrige innen).
3. Die Femurkondylen schieben die Menisken vor sich her: beim Beugen beide Menisken nach hinten, beim Strecken beide nach vorn, bei Außenrotation den lateralen Meniskus nach vorn, den medialen zurück, bei Innenrotation umgekehrt.
4. Bei plötzlichem Strecken (vor allem „Drehsturz") können mitunter die Menisken nicht schnell genug folgen. Sie werden dann zwischen die Kondylen eingeklemmt und reißen. Der mediale Meniskus wird häufiger eingeklemmt als der laterale: Der mediale Meniskus ist weniger gut verschieblich, weil die Ansatzstellen weiter auseinander liegen (c-förmig, lateraler Meniskus mehr o-förmig) und er mit dem Lig. collaterale tibiale verwachsen ist.
5. Nach Entfernung der Menisken erfolgt eine begrenzte Regeneration, aber der „Ersatzmeniskus" ist weniger funktionstüchtig und verschleißt vorzeitig (Gonarthrose).

9.3.3 Wie verlaufen die Bänder und die Gelenkkapsel des Kniegelenks?

1. Kollateralbänder (Seitenbänder): Das *Lig. collaterale tibiale* (Innenband) zieht vom Epicondylus medialis breitflächig zur Medialseite des Schienbeins. Es ist mit der Gelenkkapsel verwachsen. Das *Lig. collaterale fibulare* (Außenband) zieht vom Epicondylus lateralis als runder Strang (leicht tastbar) zum Caput fibulae. Es ist unabhängig von der Gelenkkapsel.
2. Die Kreuzbänder wickeln sich beim Innenkreiseln umeinander und rollen sich beim Außenkreiseln ab (sie hemmen die Innenrotation). Das *Lig. cruciatum anterius* (vorderes Kreuzband) gelangt in der Fossa intercondylaris von hinten lateral oben nach vorn medial unten zur Area intercondylaris anterior. Das *Lig. cruciatum posterius* (hinteres Kreuzband) erstreckt sich etwa rechtwinklig zum vorderen von vorne medial oben nach hinten lateral unten zur Area intercondylaris posterior.
3. Die Gelenkkapsel umschließt alle Teilgelenke, ist daher sehr weit. Die Kreuzbänder schieben das Synovialblatt der Gelenkkapsel von hinten vor sich her, daher ist der Gelenkraum auf Höhe der Menisken hufeisenförmig. Neben dem Lig. patellae ist die Gelenkkapsel mit viel Baufett (Corpus adiposum infrapatellare) unterpolstert.
4. Schleimbeutel: Die *Bursa suprapatellaris* setzt den Gelenkraum proximal der Kniescheibe fort, daher ist hier die Punktion von Kniegelenkergüssen einfach. Die *Bursa subcutanea prepatellaris* hat keine Verbindung zum Gelenkraum. Bei Entzündung kann sie bis zu Faustgröße anschwellen.

9.3.4 Welche Bewegungen sind im Kniegelenk möglich?

Das Kniegelenk ist ein Radwinkelgelenk mit 2 Hauptachsen:
1. *Extension – Flexion*: 0° – 0° – 150°. Die Kreuzbänder sind bereits vor Erreichen der 0°-Stellung angespannt. Durch leichtes Außenkreiseln werden sie entspannt und damit das Durchstrecken ermöglicht („Schlussrotation").
2. *Außenrotation – Innenrotation*: bei rechtwinkliger Beugung 30° – 0° – 10°. Bei gestrecktem Kniegelenk kann man nicht rotieren, weil die Kollateralbänder angespannt sind. Beim Beugen rollen sich die spiralig gekrümmten Femurkondylen so ab, dass die Seitenbänder entspannt werden.

9.3.5 Welche Muskeln beugen und rotieren im Kniegelenk?

1. Die ischiokruralen Muskeln sind zweigelenkig. Sie strecken im Hüftgelenk und beugen im Kniegelenk. *M. semitendinosus* und *M. semimembranosus* rotieren nach innen, der *M. biceps femoris* rotiert nach außen.
2. Die Pes-anserinus-Muskeln sind 3 genetisch getrennte Muskeln (verschiedene Nerven!). Ihre Sehnen setzen nebeneinander an der Facies medialis der Tibia an und rotieren sie nach innen: *M. sartorius* (Innervation: N. femoralis), *M. gracilis* (N. obturatorius) und *M. semitendinosus* (N. ischiadicus).
3. Wadenmuskeln: Der *M. popliteus* rotiert nach innen. Vom *M. gastrocnemius* rotiert das *Caput laterale* leicht nach außen, das *Caput mediale* nach innen. Der *M. plantaris* ist unbedeutend.

Muskel	Ursprung	Ansatz	Nerv	Funktion
M. quadriceps femoris	1. **M. rectus femoris**: Spina iliaca anterior inferior 2. **M. vastus lateralis**: • Trochanter major • Linea intertrochanterica • Tuberositas glutea • Linea aspera (Labium laterale) 3. **M. vastus intermedius**: Corpus femoris (Vorderfläche) 4. **M. vastus medialis**: Linea aspera (Labium mediale)	Über Patella und Retinacula patellae an Tuberositas tibiae	N. femoralis	• Flexion im Hüftgelenk (nur M. rectus femoris) • Extension im Kniegelenk

Tab. 9-5. Strecker des Kniegelenks.

Muskel	Ursprung	Ansatz	Innervation	Funktion
M. semitendinosus	Tuber ischiadicum	Über „Pes anserinus" an Facies medialis der Tibia	N. ischiadicus (N. tibialis)	• Extension im Hüftgelenk • Flexion und Innenrotation im Kniegelenk
M. semimembranosus		• Condylus medialis der Tibia • Faszie des M. popliteus • Lig. popliteum obliquum		• Extension im Hüftgelenk • Flexion und Innenrotation im Kniegelenk • das Lig. popliteum obliquum verhindert bei Flexion das Einklemmen der Kniegelenkkapsel
M. biceps femoris	• *Caput longum*: Tuber ischiadicum • *Caput breve*: Linea aspera (mittleres Drittel des Labium laterale)	Gemeinsam an: • Caput fibulae • Condylus lateralis der Tibia	• *Caput longum*: N. tibialis • *Caput breve*: N. fibularis communis	• Extension im Hüftgelenk (nur Caput longum) • Flexion + Außenrotation im Kniegelenk (wichtigster Außenroller des Kniegelenks)
M. popliteus	• Epicondylus lateralis des Femur • Lig. popliteum arcuatum	Tibia (distal des Condylus medialis)	N. tibialis	Innenrotation im Kniegelenk

Tab. 9-6. Ischiokrurale Muskeln und M. popliteus.

Abb. 9-5. Rechte Regio femoris anterior. Ein Teil des M. sartorius ist entfernt, um den Verlauf von A. + V. femoralis bis zum Eintritt in den Canalis adductorius zu zeigen.

1 Muskeln
11 M. iliacus
12 M. sartorius
13 M. rectus femoris
14 M. vastus medialis
15 M. pectineus
16 M. adductor longus (+ Blutgefäße)
17 Sehnenplatte über Canalis adductorius
18 M. gracilis

2 Blutgefäße
21 A. femoralis
22 V. femoralis
23 A. profunda femoris
24 A. circumflexa femoris lateralis
25 A. circumflexa femoris medialis
26 A. obturatoria

3 Nerven
31 N. femoralis
32 N. saphenus
33 N. obturatorius

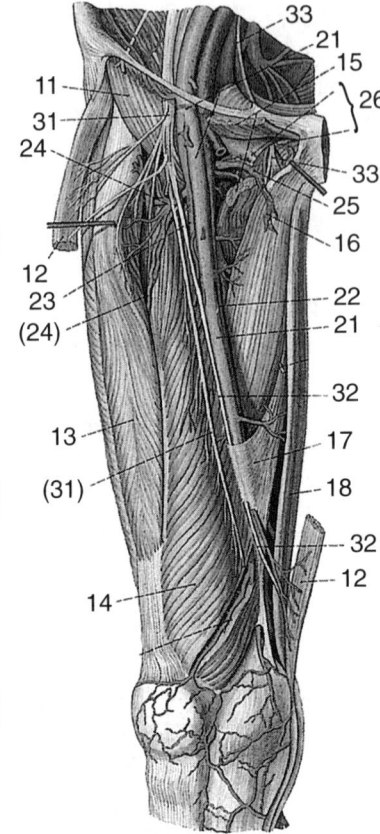

9.3.6a Welche Sehnen sind am Oberschenkel und im Kniebereich zu tasten?

1. Die Ursprungssehne des *M. rectus femoris*: beim Heben des Beins.
2. Die Ursprungssehnen des *M. adductor longus* und *M. gracilis*: beim Spreizen der Beine.
3. Die Ansatzsehne des *M. biceps femoris*: bildet beim Beugen des Knies die proximale laterale Begrenzung der Kniekehlenraute bis zum Wadenbeinkopf.
4. Die Ansatzsehne des *M. semitendinosus*: begrenzt die Kniekehlenraute medial. Etwas tiefer tastet man die breitere Sehne des *M. semimembranosus*.
5. Das Lig. patellae ist die Endsehne des *M. quadriceps femoris* zwischen Patella und Tuberositas tibiae.

9.3.6b Was ist der Canalis adductorius (Adduktorenkanal)?

Ein etwa 6 cm langer Kanal für die A. + V. femoralis (der N. saphenus verlässt den Kanal durch die Vorderwand): Den Boden bildet die Rinne zwischen M. vastus medialis und den Adduktoren. Vorderwand ist die Sehnenplatte zwischen M. vastus medialis und M. adductor magnus. Distales Ende (*Hiatus adductorius*) ist die Lücke im Ansatz des M. adductor magnus.

9.3.7 Wie sind die Leitungsbahnen in der Kniekehle angeordnet?

In 4 Stockwerken: 1 subkutane + 3 subfasziale Schichten (Merkwort „Nivea" = Nerv – Vene – Arterie):

1. In der subkutanen Schicht liegen Hautvenen und Lymphbahnen: Die *V. saphena parva* (in der Mitte) tritt durch die Faszie und mündet in V. poplitea. Die *V. saphena magna* (am medialen Rand) steigt subkutan zum Hiatus saphenus auf. Die *Nodi lymphoidei poplitei* bilden die erste Filterstation für die Lymphe des lateralen Fußbereichs.
2. In der oberflächlichen subfaszialen Schicht liegen die Hauptäste des *N. ischiadicus*: Der *N. fibularis [peroneus] communis* gelangt am Rand des M. biceps femoris um das Caput fibulae zu den Wadenbeinmuskeln. Der *N. tibialis* verläuft in der Mittellinie des Beins zwischen Caput mediale und laterale des M. gastrocnemius und tritt dann unter den M. soleus.
3. In der mittleren Schicht trifft man die *V. poplitea* an.
4. In der tiefen Schicht liegt die *A. poplitea* (die Fortsetzung der A. femoralis distal des Adduktorenkanals) der Gelenkkapsel an. Sie gibt starke Äste zu den Wadenmuskeln (Aa. surales) und 5 Arterien zum Kniegelenk (Aa. genus) ab und zweigt sich schließlich in die *A. tibialis anterior* + *posterior* auf. Das Kollateralnetz reicht bei Verschluss der A. poplitea meist nicht aus (folglich Durchblutungsstörungen der Unterschenkel).

9.4/5 Unterschenkel (Crus) und Fuß (Pes)

9.4.2a Wie ist das Fußskelett (Ossa pedis) gegliedert?

- 7 *Ossa tarsi [tarsalia]* (Fußwurzelknochen): proximale Reihe *Talus* (Sprungbein), *Calcaneus* (Fersenbein), *Os naviculare* (Kahnbein des Fußes), distale Reihe (von medial nach lateral) *Os cuneiforme mediale + intermedium + laterale* (Keilbeine), *Os cuboideum* (Würfelbein).
- 5 *Ossa metatarsi [metatarsalia]* (Mittelfußknochen) mit *Basis ossis metatarsi*, *Corpus ossis metatarsi*, *Caput ossis metatarsi*.
- 14 *Ossa digitorum = Phalanges* (Zehenknochen): *Phalanx proximalis* (Zehengrundglied), *Phalanx media* (Zehenmittelglied, fehlt bei der Großzehe = *Hallux*), *Phalanx distalis* (Zehenendglied).

9.4.2b Welche Einzelheiten sind an Talus und Calcaneus wichtig?

1. Talus (Sprungbein):
- *Trochlea tali* (Sprungbeinrolle) mit Gelenkflächen für das obere Sprunggelenk.
- *Collum tali* (Sprungbeinhals).
- *Caput tali* (Sprungbeinkopf) mit Gelenkfläche für das Os naviculare.
- *Facies articularis calcanea anterior, media* und *posterior*: 3 Gelenkflächen für das Fersenbein.
2. Calcaneus (Fersenbein):
- *Tuber calcanei* (Fersenbeinhöcker) für den Ansatz der Achillessehne.
- *Sustentaculum tali*: Die Stütze für das Sprungbein bildet eine Umlenkstelle für die Sehne des M. flexor hallucis longus.
- *Facies articularis talaris anterior, media* und *posterior*: 3 Gelenkflächen für das Sprungbein.
- *Facies articularis cuboidea*: die Gelenkfläche für das Würfelbein.

9.4.4 Wie sind Schienbein (Tibia) und Wadenbein (Fibula) verbunden?

1. Die *Articulatio tibiofibularis* ist ein synoviales Gelenk im Bereich des Caput fibulae.
2. Die *Membrana interossea cruris*, die Syndesmose im Schaftbereich, dient der federnden Verspannung und dem Ursprung langer Muskeln des Fußes.
3. Die *Syndesmosis tibiofibularis* ist eine Syndesmose oder ein synoviales Gelenk der Knöchelgabel. Bei Riss der „Syndesmosenbänder" (*Lig. tibiofibulare anterius + posterius*) verliert die Knöchelgabel ihren Halt.

9.4.5a Welche Knochen bilden die Sprunggelenke?

1. Das obere Sprunggelenk (*Articulatio talocruralis*) liegt zwischen Trochlea tali und Knöchelgabel.
2. Das untere Sprunggelenk wird durch das Lig. talocalcaneum interosseum in 2 Teilgelenke mit getrennten Gelenkkapseln zerlegt:
- Die *Articulatio subtalaris [talocalcanea]* ist das hintere Teilgelenk zwischen den großen hinteren Gelenkflächen von Sprungbein und Fersenbein.
- Die *Articulatio talocalcaneonavicularis* ist das vordere Teilgelenk zwischen Caput tali und Os naviculare sowie zwischen den vorderen und mittleren Gelenkflächen von Sprungbein und Fersenbein. An der Gelenkpfanne ist das überknorpelte *Lig. calcaneonaviculare plantare* (Pfannenband) wesentlich beteiligt.

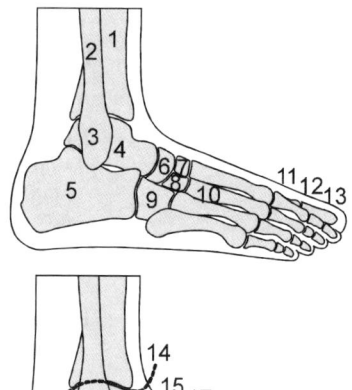

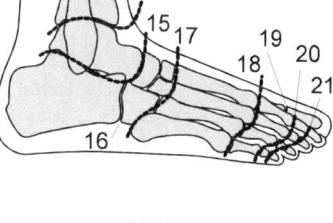

Abb. 9-6. Fußskelett: Knochen (oben), Hauptgelenke (unten).

1 Tibia
2 Fibula
3 Malleolus lateralis
4 Talus
5 Calcaneus
6 Os naviculare
7 Os cuneiforme intermedium
8 Os cuneiforme laterale
9 Os cuboideum
10 Ossa metatarsi [metatarsalia]
11-13 Ossa digitorum
11 Phalanx proximalis
12 Phalanx media
13 Phalanx distalis
14 Articulatio talocruralis
15 Articulatio talocalcaneonavicularis
16 Articulatio tarsi transversa
17 Articulationes tarsometatarsales
18 Articulationes metatarsophalangeae
19 Articulatio interphalangea I
20 Articulationes interphalangeae (proximales)
21 Articulationes interphalangeae (distales)

9.4.5b **Welche Bänder sichern die Sprunggelenke?**

1. Nur das obere Sprunggelenk überspringen medial die *Pars tibiotalaris anterior* + *posterior* des *Lig. collaterale mediale [deltoideum]* und lateral das *Lig. talofibulare anterius* (das am häufigsten verletzte Band des Körpers) + *posterius*.
2. Oberes + unteres Sprunggelenk sichern medial die *Pars tibionavicularis* + *tibiocalcanea* des *Lig. deltoideum*, lateral das *Lig. calcaneofibulare*, in der Tiefe das *Lig. talocalcaneum interosseum* und als Teil der Gelenkpfanne das *Lig. calcaneonaviculare plantare* („Pfannenband") mit Überzug aus hyalinem Knorpel.

9.4.6 **Welche Bewegungen sind in den Sprunggelenken möglich?**

1. Das obere Sprunggelenk ist ein Scharniergelenk. Die Achse verläuft quer durch die Knöchelgabel. Die Trochlea tali ist hinten schmäler als vorn: Bei Plantarflexion sind daher kleine Seitbewegungen des Fußes (Abduktion und Adduktion) möglich. Plantarflexion – Dorsalextension 50° – 0° – 30°.
2. Das untere Sprunggelenk hat wegen der Kombination der beiden Teilgelenke nur eine Achse. Sie tritt medial oben in das Collum tali ein und an der lateralen Fläche des Tuber calcanei aus. Der Fuß führt eine „Maulschellenbewegung" aus: Die Pronation (äußeren Fußrand heben) ist mit Dorsalextension und Abduktion, die Supination (inneren Fußrand heben) mit Plantarflexion und Adduktion gekoppelt. Pronation – Supination 10° – 0° – 20°, mit Nebengelenken: 30° – 0° – 60°.

9.4.7a **Welche Gelenke verbinden die Fußknochen (Articulationes pedis)?**

1. Unteres Sprunggelenk: s.o.
2. *Articulatio tarsi transversa* (Chopart-Gelenk) ist der Oberbegriff für Articulatio talocalcaneonavicularis + Articulatio calcaneocuboidea.

Muskel	Ursprung	Ansatz	Nerv	Funktion
M. tibialis anterior	• Condylus lateralis und Facies lateralis der Tibia (proximale ⅔) • Membrana interossea cruris	• Os cuneiforme mediale • Os metatarsi [metatarsale] I	N. fibularis [peroneus] profundus	• Dorsalextension des Fußes • verstärkt Längswölbung des Fußes
M. extensor hallucis longus	• Membrana interossea cruris • Facies medialis der Fibula (mittlere 2/4)	Phalanx distalis des Hallux		• Dorsalextension und Pronation (Eversion) des Fußes • Dorsalextension der Großzehe
M. extensor digitorum longus	• Condylus lateralis der Tibia • Caput fibulae und Margo anterior der Fibula • Membrana interossea cruris • Septum intermusculare anterius	Dorsalaponeurosen bzw. Dorsalseiten der Zehen 2-5		• Dorsalextension und Pronation (Eversion) des Fußes • Dorsalextension der Zehen 2-5
M. fibularis [peroneus] tertius	Wie M. extensor digitorum longus	Sehnig am Os metatarsi V		Dorsalextension und Pronation (Eversion) des Fußes

Tab. 9-7. Muskeln der Extensorenloge.

Muskel	Ursprung	Ansatz	Nerv	Funktion
M. fibularis [peroneus] longus	• Condylus lateralis der Tibia • Caput fibulae • Facies lateralis der Fibula (proximale Hälfte) • Septum intermusculare cruris anterius und posterius	• Os cuneiforme mediale • Tuberositas ossis metatarsalis I	N. fibularis [peroneus] superficialis	Plantarflexion und Pronation (Eversion) des Fußes
M. fibularis [peroneus] brevis	Fibula	• Tuberositas ossis metatarsalis V • Nebenansatz Digitus V		

Tab. 9-8. Muskeln der Fibularisloge.

3. Die *Articulationes tarsometatarsales* (Fußwurzel-Mittelfuß-Gelenke, Lisfranc-Gelenklinie) besitzen wegen straffer Bänder nur geringe Beweglichkeit, diese ist aber wichtig für die Wölbungen des Fußes.
4. Die *Articulationes metatarsophalangeae* (Zehengrundgelenke) zwischen den Köpfen der Mittelfußknochen und den Basen der Zehengrundglieder sind Kugelgelenke, es fehlen aber Muskeln für die aktive Rotation.
   Großzehgrundgelenk: Dorsalextension – Plantarflexion 70° – 0° – 20°.
5. Die *Articulationes interphalangeae pedis* (Zehenmittel- und -endgelenke) sind Scharniergelenke. An der Großzehe fehlt wie beim Daumen das Mittelgelenk.
   Großzehenendgelenk: Dorsalextension – Plantarflexion 20° – 0° – 50°.
6. Die Nebengelenke zwischen benachbarten Fußwurzel- oder Mittelfußknochen sind meist nur gering beweglich, trotzdem für die optimale Anpassung der Fußform an den Boden wichtig.

9.4.7b Welche Bänder verspannen die Fußwölbungen?

1. Die tiefe Schicht bilden Bänder, die auf der Plantarseite jeweils 2 Nachbarknochen miteinander verbinden, z. B. *Lig. calcaneonaviculare plantare*.
2. In der mittleren Schicht erstreckt sich das *Lig. plantare longum* von der Plantarseite des Calcaneus bis zu den Basen der Mittelfußknochen.
3. Die oberflächliche Schicht bildet die *Aponeurosis plantaris* vom Tuber calcanei bis zu den Zehen.

Muskel	Ursprung	Ansatz	Nerv	Funktion
M. triceps surae	• **M. gastrocnemius**, *Caput mediale + laterale* von der Facies poplitea des Femur • **M. soleus**: Caput fibulae, Facies posterior der Fibula (proximales Drittel), Tibia (mittlere 2/4), Arcus tendineus musculi solei	Gemeinsam mit der „Achillessehne" (Tendo calcaneus) am Tuber calcanei	N. tibialis	• (schwache) Flexion im Kniegelenk (nur M. gastrocnemius) • Plantarflexion und Supination (Inversion) des Fußes (stärkster Plantarflexor und stärkster Supinator, stärker als alle anderen Unterschenkelmuskeln zusammen)
M. plantaris	Planum popliteum unmittelbar distal des Caput laterale des M. gastrocnemius	Medial der „Achillessehne" am Tuber calcanei		Plantarflexion und Supination (Inversion) des Fußes

Tab. 9 9. Muskeln der oberflächlichen Flexorenloge.

Muskel	Ursprung	Ansatz	Nerv	Funktion
M. tibialis posterior	• Hinterfläche der Membrana interossea cruris • angrenzende Teile von Tibia und Fibula	• Hauptansatz an Tuberositas ossis navicularis • Nebenansätze an den distalen Fußwurzelknochen und den Mittelfußknochen	N. tibialis	• Plantarflexion und Supination (Inversion) des Fußes • Hebt den medialen Fußrand und wirkt damit dem Knickfuß entgegen
M. flexor digitorum longus	• Facies posterior von Tibia und Fibula • Sehnenbogen über dem M. tibialis posterior	Basen der Endglieder der 2.-5. Zehe (Phalanges distales II-V)		• Plantarflexion und Supination (Inversion) des Fußes • Plantarflexion der Zehen 2-5
M. flexor hallucis longus	• Facies posterior der Fibula • Membrana interossea cruris • Septum intermusculare cruris posterius	• Basis des Großzehen-Endglieds (Phalanx distalis des Hallux) • über Sehnenverbindungen auch Zehen 2-4		• Plantarflexion und Supination (Inversion) des Fußes • Plantarflexion der Großzehe (und evtl. Nachbarzehen) • Aufrichten des Fersenbeins („*Antivalgusmuskel*")

Tab. 9-10. Muskeln der tiefen Flexorenloge.

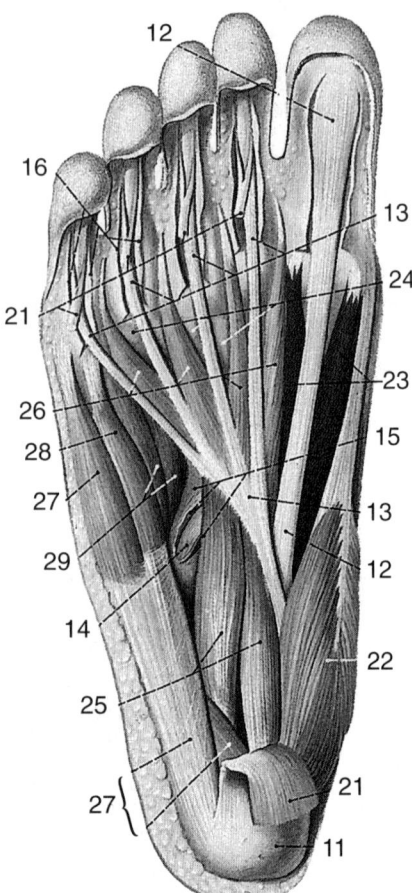

Abb. 9-7. *Muskeln der rechten Fußsohle, mittlere Schicht (nach Entfernen großer Teile des M. flexor digitorum brevis).*

1 Knochen und lange Sehnen	2 Muskeln der Fußsohle
11 Tuber calcanei	21 M. flexor digitorum brevis
12 M. flexor hallucis longus	22 M. abductor hallucis
13 M. flexor digitorum longus	23 M. flexor hallucis brevis
14 M. fibularis [peroneus] longus	24 M. adductor hallucis
15 Vagina plantaris tendinis musculi fibularis [peronei] longi	25 M. quadratus plantae
	26 Mm. lumbricales
	27 M. abductor digiti minimi
16 Vaginae tendinum digitorum pedis	28 M. flexor digiti minimi brevis
	29 Mm. interossei plantares

9.5.1/2 **Wie viel Muskellogen gibt es am Unterschenkel?**

Drei. Sie werden gemeinsam von der Fascia cruris umgeben, aber durch die Membrana interossea cruris und das Septum intermusculare cruris anterius + posterius getrennt. Sie gewinnen ärztliche Bedeutung beim Kompartment-Syndrom bei Verletzungen des Unterschenkels, z. B. Knochenbrüchen.
1. Extensorenloge (Streckerloge).
2. Fibularisloge = Peroneusloge (Wadenbeinmuskelloge).
3. Flexorenloge (Beugerloge): auf der Hinterseite des Unterschenkels, sie kann in eine oberflächliche und eine tiefe Flexorenloge unterteilt werden.

9.5.2 **Welche Sehnen liegen in Sehnenscheiden im Malleolarbereich?**

Alle (außer der Achillessehne), weil sie vom Unterschenkel zum Fuß stark abgelenkt und daher von Haltebändern gehalten werden:
1. die Sehnen der Extensoren durch das *Retinaculum musculorum extensorum superius + inferius*.
2. die Sehnen der Wadenbeinmuskeln durch das *Retinaculum musculorum fibularium [peroneorum] superius + inferius* hinter und unter dem Malleolus lateralis.
3. die Sehnen der tiefen Beuger durch das *Retinaculum musculorum flexorum* (im „Malleolarkanal" mit A. + V. tibialis posterior + N. tibialis):
- M. tibialis posterior + M. flexor digitorum longus: hinter dem Malleolus medialis.
- M. flexor hallucis longus: hinter und unter dem Sustentaculum tali.

9.5.3 **Was ist die Plantaraponeurose?**

Die *Aponeurosis plantaris* (Fußsohlensehnenplatte) ähnelt der Aponeurosis palmaris, hat aber keine Spannmuskeln. Faserzüge verlaufen in 3 Richtungen:
1. Kräftige Längszüge erstrecken sich vom Calcaneus bis zu den Zehen.
2. Querfasern (*Fasciculi transversi*) halten die Längszüge zusammen.
3. Vertikale Fasern in der Tiefe trennen 3 Muskellogen der Fußsohle.
4. Vertikale Fasern zur Oberfläche (Retinacula cutis) verankern die Leistenhaut unverschieblich („Matratzenkonstruktion"), eine Voraussetzung für festen Stand.

9.5.4 **Welche Muskeln sind für die Hauptbewegungen in den Sprunggelenken wichtig?**

1. Dorsalextension: Extensorengruppe.
2. Plantarflexion: Flexorengruppe + Fibularisgruppe.
3. Pronation: Fibularisgruppe + Extensorengruppe.
4. Supination: Flexorengruppe.

Muskel	Ursprung	Ansatz	Innervation	Funktion
M. abductor hallucis	• Tuber calcanei • Aponeurosis plantaris	Mediales Sesambein und Grundphalanx des Hallux	N. plantaris medialis	• Plantarflexion und Abduktion der Großzehe • Verspannen der Längswölbung des Fußes • stärkster der Fußmuskeln
M. flexor hallucis brevis	Os cuneiforme mediale (und Umgebung)	Mediales und laterales Sesambein sowie Grundphalanx des Hallux	• *Caput mediale*: N. plantaris medialis • *Caput laterale*: N. plantaris lateralis	• Plantarflexion der Großzehe • Verspannen der Längswölbung des Fußes • er ist besonders wichtig beim Stehen auf den Zehenspitzen (Ballett!)
M. adductor hallucis	• *Caput obliquum*: Os cuboideum, Os cuneiforme laterale, Basis ossis metatarsi III-V • *Caput transversum*: Bänder der Zehengrundgelenke 3-5	Laterales Sesambein und Grundphalanx des Hallux	N. plantaris lateralis	• Plantarflexion und Adduktion der Großzehe • Verspannen der Querwölbung des Fußes

Tab. 9-11. Muskeln der Fußsohle, mediales Fach (Muskeln der Großzehe).

Muskel	Ursprung	Ansatz	Nerv	Funktion
M. flexor digitorum brevis	• Tuber calcanei • Aponeurosis plantaris	Mittelglied (Phalanx media) der Zehen 2-5	N. plantaris medialis	• Plantarflexion der Zehen 2-5 • Verspannen der Längswölbung des Fußes
M. quadratus plantae	Calcaneus	Sehnen des M. flexor digitorum longus	N. plantaris lateralis	
Mm. lumbricales (4)	Sehnen des M. flexor digitorum longus	Medial an den Grundgliedern (Phalanges proximales) der Zehen 2-5	• I (+ II): N. plantaris medialis • (II), III, IV: N. plantaris lateralis	Plantarflexion und Adduktion der Zehen 2-5
Mm. interossei plantares (3)	Ossa metatarsi III-V (einköpfig)	Medial an den Phalanges proximales der Zehen 3-5	N. plantaris lateralis	Plantarflexion und Adduktion der Zehen 3-5
Mm. interossei dorsales (4)	Zweiköpfig von den einander zugewandten Seiten der Ossa metatarsi I-V	Grundglieder (Phalanges proximales) der Zehen 2-4		Plantarflexion und Abduktion der Zehen 2-4

Tab. 9-12. Muskeln der Fußsohle, mittleres Fach.

Muskel	Ursprung	Ansatz	Nerv	Funktion
M. abductor digiti minimi	• Processus lateralis tuberis calcanei • Tuberositas ossis metatarsi V • Aponeurosis plantaris	Grundglied (Phalanx proximalis) der Kleinzehe	N. plantaris lateralis	• Plantarflexion der Kleinzehe • Verspannen der Längswölbung des Fußes • Abduktion der Kleinzehe
M. flexor digiti minimi brevis	• Basis ossis metatarsi V • Lig. plantare longum	Basis des Grundglieds (Phalanx proximalis) der Kleinzehe		• Plantarflexion der Kleinzehe • Verspannen der Längswölbung des Fußes
M. opponens digiti minimi	Lig. plantare longum	Os metatarsi V		Verspannen der Querwölbung des Fußes

Tab. 9-13. Muskeln der Fußsohle, laterales Fach (Kleinzehenmuskeln).

Muskel	Ursprung	Ansatz	Nerv	Funktion
M. extensor hallucis brevis	Calcaneus vor dem Sinus tarsi	Dorsalseite des Grundglieds der Großzehe	N. fibularis [peroneus] profundus	Dorsalextension der Großzehe
M. extensor digitorum brevis		Dorsalaponeurosen der Zehen 2-4		Dorsalextension der Zehen 2-4

Tab. 9-14. Muskeln des Fußrückens.

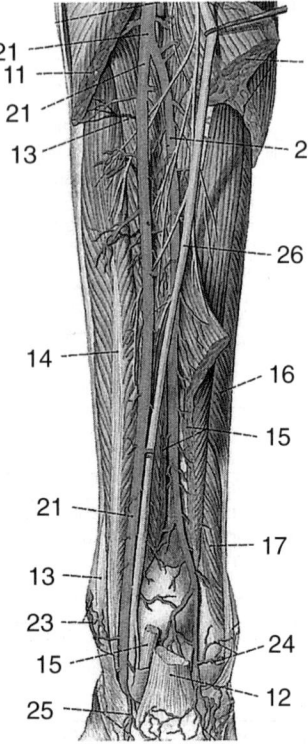

Abb. 9-8. Rechte Regio cruris posterior, tiefe Schicht. M. triceps surae und M. flexor hallucis longus sind teilweise entfernt, um den Verlauf der Leitungsbahnen zu zeigen.

1 Muskeln
11 M. soleus
12 Tendo calcaneus
13 M. tibialis posterior
14 M. flexor digitorum longus
15 M. flexor hallucis longus
16 M. fibularis [peroneus] longus
17 M. fibularis [peroneus] brevis

2 Arterien und Nerven
21 A. tibialis posterior
22 A. fibularis [peronea]
23 Rete malleolare mediale
24 Rete malleolare laterale
25 Rete calcaneum
26 N. tibialis

9.5.5 Welche Ausfälle entstehen bei Schädigung von Nerven der Sprunggelenkmuskeln?

1. *N. fibularis [peroneus] superficialis*: Ausfall der stärksten Pronatoren führt zum Klumpfuß (Pes varus).
2. *N. fibularis [peroneus] profundus*: Ausfall aller Extensoren führt zum Spitzfuß (Pes equinus).
3. *N. fibularis [peroneus] communis*: Ausfall aller Pronatoren und Extensoren führt zum Spitzklumpfuß (Pes equinovarus).
4. *N. tibialis*: Ausfall aller Supinatoren und fast aller Flexoren führt zum Hackenfuß (Pes calcaneus).

9.5.6 Welche Muskeln verspannen die Fußwölbungen?

1. Längswölbung:
   - Wie eine Bogensehne wirken die längs verlaufenden Muskeln der Fußsohle, vor allem der *M. flexor digitorum brevis* sowie der *M. quadratus plantae* mit den Sehnen des *M. flexor digitorum longus*.
   - *M. tibialis anterior* + *posterior* ziehen den Scheitelpunkt der Längswölbung nach oben.
   - Der *M. flexor hallucis longus* hebt das *Sustentaculum tali* an und wirkt damit dem Knickfuß entgegen (Antivalguswirkung).
2. Die quer verlaufenden Muskeln der Fußsohle verspannen die Querwölbung:
   - *M. adductor hallucis* mit *Caput transversum* + *Caput obliquum*.
   - Die Sehne des *M. fibularis [peroneus] longus* zieht in einem osteofibrösen Kanal vom lateralen Fußrand quer durch die Fußsohle zum Ansatz am medialen Fußrand. Sie bildet mit dem M. tibialis anterior eine Sehnenschlinge um den Vorfuß („Trittschlinge", „Steigbügel").
   - Nebensehnen des *M. tibialis posterior*.
3. Mit gezieltem Muskeltraining kann man dem Spreizfuß und dem Plattfuß entgegenwirken: z. B. Greifübungen mit den Zehen, Tragen von Holzsandalen, Barfußgehen.

9.5.7 Was sind Fußfehlformen?

Meist Gefügestörungen infolge Schlaffheit von Bändern, mangelndem Training oder Lähmung von Muskeln, Tragen unzweckmäßiger Schuhe usw.:
1. Plattfuß (*Pes planus*): Die Längswölbung ist abgeflacht. Das Pfannenband ist erschlafft. Das Caput tali tritt zwischen Fersenbein und Kahnbein tiefer.
2. Hohlfuß (*Pes excavatus* = *Pes cavus*): Die Längswölbung ist verstärkt, der laterale Fußrand hochgezogen.
3. Spreizfuß (*Pes transversus*): Die Querwölbung ist abgeflacht. Die Hauptlast liegt auf dem Caput ossis metatarsi II + III. Sekundär kommt es zum Hallux valgus und zu Hammerzehen.
4. Knickfuß (*Pes valgus*): X-Stellung von Unterschenkel und Fersen, die Strahlen 1-3 rutschen medial ab.
5. Plattknickfuß (*Pes planovalgus*): Plattfuß und Knickfuß treten aufgrund des verwandten Entstehungsmechanismus häufig kombiniert auf.
6. Sichelfuß (*Pes adductus*): Sehr häufige angeborene Fußfehlform mit Adduktion des Vorfußes.
7. Klumpfuß (*Pes varus*): O-Stellung von Unterschenkel und Fersen. Der Fuß wird auf der lateralen Kante aufgesetzt. Der mediale Fußrand wird angehoben. Ursache des erworbenen Klumpfußes ist häufig eine überstarke Supination bei Schwäche der Pronatoren (Parese des N. fibularis [peroneus] superficialis).

8. **Spitzfuß** (*Pes equinus*): Der Fuß ist dauernd plantarflektiert. Er wird nur mit dem Zehen-Mittelfuß-Bereich aufgesetzt. Meist liegt eine Schwäche der Extensoren (Parese des N. fibularis [peroneus] profundus) zugrunde.
9. **Spitzklumpfuß** (*Pes equinovarus*): Kombination von Spitzfuß und Klumpfuß, meist bei Schwäche der Extensoren + Fibularisgruppe (Parese des N. fibularis [peroneus] communis).
10. **Hackenfuß** (*Pes calcaneus*): Der Fuß ist dauernd dorsalextendiert. Er wird nur mit der Ferse aufgesetzt. Ursache ist meist eine Schwäche der Flexoren (Parese des N. tibialis).

9.5.8 Welche Versorgungsstraßen laufen durch den Unterschenkel?

1. Versorgungsstraße der Flexorenloge:
- Die *A. tibialis posterior* setzt die Richtung der A. poplitea fort. Sie zieht unter dem Sehnenbogen des M. soleus im Bindegeweberaum zwischen oberflächlichen und tiefen Flexoren zum Malleolarkanal. Ihr Puls ist hinter dem Malleolus medialis zu tasten. Sie versorgt mit ihren Endästen *A. plantaris medialis* + *lateralis* die Fußsohle.
- Die *A. fibularis* aus der A. tibialis posterior hat zahlreiche Äste am Unterschenkel.
- Der *N. tibialis* begleitet die A. tibialis posterior von der Kniekehle zur Fußsohle. Er innerviert alle Muskeln der Flexorengruppe und teilt sich meist schon im Malleolarkanal in seine Endäste *N. plantaris medialis* + *lateralis*.
2. Versorgungsstraße der Fibularisloge: Der *N. fibularis [peroneus] communis* biegt um das Caput fibulae (hier ist er leicht zu tasten, aber auch besonders gefährdet) in die Fibularisloge und teilt sich dort in seine Endäste: Der *N. fibularis [peroneus] profundus* zieht weiter zur Extensorenloge. Der *N. fibularis [peroneus] superficialis* verbleibt zunächst in der Fibularisloge und innerviert deren Muskeln. Dann durchsetzt er mit einem Hautast die Faszie und verzweigt sich am Fußrücken.
3. Versorgungsstraße der Extensorenloge:
- Die *A. tibialis anterior* aus der A. poplitea durchsetzt am Unterrand des M. popliteus die Membrana interossea cruris und gelangt damit in die Extensorenloge. Sie zieht zwischen M. tibialis anterior und den Zehenstreckern zum Fußrücken und heißt dort dann *A. dorsalis pedis*.
- Der *N. fibularis [peroneus] profundus* gelangt aus der Fibularisloge durch das Septum intermusculare anterius cruris in die Extensorenloge und unmittelbar neben der A. tibialis anterior zum Fußrücken. Er innerviert alle Extensoren.

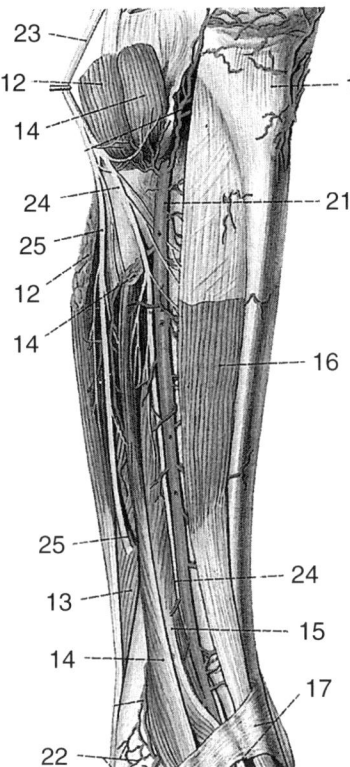

Abb. 9-9. Rechte Regio cruris anterior, tiefe Schicht. M. extensor digitorum longus und M. fibularis [peroneus] longus sind durchgetrennt und aufgeklappt, um den Verlauf der Leitungsbahnen zu zeigen.

1 Bewegungsapparat
11 Lig. patellae
12 M. fibularis [peroneus] longus
13 M. fibularis [peroneus] brevis
14 M. extensor digitorum longus
15 M. extensor hallucis longus
16 M. tibialis anterior
17 Retinaculum musculorum extensorum inferius

2 Leitungsbahnen
21 A. tibialis anterior
22 Rete malleolare laterale
23 N. fibularis [peroneus] communis
24 N. fibularis [peroneus] profundus
25 N. fibularis [peroneus] superficialis

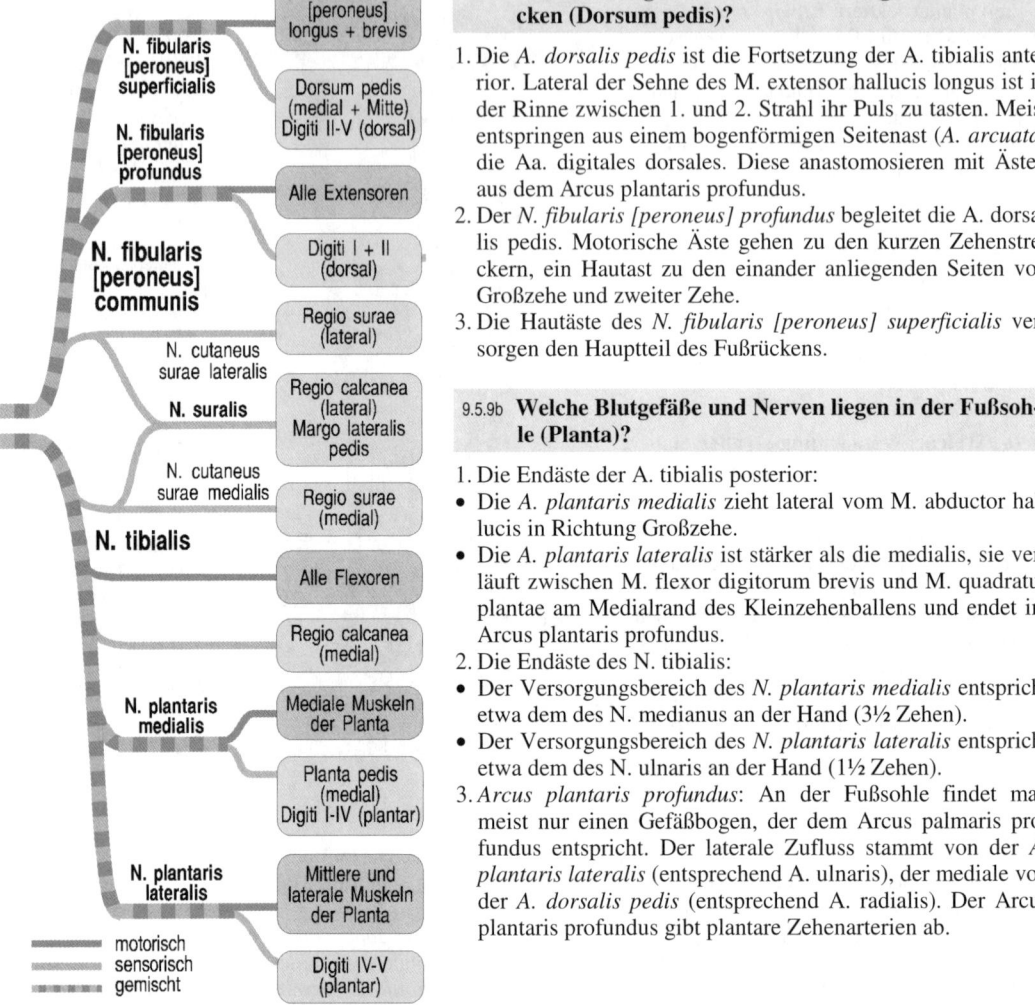

Abb. 9-10. Schema der Verzweigung des N. ischiadicus kaudal des Knies.

9.5.9a Welche Blutgefäße und Nerven liegen am Fußrücken (Dorsum pedis)?

1. Die *A. dorsalis pedis* ist die Fortsetzung der A. tibialis anterior. Lateral der Sehne des M. extensor hallucis longus ist in der Rinne zwischen 1. und 2. Strahl ihr Puls zu tasten. Meist entspringen aus einem bogenförmigen Seitenast (*A. arcuata*) die Aa. digitales dorsales. Diese anastomosieren mit Ästen aus dem Arcus plantaris profundus.
2. Der *N. fibularis [peroneus] profundus* begleitet die A. dorsalis pedis. Motorische Äste gehen zu den kurzen Zehenstreckern, ein Hautast zu den einander anliegenden Seiten von Großzehe und zweiter Zehe.
3. Die Hautäste des *N. fibularis [peroneus] superficialis* versorgen den Hauptteil des Fußrückens.

9.5.9b Welche Blutgefäße und Nerven liegen in der Fußsohle (Planta)?

1. Die Endäste der A. tibialis posterior:
   - Die *A. plantaris medialis* zieht lateral vom M. abductor hallucis in Richtung Großzehe.
   - Die *A. plantaris lateralis* ist stärker als die medialis, sie verläuft zwischen M. flexor digitorum brevis und M. quadratus plantae am Medialrand des Kleinzehenballens und endet im Arcus plantaris profundus.
2. Die Endäste des N. tibialis:
   - Der Versorgungsbereich des *N. plantaris medialis* entspricht etwa dem des N. medianus an der Hand (3½ Zehen).
   - Der Versorgungsbereich des *N. plantaris lateralis* entspricht etwa dem des N. ulnaris an der Hand (1½ Zehen).
3. *Arcus plantaris profundus*: An der Fußsohle findet man meist nur einen Gefäßbogen, der dem Arcus palmaris profundus entspricht. Der laterale Zufluss stammt von der *A. plantaris lateralis* (entsprechend A. ulnaris), der mediale von der *A. dorsalis pedis* (entsprechend A. radialis). Der Arcus plantaris profundus gibt plantare Zehenarterien ab.

9.6 Bein als Ganzes

9.6.3a Welche Nerven beteiligen sich an der Hautinnervation des Beins?

1. Gesäßgegend:
   - kranial + Mitte: *Nn. clunium superiores* (dorsale Äste der Nn. lumbales).
   - ganz medial: *Nn. clunium medii* (dorsale Äste der Nn. sacrales).
   - kaudal: *Nn. clunium inferiores* (aus *N. cutaneus femoris posterior*).
   - lateral: *N. iliohypogastricus [iliopubicus]*.
2. Oberschenkel:
   - kaudal des Leistenbandes: *N. genitofemoralis* (*R. femoralis*).
   - ventral: *N. femoralis* (*Rr. cutanei anteriores*).
   - lateral: *N. cutaneus femoris lateralis*.
   - dorsal: *N. cutaneus femoris posterior*.
   - medial distal: *N. obturatorius*.

3. Unterschenkel:
- medial + ventral: *N. saphenus* (aus *N. femoralis*).
- lateral: *N. cutaneus surae lateralis* (aus *N. fibularis [peroneus] communis*).
- dorsal: *N. suralis* (aus *N. fibularis [peroneus] communis* und *N. tibialis*).
4. Fuß:
- plantar: *N. tibialis* (*N. plantaris medialis* + *lateralis*).
- dorsal: *N. fibularis [peroneus] superficialis* (Hauptteil) + *profundus* (einander anliegende Seiten der Zehen 1 + 2).
- medialer Fußrand: *N. saphenus*.
- lateraler Fußrand: *N. suralis*.

9.6.3b Wie wird die Haut des Beins segmental innerviert?

L1: um Leistenfurche.
L2: obere Hälfte der Oberschenkelvorderseite.
L3: untere Hälfte der Oberschenkelvorderseite.
L4: Tibialseite des Unterschenkels.
L5: Fibularseite des Unterschenkels, Zehen 1 + 2 (dorsal und plantar).
S1: Zehen 3-5 (dorsal und plantar), Ferse, dorsolateral am Unterschenkel.
S2: dorsal an Unter- und Oberschenkel bis in Gesäßgegend.
S3: dorsomedial proximal am Oberschenkel bis in Gesäßgegend.
S4-Co: medial an Gesäßgegend (konzentrisch auf After zu).

9.6.4a Wie verlaufen die großen Hautvenen des Beins?

Aus dem *Rete venosum dorsale pedis* gehen 2 größere Venenstämme hervor:
1. Die *V. saphena magna* (große Rosenvene) steigt vom Bereich des Malleolus medialis auf der Medialseite von Unter- und Oberschenkel auf. Sie mündet etwa 3 Fingerbreit distal des Leistenbandes durch den *Hiatus saphenus* der Fascia femoralis in die V. femoralis. Distal des Knies wird sie meist vom N. saphenus begleitet.
2. Die *V. saphena parva* (kleine Rosenvene) zieht vom Bereich des Malleolus lateralis dorsal am Unterschenkel zur Kniekehle. Sie mündet in die V. poplitea.

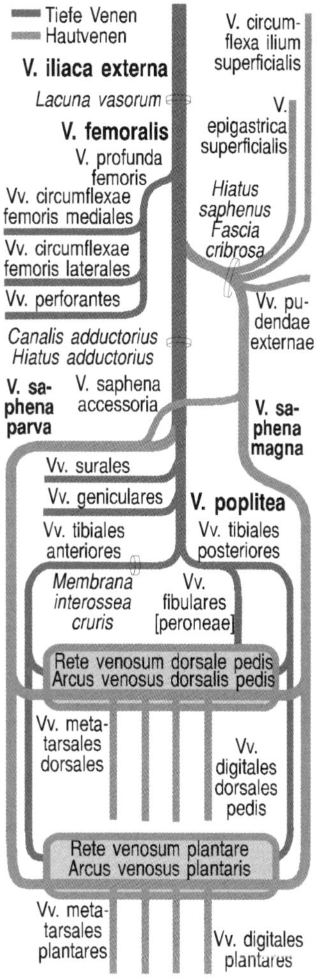

9.6.4b Welche Probleme bietet der Blutrückstrom in den Hautvenen des Beins?

1. Der *hohe hydrostatische Druck* dehnt die Venenwände. Die Venen füllen sich stärker. Beim Aufstehen „versickern" etwa 0,4 l Blut in den Beinen (Gefahr des „orthostatischen" Kollapses).
2. Es *fehlt die direkte Muskelpumpe*: Durch Muskelarbeit werden nur subfasziale Venen komprimiert. Hautvenen und tiefe Venen sind jedoch durch *Vv. communicantes* (= *perforantes*) verbunden. Diese enthalten Venenklappen, die den Blutstrom nur von der Oberfläche zur Tiefe zulassen. Wird der Druck in den Hautvenen höher als in den tiefen Venen (z. B. beim jeweiligen Erschlaffen der Muskelpumpe), so strömt Blut von der Oberfläche in die Tiefe, das dann bei der nächsten Muskelkontraktion herzwärts befördert wird.
3. Der Blutstrom in den Hautvenen wird begünstigt durch rhythmisches Spannen der Haut bei Gelenkbewegungen („Kniegelenkpumpe", „Sprunggelenkpumpe") und Auspressen der Fußsohle bei jedem Aufsetzen des Fußes („Fußsohlenpumpe").

Abb. 9-11. Schema der Verzweigung der Beinvenen.

Sachverzeichnis

Fett gedruckte Seitenzahlen beziehen sich auf Hauptstellen, *kursiv* gedruckte auf Abbildungen. Die Umlaute ä, ö, ü wurden wie a, o u alphabetisch eingeordnet (wie in Duden und Brockhaus).

A

α-amylase 84
AB0-Blutgruppen 121
Abasie 152
Abfaltung 118
Abkühlungszentrum 149
Ablatio retinae 161
Abstillen 41
Abwehr allgemeine 18
– angeborene 18
– erlernte 18
– spezifische 18
Abwehrstoffe 18
Abwehrzelle 18
Acetabulum 46, **231**
Acetylcholin 26
Achillessehne 243
Achillessehnenreflex 33
Achse longitudinale 1
– sagittale 1
– transversale 1
Achselfalte hintere 213
– vordere 213
Achselgegend **213**
– Blutgefäße 214
– Nerven 217
Achselhaare 28
Achsellücke laterale 214, *220*
– mediale 214
Achsellymphknoten 40, **217**
Acini pancreatici 85
Acromion *37*, 211
ACTH 87, 150
Actinfilament 8
Adamsapfel 185, 187, 192
Adduktoren 233
Adduktorenkanal 240
Adenohypophyse (-sis) 150
– Entwicklung 135
– Zelltypen 150
Aderhaut 161
ADH 149
Adhesio interthalamica 148
Aditus laryngis 181, 185, *187*
– orbitae 165
Adiuretin 149
Adnexitis 109
Adrenalin 87
Aftergegend 47
Afterheber 47
Afterkamm 103
Afterkanal 103
Afterreflex 33
Afterschließmuskel äußerer 47
Afterverschluss 103
Agnosie 153
– akustische 154
– optische 154
– taktile 153
AIDS 18
Akathisie 152
Akkommodation 162, **163**
Akromioklavikulargelenk 211
Akrosomenreaktion 117
Aktivitätshypertrophie 11
Akutphasenproteine 18
Ala major 135, *136*, 137
– minor 136, 137
– ossis ilii 46
Alcock-Kanal 132
Aldosteron 91
Alexie 154
Alkoholembryopathie 121
Allantois 105, 120
Allantoisdivertikel 120
Allocortex 152
Altkleinhirn 144
Alveolarepithel 50
Alveolarepithelzelle
– Typ I 50
– – II 50
Alveolarknochen 171
Alveolarmakrophage 18, 51
Amboss 158
Amelie 121
Ammenzelle 123
Ammonshorn 155
Ammonshornwindung 155
Amnionepithel 120, 121
Amnionhöhle 118, 120
Ampulla
– biliopancreatica 82
– ductus deferentis 124
– hepatopancreatica 82
– membranacea 159
– recti 102, *104*
– tubae uterinae *108*, 109
Anämie renale 90
Anaphase 4
Anastomose kavokavale 96
– portokavale 98
Anatomie allgemeine 1
androgenbindendes Protein 123
Androgene 87
Angiotensin 90
Angiotensinogen 90
Angulus
– costae 35
– inferior 211
– iridocornealis *162*, 163
– mandibulae 138
– oculi lateralis 168
– – medialis 168
– sterni 35
– subpubicus 46
– superior 211
– venosus 195
Anophthalmie 161
Anorexie 149
Anpassung funktionelle 10
Ansa
– cervicalis *143*, *199*, *205*
– lenticularis 149
– nephrica *88*, 90
– subclavia 24, *67*, 204
Anspannungsphase 55
Antagonisten 12
Anteflexio 111
Anterograd 23
Antetorsionswinkel 231
Anteversio 112
Antiatelektasefaktor 50
Antigen-Antikörper-Komplex 16
Antivalgusmuskel 246
Antrum mastoideum 158
– pyloricum 72
Anulospiralendung 12
Anulus
– femoralis 235, 236
– fibrosus *30*, 55
– inguinalis profundus *43*, 44
– – superficialis 44
– tendineus communis 165, 166, *201*
– umbilicalis 44
Anus *104*
Aorta
– abdominalis 14, 21, *39*, *67*, 90, **94**, *94*, *104*, *129*
– Abschnitte 63
– absteigende 64
– ascendens 14, *57*, **63**, *64*, *67*
– aufsteigende 63
– descendens *64*, *210*
– reitende 59
– thoracica 14, *41*, *52*, *58*, *64*, **64**, **65**, *67*, *86*, *94*
Aortenbogen **63**, **65**
– embryonale 65
Aortenisthmusstenose 59
Aortenklappe 55, 56
Aortenschlitz 38
Apatitkristalle 8
Apertura
– lateralis 141, *142*
– mediana 141, *142*
– piriformis *136*
– thoracis superior **36**, *65*, *199*, *203*
Apex
– cartilaginis arytenoideae 185
– cordis 53
– prostatae 126
– pulmonis *37*, 52
– vesicae 101
Aphakie 161
Aphasie motorische 152, 156
– sensorische 154
apokrin 20
Aponeurose 12
Aponeurosis
– bicipitalis 218
– musculi bicipitis brachii 218
– palatina 177
– palmaris 224
– plantaris 243, **244**
Apophyse 9
Apparat juxtaglomerulärer 90
Appendix epiploica 77
– testis 106
– vermiformis 77, **78**, *108*
Apraxie 152
APUD 75
Aqueductus mesencephali [cerebri] *134*, 140
Arachnoidea mater 138
– – cranialis 139
– – spinalis *32*
Arbeitsphase 4
Arbor vitae cerebelli 145
Archicerebellum 144
Archicortex 152
Arcus
– anterior atlantis *174*
– aortae 14, *56*, *57*, **63**, *64*
– cartilaginis cricoideae 185, *192*
– costalis 35
– dentalis inferior *174*
– – superior *174*
– iliopectineus *39*, 235
– palatoglossus 178
– palatopharyngeus 178
– palmaris profundus *215*, **228**, *230*
– – superficialis *215*, **228**, *230*
– plantaris profundus *236*, 248
– pubis 46
– venae azygos *65*
– venosus dorsalis pedis 249
– – jugularis *196*
– – palmaris profundus *216*
– – – superficialis *216*
– – plantaris *249*
– vertebrae 29, *30*
Area
– 1-3 152, 153
– 17 154
– 18 154
– 19 154
– 22 155
– 39 155
– 4 152
– 41 155

Area 42 155
– 44 152
– 5 152, 153
– 6 152
– 7 152, 153
– 8 154
– cardiogenica 118
– gastrica 72
– nuda 70, 80, 81
Areola mammae 40
Arm **211**
– Hautvenen 219
Armknospe 118
Arteria (Arteriae)
– alveolaris
– – inferior 172, 194, 209
– – superior 194
– – – anterior 172
– – – posterior 172
– angularis 194, 207
– appendicularis 78, 95
– arcuata 88, 89, 236, 248
– auricularis posterior 194, 205, 207
– axillaris 14, 205, 210, 214, 215
– basales 110
– basilaris 170, 195, 210
– brachialis 14, 60, 214, 215, **219**, 220, 225
– – superficialis 220
– buccalis 194
– bulbi penis 130
– – vestibuli 130
– caecalis anterior 95
– – posterior 95
– caroticotympanicae 170
– carotis communis 14, 24, 37, 56, 63, 67, 170, **193**, 194, 205, 209
– – – Puls 193
– – externa 170, 194, 205, 207
– – – Äste 194
– – interna 157, 168, 170, 194, 195, 207, 208, 209
– centrales anterolaterales 156, 195
– – anteromediales 195
– – posterolaterales 195
– – posteromediales 195
– centralis retinae **164**, 167, 170
– cerebri
– – anterior 170, **193**, 195
– – media 170, 194, 195
– – posterior 170, 195, 210
– cervicalis ascendens 210
– – profunda 210
– choroidea anterior 156, 170, 195, 210
– ciliares 167, 168
– – anteriores 170
– – posteriores 170
– circumflexa femoris
– – – lateralis 236, 240
– – – medialis 236, 240
– – humeri anterior 215

– – – posterior 215, 220
– – ilium
– – – profunda 94, 129, 130
– – – superficialis 45, 94, 130, 236
– – scapulae 214, 215
– colica dextra 86, 95
– – media 86, 95
– – sinistra 95
– collateralis 220, 225
– – media 215
– – radialis 215
– – ulnaris inferior 215
– – – superior 215
– communicans
– – anterior 170, 193, 195
– – posterior 170, 193, 195
– conjunctivales anteriores 170
– coronaria dextra 57, 64
– – sinistra 54, 57, 64
– cremasterica 94, 125, 130
– cystica 82, 95
– descendens genus 236
– digitales dorsales 215, 228, 230, 236, 248
– – palmares communes 215, 228, 230
– – – propriae 215, 228, 230, 230
– – plantares communes 236
– – – propriae 236
– dorsalis clitoridis 130
– – nasi 167
– – pedis 236, **247**
– – penis 129, 130
– – scapulae 210
– ductus deferentis 94, 124, 129, 130
– epigastrica inferior 43, 45, 94, 129, 130, **131**, 210
– – superficialis 45, 94, 236
– – superior 37, 45, 94, 130, 210
– ethmoidalis 167
– – anterior 170, 194
– – posterior 170, 194
– facialis 63, 170, 194, 206, 207, 209
– femoralis 14, 60, 130, **236**, 240
– – Puls 235
– fibularis 236, 246, 247
– flexurae dextrae 95
– gastrica dextra 73, 95
– – posterior 73, 95
– – sinistra 73, 86, 95
– gastricae breves 73, 95
– gastroduodenalis 76, 86, 95
– gastroepiploica 73
– gastroomentalis 73
– – dextra 95
– – sinistra 95
– genus 240
– glutea inferior 130, 234
– – superior 104, 130, 234
– helicinae 127

– hepatica communis 86, 95
– – propria 80, 86, 95
– hyaloidea 161
– hypophysialis inferior 170
– – superior 170
– ileales 76, 86, 95
– ileocolica 76, 95
– iliaca communis 14, 94, 104, **129**, 130
– – externa 14, 43, 94, 104, **129**, 130, 236
– – interna 14, 94, 104, 129, **130**
– – – Äste 130
– iliolumbalis 130
– inferior anterior cerebelli 195, 210
– – lateralis genus 236
– – medialis genus 236
– – posterior cerebelli 195, 210
– infraorbitalis 194
– insulares 195
– intercostalis
– – posterior 37, 64, 64, 215
– – – prima 210, 215
– – – secunda 210, 215
– – suprema 210, 215
– interlobaris 89
– interlobularis 80, 88, 89
– interossea anterior 215, 225, 227
– – communis 215, 225, **227**
– – posterior 215, 225, 227
– – recurrens 215
– jejunales 76, 86, 95
– labialis inferior 194
– – superior 194
– labyrinthi 159, 195, 210
– lacrimalis 167, 168, 170
– laryngea inferior 187, 210
– – superior 187, 194, 205, 210
– lienalis 83, 95
– ligamenti teretis uteri 94, 130
– lingualis **177**, 194, 205, 207, 209
– lumbales 94
– marginalis coli 95
– maxillaris 170, 194, **208**
– media genus 236
– mediana 227
– membri superioris 215
– meningea
– – media 170, 194, 208
– – posterior 170, 194
– mesencephalicae 195, 210
– mesenterica
– – inferior 78, 94, 95, 129
– – superior 76, 86, 94, 95
– metacarpales
– – dorsales 215, 228
– – palmares 215, 228
– metatarsales dorsales 236
– – plantares 236
– musculophrenica 37, 64, 94, 210

– nutricia 7, 9
– obturatoria 104, 129, 130, 236, 240
– occipitalis 136, 170, 194, 207
– – lateralis 195
– – medialis 195
– ophthalmica 165, **167**, 168, 170, 194
– ovarica 94, 109
– palatina ascendens 183, 187, 194
– – descendens 183, 194
– palpebrales 167
– – laterales 170
– – mediales 170
– pancreaticoduodenalis
– – inferior 76, 95
– – superior 76
– – – anterior 95
– – – posterior 95
– parietalis 195
– perforantes 236
– pericallosa 195
– pericardiacophrenica 37, 60, 64, 94, 210
– perinealis 130
– peronea 236
– pharyngea ascendens 170, 183, 194
– phrenica
– – inferior 64, 94, 210
– – superior 64, 64, 94, 210
– plantaris lateralis 236, 248
– – medialis 236, **248**
– – profunda 236
– pontis 195, 210
– poplitea 236, **240**
– princeps pollicis 215, 230
– profunda
– – brachii 215, 219, 220
– – clitoridis 130
– – femoris 236, 240
– – linguae 177, 194
– – penis 127, 130
– pudenda externa 132, 236
– – – profunda 130
– – – superficialis 130
– – interna 104, 115, 129, 130, **132**, 234
– pulmonalis 51
– – dextra 65
– – sinistra 56, 65
– radialis 215, 225, **227**, 230
– – indicis 215
– – rectalis inferior 95, 104, 115, 129, 130
– – media 95, 104, 129, 130
– – superior 95, 104, 129
– – recurrens 220, 225
– – radialis 215
– – tibialis anterior 236
– – – posterior 236
– – ulnaris 215
– renalis 86, **89**, 94
– retroduodenales 95
– sacralis lateralis 94, 130

Arteria
- – mediana 94, 104, 129, 130
- – sigmoideae 95
- – sphenopalatina 194
- – spinalis anterior 195, 210
- – – posterior 195, 210
- – spiralis 110, 120
- – splenica 83, 86, 95
- – subclavia 14, 37, 56, 63, 67, 205, 210, 214, 215
- – – dextra Varietät 65
- – subcostalis 37, 64
- – sublingualis 177, 194
- – submentalis 194
- – subscapularis 210, 214, 215
- – superior cerebelli 195, 210
- – – lateralis genus 236
- – – medialis genus 236
- – supraorbitalis 168, 170
- – suprarenalis inferior 94
- – – media 94
- – – superior 94
- – suprascapularis 210, 215
- – supratrochlearis 167, 168, 170
- – surales 236, 240
- – temporalis superficialis 136, 194, 207
- – testicularis 43, 94, **124**
- – thalamostriatae anterolaterales 156
- – thoracica interna 37, 210, 215
- – – lateralis 210, 214, 215
- – – superior 210
- – thoracoacromialis 210, 214, 215
- – thoracodorsalis 214, 215
- – thyroidea ima 184
- – – inferior 184, 187, 209, 210
- – – superior 184, 194, 205, 209
- – tibialis anterior 236, 247
- – – posterior 236, 246, **247**
- – trabecularis 83
- – transversa cervicis 210
- – – colli 210
- – – faciei 194, 207
- – ulnaris 215, 225, **227**, 230
- – umbilicalis 43, 94, 120, 120, 129, 130
- – uterina 94, 109, **112**, 130
- – vaginalis 130
- – vertebralis 37, 195, 210
- – vesicalis inferior 102, 129, 130
- – – superior 102, 129, 130
- – zygomaticoorbitalis 194

Arterie
- Blutdruck 13
- Definition 13
- elastischer Typ 13
- muskulärer Typ 13
- Wandbau 13

arteriell 13

Arterienpuls 14
Arteriola glomerularis afferens 88, 89
- – efferens 88, 89

Arteriole
- Blutdruck 13
- Definition 13
- präkapillare 13
- Wandbau 13

Articulatio (Articulationes)
- acromioclavicularis 10, 211
- atlantoaxialis 10
- – lateralis 32
- – – mediana 32
- atlantooccipitalis 10, 32
- calcaneocuboidea 242
- capitis costae 36
- carpometacarpales 222
- carpometacarpalis pollicis 222
- complexa 11
- composita 11
- costotransversaria 36
- costovertebrales 10, 36
- coxae 10, **231**, 234
- cricoarytenoidea 185
- cricothyroidea 185
- cubiti 10, **218**
- genus 10, **237**
- humeri 10, 213
- humeroradialis 218
- humeroulnaris 218
- incudomallearis 158, 159
- incudostapedialis 157, 158, 159
- intercarpales 222
- intermetacarpales 222
- interphalangeae 222
- – distales 222, 241
- – pedis 243
- – proximales 222, 241
- mediocarpalis 221, 222
- metacarpophalangeae 222, 222
- metatarsophalangeae 241, 243
- radiocarpalis 10, 221, 222
- radioulnaris distalis 218
- – proximalis 218
- sacrococcygea 46
- sacroiliaca 10, **46**
- simplex 11
- sternoclavicularis 10, 37, 211
- sternocostales 10, 36
- subtalaris 241
- talocalcanea 241
- talocalcaneonavicularis 241
- talocruralis 10, 241
- tarsi transversa 241, 242
- tarsometatarsales 241, 243
- temporomandibularis 10, **172**
- tibiofibularis 241
- zygapophysiales 10, 29, **30**, 30

Artikulation 174

Aryknorpel **185**
Assoziationsbahnen 151
Assoziationskerne 148
Astasie 152
A-Streifen 8
Astrozyt 8
Asymbolie 154
Asynergie 144
Ataxie 144, 145, 152
Atembewegungen 39
Atemmuskeln 39
Atemzentrum 144
Athetose 151
Atlas 29
Atresia ani 106
- duodeni 79
atriales natriuretisches Polypeptid 53
Atrioventrikularbündel 57
Atrioventrikularklappen 55
Atrioventrikularknoten 56
Atrium dextrum 53, 54, 57, 65
- primitivum 58
- sinistrum 53, 54, 57
Auerbach-Plexus 75
Augapfel Gliederung 161
Augapfelbindehaut 169
Augapfelscheide 166
Auge Entwicklung 161
- Fehlbildungen 161
Augenbecher 161
Augenbecherspalte 161
Augenbläschen 161
Augenbrauen 28
Augenfeld frontales 154
Augenhaut äußere 161
- innere 161
- mittlere 161
Augenhintergrund 164
Augenhöhle 133, *168*
- Begrenzung 165
- Bindegeweberäume 166
- Knochenkanäle 165
- Nachbarschaft 165
- Nerven 167
Augenhöhlendach 137
Augenhöhlenspalte obere 137
Augeninnendruck 163
Augenlid **167**
- Aufgabe 167
- Drüsen 168
- Muskel 168
Augenmuskeln äußere 167
Augenmuskelnerven 168
Augenspalte 161
Augenspiegelung 164
Augenstiel 161
Augentropfen 169
Augenwimpern 28
Augenwinkel 168
Auricula 157
- dextra 53, 55
Auris externa 156, 157
- interna 156, 157
- media 156, 157
Ausatmung 39
- Kräfte 40

Ausführungsgang 20
Auskultation Herzklappen 55
Außenband 238
Außenglied 164
Außenroller kleine 233
Austreibungsphase 55, 122
Autonomgebiet 230
Autosit 121
Autosom 4
Aveolarwand 50
AV-Knoten 56
Axis 29, 174
Axon 8, 23
Axoplasma 23
α-Zelle 150
A-Zelle 33, 85
Azurgranula 16, 17

B

β1-Zelle 150
β2-Zelle 150
Backenzahn vorderer 171
Bahn extrapyramidalmotorische 34
Bälkchensubstanz 9
Balken 151
Balkenstrahlung 151
BALT 18
Bandfuge 11
Bandstreifen 77
Barorezeptoren 22
Barr-Körper 4, 16
Barthaar 28
Bartholin-Drüse 114
Basalarterie 110
Basalganglien 150, **151**
Basalmembran 14, 89
Basalplatte 120
Basalschicht 26
Basalzelle 26
Basilarmembran 160
Basis
- cordis 53
- cranii 133
- ossis metacarpi 221
- ossis metatarsi 241
- prostatae 126
- stapedis 157, 158, 159
Basislymphozyt 19
Basophiler 17
Bauchaorta 65, **94**
- Äste 94
Bauchatmung 39
Bauchengeweide **69**
Bauchfell 43, **69**
Bauchfellhöhle 21, **69**
Bauchfelltaschen **71**
Bauchhautreflexe 33
Bauchhöhle **69**
Bauchmuskeln **42**
- Aufgaben 43
- Funktionsprüfung 43
Bauchpresse 43
Bauchspeichel 84
Bauchspeicheldrüse 84
- Aufgaben 84
- Ausführungsgänge 84

Bauchspeicheldrüse
– Entwicklung 85
– Inseln 85
– Kennzeichen 84
– Nachbarschaft 85
– Projektion *85*
Bauchwand 42
– Arterien 45
– Bruchpforten 44, 45
– Faszien 42
– hintere *39*
– Operationsschnitte *44*
– Regionen 43
– untere *43*
Bauchwandfaszie äußere 42
Bauchwandhernie laterale 45
Baufett 7
Bauhin-Klappe 77
Becherzelle 74
Becken 45
– Durchmesser *46*
– großes 45
– kleines 45
– Lymphknoten 132
– Medianschnitt *112*
– Nerven autonome 131
– Skelett 45
– Stockwerke 47
– Venen 131
– Verschieberäume 48
– weibliches *46*
Beckenausgang **46**
Beckenboden **47**
– Muskeln 47
Beckeneingang **46**
Beckeneingangsebene 45
Beckeneingeweidefaszie 48
Beckenfaszie 48
Beckenkanal **46**
– Drehung der Frucht *46*
Beckenniere *93*
Beckenorgane 69
– Missbildungen 106
Beckenschiefstand 29
Beckensitus *129*
Beckenwandfaszie 48
Befruchtung 116, **117**
Begleitscheide periarterioläre lymphatische 83
Bein 231
– Hautinnervation 248
– Hautvenen 249
– Lymphknoten 237
– segmentale Innervation 249
Beinknospe 119
Beinlängenunterschied 29
Belastung asymmetrische 11
Belegzelle 73
Bell-Phänomen 204
Berührungsrezeptoren 27
Bewegungsapparat **9**
Bewegungsmuskel 12
Bewegungssegment *10, 30*
– Abschnitte 30
Bewegungsumfang 11
Bichat-Fettpfropf 207
Bifurcatio aortae *94, 95*

– carotidis 193, *194*
– tracheae 49, *185*
Bindegewebe 5
– Arten 5
– elastisches 5, **6**
– embryonales 5
– kollagenes 5
– – lockeres 6
– – straffes 6
– lockeres 5
– retikuläres 5, **6**
– straffes 5
– geflechtartiges 6
– – parallelfaseriges 6
Bindegeweberaum
– retrobulbärer 166
– subperitonealer 48
Bindegewebezellen
– freie (mobile) 6
– ortsständige (fixe) 6
Bindehaut **169**
Bindehautsack **169**
Bizeps **218**
Bizepsreflex 33
Bläschen präsynaptische 26
Bläschenfollikel 107
Bläschentransport 1
Blasenkeim 117
Blasenknorpel 10
Blastem metanephrogenes 92
Blastozyste 117
Blastozysthöhle 117
Blattpapillen 176
Blickzentrum pontines 144
Blinddarm 77
Blinzelreflexe 144
β-Lipotropin 150
blobs 154
β-LPH 150
Blut 5, **15**
– Bestandteile 15
Blutdruck 13
Blutgefäße Arten 13
– Bauprinzip 13
Blutgerinnung 17
Blut-Gewebe-Schranke 14
Blutgruppen 121
Blut-Hirn-Schranke 8
Blut-Hoden-Schranke 123
Blutkörperchen rotes 15
– weißes 15
Blutleiter der harten Hirnhaut **138**
Blut-Liquor-Schranke 139
Blut-Luft-Schranke 50
Blutlymphknoten 18, 83
Blutplasma 15
Blutplättchen 15, **16**
Blutrückstrom Probleme 249
Blutserum 15
Blutvolumen mittleres 16
Blutzelle rote 15
– weiße 15
B-Lymphozyt 19
– Prägung 19
Bochdalek-Dreieck 39, 45
Bodenplatte 133

Bogengänge 159
Bouton 26
Bowman-Kapsel 89
Bowman-Membran 162
Brachium colliculi
– – inferioris 142
– – superioris 142
Brechungsfehler *163*
Brechzentrum 144
Breischluck 61
Broca 152
Brodmann 152
Bronchialarterie 51
Bronchialbaum 50
Bronchialvene 51
Bronchiolus respiratorius 50
– terminalis 50
Bronchus 50
– principalis *49, 51, 67*
Bruchinhalt 44
Bruch-Membran 162
Bruchpforte 44
Bruchsack 44
Brücke Entwicklung 134
– Gliederung 142
Brücke-Muskel 163
Brückenbeuge 134
Brückenhaube 142
Brückenkerne 144
Brunner-Drüse 74
Brustaorta **64**
Brustatmung 39
Brustbein Abschnitte 35
Brustbein-Rippen-Gelenk 36
Brustbein-Schlüsselbein-Gelenk 211
Brustdrüse 40, *41*
– Arterien 41
– Entwicklung 40
– Lymphabfluss *40*
– Lymphknoten 41
– Mann 41
– Neugeborenes **40**
– Schwangerschaft 41
– Untersuchung 41
– Zyklus 41
Brusteingeweide **49**
Brustfaszie oberflächliche *41*
– tiefe 214
Brustfell **52**
Brustfellhöhle 21, **52**
Brustfellschmerz 52
Brustkorb Orientierungslinien 36
Brustkorbfaszie äußere 214
Brustkorböffnung obere **36**, *63*
Brustkrebs *40*
Brustkyphose *29*
Brustnerv 33
Brustwand **35**
– Arterien 37
– Faszien 36
– vordere *37*
Brustwarze **40**
– Aufrichtereflex 40
Brustwirbel 29
Brustwirbelsäule 29

Buchstabenblindheit 154
Buck-Faszie 128
bukkal 171
Bulbärparalyse 182
Bulboventriculus 59
Bulbus *134*
– aortae 63
– cordis 58, 59
– inferior venae jugularis *196*
– oculi *167, 168*
– – Formfehler *163*
– – Gliederung 161
– – Transversalschnitt *162*
– olfactorius *143, 146, 147*, 155
– penis 127
– superior venae jugularis *196*
– vestibuli 114, *115*
Buphthalmie 161
Burdach-Kern 144
Burdach-Strang **34**
Bursa
– Fabricii 20
– omentalis *70*, 71
– subacromialis 213
– subcutanea prepatellaris 238
– subdeltoidea 213
– suprapatellaris 238
– synovialis 12
– trochanterica musculi glutei maximi *234*
Bursaäquivalent 20
Bursitis 12
Bürstensaum 2
BWS 29
B-Zelle 33, 85

C

Caecum 77, *78*, 108
– mobile 79
Calcaneus **241**
Calcitonin 11, 184
Calciumspeicher 11
Calciumspiegel Blut 11
Calciumstoffwechsel 11
Caliculus gustatorius 177
Calix renalis *91*
– – major 91
– – minor 91
Calvaria 133
Camera anterior *162*
– posterior *162*
Camper-Faszie 42
Canaliculus (Canaliculi)
– caroticotympanici *170*
– chordae tympani *202*
– lacrimales 169
– mastoideus *203*
– tympanicus *203*
Canalis (Canales)
– adductorius *236, 237, 240*, *249*
– alveolares 137, *194*
– analis 103
– atrioventricularis 58

Canalis
- caroticus 137, *170, 196, 197, 203*
- carpi 224
- centralis *7,* 9, 10, *34, 140*
- cervicis uteri *108,* 110
- condylaris 136, *194, 197*
- femoralis 45, 236
- infraorbitalis 137, *194, 201*
- inguinalis **44,** *94,* 237
- mandibulae 138, *194,* 200
- nasolacrimalis 169
- nervi facialis 157, *194, 196*
- – hypoglossi 137, *194, 196, 197*
- nutrientes 9
- obturatorius 45, 46, *130, 131, 237*
- opticus 137, *143,* 165, *170*
- palatini minores *194, 201*
- palatinus major 137, *194, 201*
- palatovaginalis 201
- perforans *7,* 9
- portalis 80
- pterygoideus 137, *202*
- pudendalis *130, 131,* 132
- pyloricus 72
- sacralis 29, *129*
- semicirculares ossei *157,* 159
- spiralis cochleae 159
- vertebralis *25, 32, 134,* 210
Capacitation 117
Capitulum humeri 217
Capsula
- adiposa 91
- articularis **11**
- externa *153*
- extrema *153*
- fibrosa 91
- glomerularis 89
- glomeruli *88*
- interna 149, 151, *153,* **156**
- – Arterien 156
- – Bedeutung 156
- lentis 163
- prostatica 126
- tonsillae 182
Caput
- costae 35
- epididymidis 122, 123
- femoris 231
- humeri 212
- mallei *169*
- mandibulae 138, 172
- ossis metacarpi 221
- – metatarsi 241
- pancreatis 84, *85, 86*
- radii 217
- tali 241
- ulnae 217
Cardia 72
Carina tracheae 49
- urethralis vaginae 113, 115
Carpus 221
Cartilago (Cartilagines)
- alares majores 179

- articularis 11
- arytenoidea **185**
- auricularis *157*
- corniculata 185
- costalis 35
- cricoidea **185,** *188*
- cuneiformis 185
- laryngis 185
- meatus acustici 157
- nasi 179
- septi nasi *179*
- sesamoideae 185
- thyroidea *24, 49, 63,* **185,** *187, 188,* 192
- tracheales 49, *184, 188*
- triticea 185
Caruncula sublingualis *175,* 176
Catecholamine 87
Cauda epididymidis 122
- equina 135
- pancreatis 84, *85, 86*
Cavernae corporis spongiosi 127
- corporum cavernosorum 127
Cavitas
- cranii 133, *134, 167, 178*
- dentis 171, *172*
- glenoidalis 211, 213
- infraglottica 185
- laryngis intermedia 185
- nasi 133, *167,* **179**
- oris 133
- – Gliederung 174
- – propria *174, 178*
- pericardiaca 21, *41, 52*
- peritonealis 21, **69,** *102,* 112
- pleuralis 21, *41,* 49, **52**
- thoracis 49
- tympanica 137, *157, 202,* 203
- – Wände 158
- uteri *108,* 110
Cavum septi pellucidi *140*
- trigeminale *200*
CCK 82
CCK-Zelle 75
CD4-Membranmolekül 18
CD8-Membranmolekül 18
Cellulae ethmoidales *167, 178,* 180
Cementum **171,** *172*
Centrum perinei **47**
- tendineum 38, *39*
Cerebellum *134, 139, 146*
- Entwicklung 134
- Gliederung 144
Cerebrum *134, 142, 147*
- Gliederung 150
Cerumen 157
Cervix dentis 171
- uteri *108,* 109, 110
- vesicae 101
Cheilognathopalatoschisis 179
Cheilognathoschisis 179

Cheiloschisis 178
Chemorezeptoren 22
Chiasma opticum *143, 146, 147,* 148, 165
Chiasmabildung 4
Choane 179
Cholecystokinin 75, 82, 85
Chondroklast 10
Chopart-Gelenk 242
Chorda arteriae umbilicalis 44, *94, 130*
- splenica 83
- tympani 158, 177, *200, 201, 202,* 209
Chordae tendineae 55
Chordafortsatz 118
Chordakanal 118
Chorea 151
Chorionepithel *120*
Choriongonadotropin 108, 116, 117, 121
Chorionhöhle 118
Chorionplatte *120*
Chorionsomatotropin 121
Chorionzotten primäre 118
- sekundäre 118
- tertiäre 118
Choroidea 161, *162*
Chromaffinoblast 133
Chromatin 3
Chromatinfaden 4
Chromosom **4**
Chromosomenreduplikation 117
Chromosomensatz 4
chronotrop 57
Chylomikronen 75
Chymotrypsinogen 84
Cilium 168
Cingulum 155
Circulus arteriosus cerebri *170,* **193**
Cisterna
- cerebellomedullaris *134,* 139
- chiasmatica 139
- chyli 19, *99*
- fossae lateralis cerebri 139
- interpeduncularis 139
- magna *134,* 139
Clara-Zelle 50
Claustrum **151,** *153*
Clavicula *37, 63,* **211,** *214*
Clitoris **114**
Coarctatio aortae 59
Cochlea **159**
Collagen Typ I 6
- – III 6
Colles-Faszie 48, 128
Colles-Fraktur 221
Colliculus
- facialis 141
- inferior 142
- seminalis 126
- superior 142
Collum
- anatomicum 212
- chirurgicum 212

- costae 35
- femoris 231
- glandis 127
- radii 217
- tali 241
- vesicae biliaris [felleae] 82
Colon
- ascendens 78, *108*
- descendens 78
- Kennzeichen 77
- Nachbarorgane 78
- sigmoideum *78, 108*
- transversum 78
Columna (Columnae)
- anales *103*
- anterior 33, *34*
- lateralis 33, *34*
- posterior 33, *34*
- renalis 89
- rugarum 113
- vertebralis **29**
Commissura
- anterior 151
- epithalamica 140, 148
- labiorum anterior 114
- – posterior 114
- posterior 148
Compartimentum superficiale perinei 48
Complexus juxtaglomerularis *88*
Concha nasalis inferior 138, *178,* 179
- – media *174, 178,* 179
- – superior *174, 178,* 179
Condylus
- humeri 217
- lateralis 237
- medialis 237
- occipitalis 137
Confluens sinuum 139, *197*
Conjugata vera 46
Connexus intertendineus 223
Conus elasticus 185
Convertingenzym 90
Corium *27*
Cornea 161, *162*
Cornu
- anterius 33, *34*
- frontale 140, *142, 153*
- laterale 33, *34*
- majus 190
- minus 190
- occipitale 140, *153*
- posterius 33, *34*
- temporale 140
- uteri 112
Corona
- clinica 171
- dentis 171, *172*
- glandis 127
- mortis 131
- radiata 107
Corpus (Corpora)
- adiposum buccae *190,* 207
- – infrapatellare 238
- – orbitae 166
- albicans 108

Sachverzeichnis

Corpus
- amygdaloideum 149, **151**, 153, 155
- anococcygeum 47, *115*
- callosum *134*, *140*, *142*, 151, *153*, *154*
- cavernosum clitoridis 114
- – penis 127, *129*
- ciliare 161, *162*
- clitoridis 114
- costae 35
- epididymidis 122, 123
- femoris 231
- gastricum 72
- geniculatum
- – – laterale *142*, *143*, 148
- – – mediale *142*, 148
- – humeri 217
- luteum **107**
- – – cyclicum 108
- – – graviditatis 108
- – mammillare *147*, 148, 149, 155
- – mandibulae 138
- – maxillae 138
- – medullare 145
- – ossis metacarpi 221
- – – metatarsi 241
- – pancreatis 84, *85*
- – paraaortica 65
- – penis 127
- – perineale **47**
- – pineale *140*, *142*, 148, **150**
- – radii 217
- – spongiosum penis 127
- – sterni 35
- – striatum **151**
- – ulnae 217
- – uteri *108*, 109
- – – Schleimhaut 110
- – ventriculare 72
- – vertebrae *29*, *30*
- – vesicae 101
- – – biliaris [felleae] 82
- – vitreum *162*
Corpusculum renale 88, **89**
Cortex
- assoziativer parietookzipitotemporaler 153, 155
- cerebelli 145
- cerebri 150
- posteriorer parietaler 152, 153
- prämotorischer 152
- primärer auditorischer 155
- – – motorischer 152
- – – somatosensorischer 152
- – – visueller 154
- renalis 88, *91*
- sekundärer
- – – auditorischer 155
- – – somatosensorischer 153
- – – visueller 154
- – supplementär-motorischer 152
- – thymi 62
Corticoliberin 149
Corticotropin 87, 150

Corti-Organ **160**
Cortison 87
Costa 35
Cotyledo 120
Cowper-Drüse 126
Coxa valga 231
- vara 231
Crista
- ampullaris 159
- galli 137, *179*
- iliaca *39*, 46, *234*
- intertrochanterica 231
- sacralis lateralis 29
- – – medialis 29
- – – mediana 29
- tuberculi majoris 213
- – – minoris 213
- urethralis 126
Cristatyp 2
crossing over 4
Crus (Crura)
- anterius capsulae internae *153*, **156**
- cerebri 142
- clitoridis 114
- laterale 44
- mediale 44
- penis 127
- posterius capsulae internae *153*, **156**
Cryptae intestinales **74**
- tonsillae 182
Cumulus oophorus 107
Cuneus *154*
Cupula gelatinosa 159
- pleurae 52
Curvatura major 73
- minor 73
Cuspides 55
Cutis 27
CX 57
Cytocentrum 2
Cytochromoxidase 154
Cytoplasma **2**
C-Zelle 85, 184

D

Daktyloskopie 27
Damm 47
Dammgegend **47**
- Blutgefäße 132
- Innervation 132
- Lymphknoten 132
Damm-Membran 47
Dammraum oberflächlicher 48
- tiefer 48
- vorderer 48
Darm Anomalien 79
- embryonaler 69
Darmbeinkamm 46
Darmbeinstachel hinterer oberer 46
Darmblähung 38
Darmdrehung embryonale 70
- fehlerhafte 79
Darmkrypte 74

Darmnerven 75
Darmzotten 74
Daumenballen **226**
Daumenendgelenk Muskeln 227
Daumengrundgelenk 222
- Muskeln 227
Daumensattelgelenk 222
- Muskeln 227
Decidua 110
- basalis *120*
Deckgewebe 5
Deckknochen 10, 133
Deckmembran 160
Deckplatte 133
Decussatio
- lemnisci medialis 146
- pyramidum 141, *147*
Defäkation 103
Demenz affektive 152
Dendrit 8, 23
Dens (Dentes)
- axis 29
- – Bänder 32
- caninus 171
- incisivus 171
- molaris 171
- premolaris 171
Dentinoblast 171
Dentinröhrchen 171
Dentinum **171**, *172*
Dermatom 34
Dermis *27*
Descemet-Membran 162
Descensus cordis 118
- ovarii 105
- testis 43, 105, 122
Desmosom 3
Dextropositio 112
Dextroposition der Aorta 59
Diabetes insipidus 90
Diameter transversa 46
Diapedese 14
Diaphragma 38, *39*, *56*, *67*, *70*, *86*
- oris 188
- pelvis 47, 48
- sellae 138
- urogenitale 47
Diaphyse *7*, 9
Dickdarm **77**
- Head-Zone *45*
- Projektion *78*
Dickdarmgekröse 21
Dickenwachstum 10
Diencephalon *134*, *142*, **148**
- Entwicklung 134
Differentialblutbild 17
Diffusion 3
Diffusionsbarriere 1
- maternofetale 121
Digitus anularis 221
- medius 221
- minimus 221
Dihydroxycholecalciferol 11
DIP 222
Diploe 136
Diploevene 136

Discus articularis 11, 172
- intervertebralis *30*
- nervi optici *162*, 164
Disse-Raum 81
Distal 171
Divisiones anteriores *228*
- posteriores *228*
DNA-Doppelhelix 4
Döderlein-Scheidenflora 113
Doldenendung 12
Dom 75
Dopamin 26, 144
Doppelniere *93*
Dornfortsatz 29
- Untersuchung 29
Dornloch 137
Dorsalextension 225, 242
Dorsum
- linguae 176
- nasi *174*
- penis 127
- sellae 136
Dottergang 77, 120
Dottersack 69, 118
Dottersackvene 58, 80
Dottersackwand 105
Douglas-Raum 71, **112**
Drehscharniergelenk 11
Drehsturz 238
Dreieckbein 221
dromotrop 57
Drosselgrube 192, 206
Drosselloch 137
Drosselvene 15
Druck hydrostatischer 249
Druckausgleich 158
Druckausgleichsgang 159
Druckpolster 7
Druckrezeptoren 27
drumstick 16
Drüse
- alveoläre 20
- apokrine 20
- Ausführungsgang 20
- azinöse 20
- einfache 20
- ekkrine 20
- endokrine 20
- exokrine 20
- gemischte 20
- holokrine 20
- merokrine 20
- muköse 20
- seröse 20
- – Differentialdiagnose 175
- tubulöse 20
- zusammengesetzte 20
Drüsenzelle 20
Ductuli biliferi 81
- efferentes testis 122, 123
- prostatici 126
Ductus
- allantoicus 105
- alveolaris 50
- arteriosus persistierender 59
- choledochus *80*, *81*, **82**
- cochlearis 160

Ductus
- *cysticus* 81, 82, 86
- *deferens* 43, 123, **124**, 129
- *ejaculatorius* 123, 124
- *endolymphaticus* 159, 160
- *epididymidis* 123
- *excretorius* 20
- *glandulae bulbourethralis* 127
- *hepaticus*
- – *communis* 81, 82, 86
- – *dexter* 81, 82
- – *sinister* 81, 82
- *hepatopancreaticus* 80
- *interlobaris* 20
- *interlobulares* 20
- – *biliferi* 80, 81
- *lactifer* 40
- *lymphaticus* 19
- – *dexter* 19, 66, 196, 198
- *nasolacrimalis* 169
- *pancreaticus* 84, 85
- – *accessorius* 84, 85
- *papillares* 89, 90
- *paraurethrales* 114, 127
- *parotideus* 175, 190, 208
- *reuniens* 156, 159, 160
- *semicirculares* **159**, 160
- *sublinguales minores* 176
- *sublingualis major* 176
- *submandibularis* 176
- *thoracicus* 19, **66**, 196, 198
- *thyroglossalis* 183
- *utriculosaccularis* 159, 160
- *venosus* 79
- *vitellinus* 77
Duftdrüse **28**
Dünndarm 74
- Bewegungsformen 75
- Gefäße 76
- Gliederung 74
- Head-Zone: *45*
Dünndarmepithel Hauptzellarten 74
Dünndarmgekröse 21
Dünndarmwand 74
Duodenum 67, 70, **74**, 86
- Bauchfellbezug 76
- Nachbarorgane 76
- Projektion *76*
Dura mater 138
- – *cranialis* 136, **138**
- – *spinalis* 32
Durasack 32
Dysdiadochokinese 144, 145
Dystopie gekreuzte *93*
δ-Zelle 150
D-Zelle 75, 85

E

Echolalie 152
Echopraxie 152
Echosymptome 152
Eckzahn 171
Ectomeninx 138
EC-Zelle 75
EG-Zelle 75

Eichel 127
Eierstock 106
- Bauchfell 107
- Blutgefäße 109
- Entzündung 98
- Größe 106
- Lage 106
- Lymphknoten 109
Eierstockfollikel 107
- sprungreifer 107
Eierstockgekröse 21, 112
Eigelenk 11
Eigenreflex 34
Eihügel 107
Eileiter 108
- Bauchfell 109
- Blutgefäße 109
- Gliederung 109
- Lymphknoten 109
- Nachbarorgane 109
- Wandschichten 108
Eileitergekröse 21, 112
Einatmung 39
Einheit motorische 12
Einheitsmembran 1
Einnistung 116
Einzapfung 11
Einzelniere *93*
Eisprung **107**
Eiter 16
Eizelle 117
- befruchtete 117
- Chromosomen 4
- Transport durch Eileiter 108
Ejakulation 128
ekkrin 20
Ektoderm primäres 117
Elementarmembran 1
Ellbogen 217
Ellbogengelenk
- Bänder 218
- Bewegungen 218
- Muskeln 219
- tastbare Knochen 218
- Teilgelenke 218
Elle **217**
Ellenkante 217
Ellenkopf 217
Ellenschaft 217
Embryo **117**
Embryoblast 117
Embryonalperiode 118
- Fruchtschädigung 121
Eminentia intercondylaris 237
Emissarienvene 136
Emotionen 155
Enameloblast 171, 172
Enamelum **171**, *172*
Encephalon 22
Endarterie 15
Endhirn Entwicklung 135
Endhirnbläschen 135
Endknopf 26
Endocardium 13, 54
Endoderm primäres 117
Endokard 54
Endokardkissen 58

Endolymphraum 159, *160*
Endomeninx 138
Endometrium 110, *120*
Endomysium 11
Endoneurium 23
Endothel
- diskontinuierliches 14
- gefenstertes 13
- ungefenstertes 13
Endozytose 3
Endphase 4
Endplatte motorische 12, 25
Endstrecke gemeinsame motorische 22
Endzotte 120
Enophthalmus 204
Enteroglucagon 75
Enterozeptoren 22
Entfernungseinstellung 163
Entwicklung Hauptphasen 118
- intrauterine 117
Entwicklungsalter 116
Entwicklungswoche
- 13.-25. 119
- 26.-38. 120
- 9.-12. 119
- achte 119
- dritte 118
- erste 117
- fünfte 119
- sechste 119
- siebente 119
- vierte 118
- zweite 117
Eosin 16
Eosinophiler 17
Ependymschicht 133
Ependymzelle 8
Epicardium 13, 54, 60
Epicondylus lateralis 217, 220, 237
- medialis 217, *225*, 237
Epidermis *27*
Epididymis 122, *123*
Epiduralraum 32, 138
Epigastrium 43
Epiglottis **185**, *187*
Epikard 54
Epimysium 11
Epinephrozyt 87
Epineurium 23
Epiorchium 122
Epiphyse 9
Epiphysenfuge 9
Epiphysenlinie 9
Epiphysis cerebri 150
Episkleralraum 166
Epithalamus 148
Epithel Arten 5
Epithelgewebe 5
Epithelium anterius 162
- lentis 163
- posterius 162
- spermatogenicum 122
Epithelkörperchen *184*
Eponychium 28
Equator lentis 163

Erbsenbein 221
Erektion 128
- Schlaf 128
Erhängen 193
Erkennungsstörung **153**
Eröffnungsphase 122
Erregungsleitungssystem 56
Ersatzknochen 10, 133
Ersatzmeniskus 238
Erschlaffungsphase 55
Erwärmungszentrum 149
Erythroblast acidophiler 17
- basophiler 17
- polychromatophiler 17
Erythropoetin 90
Erythrozyt 15
- Bau 15
- Hämoglobingehalt 16
- Laborwerte 16
- Volumen 16
- Zahl 16
Erythrozytenmauserung 83
Erythrozytopoese **17**
Escherichia coli 103
Esszentrum 149
Eventeration 79
Excavatio rectouterina 71, 104, **112**
- rectovesicalis 71, 104
- vesicouterina 71, **112**
Exozytose 3
Exspiration 39
Extensoren radiale 223
- tiefe 223
- ulnare 223
Extensorenloge Unterschenkel 242
- Versorgungsstraße 247
Externus 186
Exterozeptoren 22
extrapyramidalmotorische Bahnen 34
Extremitas
- acromialis 211
- sternalis 211
- tubaria 106
- uterina 106
ε-Zelle 150

F

Facies
- anterior palpebrae 168
- articularis calcanea
- – – anterior 241
- – – media 241
- – – posterior 241
- – carpi 217
- – cuboidea 241
- – talaris anterior 241
- – – media 241
- – – posterior 241
- colica 83
- diaphragmatica *51*, 79, 81, 83
- dorsalis 29
- gastrica 83
- inferior linguae 176

Facies
- lunata 231
- medialis *151*
- mediastinalis *51*
- patellaris 237
- pelvica 29
- posterior palpebrae 168
- renalis 83
- superolateralis *151*
- urethralis 127
- visceralis 79, *80*, 81, 83
Fallhand 220, 225
Falx cerebelli 138
- cerebri 138
Farbenagnosie 154
Fascia
- axillaris 214
- brachii 219
- buccopharyngea 207, 208
- cervicalis *190*, 192
- - Gliederung 205
- clavipectoralis 36, 214
- colli *190*, 192
- cremasterica 124
- cribrosa *130*, *236*, *249*
- endothoracica 37
- inferior diaphragmatis pelvis 48
- investiens perinei superficialis 48
- obturatoria 48
- parotidea 175, 208
- pectoralis 36
- pelvis 48
- - parietalis 48
- - visceralis 48
- penis 128
- perinei 48
- peritoneoperinealis 47
- pharyngobasilaris 182, 208
- rectovaginalis 48
- renalis 71
- spermatica externa 124
- - interna 124
- superior diaphragmatis pelvis 48
- temporalis *207*
- thoracica 37, 214
- thoracolumbalis *32*
- transversalis 42
Fasciculus (Fasciculi)
- atrioventricularis *54*, 57
- cuneatus **34**, *35*
- gracilis **34**, *35*, *142*
- lateralis 217, *228*, *229*
- longitudinales 32, 151
- longitudinalis medialis 147
- - posterior 149
- mamillotegmentalis 150, 155
- mamillothalamicus 149, 155
- medialis 217, *228*, *229*
- parietooccipitopontinus 156
- posterior 217, *228*, *229*
- proprii *35*

- prosencephalicus medialis 149, 155
- pyramidalis 146
- transversi 244
Faser kollagene 6
- retikuläre 6
Faserknorpel 7
Faserknorpelfuge 11
Faserring 30
Faserschicht 9
Fazialisknie 157
Fazialislähmung
- infranukleare 204
- nukleare 204
- periphere 204
- supranukleare 204
- zentrale 204
Felderhaut 27
Felsenbein 137
Feminisierung testikuläre 116
Femtoliter 16
Femur **231**
Fenestra cochleae 158, **160**
- vestibuli 158, **160**
Fenster ovales **160**
- rundes **160**
Fersenbein **241**
Fersenbeinhöcker 241
Fetalperiode 118
- Fruchtschädigung 122
Fetalzeit frühe 119
- mittlere 119
- späte 120
Fett Brennwert 7
Fettgewebe 5, **7**
- braunes 7
Fettkapsel 91
Fettmark 9
Fettspeicherzelle 81
Fetus **117**
Fibra (Fibrae)
- arcuatae 151
- - externae anteriores 146
- - - posteriores 146
- corticonucleares 146, 156
- corticoreticulares 156
- corticorubrales 156
- corticospinales 146, 156
- corticotectales 156
- corticothalamicae 156
- dentatorubrales 146
- intercrurales 44
- lentis 161, 163
- obliquae 72
- perforans 9
- pontocerebellares 144, 146
- reticulospinalis 34
- temporopontinae 156
- zonulares 163
Fibrin 15
Fibrinogen 15
Fibrinoid *120*
Fibroblast 6
Fibrozyt 6
Fibula 241
Fibularisloge 242
Fila olfactoria *143*
Fimbriae tubae uterinae 109

Finger 221
- Blutgefäße 230
- Nerven 230
- Sehnenkanäle 225
Finger-Boden-Abstand 30
Fingerendgelenk 222
Fingerendglied 221
Finger-Finger-Versuch 145
Fingergelenke **222**
- Muskeln 227
Fingergrundgelenke 222
- Muskeln 227
Fingergrundglied 221
Fingerknospe 119
Fingermittelgelenke 222
- Muskeln 227
Fingermittelglied 221
Fissura
- facialis obliqua 179
- horizontalis 52
- lateralis *139*
- - cerebralis *147*, *151*, *153*
- ligamenti teretis 79
- - venosi 79
- longitudinalis cerebri *140*
- mediana anterior *34*, 141
- obliqua 52
- orbitalis inferior 137, **165**, *196*, *201*
- - superior 137, **165**, *170*, *194*, *196*, *197*, *200*
- petrotympanica *202*
- pterygomaxillaris 137
- sphenopetrosa 158, *202*
- tympanomastoidea *203*
Flaum 28
Flechsig-Bündel **35**
Fleck blinder 164
- gelber 164
Flexio 111
Flexoren Unterarm 224
Flexorenloge Unterschenkel 243
- Versorgungsstraße 247
Flexura
- anorectalis 103
- coli dextra [hepatica] 78, *78*
- - sinistra [splenica] 78, *78*
- duodenojejunalis 74, 76
- perinealis 103
- sacralis 102
Flimmerepithel 5
Flimmerhaar 2
Flocculus *142*, *147*
Flügelgaumengrube **137**, *209*
Flügelplatte 133
Flügelzelle 12
Flüssigmosaikmodell 1
Folliberin 108, 149
Follikelhöhle 107
Follikelhormon 108
Follikelzelle 107, *183*
Follitropin 108, 150
Fontana-Raum 163
Fontanelle 135
- große 135
- hintere 135

- kleine 135
- vordere 135
Fonticulus
- anterior 135
- anterolateralis 135
- mastoideus 135
- posterior 135
- posterolateralis 135
- sphenoidalis 135
Foramen (Foramina)
- caecum 183
- epiploicum *70*, 71
- ethmoidale anterius 165, *194*, *196*, *201*
- - posterius 165, *194*, *196*, *201*
- frontale *201*
- infraorbitale 138, *194*, *201*, 204
- infrapiriforme 234, 235
- interatriale primum 58
- - secundum 58
- interventriculare 59, *140*
- intervertebrale 25, *30*, *210*
- ischiadicum
- - majus 45, 46, 234, *235*
- - minus 45, 46, *130*, *131*, 234
- jugulare 137, *143*, *194*, *196*, *197*, *203*, *209*
- lacerum *194*, *202*, *203*
- magnum 137, *143*, *195*, *210*
- mandibulae 138, *194*
- mastoideum 136, *194*, *197*
- mentale 138, *190*, *194*, *200*, 204
- obturatum *46*
- omentale 71
- ovale **59**, 137, *196*, *200*, *203*
- palatina minora *194*, *201*
- palatinum majus *194*, *201*
- parietale 136
- rotundum 137, *200*
- sacralia anteriora 25, 29
- - posteriora 25, 29
- sphenopalatinum 137, *194*, *201*
- spinosum 137, *196*, *200*
- stylomastoideum 158, *194*, *202*
- supraorbitale *201*
- suprapiriforme 234, 235
- transversarium *196*, *210*
- venae cavae *39*, *96*, *199*
- vertebrale 29, *30*
- zygomaticofaciale *201*
- zygomaticoorbitale *201*
- zygomaticotemporale *201*
Forel-Haubenfelder 148
Formatio reticularis **144**
Fornix *140*, *142*, 149, *153*, 155
- conjunctivae superior 169
- vaginae 113
Fossa
- acetabuli 231

Fossa
– cranii
– – anterior 136, 137, *139*
– – media 136, 137, *139*
– – posterior 137, *139*
– cubitalis **220**
– hypophysialis 137
– iliopectinea 236
– infraclavicularis 206
– infraspinata 211
– infratemporalis 206, **208**
– inguinalis lateralis 43, **44**
– – medialis *43*, **44**
– intercondylaris 237
– interpeduncularis 142, *147*
– mandibularis 137, 172
– navicularis urethrae 127
– olecrani 217
– ovalis *54*, 56
– ovarica 106
– paravesicalis 101
– poplitea 240
– pterygopalatina **137**, *201*, *202*, 206, 209
– rhomboidea 141, *142*
– supraclavicularis
– – major 206
– – minor *37*, 206
– supraspinata 211
– supravesicalis *43*, **44**, 45, 102
– tonsillaris 178, 182
– trochanterica 231
– vesicae biliaris [felleae] 79, 81, 82
Fossula petrosa *203*
Fossulae tonsillae 182
Fovea capitis 231
– centralis 164
Foveola gastrica 72
Frankenhäuser-Plexus 131
Fremdkörper aspirierte 49
Fremdreflex 34
Frenulum
– clitoridis 114
– labii inferioris 175
– – superioris 175
– labiorum pudendi 114
– linguae 176
– preputii 128
Frontalebenen 1
Frucht Drehung im Beckenkanal 46
Fruchtschädigung 121
Fruchtwasserraum 120
Fructose 125
FSH 108, 150
Füllungsphase 55
Fundus
– gastricus 72
– uteri *108*, 109
– ventricularis 72
– vesicae 107
– – biliaris [felleae] 82
Funiculus
– anterior *34*
– lateralis *34*
– posterior *34*

– spermaticus 44, **125**, *129*
– umbilicalis 120
Furchungsteilung 117
Fuß Hautinnervation 249
Fußfehlformen 246
Fußgelenke 242
Fußplatte 119
Fußrücken Blutgefäße 247
– Muskeln 245
– Nerven 247
Fußskelett 241
Fußsohle Blutgefäße 248
– Muskeln 244, 245
– Nerven 248
Fußsohlenpumpe 14, 249
Fußsohlenreflex 33
Fußsohlensehnenplatte 244
Fußwölbung 246
– Bänder 243
Fußwurzelknochen 241
Fußwurzel-Mittelfuß-Gelenke 243

G

G0-Phase 4
G1-Phase 4
G2-Phase 4
GABA 26
Galea aponeurotica 136, *190*
Galen-Anastomose 187
Galen-Vene 197
Gallenblase **82**
Gallenblasengang 82
Gallenfluss 82
Gallengang-Leberläppchen 80
Gallengangverschluss 103
Gallenkapillare 81
Gallenwege extrahepatische **82**
– intrahepatische **81**
– Projektion *81*
Gallertgewebe 121
Gallertkern 30
Gallertkuppel 159
GALT 18
Gammaaminobuttersäure 26
Ganglienzellschicht 164
Ganglion (Ganglia)
– aorticorenalia 100
– cardiaca 57
– cardiacum *24*, *56*
– cervicale medium *24*, *67*, 204, *209*
– – superius *202*, 204, *209*
– cervicothoracicum *24*, *67*, 204, *209*
– ciliare *143*, 163, **167**, *168*, *201*
– cochleare *143*
– coeliaca 100
– geniculatum *202*
– geniculi 201, *202*
– impar 131
– inferius 202, *203*, *209*
– mesentericum inferius 100
– – superius 100

– oticum *200*, *203*, 209
– prävertebrales 100
– pterygopalatinum 137, *201*, *202*, 209
– renalia 100
– sacralia 131
– sensibles 22
– spinale *32*
– stellatum *24*, *67*, 204, *209*
– sublinguale *202*
– submandibulare 176, **200**, *202*
– superius 202, *203*
– thoracicum *24*, *67*, 68
– trigeminale *168*, 199, *200*
– trunci sympathici *25*
– vestibulare *143*, 159
Gänsehaut 28
gap junction 3, 24
Gartner-Gang 106
Gasser-Ganglion 199
Gaster *67*, **72**, *90*
Gastrin 73, 75
Gastrulation 118
Gaumen 178
– harter 178
– primärer 178
– Schleimhaut 178
– sekundärer 178
– weicher 178
Gaumenbein 138
Gaumenbogen hinterer 178
– vorderer 178
Gaumendrüsen 175
Gaumenmandel 178, **182**
Gaumenschluss 119
Gaumensegel 178
Gaumenspalte 179
Gaumenzäpfchen 178
Gebärmutter 109
– Abschnitte 109
– Bauchfelltaschen 112
– Blutgefäße 112
– Größe 109
– Lage 111
– Lymphknoten 112
– Schleimhaut 110
– Wachstum in Schwangerschaft *111*
– Wandschichten 110
Gebärmutterenge 109
Gebärmuttergekröse 21, 112
Gebärmuttergrund 109
Gebärmutterhals 109
Gebärmutterhöhle 110
Gebärmutterkörper 109
Gebärmutterkörperhöhle 110
Gebiss 171
Geburt Abschnitte 122
Gedächtnis akustisches 155
– motorisches 151
Gedächtniszelle 18
Gefäßarkaden 76
Geflechtknochen 8, 10
Gehen 232
Gehirn *146*
– Altern 152
– Entwicklung 133

– Projektion *139*
– Überblick *134*
– viszerales 155
Gehirnschädel 133
Gehörgang äußerer **157**
– innerer 159
– – Leitungsbahnen 159
Gehörgangplatte 156
Gehörgangsknochen 157
Gehörgangsknorpel 157
Gehörknöchelchen **158**, *159*
– Entwicklung 157
– Muskeln 158
Gekröse **21**, **69**, *70*
Gekröseganglien 23
Gekrösewurzel 71
Gelbkörper **107**
Geldzählen 144
Gelenk
– dreiachsiges 11
– ebenes 11
– einachsiges 11
– einfaches 11
– Hauptbewegungen 11
– synoviales 11
– zusammengesetztes 11
– zweiachsiges 11
Gelenkende 9
Gelenkfortsätze obere 29
– untere 29
Gelenkkapsel **11**
Gelenkknorpel 11
Gelenklippe 11, 213
Gelenkring 11
Gelenkscheibe 11
Gelenkschmiere 11
Gemüt 152
Generallamelle *7*
Geniculum nervi facialis 158
Genitalhöcker 106
Genitalwülste 106
Genu 151
– capsulae internae *153*, **156**
– valgum 238
– varum 238
Gesäßgegend 234, 248
– Blutgefäße 234
– Muskeln *234*
– Nerven 234
– Nervenaustrittstellen 235
Gesäßmuskel 232, *234*
Geschlecht
– chromosomales 116
– genetisches 16, 116
– gonadales 116
– psychisches 116
– somatisches 116
Geschlechtschromatin 4
Geschlechtschromosom 4
Geschlechtsorgane
– äußere Entwicklung 106
– Entwicklung 105
– Gliederung 105
– männliche **122**, *123*
– – äußere 105
– – innere 105
– weibliche äußere 105
– – innere 105, *108*

Sachverzeichnis

Geschlechtsunterschiede 1
Geschmacksdrüse 177
Geschmacksempfindung 177
Geschmacksknospe 177
Geschmacksorgan **177**
Geschmacksqualitäten 177
Geschmacksstörung 204
Geschmackszelle 177
Gesicht Entwicklung 178
Gesichtsgegend seitliche 206
Gesichtsschädel 133
– Frontalschnitt *167*, *178*
– Knochen 138
Gesichtsspalte schräge 179
Gestagene 108, 111
Gewebe blutbildendes 17
– Hauptgruppen 5
Gewebemakrophagen 6, 16, 18
Gießbeckenknorpel 185
Gingivae **171**, *172*
Gingivaepithel 171
Gitterfaser 6
Glandula (Glandulae)
– anales 103
– areolares 40
– buccales 175
– bulbourethrales 126
– ceruminosae 157
– cervicales uteri 111
– ciliares 168
– gustatoriae 177
– labiales 175
– lacrimales accessoriae 169
– lacrimalis **169**, 175, *202*
– laryngeales 186
– linguales 175, *202*, *203*
– lingualis anterior 175
– molares 175
– nasales 179, *202*
– olfactoriae 180
– palatinae 175, *202*
– parathyroidea **187**
– – inferior *184*
– – superior *184*
– parotidea *63*, 175, *190*, *203*, 208
– pharyngealis 181
– pinealis *140*, *142*, 148, **150**
– pituitaria *146*
– preputiales 128
– prostatica *123*, 126
– salivariae majores 175
– – minores 175
– sebaceae 169
– seminalis *43*, *123*, **125**, *129*
– sublingualis 175, *178*, *202*, 206
– submandibularis 175, **176**, *178*, *202*, *205*, 206
– sudoriferae apocrinae 28
– – eccrinae 27
– – merocrinae 27
– suprarenalis **86**, *94*
– tarsales 168
– thyroidea *63*, **183**, *187*, 205

– urethrales 115, 127
– uterinae 110
– vesiculosa *43*, *123*, **125**, *129*
– vestibulares majores 114
– – minores 114
Glans clitoridis 114
– penis 127
Glashaut äußere 107
– innere 107
Glaskörper 162
Glaukom 163
Gleichgewichtsorgan 156, 159
– Gliederung 159
Gliazelle 8
– Typen 8
Glioblast 133
Glisson-Dreieck 80
Globus pallidus 148, **151**, *153*
Glockenstadium 172
Glomerulus *88*, **89**
Glomus aorticum 65
– caroticum 193, *203*
– coccygeum *94*, *130*
Glottis 185
Glottisödem 186
Glucagon 85
Glucocorticoide 87
Glucuronyl-Transferase 79
Glycosaminoglycane 5
Gnathoschisis 179
Golgi-Apparat 2, *3*
Goll-Kern 144
Goll-Strang 34
Gomphosis 11
Gonaden 105
Gonadotropine 150
Gonarthrose 238
Gonosom 4
Gowers-Bündel 35
Graaf-Follikel 107
Granula *3*
– acidophile 16
– basophile 16
– eosinophile 16
– neutrophile 16
– spezifische 16
– unspezifische 16
Granulationes arachnoideae 139
Granulosauteinzelle 107
Granulosauteinzellen 108
Granulosazelle 107
Granulozyt
– basophiler 16
– eosinophiler 16
– Granulaarten 16
– jugendlicher 17
– neutrophiler 16
– stabkerniger 17
Granulozytopoese **17**
Gravidität **116**
Greifautomatismen 152
Grenzlinie 45
Grenzmembran äußere 164
– innere 164
Grenzstrang 23, 66, 98, 131

Grenzstrangganglien 67
Grenzzelle 160
Griffelfortsatz 217
Griffelfortsatzmuskeln 208
Grimassieren 151
Großhirn 150
– Entwicklung 135
– Frontalschnitt *153*
– Gliederung 150
– Horizontalschnitt *153*
– Lappengliederung *151*
– Oberfläche 150
– Windungen *154*
Großhirn-Brücken-Kleinhirn-
  Bahn 146
Großhirnmark 150
– Bahnen 151
Großhirnrinde 150
– akustische 155
– Feinbau 151
– motorische 152
– optische 154
– sensorische 152
Großhirnschenkel 142
Großhirnsichel 138
Großhirnstiel 142
Großzehe 241, 243
– Muskeln 245
Großzehengrundgelenk 243
Grundplatte 133
Grundsubstanz 5
Gubernaculum testis 105
Gürtelwindung 155
Gyrus (Gyri)
– angularis *154*
– cerebri 150
– cinguli *154*, 155
– dentatus 155
– frontalis inferior 152, *154*
– – medius *154*
– – superior *154*
– occipitotemporalis 155
– – lateralis *154*
– – medialis *154*
– orbitales *154*
– parahippocampalis *140*, *154*, 155
– paraterminalis 155
– postcentralis **152**, *154*
– precentralis 152, *154*
– supramarginalis *154*
– temporales transversi 155
– temporalis inferior *154*
– – medius *154*
– – superior *154*, 155
γ-Zelle 150
G-Zelle 73, 75

H

Haar Arten 28
– Aufgaben 28
– Bau 28
Haarbalg 28
Haarbalgdrüse 28
Haarbalgmuskel **28**
Haarfollikel 28
Haargefäß 13

Haarpapille 28
Haarschaft 28
Haarwurzel 28
Haarzelle 159, 160
Haarzwiebel 28
Habenula *140*, *142*, 148
Hackenfuß 246, 247
Haftplatte 3
Haftverbindung 3
Haftzotten 120, *120*
Hakenbein 221
Halbseitenblindheit 165
Hallux 241
Hals
– Bindegeweberäume 206
– Lymphknoten 198
– Regionen 206
– tastbare Skeletteile 191
Halsdreieck hinteres 206
– vorderes 206
Halsfaszie Gliederung 205
Halsfisteln innere branchiogene 183
– laterale branchiogene 183
– mediane 183
Halsgegend hintere 206
– seitliche 206
– vordere 206
Halslordose 29
Halsmuskeln 189
Halsnerv 33
Halsrippe 35
Halssympathikus 204
Halswirbel 29
Halswirbelsäule 29
Halteapparat parametraner 112
Haltemuskel 12
Haltung harmonische 30
Hämatokolpos 113
Hämatoxylin 16
Hammer 158
Hämoglobin 15
Hämorrhoiden 98
Hamulus pterygoideus 177
Hand Muskeln 223
– Sehnenscheiden 225
Handgelenk(e)
– Bewegungsumfang 221
– distales 221
– Muskeln 225
– proximales 221
– tastbare Sehnen 225
Handplatte 119
Handrücken Blutgefäße 228
– Schichten 230
Handskelett *221*
Handwurzel 221
– Bänder 222
– Gelenke 221
Handwurzelknochen **221**
– überzählige 221
Handwurzel-Mittelhand-
  Gelenke 222
Hängematte 47
Harnblase 101
– Abschnitte 101
– Bauchfell 101

Harnblase
– Blutgefäße 102
– Form 101
– Head-Zone 45
– Lage 102
– Nachbarorgane 102
– Nerven 102
– Punktion suprapubische 102
– Verschluss 101
– Wandschichten 101
Harnleiter 92
– Anomalien 92, 93
– Engstellen 92
– Head-Zone 45
– Wandschichten 92
Harnröhre männliche 126
– – Engstellen 127
– – Epithelarten 127
– – Krümmungen 127
– – Verschluss 101
– weibliche **115**
Hasenscharte 178
Hassall-Körperchen 62
Hauptachsen 1
Hauptdrüsen 72
Hauptebenen 1
Hauptgallengang 82
Haupthaar 136
Hauptzelle 73, 184
Haustren 77
Haut 26
– Drüse 27
– Nervenendorgane 27
– Pigmentierung 27
– Schichten 27
– unbehaarte 28
Hautmuskeln 27
Havers-System 10
Hb 16
HbE 16
HCG 108, 117, 121
HCS 121
Head-Zonen **45**
Heiserkeit 187
Helicotrema 160
Helfer-T-Effektorzelle 18
Hemianopsie 156, 165
Hemiballismus 148
Hemiplegie 156
Hemisphäre dominante 153
– nichtdominante 153
Hemispheria cerebelli 144
Hemmfaktor für Müller-Gänge 116
Hemmzentrum 149
Henle-Schleife 90
Hepar 79, 90, 96
Heparin 16
Hepatozyt 80
Hermaphrodit 116
Hernia (Hernie) **44**
– epigastrische 45
– femoralis 45
– inguinalis 44
– ischiadische 45
– lumbale 45
– lumbokostale 39, 45

– obturatoria 45
– parasternale 45
– perineale 45
– sternokostale 39
– supravesikale 44, 45
– umbilicalis 44
– – congenita 79
Herpes 121
Herz 53
– Abstieg 59
– Aktionsphasen 55
– Entwicklung 58
– Entwicklungsfehler 59
– Erregungsleitungssystem 56
– Geräusche 55
– Größe 54
– Head-Zone 45
– Hormone 53
– Innenrelief 55
– Kontur 60
– Nerven 57
– Oberfläche 53
– Parasympathikus 57
– Röntgenbild 60
– Sympathikus 57
Herzanlage 118
Herzaußenhaut 54
Herzbasis 53
Herzbeutel **60**
Herzbeutelhöhle 21
Herzhöhlen 53
Herzinnenhaut 54
Herzkammer 53
Herzklappen **54**
– Auskultation 55, 55
Herzkranzbucht 56, 58
Herzkranzfurche 53
Herzmuskel 54
Herzmuskelgewebe 8
Herzmuskelzelle 54
Herznerven 204
Herzohr 53, 58
Herzscheidewand 53
Herzschlauch 58
Herzschleife 58
Herzskelett 55
Herzspitze 53
Herzspitzenstoß 55, **59**
Herztöne 55
Herzvenen **58**
Herzventile 55
Herzwand 54
– Schichten 54
Heschl-Querwindungen 155
Hiatus
– adductorius 233, 236, 240, 249
– aorticus 38, 39, 86, 94, 95
– canalis nervi petrosi
– – – – majoris 202
– – – – minoris 203
– maxillaris 180
– oesophageus 38, 39, 45, 61, 203
– saphenus 130, 236, **237**, 249
Hiatushernie 38, 45

Hilfsausatemmuskeln 40
Hilfseinatemmuskeln **40**
Hilum pulmonale **51**
– renale 88, 94
– splenicum [lienale] 83
Hilusdrüsen 51
Hinterdarm 70
Hinterhauptbein **137**
Hinterhauptlappen 150
Hinterhorn 33
Hintersäule 33
Hinterstrangbahn **34**, 146
Hippocampus 140, 147, 155
Hirnanhangsdrüse
  Entwicklung 135
– Gliederung 150
– Lage 150
Hirnbläschen 133
Hirnhaut Gliederung 138
– harte 138
– weiche 138, **139**
Hirnkammern Entwicklung 135
Hirnnerven Kerne 143
– Überblick 135
– Verlauf intrakraniell 199
Hirnstamm 142, 147
– Bahnen 146
– Definition 134
– Gliederung 141
– Hirnnerven 142
– Hirnnervenkerne 143
– Reflexe 143
Hirnvenen oberflächliche 197
Hirnwasser **139**
Hirschsprung-Krankheit 79
His-Bündel 57
Histamin 16
Histiozyt 6, 16
Hochdrucksystem 13
Hoden 122
– Bauchfell 122
– Blutgefäße 124
– Hormone 122
– Lymphknoten 124
– Tastbefund 125
– Temperaturregulation 125
Hodenhüllen **124**
– seröse 122
Hodenkanälchen 122
Hodensack **125**
Hodenzwischenzelle 122
Hofbauer-Zelle 121
Höhle seröse 21
Höhlengrau zentrales 147
Hohlfuß 246
Hohlhand Schichten 229
Hohlhandbogen 228
Hohlhandmuskeln tiefe 226
Hohlvene obere **65**
– untere **96**
Hohlvenenbucht 56
Hohlvenenloch 39
holokrin 20
Homöostase 149
Homunkulus 152
Hör- und Gleichgewichtsorgan
  Überblick 157

Hörbahn 147, **155**
Horizontalebenen 1
Horizontalzelle 164
Hormon antidiuretisches 149
– follikelstimulierendes 108
Horner-Syndrom 204
Hornhaut 161
Hornhautendothel 162
Hornschicht 26, 27
Hörorgan **156**, 159
Hörstrahlung 149, 156
Hörzentrum 155
Howell-Jolly-Körperchen 83
HPL 41
Hufeisenniere 93
Hüftbein **46**
– tasten 46
Hüftdysplasie 231
Hüfte 231
Hüftgelenk 231
– Bänder 231
– Beuger 232
– Bewegungsumfang 231
– Blutversorgung 231
Hüftkopf 231
Hüftkopfnekrose 231
Hüftloch **46**
Hüftlochkanal 46
Hüftlochmembran 46
Hüftpfanne **231**
Hülsenkapillare 83
human placental lactogen 41
Humerus **212**, **217**
Humerusfraktur 213
Humerusschaft 217
Humor aquosus 163
Hustmuskel 40, 212
HWS 29
Hydrocephalus
– communicans 141
– internus 141
Hydronephrose 93
Hydroureter 93
Hydroxylapatit 171
Hydroxytryptamin 16, 75
Hymen 113
– imperforatus 106
Hymenalatresie 113
Hyperakusis 158, 204
Hyperopie 163
Hyperphagie 149
Hypochondrium 43
Hypogastrium 43
Hypoglossuslähmung 178
Hypokinesie 151
Hypomochlion 12
Hyponychium 28
Hypophyse (Hypophysis cerebri) 146, **150**
– Entwicklung 135
– Lage 150
Hypophysenpfortader 149
Hypophysenstiel 148, 150
Hypothalamus 148, 149
– Aufgaben 149
– Bahnen 149
– Kern 149
Hypothenar **226**

I

ICSH 123
Icterus neonatorum 79
Ikterus hämolytischer 83
Ileum 74
Ilium 46
Immunreaktion humorale 19
– zelluläre 19
Implantation 116
Implantationsstadien 117
Imprägnation 116
Impressio
– cardiaca 51
– colica 80, 81
– duodenalis 80, 81
– gastrica 80, 81
– oesophagea 80, 81
– renalis 80, 81
– suprarenalis 81
Inaktivitätsatrophie 11
Incisura
– acetabuli 231
– cardiaca 51
– clavicularis 211
– frontalis 201, 204
– interarytenoidea 187
– jugularis 192
– pancreatis 84
– radialis 217
– scapulae 211
– supraorbitalis 201, 204
– thyroidea superior 185, 192
– trochlearis 217
– ulnaris 217
– vertebralis inferior 30
– – superior 30
Incus 157, **158**, 159
Index 221
Individuation 118
Indusium griseum 155
Infarkt 15
Infundibulum 147, 148, 150
– tubae uterinae 108, 109
Inguen 43
Inhibitinghormone 149
Injektion
– intragluteale **235**
– – Risiken 234
– intramuskuläre 234
– intravenöse 219
– paravenöse 221
Inklination 30, 32
Innenband 238
Innenglied 164
Innenohr 156
– Endolymphräume 160
– Entwicklung 156
– Gliederung 159
inotrop 57
Insellappen 150
Insertionstendopathie 217
Inspiration 39
Insula 153
Insulin 85
Integumentum commune 27
Intentionstremor 144, 145

interblob 154
Intermediärstellung 185
Internodium 23
Intersectiones tendineae 42
Interstitielle-Zellen-stimulie-
 rendes-Hormon 123
Interstitium testis 122
intervillöser Raum 120
Intestinum crassum 77
– tenue 74
Intimapolster 127
intraperitoneal 69
intraperitoneales Organ 21
Intrinsic-Faktor 72
Intubation 185
Invagination 3, 118
Iris 161, 162
Ischium 46
Isocortex 151, 152
Isthmus
– aortae 63, 64
– faucium 174, **178**
– glandulae thyroideae 183, 184
– tubae uterinae 108, 109
– uteri 108, 109
I-Streifen 8
Ito-Zelle 81

J

Jejunum 74, 86
Jochbein 138
Jochfortsatz 137
Jodidpumpe 184
Jodprobe 110
Jugendlicher 17
Junctura cartilaginea 11
– fibrosa 11
– synovialis 11
Jungfernhäutchen 113

K

Kadaverstellung 185
Kahnbein 221, 241
Kallus bindegewebiger 11
– knöcherner 11
Kaltrezeptoren 27
Kammerscheidewand 53
Kammerschenkel 57
Kammerseptum 54
Kammerwasser 162, **163**
Kammerwinkel 163
Kapillare
– Blutdruck 13
– Definition 13
– Endothelarten 13
– Wand 13
– weite 14
Kapselraum 89
Kardiadrüsen 72
Kardinalvene 58
Karotiskanal 137, 208
Karotissinus **193**
Karpaltunnel 224
Karpaltunnelsyndrom 224
Katarakt 163

Kauakt 174
– Nerven 174
Kaumuskeln **173**, 190
Kegelknorpel 185
Kehldeckel **185**
Kehlkopf 187
– Bänder 185
– Blutgefäße 187
– Gelenke 185
– Innervation 187
– Lage 187
– Leitungsbahnen 187
– Lymphknoten 187
– Schleimhaut 186
– Stockwerke 184
– Wandschichten 185
Kehlkopfeingang 185
Kehlkopfknorpel 185
– kleine 185
Kehlkopfmandel 186
Kehlkopfmuskeln **186**
– äußere 185
– innere 185
Kehlkopfspiegelbild 185
Kehlkopftasche 185
Keilbein **137**, 241
Keilbeinhöhle 180
Keimblatt äußeres 117
– inneres 117
Keimdrüsen Deszensus 105
– Entwicklung 105
Keimleiste 105
Keimscheibe dreiblättrige 118
– zweiblättrige 118
Keimschicht 26, 27
Keimstränge 105
Keimzelle 4
Keimzentrum 19
Kellerrachen 181
Keratohyalinkörner 26
Kerckring-Falten 75
Kern(e)
– hypophysäre
– – großzellige 149
– – kleinzellige 149
– nichthypophysäre 149
– roter **144**
– schwarzer **144**
– subkortikale 150, 151
Kernanhängsel
 trommelschlegelähnliche 4
Kerngebiet motorisches 22
Kernhaufenfaser 12
Kernkettenfaser 12
Kernkörperchen 3
Kernmembran 3
Kernmembranspalt 3
Kernplasma 3
Kernpore 3
Kieferbewegungen 174
Kiefergelenk 172
– Hauptbewegungen 173
– Mahlbewegung 173
– Scharnierbewegung 173
– Schlittenbewegung 173
Kieferhöhle 180
Kieferöffner 174
Kieferschließer 174

Kieferspalte 179
Kieferwinkel 138
Kiemenbogen 183
Kiemenfurche 183
Killerzelle natürliche 18
Kindsbewegungen 119
Kinnvorsprung 191
Kitzler **114**
Kitzlereichel 114
Kitzlervorhaut 114
Kitzlerzügel 114
Kleinfingerballen **226**
Kleinhirn 144
– Bahnen 146
– Entwicklung 134
– Gewicht 144
– Gliederung 144
– Störungen 145
Kleinhirn-Brücken-Winkel 142
– Tumoren 142
Kleinhirnhemisphäre 144
Kleinhirnkerne 145
Kleinhirnmark 145
Kleinhirnrinde 145
– Nervenfaserarten 145
Kleinhirn-Seitenstrang-Bahn 35
Kleinhirnsichel 138
Kleinhirnstiele 145
Kleinhirnwurm 144
Kleinhirnzelt 138
Kleinzehe Muskeln 245
Kletterfaser 145
Klinefelter-Syndrom 116
Kloake 105
Klumpfuß 246
Knäuelstadium 4
Knickfuß 246
Kniearthrose 238
Kniegelenk 237
– Bänder 238
– Bewegungen 239
– Gelenkkapsel 238
– Muskeln 239
– Punktion 238
– tasten 238
Kniegelenkpumpe 249
Kniekehle Leitungsbahnen 240
Kniescheibe **237**
Kniesehnenreflex 33
Knochen Blutgefäße 9
– Bruchheilung 11
– Entwicklung 10
– Umbau 10
Knochengewebe 5, **7**
– lamelläres 7
Knochenhaut **9**
Knochenkerne **10**
– Neugeborenes 10
Knochenmanschette 11
Knochenmark
– Biopsie 46
– blutbildendes 9, **17**
– gelbes 9
– Leukozytopoese 17
– rotes 9

Knochenmarkriesenzelle 17
Knochenverbindungen Arten 11
Knochenzelle **7**
Knorpel elastischer 7
– hyaliner 7
Knorpelabbauzone 10
Knorpelfuge 11
Knorpelgewebe 5
– Arten 7
Kohlrausch-Falte 103
Kolibakterien 103
Kollagenfibrille 6
Kollaps orthostatischer 249
Kollateralkreislauf 15
Kolloid 184
Kollum 109
Kollum-Diaphysen-Winkel 231
Kolobom 161
Kolostrum 41
Kommissurenbahnen 151
Kompartmentsyndrom 244
Komplement 18
Koniotomie *188*
Konjugation 116
Konjunktivalreflex 144, 168
Konzeption 116
Koordinationsstörung 145
Kopf **133**
– Leitungsbahnen *207*
– Lymphknoten 198
Kopfbein 221
Kopfbiss 173
Kopfgelenke 32
– Beweglichkeit 32
Kopfhaar 28
Kopfschwarte **136**
Korbzelle 20, 145
Kornealreflex 144, 168
Körnerschicht 26, 145, 151
– äußere 164
– innere 164
Körnerzelle 145
Koronararterien 57
– Variabilität 58
Koronargefäße 57
Körper ultimobranchialer 183
Körperkreislauf 13
Körpermittelebene 1
Körperoberfläche 28
Körperproportionen 1
Kostovertebralgelenk 36
Krallenhand 226
Krampfader 14
Kranznaht 135
Kreislauf fetaler **59**
– großer 13
– kleiner 13
Kreislauforgane **13**
Kreislaufzentrum 144
Kremasterreflex 33, 125
Kreuzband hinteres 238
– vorderes 238
Kreuzbandhöcker 237
Kreuzbein 29
Kreuzbein-Darmbein-Gelenk 46

Kreuzbeinkanal 29
Kreuzbeinnerv 33
Kreuzbeinwirbel 29
Kronenfortsatz 138, 217
Krummdarm 74
Kryptophthalmie 122, 161
Kryptorchismus 106, 122
Kuchenniere 93
Kugelgelenk 11
Kupffer-Zelle 18, 80
Kurzsichtigkeit *163*
Kurzzeitgedächtnis 149, 155
Kyphose 29

L

Labial 171
Labidodontie 173
Labium (Labia)
– anterius 110
– majora pudendi 114
– minora pudendi 114, *115*
– posterius 110
Labrum acetabuli 231
– articulare 11
– glenoidale 213
Labyrinth(us)
– cochlearis *157*, 159
– ethmoidalis 137, 180
– Flüssigkeitsräume 159
– Gliederung 159
– häutiges 159, *160*
– knöchernes 159
– membranaceus 159
– osseus 137, 159
– vestibularis 159
Lacertus fibrosus 218
Lactobacillus acidophilus 113
Lacuna musculorum 235
– urethrales 115, 127
– vasorum *130*, 235, *236*, 249
Lacus lacrimalis 169
Laktation 41
Lambdanaht 135
Lamelle interstitielle *7*
Lamellenknochen 8, 10
Lamellenkörperchen 27
Lamina
– basilaris 160
– cartilaginis cricoideae 185
– choroidocapillaris 162
– cribrosa 137, *143*, 179, *194*, *201*
– – sclerae 161
– episcleralis 161
– externa 136
– fusca sclerae 161
– horizontalis 138
– interna 136
– limitans 122
– – anterior 162
– – posterior 162
– muscularis mucosae 21, 72
– parietalis 122
– perpendicularis 137, 138, *179*

– pretrachealis 205
– prevertebralis 206
– propria mucosae 20
– quadrigemina *140*, 142
– spiralis ossea 159
– superficialis *190*, 205
– tecti *140*, 142, *142*
– terminalis 141, *147*
– vasculosa 162
– visceralis 122
Längenwachstum 10
Langerhans-Zelle 18, 19, 26
Langmagen *72*
Längsachsen 1
Längsband hinteres 30
– vorderes 30
Längsbündel hinteres 147, 149
Längswölbung Muskeln 246
Lanugo 28
Lanz-Punkt 78
Laparotomie mediane *44*
Lappenbronchus 50
Larrey-Spalte 45
Laryngoskopie 185
Laryngotomie *188*
Laryngotrachealrinne 118
Larynx 37, **184**, *187*
Lateralis 186
Latus 43
Leber 79, *80*
– Bauchfell 81
– Blutgefäße 80
– Entwicklung 80
– Head-Zone *45*
– Lappen 79
– Nachbarorgane 81
– Neugeborenes 79
– Oberfläche 79
– Projektion 81
– Segmente 79
Leberdivertikel 80
Lebergekröse 21, 81
Leberläppchen **80**
– Hauptzellarten 80
Leberpforte 79
Lebersinusoide 80
Leberwulst 118
Leberzelle 80
Lederhaut 27
– Auge **161**
– Schichten 27
Lederhautpapille 27
Leerdarm 74
Leibesfrucht Gefahren 121
– Größe 119
Leibeswand **29**
Leichtbauprinzip 9
Leistenband **235**
Leistenbruch direkter 44
– indirekter 44
Leistengruben **44**
Leistenhaut 27
Leistenhernie *43*
Leistenkanal Aufgaben 43
– Bau 44
– Inhalt 44
Leistenmuster 27

Leistenring äußerer 44
– innerer 44
Leistenschnitt *44*
Leitgefäß 18
Lemniscus
– lateralis 147, 149
– medialis 146, 149
– spinalis 146, 149
– trigeminalis 147, 149
Lendenlordose *29*
Lendennerv 33
Lendennervengeflecht **98**
Lendenraute 46
Lendenwirbel 29
Lendenwirbelsäule 29
Lens *162*
Lesebrille 163
Leukozyt 15
– Arten 15
Levatorschenkel 114
Levatortor 47
Leydig-Zelle 122
LH 108, 150
Liberine 149
Lichtreaktion 143
Lid **168**
– Entwicklung 161
Lidbindehaut 169
Lidkante 168
Lidplatte 168
Lidschlussreflexe 144, 168
Lidspalte 168
– Muskeln 192
Lieberkühn-Krypten 74
Lien **83**, *90*, *96*
Ligamentum (Ligamenta)
– acromioclaviculare 211
– alaria 32
– anococcygeum 47
– anulare 49
– – radii 218
– – stapediale 158, *159*
– apicis dentis 32
– arcuatum laterale 38, *39*
– – mediale 38, *39*
– arteriosum 63
– calcaneofibulare 242
– calcaneonaviculare plantare 241-243
– capitis femoris 231
– cardinale 112
– carpi radiatum 222
– carpometacarpalia
– – dorsalia 222
– – palmaria 222
– collaterale carpi
– – – radiale 222
– – – ulnare 222
– – fibulare 238
– – radiale 218
– – tibiale 238
– – ulnare 218
– coracoacromiale *37*, 213
– coracoclaviculare 211
– coracohumerale *37*, 213
– coronarium *80*, 81
– costoclaviculare 211
– cricoarytenoideum 185

Ligamentum
- cruciatum anterius 238
-- posterius 238
- cruciforme atlantis 32
- deltoideum 242
- falciforme *43*, 69, *70*, *80*, 81
- flavum 30
- fundiforme penis 127
- gastrocolicum 71, **77**
- gastrolienale *70*, **84**
- gastrophrenicum 71
- gastrosplenicum 69, *70*, 71, **84**
- glenohumeralia 213
- hepatoduodenale *70*, 71
- hepatogastricum 71
- iliofemorale *39*, 231
- inguinale *39*, 42, *46*, **235**
- intercarpalia dorsalia 222
-- palmaria 222
- interclaviculare 211
- interfoveolare 44, 45
- interspinale 30
- intertransversarium 30
- ischiofemorale 231, *234*
- latum uteri **112**
- lienorenale *70*, **84**
- longitudinale anterius 30
-- posterius 30
- metacarpalia dorsalia 222
-- interossea 222
-- palmaria 222
- nuchae 30
- ovarii proprium *108*, 112
- palpebrale laterale 168
-- mediale 168, *190*
- patellae 239, 240, *247*
- pectinatum 163
- phrenicocolicum *70*, 71
- phrenicosplenicum *70*, **84**
- plantare longum 243
- popliteum obliquum 239
- pubofemorale 231
- radiocarpale dorsale 222
-- palmare 222
- reflexum 44
- sacroiliacum
-- anterius 46, *46*
-- interosseum 46
-- posterius 46
- sacrospinale *39*, 46, 234
- sacrotuberale *39*, 46, *234*
- sphenomandibulare 173, 208
- spirale 160
- splenorenale 69, *70*, 71, **84**
- sternoclaviculare anterius 211
-- posterius 211
- stylohyoideum 190
- stylomandibulare 172, 208
- supraspinale 30
- suspensoria mammaria 40
- suspensorium penis 127
- talocalcaneum interosseum 241
- talofibulare anterius 242

-- posterius 242
- teres hepatis 79, *80*, *97*
-- uteri 44, *108*, 112
- thyrohyoideum laterale 190
- tibiofibulare anterius 241
-- posterius 241
- transversum acetabuli 231
-- atlantis 32
- triangulare dextrum *80*
-- sinistrum *70*, *80*
- ulnocarpale palmare 222
- umbilicale medianum 44, 102
- uteroovaricum *108*, 112
- venosum 79, *97*
- vestibularia 185
- vocale **185**
limbisches System 155
Limbus anterior palpebrae 168
- posterior palpebrae 168
Linea
- alba 43
- anocutanea 103
- anorectalis 103
- arcuata 42, *43*
- aspera 231, *234*
- axillaris anterior 36
-- media 36
-- posterior 36
- mammillaris 36
- mediana anterior 36
-- posterior 36
- medioclavicularis 36
- parasternalis 36
- paravertebralis 36
- pectinata 103
- scapularis 36
- sternalis 36
- terminalis *39*, 45
- transversae 29
Lingua *174*, *178*
lingual 171
Lingula cerebelli *142*
Linksherzkatheter *60*
Linksversorgungstyp 58
Linse **163**
- Entwicklung 161
Linsenbläschen 161
Linsenfasern 161
Linsengrube 161
Linsenkapsel 163
Linsenkern **151**
Linsenplakode 161
Linsenschleife 149
Lippe **174**
- Muskeln 191
Lippenbändchen 175
Lippendrüsen 175
Lippen-Kiefer-Gaumen-Spalte 179
Lippen-Kiefer-Spalte 179
Lippenrot 175
Lippenspalte laterale 178
Liquor cerebrospinalis **139**
-- Resorption 139
- follicularis 107
Liquorpunktion 139

Liquorraum 32, 138
- äußerer *134*
- innerer *134*, *141*
- Punktion *33*
- Überblick *134*
Lisfranc-Gelenklinie 243
Littré-Drüse 126
Lobulus
- epididymidis 123
- paracentralis *154*
- parietalis inferior *154*
-- superior *154*
- testis 122
Lobus
- anterior 150
- caudatus 79, *80*
- flocculonodularis 144
- frontalis *134*, *139*, *146*, 150, *151*, 152
- hepatis dexter 79, *80*
-- sinister 79
- inferior *51*
- insularis 150, *153*
- limbicus 150
- nervosus 150
- occipitalis *134*, *139*, 150, *151*
- parietalis *134*, *139*, 150, *151*
- posterior 150
- pyramidalis 183
- quadratus 79, *80*
- renalis 89
- superior *51*
- temporalis *139*, *146*, 150, *151*
Loch großes 137
- ovales 137
- rundes 137
Longitudinalachsen 1
Lordose 29
Luftröhre **49**
Lugol-Lösung 110
Luliberin *108*, 149
Lumbalpunktion 33
Lumen capsulae 89
Lunatummalazie 221
Lunge 50
- Entwicklung 51
- Hilum 50
- Lappengrenzen 52
- Ränder 52
- Segmente *50*
- Volumen 39
Lungenalveole **50**
Lungenarterien **65**
Lungenblähung 38
Lungenbläschen 50
Lungenfell 52
Lungenknospe 51
Lungenkreislauf 13
Lungennerven 51
Lungenspitze 52
Lunula 28
Luschka-Loch 141
Luteinisierungshormon 108
Lutropin 108, 150
Luxatio infraspinata 213

- subcoracoidea 213
Luys-Körper 148
LWS 29
Lymphfollikel **19**
Lymphgang 18
Lymphgefäße 18
- Gliederung 18
- Transportleistung 18
Lymphkapillare 18
Lymphknötchen **19**
Lymphknoten Bau 19
- Bauchraum 99
- regionäre 19
Lymphozyt 16-20
- Arten 19
Lymphstamm 18
Lysosom 2, *3*
Lysozym 18, 74

M

Macula *162*, 164
- adherens 3
- communicans 3
- densa 88, 90
- sacculi 159
- utriculi 159
Magen 72
- Abschnitte 72
- Arterien 73
- Aufgaben 73
- Drüsenzellen 73
- Head-Zone *45*
- Lymphknoten 73
- Nachbarorgane 74
- Schleimhaut **72**
- Sekretion 73
- Wandschichten 72
Magenausgang 72
Magenblase 72
Magendie-Loch 141
Magendrehung embryonale 70
Magendrüsen 72
Mageneingang 72
Magenfalten 72
Magenfeld 72
Magengekröse 21
Magengrübchen 72
Magenkörper 72
Magenkuppel 72
Magenmund oberer 72
- unterer 72
Magenpförtner 72
Magensaft Neugeborenes 73
Mahlbewegung 174
Mahlzahn 171
Makrophagen Arten 18
- freie 6
- ortsständige 6
Makrophagenscheide 83
Makrophthalmie 161
Malleolarkanal 244, 247
Malleolus lateralis *241*
Malleus *157*, **158**
Malrotatio intestini 79
MALT 18
Mamma **40**, *41*

Mandelgrübchen 182
Mandelgrube 178
Mandelkern **151**
Mandelkörper 155
Mandelkrypten 182
Mandeln 18
Mandibula *136*, 138
Mantelschicht 133
Mantelzelle 8
Manubrium mallei 158, *159*
– sterni 35
Marginalschicht 133
Marginalzone 83
Margo
– infraorbitalis 165
– posterior 217
– superior partis petrosae 136
– supraorbitalis 165
Markscheide 23
Markscheidenreifung 23
Marksinus 20
Maskengesicht 144
Masseterreflex 144
Mastdarm **102**
– Bauchfell 104
– Lymphknoten 104
Mastdarm-After-Kanal 102
Mastzelle 8
maternofetale Diffusionsbarriere 121
Matratzenkonstruktion 27, 224, 244
Matrix 28
– unguis 28
Maulbeerstadium 117
Maulschellenbewegung 242
Maxilla *136*, 138
McBurney-Punkt **78**
MCC 16
MCH 16
MCHC 16
MCP 222
MCV 16
mean cell count 16
– – hemoglobin 16
– – – concentration 16
– – volume 16
Meatus
– acusticus externus *157*
– – internus 137, *143*, *157*, 159
– nasi inferior *178*, **179**
– – medius *178*, **179**
– – superior *178*, **179**
– nasopharyngeus 179
Meckel-Divertikel 77
medialis 1
Medianebene 1
medianus 1
Medianusgabel 217
Medianuszinke 217
Mediastinum 49
– anterius 49
– inferius 49
– medium 49
– posterius 49
– superius 49

– testis 122
Medioklavikularlinie 36
medius 1
Medulla
– oblongata *134*, *142*, *146*, *147*
– – Hirnnerven 142
– – Oberfläche 141
– ossium flava 9
– – rubra 9
– renalis 89
– spinalis 25, *32*, **33**, *134*, *146*
– thymi 62
Medusenhaupt 98
Megacolon 79
Megakaryoblast 17
Megakaryozyt 17
Megaureter *92*, 93
Meibom-Drüse 168
Meiose **4**
Meissner-Plexus 75
Meissner-Tastkörperchen 27
Melanin 26
Melanoblast 133
Melanoliberin 149
Melanostatin 149
Melanotropin 150
Melanozyt 26
Melatonin 150
Membran postsynaptische 26
– präsynaptische 26
Membrana
– analis 105
– cloacalis 105
– cricovocalis 185
– elastica externa 13
– – interna 13
– fibroelastica laryngis 185
– fibrosa 11
– intercostalis externa 36, *37*
– – interna 36
– interossea antebrachii 218
– – cruris 241
– limitans glialis perivascularis 139
– obturatoria *39*, *46*
– perinei **47**, 48, *115*
– pleuropericardialis 119
– pupillaris 161
– quadrangularis 185
– spiralis 160
– stomatopharyngealis 183
– synovialis 11
– tectoria 160
– thyrohyoidea 185, 190, *203*
– tympanica *157*, *159*
– – secundaria 158, 160
– urogenitalis 105
– vestibularis 160
Meniscus articularis 11
Meniskus lateraler **238**
– medialer **238**
Menstruationsalter 111, 116
Menstruationsblut 111
Menstruationsphase 111
Menstruationszyklus **111**
– Dauer 111

Merkel-Tastscheibe 27
merokrin 20
Mesangium 89
Mesangiumzelle 90
Mesaxon 23
Mesektoderm 133
Mesencephalon 133, *134*, *142*, *147*
– Entwicklung 134
– Gliederung 142
– Hirnnerven 142
Mesenchym 5
Mesenterialinfarkt 76
Mesenterium *21*
Mesenteron 69
Mesial 171
Meso 21, **69**
Mesoappendix 78
Mesocolon 21, **77**
– ascendens 69, 77
– descendens 69, 77
– sigmoideum *70*, 77, 78
– transversum *70*, 77, 78
Mesoderm 118
– extraembryonales 118
– intermediäres 118
– kardiogenes 58, 118
– paraxiales 118
Mesoduodenum dorsale 69
Mesogastrium 21
– dorsale 69
– ventrale 69, 81
Mesohepaticum 21
Mesometrium 21, 69, 112
Mesonephros 92
Mesosalpinx 21, 109, 112
Mesothel 21, 54
Mesovarium 21, 112
Messenger-RNA 3
Metacarpalia *221*
Metacarpus 221
Metamyelozyt 17
Metanephros 92
Metaphase 4
Metaphyse 9
Metatarsalia 241
Metencephalon 134
Metenteron *70*, 105
Methylenblau 16
Mikrofibrille 6
Mikrofilamente 2
Mikroglia 8, 18
Mikrophagen 16, 18
Mikrophthalmie 161
Mikropinozytose 3
Mikrotubuli 2
Mikrovilli 2, *3*
Milch 40
Milchbrustgang 18, 66
Milchgang 40
Milchsäckchen 40
Milchsekretion 41
Milz 83
– Bauchfell 84
– Blutkreislauf 83
– Größe 83
– Hilum 83
– Kapsel 84

– Lage 84
– Oberfläche 83
– Projektion *83*
Milzkörperchen 83
Milzsinus 83
Milzstränge 83
Mineralocorticoide 87
Miosis 204
Missbildungen 1
– Beckenorgane 106
– Ursachen 121
Missbildungslehre 121
Mitochondrion **2**, *3*
Mitose 4
Mitralklappe 55, 56
Mitteldarm 69
Mittelfellraum 49, 52
Mittelfußknochen 241
Mittelhand 221
Mittelhirn Entwicklung 134
– Gliederung 142
– Oberfläche 142
Mittelhirnbläschen 133
Mittelhirndach 142
Mittelhirnhaube 142
Mittelohr 156
– Entwicklung 156
Mittelschatten 60
Modiolus 159
Molar 171
Molekularschicht 145, 151
Moll-Drüse 169
Mondbein 221
Möndchen 28
Mononukleäre 15
Monozyt **16**, 17, 18
Moosfaser 145
Morgagni-Tasche 185
Morula 117
Motilin 75
Motoneuron 33
Mo-Zelle 75
M-Phase 4
MSH 150
mukös 20
Müller-Gang 106, 116
Müller-Muskel 163
Multipara 109
Mundboden **206**
Mundbucht 178
Mundhöhle 133
– Gliederung 174
– Medianschnitt *174*
Mundrachenraum 181
Mundschleimhaut Schichten 174
Mundwinkel Muskeln 191
Musculus (Musculi)
– abductor digiti minimi **226**, *244*, **245**
– – hallucis **244**, **245**
– – pollicis brevis **226**, *229*
– – – longus **223**
– adductor brevis **233**
– – hallucis **244**, **245**
– – longus **233**, *240*
– – magnus **233**, *234*, **235**
– – pollicis **226**

Musculus
- anconeus 218, *220*
- arrector pili 28
- arytenoideus
-- obliquus 186, *187*
-- transversus 186
- auricularis posterior 207
- biceps brachii *37*, 218, *220*, *225*, *229*
-- femoris *234*, *235*, 239, 240
- brachialis 218, *220*, *225*, *229*
- brachioradialis 223, *225*
- buccinator 175, *190*, 191, 207
- bulbospongiosus *47*, 48, 114, *115*
- ciliaris 162, *163*
- coccygeus *47*, *129*
- constrictor pharyngis inferior *24*, 181
--- medius 181
--- superior 181
- coracobrachialis *37*, 212, *229*
- corrugator supercilii *190*, 192
- cremaster 124, 125, *237*
- cricoarytenoideus lateralis 186
-- posterior 186, *187*
- cricothyroideus *24*, 186, *203*
- deltoideus *37*, *205*, 212, *220*, *229*
- depressor anguli oris *190*, 191
-- labii inferioris *190*, 191
-- supercilii *190*, 192
- detrusor vesicae 101
- digastricus *63*, 188, *200*, *205*, *206*, *207*
- dilatator pupillae 162
- epicranius 136, *190*, 192, *202*, *207*
- erector spinae *31*, *40*
- **extensor** carpi radialis brevis *220*, 223
---- longus *220*, 223
--- ulnaris 223
-- digiti minimi 223
-- digitorum 223
--- brevis 245
--- longus 242, *247*
--- hallucis brevis 245
--- longus 242, *247*
-- indicis 223
-- pollicis brevis 223
--- longus 223
- externi bulbi oculi *166*, *167*
- fibularis
-- brevis 242, *247*, *248*
-- longus 242, *244*, *247*, *248*
-- tertius 242
- **flexor** carpi
--- radialis 224, *225*

--- ulnaris 224, *225*, *229*
-- digiti minimi brevis 226, *244*, 245
-- digitorum brevis *244*, 245
--- longus 243, *244*, *246*
--- profundus 224, *225*
--- superficialis 224, *225*
-- hallucis brevis *244*, 245
--- longus 243, *244*, *246*
-- pollicis brevis 226, *229*
--- longus 224, *225*
- gastrocnemius 243
- gemellus
-- inferior 233, *234*, *235*
-- superior 233, *234*, *235*
- genioglossus *143*, 176, *206*
- geniohyoideus 188, *199*, *206*
- gluteus maximus *115*, 232, *234*, *235*
-- medius 232, *234*, *235*
-- minimus 232, *234*, *235*
- gracilis 233, *234*, *237*, 239, 240
- hyoglossus *63*, *143*, 176, *206*
- iliacus *39*, *43*, 232, *240*
- iliococcygeus 47
- iliocostalis 31
- iliopsoas *39*, 232, *237*
- infrahyoidei 189
- infraspinatus 212, *220*, *228*
- intercostales
-- externi *36*, *37*, 40
-- interni *36*, 40
-- intimi *25*, *36*, 40
- interossei dorsales 226, *229*, 245
-- palmares 226, *229*
-- plantares *244*, 245
- ischiocavernosus *48*, 114, *115*
- ischiococcygeus 47, *129*
- laryngis 185
- latissimus dorsi *37*, *40*, *212*, *228*
- **levator** anguli oris *190*, 191
-- ani *47*, 48, *103*, *104*, *115*, *129*
-- labii superioris *190*, 191, *207*
---- alaeque nasi *190*, 191
-- palpebrae superioris *143*, *166*, *167*, *168*
-- prostatae 47
-- scapulae *37*, 211, *214*, *228*
-- veli palatini 177, *203*
- levatores costarum 36
- linguae *143*, 176
- longissimus 31
- longitudinalis inferior 176
-- superior 176
- longus capitis 189, *199*
-- cervicis *199*

-- colli *37*, 189, *199*
- lumbricales 226, *229*, *244*, 245
- masseter 173, *190*, *200*, *207*
- masticatorii *200*
- mentalis *190*, 191
- multifidi 31
- mylohyoideus *63*, *178*, 188, *200*, *205*, *206*
- nasalis *190*, 191
- obliquus capitis inferior 192
--- superior 192
-- externus abdominis *37*, 42
-- inferior *143*, 166, *167*
-- internus abdominis 42
-- superior *143*, 166, *167*, *168*
- obturatorius externus 233
-- internus 233, *234*, *235*
- occipitofrontalis 136, 192
- omohyoideus *37*, *63*, 189, *199*, *205*
- opponens digiti minimi 226
-- pollicis 226, *229*
- orbicularis oculi 168, *190*, 192
-- oris 174, *190*, 191, *207*
- orbitalis 165
- palatoglossus 177, *178*, *203*
- palatopharyngeus 177, *178*, *203*
- palmaris brevis 224, 226
-- longus 224, *225*
- papillares *54*, *55*, *56*
- pectinati *55*
- pectineus 233, *237*, *240*
- pectoralis major *37*, *40*, *41*, *63*, *205*, 212, *228*
-- minor *37*, *40*, *205*, 211, *228*
- peroneus
-- brevis 242, *246*, *247*
-- longus 242, *244*, *246*, *247*
-- tertius 242
- piriformis *129*, 233, *234*, *235*
- plantaris 239, 243
- popliteus 239
- procerus *190*, 192
- pronator
-- quadratus 224, *225*
-- teres 224, *225*
- psoas major *39*, *86*, 232
-- minor *39*
- pterygoideus
-- lateralis 173, *200*, 208
-- medialis 173, *200*, 208
- pubococcygeus 47
- puborectalis 47, 103
- pubovaginalis 47
- pubovesicalis 101
- pyramidalis 42
- quadratus femoris 233, *234*, *235*

-- lumborum *25*, *39*, 40, 42, *86*
-- plantae *244*, 245
- quadriceps femoris 239
- rectouterinus 112
- rectovesicalis 101
- **rectus** abdominis *37*, 42, *43*
-- capitis anterior 192, *199*
--- lateralis 192, *199*
--- posterior major 192
---- minor 192
-- femoris 232, 239, *240*
-- inferior *143*, 166, *167*
-- lateralis *143*, 166, *167*, *168*
-- medialis *143*, 166, *167*, *168*
-- superior *143*, 166, *167*, *168*
- rhomboideus
-- major 211, *228*
-- minor 211, *228*
- risorius *190*, 191
- rotatores 31
- salpingopharyngeus 181
- sartorius 232, 239, *240*
- scalenus 40
-- anterior *37*, *56*, *67*, 189, *205*
-- medius *37*, 189
-- posterior 189
- semimembranosus *234*, *235*, 239
- semispinalis 31
- semitendinosus *234*, *235*, 239, 240
- serratus
-- anterior *37*, 211, *228*
-- posterior
--- inferior *25*, *36*, 40
--- superior *36*, 40
- soleus 243, *246*
- **sphincter** ampullae 82
-- ani externus 47, 103, *115*
--- internus 103
-- ductus choledochi [biliaris] 82
--- pancreatici 84
-- papillae 40
-- pupillae 162
-- pyloricus 72
-- urethrae externus 48, 101
-- urethrovaginalis 48
- spinalis 31
- spiralis 50
- splenius capitis 31
-- cervicis 31
- stapedius 158, *202*
- sternalis *37*
- sternocleidomastoideus *37*, 40, *63*, *143*, 189, *190*, *199*, *205*, *207*, *214*
- sternohyoideus *37*, *63*, 189, *199*
- sternothyroideus *37*, *63*, 189, *199*

Musculus
- styloglossus *143*, **176**, 208
- stylohyoideus **188**, *202*, *205*, *207*, 208
- stylopharyngeus **181**, 208
- subclavius 37, **211**, *228*
- subcostales 25, **36**
- suboccipitales **192**
- subscapularis 37, 212
- supinator **223**
- suprahyoidei 188
- supraspinatus 212, *228*
- suspensorius duodeni 86
- tarsalis inferior 168
- – superior 168
- temporalis **173**, *200*, *207*
- temporoparietalis **192**, *207*
- tensor
- – – fasciae latae 233, *235*
- – – tympani *157*, 158, *200*
- – – veli palatini **177**, *200*
- – teres major 37, 212, *220*
- – – minor 212, *220*, *229*
- – thyroarytenoideus **186**
- – thyrohyoideus **189**, *199*
- – tibialis anterior **242**, *247*
- – – posterior **243**, *246*
- – trachealis 49
- – transversospinalis 31
- – transversus abdominis 39, **42**
- – – linguae **176**
- – – perinei profundus 47, **48**
- – – – superficialis 47, **48**, *115*
- – – thoracis **36**, 40
- – trapezius 37, *143*, **189**, *199*, *205*, *207*
- – triceps brachii **218**, *220*
- – – surae **243**, *246*
- – uvulae **177**
- – vastus intermedius **239**
- – – lateralis **239**
- – – medialis **239**, *240*
- – verticalis linguae **176**
- – vocalis **186**
- – zygomaticus
- – – major *190*, **191**, *207*
- – – minor *190*, **191**
- Musikantenknochen 218
- **Muskel**(n)
- – aerober 12
- – anaerober 12
- – ischiokrurale 239
- – mimische *190*, 191, 192
- – roter 12
- – weißer 12
- Muskelansatzhöcker 9
- Muskelfaser 11
- Muskelfaszie 11
- Muskelfunktion Begriffe 12
- Muskelgewebe 5, **8**
- – glattes 8
- – quergestreiftes 8
- Muskelgruppe funktionelle 12
- – genetische 12
- Muskelinsuffizienz aktive 12
- – passive 12

Muskelpumpe 14, 249
Muskel-Sehnen-Verbindung 12
Muskelspindel **12**
Muskelsteife 144, 151
Muskelzug 12
Mutterband breites 112
- rundes 112
Muttermund 110
Mutterstern 4
Myelencephalon 134, 141, *142*, *146*, *147*
Myelinisation 23
Myeloblast 17
Myeloische 15
Myelozyt 17
Myocardium 13, 54
Myoepithelzelle 20, 27, 41
Myofibrille 8
Myokard 54
Myometrium 110, *120*
Myopie *163*
Myosinfilament 8

N

Nabelbruch 44
- angeborener 79
- physiologischer 70
Nabelfalten **44**
Nabelring 44
Nabelschleife 69, 70
Nabelschnur **120**
Nabelvene 58
Nachgeburtsphase 122
Nachniere 92
Nackenband 30
Nackengegend 206
Nacktmaus 62
Naegele-Regel 117
Nagel **28**
Nagelbett 28
Nagelplatte 28
Nagelwall 28
Naheinstellungsreaktion 143
Naht 11
Narbenhernie 45
Nares *174*, *179*
Nasale 179
Nasenbein 138, 179
Nasendrüsen 179
Nasenhaare 28
Nasenhöhle 133
- Aufgaben 179
- Blutgefäße 180
- Gliederung 179
- Lymphknoten 180
- Medianschnitt *174*
- Wände 179
Nasenknorpel 179
Nasenlaute 179
Nasenloch 179
Nasennebenhöhlen
- Aufgaben 180
- Eiterungen 180
- Entwicklung 180
- Projektion *180*
Nasenrachenraum 181

Nasenscheidewand *179*
Nasenschleimhaut **179**
Nasenvorhof 179
Nasenwulst 119, 178
Nasus 179
Nebenhoden 122, **123**
- Blutgefäße 124
- Lymphknoten 124
- Tastbefund 125
Nebenhodengang 123
Nebenniere 86
- Arterien 86
- Gliederung 87
- Hormone 87
- Lage 86
- Nachbarorgane *86*
- Projektion *87*
Nebennierenmark 87
Nebennierenrinde 87
Nebenschilddrüsen *184*
Nebenzelle 73
Neocerebellum 145
Neocortex 152
Neonatus 122
Nephron 88, **90**
Nephronschleife 90
Nephros **88**, *90*, *94*
Nerv(en)
- autonomer **23**
- – Bauchraum 98
- – Hüllgewebe 23
- Leitungsrichtung 22
- Regeneration 23
- Nervenendorgane 27
- Nervenendung freie 22
Nervenfaser
- Kaliber 23
- markhaltige 23
- marklose 23
- periphere 23
- postganglionäre 23
- präganglionäre 23
- zentrale 23
Nervenfasergruppen 23
Nervenfaserknoten 23
Nervenfaserschicht 164
Nervengeflechte 34
- autonome 24
Nervengewebe 5
- Hauptzelltypen 8
Nervenkompressionssyndrom 30
Nervenleitungsgeschwindigkeit 23
Nervennaht 23
Nervensystem 22
- animalisches 22
- autonomes 22
- Gliederung 22
- intramurales **24**
- peripheres 22
- vegetatives 22
- zentrales 22
- zerebrospinales 22
Nervenzelle 8
- bipolare 8
- Fortsätze 23
- multipolare 8

- pseudounipolare 8
- unipolare 8
Nervenzellkörper 8
Nervus (Nervi)
- abducens 135, 142, *143*, 166, **167**, *168*, 201
- accessorius 63, 135, 142, *143*, *146*, *147*, 203, *205*, *209*, *214*
- – – Lähmung 212
- alveolares superiores 172, *201*
- alveolaris inferior 172, *200*, *207*, 209
- anococcygeus 25
- auricularis magnus *199*
- – – posterior *202*
- auriculotemporalis 136, *157*, *200*, *207*, 208, *209*
- axillaris 212, *214*, 217, *220*, *229*
- – – Gefährdung 213
- – – Lähmung 213
- – buccalis *200*, *207*, 209
- – cardiacus 67
- – cervicalis 57
- – – – inferior 204
- – – – medius *24*, 204
- – – – superior 204
- – caroticotympanici *203*
- – cervicales *24*, 33, *199*
- – ciliares
- – – breves *143*, *167*, *168*
- – – longi *201*
- – clunium inferiores *115*, 248
- – – medii *25*, 248
- – – superiores *25*, 248
- – coccygeus *25*, 33
- – cochlearis *157*, 202
- – craniales *147*
- – **cutaneus** antebrachii
- – – – lateralis *200*, 227, *229*
- – – – – Gefährdung 221
- – – – medialis *214*, 217, 219, 220, 221, 227, *229*
- – – – posterior *220*, 227, *229*
- – – brachii lateralis
- – – – – inferior 220, *229*
- – – – – superior *229*
- – – – medialis 217, *229*
- – – – posterior *220*, *229*
- – – femoris
- – – – lateralis 98, *237*, 248
- – – – posterior *115*, *235*, 248
- – – surae lateralis 248, 249
- – – – medialis 248
- – digitales communes *230*
- – – dorsales *230*
- – – digitales palmares *230*
- – – communes *229*
- – – proprii *229*
- – – proprii *230*
- – dorsalis clitoridis *115*, 132
- – – penis *132*
- – – scapulae *211*, *228*
- – – – Lähmung 212
- – ethmoidalis anterior *201*
- – – posterior *201*

Nervus
- facialis 135, 142, *143*, *147*, 159, 201, *202*, **204**, *205*, *207*
- – Felsenbein 157
- femoralis 98, **236**, *237*, *240*, 248
- – Lähmung 233
- fibularis communis *235*, 240, 246, *247*, *248*
- – – tasten 247
- – profundus 242, 247, 248, 249
- – – Lähmung 246
- – superficialis **242**, *247*, 248, 249
- – – Lähmung 246
- frontalis 136, **167**, *201*, 204
- genitofemoralis 44, 98, *237*, 248
- glossopharyngeus 135, 142, *143*, *147*, *187*, 202, *203*, *209*
- gluteus inferior *234*, *235*
- – – Lähmung 233
- – superior *235*
- – – Lähmung 233
- hypogastricus 131
- hypoglossus *63*, 135, 142, *143*, *146*, *147*, 178, 203, *205*
- iliohypogastricus 38, 98, *237*, 248
- ilioinguinalis 38, 44, 98, *237*
- iliopubicus *237*
- infraorbitalis *201*, 204, *207*
- infratrochlearis *201*
- intercostales *24*, *25*, 38, *67*, *214*
- intercostobrachiales *25*, *214*, 217
- intermedius 202
- ischiadicus *234*, *235*, 236
- – Druckpunkt 235
- – Lähmung 233
- labiales anteriores *237*
- – posteriores *115*
- lacrimalis **167**, *168*, *201*
- laryngeus recurrens *24*, *56*, *63*, 65, 66, *67*, 183, *187*, *203*
- – superior *56*, *187*, *203*, *209*
- lingualis *63*, *200*, 209
- lumbales *25*, 33
- mandibularis 200, *205*, **209**
- maxillaris 200, *201*
- medianus *214*, 217, 219, 224, *225*, **227**, *229*, *230*
- – Autonomgebiet 230
- – Lähmung 226
- mentalis *200*, 204
- musculocutaneus *214*, 217, 218, 220, *229*
- – Lähmung 219
- mylohyoideus *200*
- nasociliaris **167**, *168*, *201*
- nasopalatinus 178, *201*
- obturatorius 98, **236**, *237*, *240*, 248
- – – Lähmung 233
- occipitalis major 136, *199*, *207*
- – – minor 136, *199*, *205*, *207*
- oculomotorius 135, 142, *143*, 166, **167**, *168*, 199
- olfactorius 135, *143*, **155**, 199
- ophthalmicus **167**, *168*, 200, *201*, *207*
- opticus 135, *143*, *162*, **165**, *168*, 199
- palatini minores 178, *201*
- palatinus major 178, *201*
- pectoralis lateralis *214*, 217, *228*
- – medialis *214*, 217, *228*
- perineales *115*, 132
- peroneus communis *235*, 246, *248*
- – – tasten 247
- – profundus 242, 247, *248*, 249
- – – Lähmung 246
- – superficialis **242**, *247*, 248, 249
- – – Lähmung 246
- petrosus major 158, *202*
- – – minor *203*
- – profundus *202*
- pharyngeus *201*
- phrenicus *24*, *56*, *63*, **66**, *199*, *205*, *214*, *228*
- – – Lähmung 38
- plantaris lateralis 245, **248**, 249
- – medialis 245, **248**, 249
- pudendus 47, *115*, 132
- radialis *214*, 217, *220*, 225, **227**, *229*
- – Gefährdung 220
- – Lähmung 219, 225
- rectales inferiores 132
- sacrales *25*, 33
- saphenus 98, 236, *237*, *240*, 249
- scrotales anteriores *237*
- spinalis *25*, *32*, 33
- splanchnici lumbales 68
- – pelvici 99, 128, 131
- – sacrales 131
- splanchnicus
- – major *24*, *67*, 68, 98
- – minor *67*, 68, 98
- stapedius 158, 201, *202*
- subclavius *228*
- subcostalis *25*, *67*
- suboccipitalis *199*
- subscapularis 217, *228*
- – Lähmung 213
- supraclaviculares 38
- – intermedii *199*
- – laterales *199*
- – mediales *199*
- supraorbitalis *201*
- suprascapularis *214*, 217, *228*
- – – Lähmung 213
- supratrochlearis *201*
- suralis *248*, 249
- thoracici *25*, 33
- thoracicus longus 211, *214*, 217, *228*
- – – – Lähmung 212, 213
- thoracodorsalis *214*, 217, *228*
- – – Lähmung 213
- tibialis *235*, 240, 245, *246*, *247*, *248*
- – – Lähmung 246
- transversus cervicalis *199*
- – – colli *199*
- trigeminus 135, 142, *143*, *147*, 199, *200*
- trochlearis 135, 142, *143*, *147*, 166, **167**, *168*, 199
- tympanicus 203
- ulnaris *214*, 217, *220*, 224, *225*, **227**, *229*, 230
- – Autonomgebiet 230
- – Gefährdung 220
- – Lähmung 226
- vagus *24*, *56*, *63*, *67*, 135, 142, *143*, *146*, *147*, 203, *205*, *209*
- – – Bauchraum 99
- – – Brustraum 66
- vestibularis *157*, 202
- vestibulocochlearis 135, 142, *147*, 159, 202
- zygomaticus *201*
- Netz großes **71**
- kleines **71**
- Netzbeutel 71
- Netzhaut 161, 164
- – Gliederung 164
- – Rezeptorzellen 164
- – Schichten 164
- Netzhautablösung 161
- Netzschicht 27
- äußere 164
- Netzsubstanz **144**
- Neugeborenes Gelbsucht 79
- – Reifezeichen 122
- Neukleinhirn 145
- Neunerregel 28
- Neuralkanal 133
- – Entwicklung 135
- Neuralleiste **133**
- Neuralplatte 118, 133
- Neuralrinne 118, 133
- Neuralrohr 118, **133**
- Neuralwülste 118, 133
- Neurit 8, 23
- Neuroblast 133
- Neurocranium 133
- Neurohypophyse (-sis) 148, **150**
- – Entwicklung 135
- Neurolemmoblast 133
- Neurolemmozyt 8, 23
- Neuron **8**
- – afferentes 22, 23
- – efferentes 22, 23
- Neurotransmitter **26**
- Neurulation 118
- Neutralnullmethode **11**
- Nexus 3
- Nichtgranulozyten 15
- Nidation 116
- Niederdrucksystem 13
- **Niere 88**
- – Anomalien 93
- – Aszensus 92
- – Blutgefäße 89
- – chirurgische Hauptzugangswege 90
- – Dystopie 93
- – Entwicklung 92
- – harnbereitender Apparat 88
- – Head-Zone 45
- – Hilum 88
- – Lage *90*, 91
- – Längsschnitt *91*
- – Maße 88
- – Nachbarorgane 91
- – Projektion *87*, *90*
- **Nierenbecken 91**
- – ampullärer Typ 91
- – dendritischer Typ 92
- – Lage 92
- – Längsschnitt *91*
- Nierenbucht 88, 92
- Nierenfaszie 91
- Nierenkanälchen **89**
- Nierenkapsel 91
- Nierenkelch 91
- Nierenkörperchen 88, **89**
- Nierenmark 89
- Nierenpol 91
- Nierenpyramide 89
- Nierenrinde 88
- NK-Zelle 18
- Noduli lymphoidei
- – – aggregati 74, **75**
- – – solitarii 75
- – – splenici 83
- **Nodi lymphoidei** (Nodus lymphoideus)
- – – aortici laterales *99*
- – – appendiculares *99*
- – – axillares *198*, **217**
- – – – anteriores 217
- – – – apicales *198*, 217
- – – – centrales *198*, 217
- – – – laterales 217
- – – – posteriores 217
- – – brachiales *198*
- – – brachiocephalici *198*
- – – bronchopulmonales 51, *198*
- – – cavales laterales *99*
- – – cervicales anteriores *198*
- – – – laterales *198*
- – – – profundi *198*
- – – – superficiales *198*
- – – coeliaci *99*
- – – colici *99*
- – – colli anteriores *198*
- – – – laterales *198*

Nodi lymphoidei
– – cubitales *198*, 230
– – cysticus *99*
– – deltopectorales *198*
– – epigastrici inferiores *99*
– – foraminalis *99*
– – gastrici 73, *99*
– – gastroomentales 73
– – – dextri *99*
– – – sinistri *99*
– – hepatici *99*
– – humerales *198*
– – ileocolici *99*
– – iliaci communes *99*, 132
– – – externi *99*, 132
– – – interni *99*, 132
– – infraclaviculares *198*
– – infrahyoidei *198*
– – inguinales *99*
– – – profundi *99*, **237**
– – – superficiales *99*, **237**
– – intercostales *198*
– – interpectorales 41, *198*
– – intrapulmonales 51, *198*
– – jugulodigastricus 183, *198*
– – juxtaintestinales *99*
– – juxtaoesophageales *198*
– – lienales *99*
– – linguales *198*
– – lumbales dextri *99*
– – – intermedii *99*
– – – sinistri *99*
– – mastoidei *198*
– – mesenterici inferiores *99*
– – – superiores *99*
– – mesocolici *99*
– – occipitales *198*
– – pancreatici *99*
– – pancreaticoduodenales *99*
– – paracolici *99*
– – paramammarii 41, *198*
– – pararectales *99*, 104, 132
– – parasternales 41, *198*
– – paratracheales 51, *198*
– – parauterini *99*, 112
– – paravaginales *99*, 132
– – paravesicales *99*, 112, 132
– – parotidei 208
– – – profundi *198*
– – – superficiales *198*
– – pectorales *198*, 217
– – pericardiaci laterales *198*
– – phrenici inferiores *99*
– – – superiores *198*
– – poplitei *99*, 237, 240
– – preaortici *99*
– – precaecales *99*
– – precavales *99*
– – prelaryngei *99*
– – prepericardiaci *198*
– – pretracheales *198*
– – prevertebrales *198*
– – pylorici 73, *99*
– – rectales superiores *99*, 104
– – retroaortici *99*
– – retrocaecales *99*
– – retrocavales *99*
– – retropharyngei *198*
– – retropylorici *99*
– – sigmoidei *99*
– – splenici 73, *99*
– – submandibulares *198*, 206
– – submentales *198*, 206
– – subpylorici *99*
– – subscapulares *198*, 217
– – supraclaviculares 41, *198*
– – suprapyloricus *99*
– – thyroidei *198*
– – tracheobronchiales 51
– – – inferiores *198*
– – – superiores *198*
Nodus atrioventricularis 56
– sinuatrialis 56
Noradrenalin 26, 87
Norepinephrozyt 87
Norm 1
Normoblast 17
Nucleolemma **3**
Nucleolus **3**
Nucleoplasma 3
Nucleus (Nuclei) *3*
– accessorii nervi oculomotorii 143
– ambiguus 143
– anterior hypothalami 149
– anteriores *142*, 149
– anterodorsalis 149
– anteromedialis 149
– anteroventralis 149
– basales 150, **151**
– caudatus 140, *142*, **151**, 153
– centromedianus 149
– cerebelli 145
– cochlearis anterior 143
– – posterior 143
– corporis mammillaris 149
– cuneatus 144
– dentatus 145, 146
– dorsalis anterior 148
– – nervi vagi 143
– – posterior 148
– emboliformis 145
– fastigii 145, 146
– geniculatus lateralis 148
– – medialis 148
– globosus 145
– gracilis 144
– habenulares 148, 155
– infundibularis 149
– interpositus anterior 145
– – posterior 145
– lateralis cerebelli 145
– lentiformis **151**, *153*
– mediales 148
– medialis cerebelli 145
– mesencephalicus nervi trigemini 143
– motorius nervi trigemini 143
– nervi abducentis 143
– – accessorii 143
– – facialis 143
– – hypoglossi 143
– – oculomotorii 143
– – trochlearis 143
– olivaris inferior 144
– – superior 144
– parafascicularis 149
– paraventriculares 149
– pontis 144, 146
– posterior hypothalami 149
– – nervi vagi *143*
– pretectales 148
– principalis nervi trigemini 143
– pulposus 30
– pulvinares 148
– reticulares 149
– ruber **144**, 146
– salivatorius inferior 143
– – superior 143, 169
– solitarius 143
– spinalis nervi trigemini 143
– subthalamicus 148
– supraopticus 149
– tractus solitarii 143
– tuberales 149
– ventralis anterior 148
– – intermedius 148
– – posterolateralis 148
– – posteromedialis 148
– vestibularis inferior 143
– – lateralis 143
– – medialis 143
– – superior 143
Nucleus-pulposus-Prolaps 30
Nullipara 109
Nullstellung 11
nurse luxation 218
Nussgelenk 231
Nystagmus 145

O

O-Bein 238
Oberarm **217**
– Gefäß-Nerven-Straßen 219
Oberarmbein 212, 217
Oberarmköpfchen 217
Oberarmmuskeln **218**
Oberarmrolle 217
Oberbauchorgane 69
Oberflächensensibilität 153
Oberhaut Schichten 26
Oberkiefer **138**
Oberkieferwulst 178
Oberkörper Transversalschnitt 41
Oberlippe 175
Oberschenkel
– Blutgefäße 236
– Hautinnervation 248
– Nerven 236
– tastbare Sehnen 240
Oberschenkelbein **231**
Oddi-Sphinkter 82
Odontoblast 171, 172
Oesophagus 24, *41*, *52*, *58*, **61**, *67*, *174*, *209*
Ohr äußeres 156
– – Entwicklung 156
Ohrbläschen 156
Ohrenspiegelung *159*
Ohrgrube 156
Ohrhaare 28
Ohrhügelchen 156
Ohrkapsel 156
Ohrmuschel **157**
Ohrplakode 156
Ohrschmalz 157
Ohrschmalzdrüsen 157
Ohrspeicheldrüse 175, *190*, 208
Ohrspeichelgang **175**, 208
Ohrtrompete **158**
okklusal 171
Okklusion 173
Okulomotoriuslähmung 144
Olecranon 217
Oligodendrozyt 8, 23
Oliva 141, *147*
Olivenkerne 144
Omentum majus **71**
– minus 69, **71**, 81
Oophoritis 98, 107
Opposition 227
Ora serrata 164
Orbita 133, *136*, *167*, *178*
– Begrenzung 165
– Knochenkanäle 165
– Nachbarschaft 165
Orbitalphlegmone 180
Orchis *94*, *123*
Organ lymphatisches 18
– – primäres 18, 62
Organum spirale *143*, **160**
– vestibulocochleare 156, *157*
Os (Ossa)
– capitatum *221*
– coccygis 29
– coxae *43*, 46
– cuboideum 241
– cuneiforme
– – intermedium 241
– – laterale 241
– – mediale 241
– digitorum *221*, 241
– ethmoidale *179*
– frontale *136*, **137**
– hamatum *221*
– hyoideum 63, *174*, *187*, **190**, 192
– ilium 46
– ischii 46
– lacrimale 138
– lunatum *221*
– metacarpi *221*
– metatarsi 241
– nasale *136*, 138, *179*, *190*
– naviculare 241
– occipitale *136*

Os
- palatinum 138
- parietale 135, *136*
- pisiforme *221*
- pubis 46
- sacrum 29
- scaphoideum *221*
- sesamoideum **13**, *221*
- sphenoidale *136*
- tarsi 241
- temporale *136*, *157*, *209*
- trapezium *221*
- trapezoideum *221*
- triquetrum *221*
- zygomaticum *136*, 138, *178*

Ösophagotrachealfistel 51
Ösophagusmund 61, 182
Ösophagusvarizen 98
Ossicula auditoria **158**
Ossifikation
- Beginn 119
- chondrale 10, 133
- desmale 133
- membranöse 133
- membranöse (desmale) 10

Osteoblast 9
Osteoklast 10, 18
Osteon *7*, 8, *10*
Osteozyt *7*
Ostium (Ostia)
- abdominale tubae uterinae 109
- aortae 56
- atrioventriculare
- – dextrum 56
- – sinistrum 56
- cardiacum 72, 73
- ileale **77**
- pharyngeum tubae auditivae [auditoriae] *157*, 158, *174*, 181
- pyloricum 72, 73
- trunci pulmonalis 56
- tympanicum tubae auditivae [auditoriae] 158
- ureterum 101
- urethrae
- – externum 114, *115*, 127
- – internum 101, 115
- uteri *108*, 110
- uterinum tubae uterinae 109
- vaginae 113, 115
- venae cavae inferioris 56
- – – superioris 56
- venarum pulmonalium 56

Östrogene 108, 111
Otoskopie *159*
Ott-Maß 30
Ovarialhormone 108
Ovarialzyklus 108
Ovarium *94*, **106**, *108*
- Entwicklung 105
Ovozyt 107
Ovulation **107**
Ovulationsalter 116
Oxytocin 41, 149

P

palatinal 171
Palatoschisis 179
Palatum durum 178, *179*
- molle *174*, 178
- osseum *174*, *178*
Paleocerebellum 144
Paleocortex 152
Pallialschicht 133
Pallium 150
Palma Leitungsbahnen *230*
Palmaraponeurose 224
Palmarflexion 225
Palpebra **167**
Pancreas *70*, **84**, *175*
- anulare 85
- Blutgefäße 84
- dorsale 119
- Entwicklung 85
- Nachbarorgane *86*
- Sekretion 85
- ventrale 119
Pancreozymin 75, 82, 85
Paneth-Körnerzelle 74
Pankreaslipase 85
Pankreaspolypeptid 85
Panniculus adiposus 27
Papez-Kreis 149, **155**
Papilla (Papillae)
- duodeni
- – major 74, *81*, 82, *85*
- – minor 74, 84, *85*
- filiformes 176
- foliatae 176
- fungiformes 176
- gingivalis 171
- interdentalis 171
- mammaria 40
- renalis 89
- vallatae 176, *187*
Papillarmuskeln 55
Papillarschicht 27
Paracortex 19
Paraganglien nichtchromaffine 193
Parallelfaser 145
parametraner Halteapparat 112
Parametrium 112
Pararektalschnitt *44*
Parasit 121
Parasympathikus
- Bauchraum 98
- Becken 131
- Herz 57
- Nervenzellkörper 23
Parathormon 11, 184
Parathyrozyt 184
Paries
- caroticus 158
- jugularis 158
- labyrinthicus 158
- mastoideus 158
- membranaceus 158
- tegmentalis 158
Parietalzelle 73

Parkinson-Syndrom 144, 151
Parotisloge **208**
Pars
- abdominalis aortae *14*, *21*, *39*, *67*, *90*, **94**, *104*, *129*
- alveolaris 138
- anterior pontis 142
- ascendens aortae *14*, *57*, **63**, *64*, *67*
- atlantica *195*, *210*
- caeca retinae 164
- canalis 165
- cardiaca *70*, *72*
- cavernosa *170*
- centralis *140*
- cerebralis *170*
- ciliaris retinae 164
- clavicularis 212
- compacta 144
- costalis diaphragmatis 38
- cutanea *175*
- descendens aortae 64, *210*
- distalis 150
- extraocularis *170*
- flaccida 157
- intercartilaginea 185
- intermedia 150, 175
- intermembranacea 185
- intracranialis 165, *195*, *210*
- intraocularis 165, *170*
- iridica retinae 164
- laryngea pharyngis *174*, 181
- lumbalis *34*
- – diaphragmatis 38
- membranacea 127
- mucosa 175
- nasalis pharyngis *174*, 181
- nervosa 164
- olfactoria tunicae mucosae nasi *143*
- optica retinae 164
- oralis pharyngis *174*, 181
- orbitalis 137, 165, 169
- palpebralis 169
- petrosa 137, *170*
- pigmentosa 164
- postcommunicalis *195*
- posterior pontis 142
- precommunicalis *195*
- prevertebralis *210*
- prostatica 126
- pylorica 72
- reticularis 144
- retrolentiformis 156
- sacralis *34*
- spongiosa 127
- squamosa 135, 137
- sternalis diaphragmatis 38
- sternocostalis 212
- sublentiformis 156
- supraclavicularis *228*, *229*
- tensa 157
- thoracica aortae *14*, *41*, *52*, *58*, 64, **65**, *67*, *86*, *94*
- tibiocalcanea 242
- tibionavicularis 242
- tibiotalaris 242

- transversaria *210*
- tuberalis 150
- tympanica 137, *157*
- uterina 109
Passavant-Ringwulst 182
Patella **237**
Paukenhöhle
- Schleimhaut 157
- Wände 158
Paukensaite 158
Paukentreppe 160
Pecten analis 103
Pedunculus
- cerebellaris
- – inferior 145, 146
- – medius *142*, 145, 146
- – superior *142*, 145, 146
- cerebri 142, *147*, 156
Pelvis major 45
- minor 45
- renalis *91*
Penis 127
- Blutgefäße 127
- Erektion 128
- Faszien 127
- Haut 127
- Schwellkörper 127
Pepsinogene 73
periarterioläre lymphatische Begleitscheiden 83
Pericardium 58
- fibrosum 60
- serosum 54, 60
Pericranium 136
Periduralraum 32
Perikaryon 8
Perilymphraum 159
Perimetrium 110
Perimysium 11
Perineum 47, *126*
Perineurium 23
Periode alveoläre 51
- kanalikuläre 51
- pseudoglanduläre 51
Periodontium 171, *172*
Periorbita 165
Periorchium 122
Periosteum *7*, **9**
Perisinusoidealraum 81
peristaltische Welle 61, 75
Peritendineum 12
Peritenon 12
Peritoneum *43*, **69**
- parietale *21*
- viscerale *21*
Perizyt 6, 14
Peroneusloge Versorgungsstraße 247
Peroxisom 2, *3*
Peroxydasereaktion 15
Persönlichkeit 150
Pes
- adductus 246
- calcaneus 246, 247
- cavus 246
- equinovarus 246, 247
- equinus 246, 247
- excavatus 246

Pes
- planovalgus 246
- planus 246
- transversus 246
- valgus 246
- varus 246

Pes-anserinus-Muskel 239
Petiolus epiglottidis 185
Peyer-Platten 74, **75**
Pfannenband 241
Pfannenstiel-Schnitt *44*
Pfeilachsen 1
Pfeilerzelle 160
Pfeilnaht 135
Pflugscharbein 138, 179
Pfortader 96
Pfortaderkreislauf *96*
Pfortadersystem 14
Pförtnerabschnitt 72
Phagosom 2
Phagozyt 18
Phagozytose 3
Phalangenzelle 160
Phalanx 221, 241
- distalis *221*, 241
- media *221*, 241
- proximalis *221*, 241

Pharynx Gliederung 181
- Hinterwand *209*
- primitivus 183

Philtrum 178
Phonationsstellung 185
Pia mater 138
-- cranialis **139**
-- spinalis *32*

Pigmentepithel 164
Pikogramm 16
Pillendrehen 144
Pilzpapillen 176
Pinealozyt 150
PIP 222
Pituizyt 150
Placenta (Plazenta) *120*
- Bauprinzip 120
- deciduata 120
- discoidea 120
- haemochorialis 120
- Hormone 121
- villosa 120

Plantaraponeurose **244**
Plantarflexion: 242
Plasmalemm(a) **1**, *3*
Plasmazelle 6
Plattenepithel 5
Plattfuß 246
Plattknickfuß 246
Platysma **189**, *190*, *202*, 206
Pleura *51*, **52**
- Erguss 53
- Grenzen 52
- parietalis *41*, *52*
- pulmonalis *52*
- Punktion 53
- Schmerz 52
- visceralis *52*

Pleurahöhle 52
Pleurakuppel 52
Pleuraspalt 53

Plexus
- aorticus *67*
-- abdominalis 131
- brachialis 24, *63*, *205*, *214*, 217, *228*, *229*
- cardiacus 57, 204
- caroticus
-- communis 204, *209*
-- externus 204
-- internus 167, 204
- cavernosus conchae 180
- cervicalis 199, *205*
- choroideus 140, *142*, *147*
- coccygeus *25*
- deferentialis 125, 131
- dentalis inferior *200*
-- superior *201*
- hypogastricus inferior 131
-- superior 131
- intraparotideus *202*, 208
- lumbalis **98**, *237*
-- Äste 98
- myentericus 24, *75*
- oesophageus 62, 66, *67*, *203*
- pampiniformis 109, 124
- pharyngealis *203*
- pharyngeus 182, *196*
- prostaticus 131
- pterygoideus *196*, *197*, 209
- pulmonalis 51, *203*
- rectalis inferior 131
-- medius 131
- sacralis *235*
- submucosus 24, 75
- testicularis 125
- thyroideus impar *63*, 184, *196*
- tympanicus 157, *203*
- uterovaginalis 131
- venosus areolaris *216*
-- canalis nervi hypoglossi 136, *197*
-- caroticus internus 136, *197*
-- foraminis ovalis 136, *197*
-- prostaticus *131*
-- rectalis 104, *131*
-- sacralis *131*
-- suboccipitalis *196*, *197*
-- uterinus 109, 112, *131*
-- vaginalis *131*
-- vertebralis externus 33
--- internus 32, 33, *197*
- vesicalis 102, *129*, *131*
- vesicalis 131

Plica (Plicae)
- aryepiglottica 181, 186
- circulares 74, 75
- gastrica 72
- glossoepiglottica
-- lateralis 181
-- mediana 181
- interureterica 101
- lacrimalis 169
- malleares 157
- nervi laryngei superioris 187
- palatinae transversae 178
- palmatae 110
- rectouterina 112
- salpingopharyngea 181, 182
- semilunares coli 77
- spiralis 82
- sublingualis 176
- transversae recti 102
- umbilicalis
-- lateralis *43*, **44**, *70*
-- medialis *43*, **44**, *70*
-- mediana *43*, **44**, *70*, 102
- urogenitales 106
- vesicalis transversa *43*
- vestibulares 185
- vocalis **185**

Pneumatisation 180
Pneumothorax *53*
Podozyt 89
Polarterie 89
Polkörperchen 4
Pollex 221
Polus tubularis *88*
- vascularis *88*
Polymorphkernige 15
Polyspermieblock 117
Polzelle 107
Pons *134*, *146*, *147*
- Entwicklung 134
- Hirnnerven 142
Pontocerebellum 145
Porta hepatis 79
Portalvenen-Leberläppchen 80
Portio supravaginalis cervicis *108*, 109
- vaginalis cervicis *108*, 109
Porus acusticus internus 159
- gustatorius 177
- septalis 50
Positio 112
Postikus 186
PP-Zelle 85
Prädentin 172
Präembryonalperiode 118
- Fruchtschädigung 121
Präimplantationsstadien 117
Prämitosephase 4
Prämolar 171
Precuneus *154*
Preenteron 69
Preputium clitoridis 114
- penis 127
Presbyopie 163
Primäreinschnitt 4
Primärfollikel 19, 107
Primitivgrube 118
Primitivknoten 118
Primitivrinne 118
Primitivstreifen 118
Primordialfollikel 107
PRL 150
Processus
- alveolaris *172*
- articularis inferior 29, *30*
-- superior 29, *30*
- ciliares 162
- condylaris 138, 172
- coracoideus *37*, 211
- coronoideus 138, 217
- costiformis 29
- mastoideus 137, *207*
- muscularis 185
- pterygoideus 137
- spinosus 29, *30*
- styloideus 137
-- radii 217
-- ulnae 217
- transversus 29, *30*
- uncinatus 84
- vocalis 185
- xiphoideus 35
- zygomaticus 137
Proctodeum 105
Proerythroblast 17
Progenie 173
Progesteron 108
Projektionsbahnen 151
Prolactin 41, 150
Prolactoliberin 149
Prolactostatin 149
Proliferationsphase 111
Prominentia laryngea 185, 192
Promontorium 29, *129*, 158
Promyelozyt 17
Pronation 242
Pronephros 92
Pronieren 225
Prophase 4
Proportionen 1
Propriozeptor 12
Propriozeptoren 22
Prosencephalon 133
- Entwicklung 134
Prosopagnosie 154
Prostata *43*, *102*, *123*, **126**, *129*
- Zugangswege *126*
Protein androgenbindendes 123
Proteoglycane 5
Protuberantia mentalis 191
- occipitalis externa 137
Psalidodontie 173
Pseudohermaphrodit 116
Psoasarkade *39*
Psoasfaszie *39*
Psoaszeichen 78
PTH 184
Ptosis 204
Pubes 114
Pubis *46*
Pudendum femininum 114
Pulmo **50**, *52*, *58*
Pulmonalarterie 51
Pulmonalklappe 55, 56
Pulmonalstenose 59
Pulmonalvene 51
Pulpa
- alba 83
- dentis 171, *172*
- rubra 83
- weiße 83
Pulpavene 84

Puls Arteria
– – carotis communis 193
– – femoralis 235
– – tibialis posterior 247
Pulvinar thalami 142, 148
Pumpmechanismen 3
Punctum lacrimale 169
Pupille 162
Pupillenreflex 143, 162
Purkinje-Fasern 57
Purkinje-Zelle 145
Putamen **151**, 153
Pylorus 72
Pylorusdrüsen 72
Pyramidenbahn **34**, 146, 156
Pyramidenkreuzung 141
Pyramiden-Seitenstrang-Bahn 34
Pyramiden-Vorderstrang-Bahn 34
Pyramidenzellschicht 152
Pyramis medullae oblongatae 141, 147
– renalis 89, 91

Q

Quadratusarkade 39
Querachsen 1
Querfortsatz 29
Querkanal 9
Querkolongekröse 71
Querschnitt anatomischer 12
– physiologischer 12
Querschnittläsion halbseitige 35
Querstreifung 6
Querverbindung hintere 148
– vordere 151
Querwölbung Muskeln 246

R

Rabenschnabelfortsatz 211
Rachen 181
– Entwicklung 183
– Gliederung 181
– Wand 181
Rachendachmandel 181, 182
Rachenmembran 183
Rachenring lymphatischer 182
Radgelenk 11
Radialabduktion 225
Radialispulsgrube 227
Radiatio
– acustica 149, 156
– corporis callosi 151
– optica 149, 156
– thalami anterior 149, 156
– – centralis 149, 156
– – posterior 149, 156
Radioulnargelenke 218
– Muskeln 225
Radius **217**
– Fraktur 221
Radix (Radices)
– anterior 25, 32, **33**, 34

– clinica 171
– cranialis 203
– dentis 171, 172
– linguae 176
– mesenterii 21, 70, 71, 76
– motoria 25, 32, **33**, 34, 200
– nasociliaris 167, 168
– oculomotoria 167, 168
– parasympathica 167, 168
– penis 127
– posterior 25, 32, **33**, 34
– sensoria 25, 32, **33**, 34, 167, 168, 200
– spinalis 203
– sympathica 167, 168
Ramus (Rami)
– bronchiales 24, 49, 51, 64, 66, 67, 203, 210
– capsulae internae 156
– cardiaci cervicales 57
– – – inferiores 24, 56, 203
– – – superiores 203
– – thoracici 57, 66, 203
– carpalis dorsalis 228
– choroidei 195, 210
– circumflexus 57, 64
– – fibularis 236
– – peronealis 236
– communicans 67, 204
– – albus 25, 33, 67
– – cum nervo vago 202
– – – – zygomatico 201
– – griseus 25, 33, 67
– corticales inferiores 195
– – superiores 195
– cricothyroideus 56, 187
– cruris sinistri 57
– cutaneus lateralis 214
– dentales 171
– dorsales linguae 177
– dorsalis 229
– epididymales 94, 130
– femoralis 98, 237
– ganglionares ad ganglion submandibulare 200
– gastrici 73
– – anteriores 67
– genitalis 98, 237
– ilealis 76
– inferior ossis pubis 46
– infrapatellaris 237
– intercostales anteriores 37, 210, 215
– interganglionares 68
– interventricularis
– – anterior 57, 64
– – posterior 57, 64
– mammarii laterales 25, 41, 214, 215
– – mediales 25, 41, 210, 215
– mandibulae 138, 207, 209
– marginalis mandibularis 202
– mastoideus 194
– mediastinales 64, 210
– medullares 210

– meningeus 25, 33, 170, 195, 200, 210
– – recurrens 194
– mentalis 194
– mylohyoideus 194
– oesophageales 24, 62, 64, 210
– ossis ischii 46
– ovaricus 94, 109, 112, 130
– palmaris 229
– – profundus 228
– pancreatici 95
– parotidei 200
– perforans 228, 236
– pericardiaci 64
– pericardiacus 64, 199, 210
– pharyngei 210
– phrenicoabdominales 199
– profundus 229
– pulmonales 67
– recurrens 25
– scrotales posteriores 129
– spinales 210
– sternocleidomastoidei 194
– superficialis 229
– superior ossis pubis 46
– terminales inferiores 195
– – superiores 195
– thymici 64
– thyrohyoideus 199, 205
– tonsillares 183, 194, 203
– tracheales 24, 49, 203, 210
– tubarius 94, 109, 112, 130
– ureterici 94, 130
– vaginales 130
Randschicht 133
Randsinus 120
Ranvier-Schnürring 23
Raphe pharyngis 182
– scroti 125
Raphekerne 144
Rappaport-Leberläppchen 80
Rathke-Tasche 135
Raum intervillöser 120
subglottischer 185
Rautengrube 141
Rautenhirn Entwicklung 134
– Kern 144
Rautenhirnbläschen 133
Reaktionszentrum 19
Rebound-Phänomen 145
Recessus
– costodiaphragmaticus 52
– costomediastinalis 52
– duodenalis inferior 71
– – superior 70, 71
– epitympanicus 158
– ileocaecalis 77
– – inferior 71
– – superior 71
– intersigmoideus 77
– lateralis 141, 142
– lienalis 84
– pharyngeus 181
– phrenicomediastinalis 52
– piriformis 181
– retrocaecalis 71, 77

– sphenoethmoidalis **179**, 180
– splenicus 84
– subphrenicus 71
Rechtsherzkatheter 60
Rechtsversorgungstyp 58
Rectum 70, 78, 102, 103, 108, 112, 126
– Arterien 104
Reduktionsteilung 4
Reflex(e)
– akustikofazialer 144
– Arten 34
– häufig geprüfte 33
– neurohormonaler 41
– optikofazialer 144
– Segmente 33
Reflux vesikoureteraler 102
Regenbogenhaut 161
Regenschirmzelle 5
Regio (Regiones)
– analis 25, 47
– antebrachialis anterior 225
– axillaris 25, **213**, 214
– brachialis posterior 220
– buccalis 206, **207**
– cervicalis anterior 206
– – lateralis 205, 206
– – posterior 206
– cruris anterior 247
– – posterior 246
– epigastrica 43
– femoris anterior 240
– glutealis 25, **234**
– hypochondriaca 43
– inguinalis 43
– lateralis 43
– lumbalis 25
– mammaria 25
– parotideomasseterica 206
– pectoralis 25
– perinealis 47, 115
– – Blutgefäße 132
– pubica 43
– sacralis 25
– sternocleidomastoidea 205, 206
– umbilicalis 43
– urogenitalis 47, 48
– vertebralis 25
Reifeteilung 4, 117
Reissner-Membran 160
Reklination 30, 32
Rekonstruktionsphase 4
Rektusscheide **42**
Rekurrenslähmung 187
Relaiskerne 148
Releasinghormone 149
REM-Phasen 128
Ren 86, **88**, 90, 94
– mobilis 91
Renin 90
Renin-Angiotensin-Aldosteron-System 90
Reposition 227
Reserveknorpelzone 10
Residualkörperchen 2
Respirationsstellung 185

Rete
– acromiale *210, 215*
– arteriosum dermale 27
– – subpapillare 27
– articulare cubiti *215, 220*
– – genus *236*
– calcaneare *246*
– calcaneum *236*
– capillare
– – glomerulare *88,* 89
– – peritubulare *88,* 89
– carpale dorsale *215,* 228
– elasticum 13
– malleolare
– – laterale *236, 246, 247*
– – mediale *236, 246*
– patellare *236*
– venosum dorsale
– – – manus *216,* 219, 228
– – – pedis *249*
– – plantare *249*
Retikulozyt 17
Retikulum endoplasmatisches
– – glattes (agranuläres) 2
– – raues (granuläres) 2, *3*
– sarkoplasmatisches 2
Retina 161, *162*
– Gliederung 164
– Rezeptorzellen 164
– Schichten 164
Retinaculum (Retinacula)
– cutis 27
– musculorum
– – extensorum 222
– – – inferius *236,* 244, *247*
– – – superius 244
– – fibularium inferius 244
– – – superius 244
– – flexorum *236,* 244
– – peroneorum inferius 244
– – – superius 244
– patellae laterale 239
– – mediale 239
Retinal 164
Retrograd 23
retroperitoneal primär 69
– sekundär 69
retroperitoneales Organ *21*
Retroperitonealraum 69
Retroversio 112
Retzius-Raum 102
Rezeptoren Gliederung 22
– muscarinerge 26
– nicotinerge 26
– β2-adrenerge 51
Rezirkulation 19
Rhesussystem 121
Rhinencephalon *147,* 155
Rhombencephalon 133, *134, 142, 147*
– Entwicklung 134
Ribosom **2,** *3*
Richtungsabweichen 145
Richtungsbegriffe Zahn 171
Riechdrüsen 180
Riechhaare 180
Riechhirn 155
Riechschleimhaut 180

Riechzelle 155, 180
Riedel-Lappen 81
Rigor 144, 151
Rima
– glottidis 185
– palpebrarum 168
– pudendi 114
– vestibuli 185
Rindenfelder 152
Rindenschicht 9
Rindentyp agranulärer 152
– granulärer 152
Ringband 218
Ringknorpel **185**
Ringknorpelplatte 185
Ringknorpelspange 185, 192
Ringzone 231
Rippe Abschnitte 35
– Gelenke 36
– tasten 35
Rippenatmung 39
Rippenbogen 35
Rippenbogenrandschnitt *44*
Rippenfell 52
Rippenfortsatz 29
Rippenknochen 35
Rippenknorpel 35
Rippen-Wirbel-Gelenk 36
RIVA 57
RNA ribosomale 3
Röhrenknochen *7*
– Abschnitte 9
Rolando-Spalte 150
Rollhügel großer 231
– kleiner 231
Rosenvene große 249
– kleine 249
Rostrum 151
Rotatorenmanschette 213
Röteln 121
Rubeolenembryopathie 121
Rückenmark *32*
– Bahnen Lage 35
– Entwicklung 133
– Gliederung 33
– Querschnitt *34,* 35
– Segmente 33
Rückenmarkhaut harte *32*
– weiche 32
Rückenmarknerv 33
Rückenmarksubstanz graue 33
Rückenmuskeln
– autochthone 30, **31**
– oberflächliche 30
Rückstrom venöser 14
Rugae vaginales 113
Ruhetremor 144, 151
Rumpfbewegungen 32, 43
Rumpfdrehen 43
Rumpf-Oberarm-Muskeln 212
Rumpf-Schultergürtel-Muskeln 211
Rumpfwand
– Dermatomfolge 38
– Nerven 38
– Venen 37

Rüsselnase 161

S

Sacculus 159, *160*
– alveolaris 50
Saccus
– conjunctivalis **169**
– endolymphaticus 159
– lacrimalis 169
– profundus perinei 48
– subcutaneus perinei 48
– vaginalis 122
Sackniere 93
Sagittalachsen 1
Sagittalebenen 1
Salbengesicht 144
Salpinx *108*
Salzsäure 72, 73
Samenblase **125**
Samenepithel 122
Samenerguss 128
Samenfaszie äußere 124
– innere 124
Samenflüssigkeit **128**
Samenleiter **124**
– Tastbefund 125
– Verlauf 124
– Wandschichten 124
Samenspeicher 123
Samenstammzelle 123
Samenstrang 44, **125**
Samenzelle Chromosomen 4
Sammellymphknoten 19
Sammelrohr **90**
Sammelvenen 80
Sammelvenule 14
Sanduhrmagen *72*
Santorini-Gang 84
Santorini-Knorpel 185
Sattelgelenk 11
Säulenepithel 5
Säulenknorpel 10
Saumepithel 171
Saumzelle 74
Scala tympani 160
– vestibuli 160
Scapula **211**
– alata 212
Scarpa-Dreieck 236
Scarpa-Faszie 42
Schädel 135, *136*
– Entwicklung 133
– Gliederung 133
– Schädelbasis 133
– Frakturlinien 137
– Knochen 137
– Schwachstellen 137
Schädelbasisbruch 137
Schädeldach 133, **135**
– Schichten 136
– Venen 136
Schädelgrube *139*
– hintere 137, 138
– mittlere 137
– vordere 137
Schädelhöhle 133
Schädelnähte **135**

Schaft 9
Schaltkerne spezifische motorische 148
– – sensorische 148
– – unspezifische 149
Schaltstück 20
Schambeinast oberer 46
– unterer 46
Schambeinfuge 46
Schamgegend 47
Schamhaare 28, 114
Schamlippen große 114
– kleine 114
Schamspalte 114
Scharniergelenk 11
Scheide **113**
– Nachbarorgane 113
– Wandschichten 113
Scheidenflora 113
Scheidengewölbe 113
Scheidenvorhof **114**
Scheidenvorhofdrüsen
– große **114**
– kleine 114
Scheinzwitter 116
Scheitel-Fersen-Länge 119
Scheitellappen 150
Scheitel-Steiß-Länge 119
Schenkelbruch 45
Schenkelhals 231
Schenkelhernie 235, 236
Schenkelkanal 45, 236
Schenkelring 236
Schenkelschaft 231
Scherenbiss 173
Schicht
– helle 26
– knochenbildende 9
– polymorphe 152
– subendokardiale 54
– subepikardiale 54
– verhornende 26, *27*
Schiefhals 212
Schienbein 241
Schilddrüse *184*
– Blutgefäße 184
– Doppelkapsel 183
– Follikel 183
– Gewebe 183
– Größe 183
– Hormone 184
– Lage 183
Schildknorpel **185,** 192
Schildknorpelplatte 185
Schläfenbein **137**
Schläfenhirn-Brücken-Bahn 156
Schläfenlappen 150
Schlafzentrum 149
Schlagader Definition 13
Schlaganfall 156
Schleife äußere 147
– innere 146
Schleifenkreuzung 146
Schleimbeutel **12**
Schleimhaut Epithelarten 21
– respiratorische 179
– Schichten 20

Schleimpfropf zervikaler 111
Schlemm-Kanal 161, 163
Schlitzpore 89
Schluckakt 182
– Nerven 182
Schluckstörung 182
Schluckzentrum 144
Schlundboden 183
Schlundbogen 118, 183
Schlunddarm **183**
Schlundenge **178**
Schlundheber 182
Schlundschnürer 182
Schlundtasche 183
Schlussbissstellung 173
Schlüsselbein **211**
Schlüsselbeingruben 206
Schlussrotation 239
Schmelzorgan 172
Schmerzempfindung Bahnen 153
Schmerzrezeptoren 27
Schnarchen 178
Schnecke **159**
Schneckengang häutiger 160
– Wände 160
Schneckenkanal 160
Schneckenlabyrinth 159
Schneckensack 156
Schneidezahn 171
Schober-Maß 30
Schulterblatt **211**
Schultereck 211
Schultereck-Schlüsselbein-Gelenk 211
Schultergelenk 212
– Bewegungsumfang 213
– Muskeln 213
– Schleimbeutel 213
– Verrenkung 213
Schultergürtel **211**
Schultergürtelmuskeln 211
Schultergürtel-Oberarm-Muskeln 212
Schulterkopf 212
Schulterpfanne 213
Schuppennaht 135
Schütz-Bündel 147, 149
Schwangerschaft **116**
– Dauer 117
Schwangerschaftsgelbkörper 108
Schwangerschaftstest 121
Schwann-Zelle 8, 23
Schweißdrüse **27**
– apokrine **28**
Schwertfortsatz 35
Schwimmprobe 50
Schwurhand 226
Sclera 161, *162*
Scrotum *123*, **125**
Secretin 75, 85
Sectio alta 101
Seelenblindheit 154
Segelklappen 55
Segmentbronchus 50
Segmentierungsbewegung 75

Segmentkerniger 17
Segmentsprung 34, 38
Segmentum
– A1 *195*
– A2 *195*
– M1 *195*
– M2 *195*
– P1 *195*
– P2 *195*
– P3 *195*
– P4 *195*
Sehbahn **154**
Sehne
– Aufgaben 12
– Feinbau 12
– Querschnitt 12
– Reibungsminderung 12
Sehnenhaube 136
Sehnenkanäle Finger 225
Sehnen-Knochen-Verbindung 12
Sehnenscheiden **12**
– Hand 225
– Malleolarbereich 244
Sehnenscheidenfächer 222
Sehnenzentrum 38
Sehnerv **165**
– Verletzung 165
Sehnervenkanal 137
Sehnervenkreuzung 148, 165
Sehnervenpapille 164
Sehpurpur 164
Sehstrahlung 149, 156
Sehstrang 148, 165
Sehhaut 110
Sehzentrum 154
Seitenfontanelle hintere 135
– vordere 135
Seitenhorn 33
Seitenplatte 118
Seitensäule 33
Seitenstrang 181, *182*
Seitenventrikel **140**, *141*
Seitneigen 32, 43
Sekretionsdruck 20
Sekretionsphase 111
Sekretrohr 20
Sekrettransport 20
Sekundäreinschnitt 4
Sekundärfollikel 19
Sella turcica 137
Semilunarklappen 55
Senkknie 91
Senkungsabszess 236
Sensibilität
– Bahnen 153
– epikritische 34, 146, 153
– protopathische 35, 146, 153
Septula testis 122
Septum
– aorticopulmonale 59, 119
– atrioventriculare 53
– interalveolare 53
– interatriale 53, *54*
– intermusculare brachii laterale 219
– – – mediale 219

– interventriculare 53, *54, 58*
– – Entwicklung 59
– medianum posterius 34
– nasi *178*, **179**
– osseum 179
– orbitale 166
– pellucidum 140, *142, 153*, 155
– penis 127
– primum 56, **58**
– rectovaginale 48, 113
– rectovesicale 48
– scroti 125
– secundum **59**
– sinuum frontalium *180*
– spirale 59
– transversum 80
– urorectale 105
serös 20
Serosa parietale 21
– viszerale 21
Serosabindegewebe 21
Serotonin 16, 26, 75
Sertoli-Fußzelle 123
Sesambein **13**, 221
Sesamknorpel 13, 185
Sexchromatin 4
Sharpey-Faser 9
Shrapnell-Membran 157
Sichelfuß 246
Siebbein **137**
Siebbeinlabyrinth 180
Siebbeinzellen 180
Siebhaut 110
Siebplatte 137
Siegelringform 7
Simultanagnosie 154
Sinistropositio 112
Sinneskamm 159
Sinnesorgan 22
Sinneszelle primäre 8, 22
– sekundäre 22
Sinus
– anales 103
– aortae 63
– caroticus 193, *203*
– cavernosus 139, *196, 197*
– coronarius 56, 58
– durae matris **138**, *197*
– frontalis 137, *167, 174, 178, 179, 180*
– intercavernosus 197
– lactifer 40
– lymphatische 19
– marginalis *197*
– maxillaris 138, *167, 178, 180*
– obliquus pericardii 60
– occipitalis *197*
– paranasales **180**
– petrosus inferior 139, *197*
– – superior 139, *197*
– rectus 138, 197
– renalis 88, *91*, 92
– sagittalis inferior 138, *197*
– – superior 138, *197*
– sigmoideus 139, *196, 197*
– sphenoidalis 137, *174*, 180

– sphenoparietalis *197*
– transversus 138, *197*
– – pericardii 60
– urogenitalis **105**
– venarum cavarum 56
– venosus 58
– – sclerae 161, 163, *196*
Sinushörner 58
Sinusknoten 56
Sinusoid 14
Sinusrhythmus 56
Sitzbeinhöcker 46
Sitzbeinstachel 46
Skelettalter **10**
Skelettmuskel **11**
Skelettmuskelfaser intrafusale 12
Skelettmuskelgewebe 8
Skene-Gänge 114
Skoliose 29
Smegma 128
Somatoliberin 149
Somatostatin 75, 85, 149
Somatotropin 150
Somit 118
Spaltlinien 27
Spannmuskeln 186
Spatium (Spatia)
– anguli iridocornealis 163
– epidurale *32*, 138
– episclerale 166
– interossea metatarsi *236*
– intervaginale subarachnoidale 165
– lateropharyngeum 204, 206, **208**, *209*
– leptomeningeum 32, *134*, 138, 139
– perichoroideale 162
– peridurale *32*, 138
– peripharyngeum *203*, 206
– profundum perinei 48
– retroperitoneale 69
– retropharyngeum 206
– retropubicum 48, 102
– subarachnoideum *32*, **134**, 138, 139
– subdurale *32*, 138
– superficiale perinei 48
Speiche **217**
Speicheldrüsen große 175
– kleine 175
Speichenbruch klassischer 221
Speichen-Ellen-Gelenke 218
Speichenhals 217
Speichenkopf 217
Speichenschaft 217
Speicherfett 7
Speiseröhre 61
– Abschnitte 61
– Eingang 182
– Engstellen 61
– Head-Zone: *45*
– Nachbarschaft 61
– Wandschichten 61
Speiseröhrenschlitz 38, 45
Sperma 126, **128**

Spermatidium 123
Spermatogenese 123
Spermatogonium 123
Spermatozoon 123
Spermatozyt primärer 123
– sekundärer 123
Spermien abnorme 128
Spermium 117, 123
Sperrarterie 15
S-Phase 4
Sphincter precapillaris 13
Sphinkter äußerer 101
– innerer 101
Spielbein 232
Spina
– iliaca anterior inferior 46
– – – superior 46
– – posterior superior 46, 234
– ischiadica 46
– scapulae 211
Spinalganglion **33**
Spinalnerv 33
– Äste 33
– Entwicklung 134
– Wurzeln 33
Spindel 4
Spinnwebenhaut 32, 138, **139**
Spinocerebellum 144
Spiralarterie 110
Spitzenknorpel 185
Spitzfuß 246, 247
Spitzgesicht 119
Spitzklumpfuß 246, 247
Splen **83**, 90, 96
Splenium 151
Spongiozyt 87
Sprachzentrum motorisches 152
– rezeptives 155
– sensorisches 155
Spreizfuß 246
Spritzkanal 124
Sprungbein **241**
Sprungbeinhals 241
Sprungbeinkopf 241
Sprungbeinrolle 241
Sprunggelenk(e)
– Bänder 242
– Bewegungen 242
– Muskeln 244
– oberes **241**
– unteres **241**
Sprunggelenkpumpe 249
Spüldrüse 177
Spulmuskeln 226
Squama frontalis 135, 137
– occipitalis 135, 137
Stäbchenzelle 164
Stabkerniger 17
Stachelzellschicht 26
Stammzelle pluripotente 17
– unipotente 17
Standbein 232
Stapes **158**
Star grauer 163
– grüner 163

Statine 149
Staubzelle 18, 51
Stechapfelform 15
Stegodontie 173
Steigbügel **158**, 246
Steigbügelplatte 158
Steißbein 29
Steißbeinnerv 33
Steißmuskel 47
Steißwirbel 29
Stellknorpel **185**
Stellmuskeln 186
Sternallinie 36
Sternoklavikulargelenk **211**
Sternum **35**
Sternzelle 18, 80, 145
STH 150
Stimmband **185**
Stimmbandmuskel 186
Stimmfortsatz 185
Stimmlippe 185
Stimm-Muskel 186
Stimmritze 185
– Formen 185
Stirnbein **137**
Stirnbeinschuppe 137
Stirnhirn Ausfälle 152
Stirnhirn-Brücken-Bahn 156
Stirnhöhle 180
Stirnhöhlengang 180
Stirnlappen 150
Stirnnaht 135
Stirnrunzler 136
Stirnwulst 178
Stoffaustausch 3
Stomatodeum 178, 183
Strahlenkörper 161, **162**
Strahlenkörpermuskel 163
Strahlenkranz 107
Stratum
– basale 26
– – endometriale 110
– corneum 26
– fibrosum 9, 12
– functionale endometriale 110
– ganglionicum 164
– granulosum 26, 107
– limitans externum 164
– – internum 164
– lucidum 26
– neuroepitheliale 164
– neurofibrarum 164
– nucleare externum 164
– osteogenicum 9
– papillare 27
– photosensorium 164
– pigmentosum 164
– plexiforme externum 164
– – internum 164
– reticulare 27
– spinosum 26
– synoviale 12
– vasculosum 162
Streifenkörper **151**
Streifenstück 20
Stria (Striae)
– mallearis 158

– medullares 141
– olfactoria
– – lateralis 147
– – medialis 147
– terminalis 149, 155
Stroma myoelasticum 126
Stuhl 103
Stuhldrang 103
Stützgewebe 5
Stützmotorik 144
Subarachnoidealraum 32, 138, **139**
Subduralraum 32, 138
Subokzipitalpunktion 33
Subsegmentbronchus 50
Substantia
– alba 22, 32
– compacta 7, 9
– corticalis 9
– grisea 22, 32
– – centralis 147
– nigra **144**
– perforata anterior 147
– propria 161
– spongiosa 7, 9
– trabecularis 7
Substanz graue 22
– weiße 22
Subthalamus 148
Sulcus (Sulci)
– anterolateralis 141
– bicipitalis lateralis 218
– – medialis 218
– calcarinus 154
– centralis 150, 151
– cerebri 150
– cinguli 155
– coronarius 53, 57
– infraorbitalis 194
– interventricularis 57
– – anterior 53
– – posterior 53
– lacrimalis 165
– medianus posterior 141
– nervi petrosi majoris 202
– – – minoris 203
– radialis 217
– posterolateralis 141
– sclerae 161
– venae cavae 79, 96
Sulkusepithel 171
Supination 242
Supinieren 225
Surfactant 50
Sustentaculum tali 241
Sutura 11, 133
– coronalis 135
– frontalis 135
– lambdoidea 135
– sagittalis 135
– squamosa 135
Sylvius-Spalte 150
Symmetrieebene 1
Sympathikoblast 133
Sympathikus
– Bauchraum 98
– Becken 131
– Grenzstrang 23

– Herz 57
– Nervenzellkörper 23
Symphysis 11
– manubriosternalis 35
– pubica 10, 39, 46, 102, 112, 126
– xiphosternalis 35
Synapse
– Arten 24
– by distance 25
– chemische 24, **26**
– – Erregungsübertragung 26
– cholinerge 26
– elektrische 3, 24
– erregende 24
– hemmende 24
– interneuronale 25
– neuroepitheliale 25
– neuroglanduläre 25
– neuromuskuläre 12, 25
– parasympathische 26
– sympathische
– – präganglionäre 26
– – postganglionäre 26
Synapsenspalt 26
Synchondrosis 11
Syndaktylie 121
Syndesmosenbänder 241
Syndesmosis 11
– radioulnaris 218
– tibiofibularis 10, 241
– tympanostapedialis 158
Syndrom
– adrenogenitales 116
– hyperkinetisch-hypotonisches 151
– hypokinetisch-hypertonisches 144, 151
Synergisten 12
Synovia 11
Synovia-a-Zelle 18
Synthesephase 4
Synzytiotrophoblast 117, 120
System
– basales motorisches **151**
– – – Kern 144
– endokrines gastroenteropankreatisches 75
– limbisches **155**
– – Aufgaben 155
– – Bahnen 155
– lymphatisches 18
– magnozelluläres 154
– parvozelluläres 154
S-Zelle 75

T

Tabatiere 223
Taenia libera 77
– mesocolica 77
– omentalis 77
Talgdrüse **28**
– freie 28
Talus **241**
Tänie 77
Tarsalia 241

Tarsus inferior 168
– superior 168
Taschenfalte 185
Taschenklappen 55
Tectum mesencephali 134, 142
T-Effektorzelle 18
Tegmen ventriculi quarti 141
Tegmentum
– mesencephalicum 142
– pontis 142
Tela
– choroidea *142*
– subconjunctivalis 169
– subcutanea *27*
– – perinei 48
– subendocardialis 54
– subepicardiaca 54
– submucosa 21, 72
– subserosa 21, 72
Telencephalon *142*, *147*
– Entwicklung 135
Telophase 4
Tendo calcaneus 243, *246*
Tendovaginitis 12
Tennisellbogen 217
Tenon-Kapsel 166
Tenon-Raum 166
Tentorium cerebelli 138
Tentoriumschlitz 138
teratogen 121
Teratologie 121
Terminalhaar 28
Tertiärfollikel 107
Testis *94*, **122**, *123*
– Entwicklung 105
Testosteron 116, 122
Tetrajodthyronin 183
T-Gedächtniszelle 18
Thalamus *140*, *142*, 148, *153*
– Bahnen 149
– Kerne 148
– Lage 148
Thalamusstrahlung 149
– hintere 156
– vordere 156
– zentrale 156
Thalidomid 121
Theca externa 107
– folliculi 107
– interna 107
Thekaluteinzelle 107
Thekazelle 107
T-Helferzelle 18
Thenar 226
Theorie der gleitenden Filamente 8
Thorax Transversalschnitt *41*
Thoraxapertur obere 49, 66
Thrombosthenin 16
Thrombozyt 15, **17**
Thrombozytenadhäsion 17
Thrombozytenaggregation 17
Thrombozytopoese **17**
Thymopoetin 62
Thymosin 62
Thymus 18, **62**

Thymusrinde 62
Thyroglobulin 184
Thyroliberin 149
Thyrotropin 150, 184
Thyroxin 183
Tibia 241
Tiefensensibilität 146, 153
– Bahnen: 153
tight junction 3
T-Killerzelle 19
T-Lymphozyt 18, 19
– Prägung 19
– Untergruppen 18
Tochterchromosom 4
Tochterstern 4
Tochterzelle 4
Tomes-Faser 171
Tonsilla
– lingualis *182*
– palatina 178, *182*, *187*
– pharyngealis 181, *182*
– tubaria 181, *182*
Torbogen 47
Torus tubarius 181
Toxoplasmose 121
Trabecula (Trabeculae)
– arachnoideae 139
– carneae 56
– corporis spongiosi 127
– corporum cavernosorum 127
– splenicae 83
Trabekelvenen 84, 128
Trachea 37, 49, *56*, *67*, *187*
Trachealtubus *185*
Tracheotomie **188**
– obere *188*
– untere *188*
Tractus
– corticopontinus 144, 146
– corticospinalis anterior **34**, 35
– – lateralis **34**, *35*
– dentatothalamicus 146, 149
– frontopontinus 156
– iliotibialis *233*
– olfactorius *147*, 155
– olivocerebellaris 146
– opticus *143*, *146*, *147*, 148, *153*, 165
– paraventriculohypophysialis 150
– pyramidalis anterior **34**, *35*
– – lateralis **34**, *35*
– rubrospinalis 34
– spinocerebellaris anterior **35**, 146
– – posterior **35**, 146
– spinothalamicus **35**, 146
– – anterior *35*
– – lateralis *35*
– supraopticohypophysialis 150
– tectospinalis 34
– vestibulospinalis 34
Tragzeit 117
Tränenbein 138

Tränendrüse **169**
Tränenfluss 169
Tränenflüssigkeit 169
Tränen-Nasen-Gang 169
Tränenröhrchen 169
Tränensack 169
Tränensee 169
Tränenwege 169
Transfer-RNA 3
Transitionalzone 126
Transmitter 24, 26
Transport axoplasmatischer 23
Transportgefäß 18
Transposition der großen Arterien 59
Transrektalschnitt *44*
Transsudat 21
Transversalachsen 1
Transversalebenen 1
Transzytose 3
Treitz-Hernie 71
Trendelenburg-Zeichen 233
Trias hepatica 80
Trichterlappen 150
Trigeminusdruckpunkte 204
Trigonum
– caroticum *205*, 206
– cervicale anterius 206
– – posterius *205*, 206
– deltopectorale *216*
– femorale 236
– fibrosum 55
– lumbale 45
– musculare 206
– nervi hypoglossi 141
– olfactorium *147*
– omoclaviculare 206
– omotracheale 206
– sternocostale *210*
– submandibulare 206
– submentale 206
– vesicae 101
Trijodthyronin 183
Trikuspidalklappe 55, 56
Trinkzentrum 149
Trittschlinge *246*
Trizepsreflex 33
Trochanter
– major *39*, 231, *234*
– minor *39*, 231, *234*
Trochlea 166
– humeri 217
– tali 241
Trommelfell **157**, *159*
– Entwicklung 157
Trophoblast 117
Trophoblastlakune 117
Trophoblastschale 120
Tropocollagen 6
Truncus (Trunci) 151
– arteriosus 58, 59
– brachiocephalicus 24, 63, *64*, 193
– bronchomediastinalis 18, 51, 66, *198*
– coeliacus *86*, 94
– costocervicalis *210*

– encephali 134
– inferior *228*
– intestinales 19, *99*
– jugularis 18, 66, 198
– lumbalis 18, *99*
– lumbosacralis *235*, *237*
– lymphatici 18
– medius *228*
– nervi accessorii *143*
– pulmonalis *57*, **65**
– subclavius 18, 66, 198
– superior *228*
– sympathicus 23, 66, *67*, 98, 131, 204, *209*
– thyrocervicalis *210*
– vagalis anterior 66, *67*, *203*
– – posterior 66, *203*
Trypsinogen 84
TSH 150
T-Suppressorzelle 19
Tuba
– auditoria [auditiva] *157*, **158**
– uterina *108*
Tubenkatarrh 158
Tubenmandel 182
Tubenwulst 181
Tuber calcanei 241, *244*
– cinereum *147*, 148
– ischiadicum *39*, 46, *234*
Tubera labioscrotalia 106
Tuberculum
– articulare 172
– corniculatum 186
– costae 35
– cuneatum 141
– cuneiforme 186
– genitale 106
– gracile 141
– intercondylare laterale 237
– – mediale 237
– majus 213
– minus 213
– pubicum *39*, 46
Tuberositas radii 217
– tibiae 237
Tubulus (Tubuli)
– attenuatus *88*, 90
– colligens rectus *88*, 90
– contortus distalis *88*, 90
– – proximalis *88*, 89
– rectus distalis *88*, 90
– – proximalis *88*, 90
– renalis *88*, **89**
– – arcuatus *88*, 90
– – colligens 90
– seminiferi 122
– – contorti 122
– – recti 122
Tubuluskonvolut distales 90
– proximales 89
Tubulustyp 2
Tunica
– adventitia 13
– albuginea 122
– – corporis spongiosi 127
– – corporum cavernosorum 127

Tunica
- conjunctiva bulbi 169
-- palpebrarum 169
- dartos 125
- externa 13
- fibromusculocartilaginea 49
- fibrosa 84
-- bulbi 161, *162*
- interna bulbi 161, *162*
- intima 13
- media 13
- mucosa 72
-- linguae *187*
-- oris 174
-- Pars olfactoria 180
--- respiratoria 179
-- respiratoria 49
- muscularis 72
- sensoria bulbi 161
- serosa 21, 72
-- Bau 21
- vaginalis testis 21, 122, 124
- vasculosa bulbi 161, *162*
Tunnel 160
Türkensattel 137
Türkensatteldach 138
Turner-Syndrom 116
T-Zelle regulatorische 18
- zytotoxische 18

U

Überbiss 173
Überdornfortsatzband 30
Übergangsepithel 92, 101
- Vorkommen 5
Überträgerstoff 24
Ulna **217**
Ulnarabduktion 225
Ulnarispuls 227
Umbilicus 43
Umbo membranae tympanicae 157
umbrella cell 5
Umgehungskreislauf 15
Uncus **140**
Unterarm
- Arterien 227
- Lymphknoten 230
- Muskeln 223
- Nerven 227
Unterbauchorgane 69
Unterhaut 27
Unterhautfettgewebe 27
Unterkiefer **138**
Unterkieferspeicheldrüse 175, **176**
Unterkieferwulst 178
Unterlippe 175
Unterrachenraum 181
Unterschenkel
- Hautinnervation 249
- Muskellogen 244
- Versorgungsstraßen 247
Unterschläfengrube **208**
Untersuchung rektale 104

Unterzungenbeinmuskeln 189
Unterzungenspeicheldrüse 175
Urachus 44
Uranoplastik 179
Ureter *43*, *86*, *91*, **92**, *129*
- bifurcatus *92*, 93
- doppelter 93
- duplex *92*, 93
Ureterknospe 92
Uretermündung dystope 93
Urethra feminina **115**
- masculina *123*, **126**
Urharnsack 105, 120
Urkeimzelle 105
Urkleinhirn 144
Urniere 92
Urnierengang 92
Urogenitalfalten 106
Urogenitalmembran 106
Ursamenzelle 105
Ursegment 118
Uterus *108*, **109**, *112*
- bicornis 106
- duplex 106
- Lage 111
- septatus 106
- unicornis 106
- Wachstum in Schwangerschaft 111
Utriculus *157*, 159, *160*
- prostaticus 106, 126
Uvula bifida 179
- palatina 178
- vesicae 101

V

Vagina (Vaginae) *108*, **113**
- bulbi 166
- carotica 193, 206
- externa 165
- fibrosae digitorum manus 225
- interna 165
- musculi recti abdominis **42**
- tendinis 12
-- intertubercularis *37*
-- musculi peronei longi plantaris 244
- tendinum digitorum pedis 244
Vagotomie 73
Valleculae epiglotticae 181
Valva
- aortae 55
- atrioventricularis
-- dextra *54*, 55
-- sinistra *54*, 55
- mitralis *54*, 55
- tricuspidalis *54*, 55
Valvula
- foraminis ovalis 56
- semilunaris 55
- sinus coronarii 56
- venae cavae inferioris 56
Varietät 1

Varizen 14
Vas (Vasa)
- capillare 13
- lymphaticum 18
- privata 15, 80
- publica 15, 80
- recta 89
- sanguinea renalia *88*
- vasorum 13
Vasopressin 149
Vater-Pacini-Lamellenkörperchen 27
Vater-Papille 82
Veitstanz 151
Velum medullare inferius 141
-- superius 141, *142*
- palatinum *174*, 178
Vena (Venae)
- angularis *196*
- appendicularis 78, *97*
- arcuata *88*, 89
- axillaris *15*, **216**
- azygos **65**, *216*
- basalis 197
- basilica 216, **219**
-- antebrachii *216*, 219
- brachialis *15*, *216*
- brachiocephalica *15*, *63*, 65, 195, *196*, *198*, *216*
- bronchiales *65*, *216*
- bulbi vestibuli *115*
- cardiaca magna *54*, *57*, 58
-- media 58
-- parva *57*, 58
- cardiacae minimae 56, 58
- cardinalis communis 58
- cava inferior *15*, *21*, *39*, *41*, *52*, *54*, *58*, *70*, *80*, *90*, *96*
-- superior *15*, *24*, *56*, *57*, *63*, **65**, *198*
- cavernosae 127
- centralis 80
-- retinae *196*
- cephalica *205*, 216, **219**
-- accessoria *216*
-- antebrachii *216*, 219
- cerebelli *197*
- cervicalis profunda *196*
- ciliares *196*
- circumflexa femoris
--- lateralis 249
--- medialis 249
-- humeri anterior *216*
--- posterior *216*
-- ilium profunda *129*
--- superficialis 249
-- scapulae *216*
- colica dextra *86*, *97*
-- media *86*, *97*
-- sinistra *97*
- colli profunda *196*
- communicantes 249
- conjunctivales *196*
- cordis magna *54*, *57*, 58
-- media 58
-- parva *57*, 58
- cystica *97*

- digitales dorsales pedis 249
-- palmares *216*
-- plantares 249
- diploicae *197*
- dorsalis linguae *196*
-- profunda clitoridis *131*
--- penis 127, *131*
-- superficialis clitoridis *131*
--- penis *129*, *131*
- emissaria condylaris *197*
-- mastoidea *197*
-- occipitalis *197*
- epigastrica
-- inferior 45, *129*, *131*
-- superficialis 249
-- superior *216*
- episclerales *196*
- ethmoidales *196*
- facialis *63*, *196*, *197*, *205*, 207
- femoralis *15*, *60*, 236, *240*, 249
- fibulares 249
- frontales *197*
- gastrica brevis 73, *97*
-- dextra 73, *97*
-- sinistra 73, *86*, *97*
- gastroduodenalis *86*
- gastroepiploica 73
-- dextra *97*
-- sinistra *97*
- gastroomentalis 73
-- dextra *97*
-- sinistra *97*
- geniculares 249
- gluteae inferiores *131*
-- superiores *131*
- hemiazygos *65*, **66**, *216*
-- accessoria *65*, *216*
- hepaticae *80*, *96*
- ileales 76, *86*, *97*
- ileocolica 76, *97*
- iliaca
-- communis *15*, *129*, *131*
-- externa *15*, *43*, *129*, *131*, 249
-- interna *15*, *129*, *131*
- iliolumbalis *131*
- inferiores cerebri *197*
- intercostales
-- anteriores 37, *216*
-- posteriores *37*, *65*, *216*
- interlobaris 89
- interlobularis *80*, *88*, 89
- internae cerebri *197*
- interventricularis
-- anterior *57*, 58
-- posterior 58
- jejunales 76, *86*, *97*
- jugularis anterior *196*
-- externa *63*, *196*, *205*, 207
-- interna *15*, *63*, *196*, *197*, *198*, *205*, *209*
- labialis *196*
-- anterior *131*
-- posterior *131*

Vena
- labyrinthi 159
- laryngea inferior *196*
- – superior *196*
- lienalis *97*
- lingualis 177, *196*
- lumbalis *65*, 96
- – ascendens 65, 96, *216*
- magna cerebri 197
- maxillares *196*, *197*, 209
- mediana
- – antebrachii *216*, 219
- – cubiti *216*, 219
- mediastinales *65*, *216*
- medullae oblongatae *197*
- membri superioris *216*
- meningeae *196*, 197
- – mediae *197*
- mesenterica inferior 78, *86*, 96, *97*
- – superior 78, *86*, 96, *97*
- metacarpales dorsales *216*
- – palmares *216*
- metatarsales dorsales *249*
- – plantares *249*
- musculophrenicae *216*
- nasales *196*
- obturatoria *129*, *131*
- occipitalis *196*, 197
- oesophageales 62, *65*, *216*
- ophthalmica inferior *196*
- – superior *196*, *197*
- orbitae *196*
- ovarica 96, 109
- palpebrales *196*
- pancreaticae *97*
- pancreaticoduodenales 76, *97*
- paraumbilicales 38, *97*
- parietales *197*
- parotideae *196*
- pectorales *216*
- perforantes *249*
- pericardiacae *65*, *216*
- pericardicophrenicae *216*
- peroneae *249*
- petrosa *197*
- pharyngeae 182, *196*, 209
- phrenicae superiores *65*, *216*
- pontis *197*
- poplitea 240, *249*
- portae hepatis *80*, 96, *97*
- prefrontales *197*
- prepylorica *97*
- profunda cerebri *197*
- – clitoridis *131*
- – faciei *196*
- – femoris *249*
- – linguae *196*
- – penis *131*
- – pudenda externa *131*, 132, *249*
- – interna 115, *129*, *131*
- pulmonales 24, 51, 54
- radiales *216*
- rectalis inferior 104, *129*, *131*

- – media 104, *129*, *131*
- – superior *97*, 104, *129*
- renalis *86*, 89, 96
- retromandibularis *196*, 205, *207*, 208
- sacralis lateralis *131*
- – mediana *131*
- saphena accessoria *249*
- – magna 237, **249**
- – parva **249**
- scapularis dorsalis *216*
- sclerales *196*
- scrotales anteriores *131*
- – posteriores *131*
- sigmoideae *97*
- splenica 84, *86*, 96, *97*
- sternocleidomastoidea *196*
- subclavia 15, 60, *63*, *196*, 198, *205*, 214, *216*
- subcostalis *65*
- subcutaneae abdominis *216*
- sublingualis *196*
- submentalis *196*
- subscapularis *216*
- superficiales cerebri *197*
- suprarenales 96
- suprascapularis *196*
- surales *249*
- temporales *197*
- testicularis *43*, 96, 124
- thoracica interna *63*, *216*
- – lateralis *216*
- thoracoacromialis *216*
- thoracodorsalis *216*
- thoracoepigastricae *216*
- thyroidea inferior *63*, 184, *196*
- – media *63*, 184, *196*
- – superior *63*, 184, *196*, *205*
- tibiales anteriores *249*
- – posteriores *249*
- trachealis *216*
- transversa cervicis *196*
- – colli *196*
- – faciei *196*
- trunci encephali *197*
- ulnares *216*
- umbilicalis *43*, 58, 79, 80, *97*, 120
- uterinae 112, *131*
- vertebralis *196*
- vesicales 102, *131*
- vesicalis inferior *129*
- – superior *129*
- vitellina 58, 80
- vorticosae *196*
Vene
- Blutdruck 13
- Blutstrom 14
- Definition 13
- Wandbau 14
Venenklappen 14, 249
- Aufgaben 14
- Bau 14
Venenkreuz 59
Venen-M 219

Venenwinkel 19, *63*, 195
venös 13
Venter frontalis *190*, *207*
Ventilebene 14, 55
Ventriculus 67, 72, 90
- dexter 53, *54*, *57*, *58*
- laryngis 185
- lateralis 140, *142*, *147*, *153*
- primitivus 58
- quartus *134*, *140*, **141**, *142*
- sinister 53, *54*, *57*, *58*
- tertius *134*, **140**, *142*, *153*
Ventrikel 140
- dritter **140**
- Entwicklung 135
- vierter **141**
Ventrikelseptumdefekt 59
Ventrikulärzone 133
Venule 13
- Blutdruck 13
- muskuläre 14
- postkapilläre 14
- Typen 14
Verbindung kommunizierende 3
- undurchlässige 3
Verbindungskomplex 3
Verbindungsstück 90
Verbrennung 28
Verknöcherungszone 10
Vermis cerebelli *140*, 144
Verschmelzungsniere *93*
Versio 112
Vertebra (Vertebrae) **29**
- cervicales 29, *37*
- coccygeae 29
- lumbales 29, *90*
- prominens 29
- sacrales 29
- thoracicae 29
Vesica
- biliaris [fellea] *80*, *81*, **82**
- urinaria 101, *102*, *108*, *112*, *123*, *126*, *129*
Vesicula seminalis *43*, *123*, **125**, *129*
Vesiculatyp 2
Vesikel 3
Vestibulocerebellum 144
Vestibulum 159
- laryngis *174*, 185
- nasi 179
- oris *174*, *178*
- vaginae 114
Vibrationsrezeptoren 27
Vibrissae 179
Vicq-d'Azyr-Bündel 149
Vielecksbein großes 221
- kleines 221
Vierhügelplatte 142
Villi ancorales 120
- intestinales **74**
- terminales 120
Vincula tendinum 225
Virchow-Robin-Raum 139
Viscerocranium 133
Vitamin D 11
Volkmann-Kanal 9

Vomer 138, *179*
Vorbiss 173
Vorderdarm 69
Vorderhirn Entwicklung 134
Vorderhirnbläschen 133
Vorderhirnbündel mediales 149, 155
Vorderhorn 33
Vordersäule 33
Vorhaut 127
Vorhautschmiere 128
Vorhof 53, 159
- der Mundhöhle 174
- Kehlkopf 185
Vorhof-Kammer-Klappe 55
Vorhoflabyrinth 159
Vorhofsack 156
Vorhofsäckchen 159
Vorhofscheidewand 53
Vorhofschwellkörper 114
Vorhofseptumdefekt 59
Vorhofspalte 185
Vorhoftreppe 160
Vorkern 117
Vormilch 41
Vorneigen 43
Vorniere 92
Vorsorgeuntersuchung 104
Vorsteherdrüse **126**
V-Phlegmone 225
Vulva 114

W

Wachstumsfuge **10**
Wachstumshormon 150
Wachstumszone 9
Wadenbein 241
Wadenmuskeln 239
Wallpapillen 176
Wanderniere 91, 93
Wanderzelle 6
Wange **175**
Wangendrüsen 175
Wangenfettpfropf 7, 207
Wangengegend **207**
Warmrezeptoren 27
Warzenfortsatz Eiterung 158
- Entwicklung 157
Warzenhof **40**
Warzenhofdrüse 40
Wasserkopf äußerer 141
- innerer 141
Watschelgang 233
Wechselschnitt 44, **45**
Weichteilbruch 44
Weitsichtigkeit 163
Weizenkornknorpel 185
Werferellbogen 217
Wernicke-Zentrum 155
Wharton-Sulze 121
Willkürmotorik 146
Wimper 3, 168
Windkesselfunktion 6
Wirbel *30*
- Teile 29
Wirbelbogen 29
Wirbelbogengelenk 29, 30

Wirbelkanal *32*
- Kompartimente 32
Wirbelkörper 29
Wirbelloch 29
Wirbelsäule
- Bänder 30
- Bewegungen 30
- Gliederung 29
- Hauptabschnitte *29*
- Krümmungen 29
- Untersuchung 30
Wirbelvenen 33
Wirsung-Gang 84
Witzelsucht 152
Wolff-Gang 92, 106, 116
Wolfsrachen 179
Wollhaar 28
Wortblindheit 154
Wortverständnis 155
Wrisberg-Knorpel 185
Wundernetz 14
- venöses 80
Würfelbein 241
Würgereflex 144
Wurmfortsatz 77, **78**
Wurmfortsatzentfernung 45
Wurzel
- Dünndarmgekröse 71
- hintere 33
- vordere 33
Wurzelhaut 171
Wurzelhauttasche 171

X

X-Bein 238
X-Chromosom 4
X-Samenzelle 4

Y

Y-Fuge 231
Y-Samenzelle 4

Z

Zahn *172*
- Bezifferung 171
- Blutgefäße 172
- Durchbruch 172
- Entwicklung 172
- Formen 171
- Gewebe 171
- Gliederung 171
- Nerven 172

- Regeneration 172
- Richtungsbegriffe 171
- Wurzeln 171
Zahnarterie 172
Zahnbein **171**
Zahnfleisch **171**
Zahnformel 171
Zahnhals 171
Zahnhalteapparat **171**, *172*
Zahnhartgewebe 171
Zahnhöhle 171
Zahnknospe 172
Zahnkrone 171
- klinische 171
Zahnleiste 172
Zahnmark 171
Zahnpapille 172
Zahnradphänomen 144
Zahnschmelz **171**
Zahnwurzel 171
- klinische 171
Zangenbiss 173
Zäpfchen 178
Zapfenzelle 164
Zehenendglied 241
Zehengelenke Muskeln 245
Zehengrundgelenke 243
Zehengrundglied 241
Zehenknochen 241
Zehenmittelgelenke 243
Zehenmittelglied 241
Zeigefinger-Nasen-Versuch 145
Zelle(n) **1**
- acidophile 150, 184
- amakrine 164
- antigenpräsentierende 18
- basophile 150
- chromaffine 87
- chromophobe 150
- dendritische follikuläre 18
- - interdigitierende 18
- elektronenmikroskopisch *3*
- enterochromaffine 75
- gonadotrope 150
- juxtaglomeruläre 90
- kortikotrope 150
- mammotrope 150
- oxyphile 184
- parafollikuläre 184
- perikapillare 14
- schmelzbildende 171
- somatotrope 150
- steroidsynthetisierende 87
- Stoffaustausch 3

- thyrotrope 150
- zahnbeinbildende 171
- zentroazinäre 85
Zelleib **2**
Zellfortsätze 2
Zellkern *3*
Zellmembran **1**, *3*
Zellorganellen **2**
Zellskelett 2
Zellteilung indirekte 4
Zellteilungszone 10
Zellverbindung einfache 3
Zellzyklus 4
Zement 171
Zentralarteriole 83
Zentralfurche 150
Zentralkanal 9
Zentralnervensystem
   Frühentwicklung 133
Zentralvenen 80
Zentralvenen-Leberläppchen 80
zentrifugal 22
Zentriol 2
zentripetal 22
Zentromer 4
Zielmotorik 144
Zilie 3
Zirbeldrüse 148, **150**
Zisterne 139
Zölom 70
Zona
- fasciculata 87
- glomerulosa 87
- incerta 148
- orbicularis 231
- pellucida 107, 117
- reticularis 87
Zone rote 144
- schwarze 144
Zonula ciliaris 162
- occludens 3
Zottenbaum *120*
Zottenpumpe 75
Zügelkerne 155
Zuggurtung 233
Zunge
- Aufgaben 176
- Blutgefäße 177
- Innervation 177
- Lymphknoten 177
- Oberfläche 176
- Unterseite 176
Zungenbein **190**, 192

Zungenbeinmuskeln obere 188
Zungendrüsen 175
Zungengrund Leitungsbahnen *187*
Zungenmandel 182
Zungenmuskeln 176
Zungenpapillen 176
Zungenrücken 176
Zungenspitzendrüse 175
Zungenunterseite 176
Zungenwurzel 176
Zwerchfell 38, *39*
- Gliederung 38
- Head-Zone: *45*
- Lücken 38
- Stellung 38
Zwerchfellatmung 39
Zwerchfellbrüche 45
Zwerchfellhernie 39
- parasternale 45
Zwerchfellhochstand 38
Zwerchfellnerv 66
Zwillinge eineiige 118
- - asymmetrische 121
Zwischenbogenband 30
Zwischendornfortsatzband 30
Zwischenhirn *147*, **148**
- Entwicklung 134
- Gliederung 148
- Oberfläche 148
Zwischenkammerfurche 53
Zwischenkiefersegment 178
Zwischenlappen 150
Zwischenlappenzelle 150
Zwischenquerfortsatzband 30
Zwischenrippenmuskeln 36, 39
Zwischenwirbelloch 30
Zwischenwirbelscheibe **30**
Zwitter echter 121
Zwölffingerdarm **74**
- Abschnitte 74
Zygote 117
Zyklopenauge 161
Zyklopie 161
Zyklusdauer 111
Zyklusgelbkörper 108
Zylinderepithel Vorkommen 5
Zystenniere 93
Zytoarchitektonik 152
Zytomegalie 121
Zytotrophoblast 117, 120